常见疾病基础护理实践

孔 翠 马 莲 谭爱群 主编

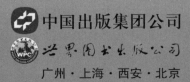

中国出版集团公司

世界图书出版公司

广州·上海·西安·北京

图书在版编目（CIP）数据

常见疾病基础护理实践 / 孔翠，马莲，谭爱群主编. --
广州：世界图书出版广东有限公司, 2022.2
ISBN 978-7-5192-9108-2

Ⅰ . ①常… Ⅱ . ①孔… ②马… ③谭… Ⅲ . ①常见病 –
护理 Ⅳ . ①R47

中国版本图书馆 CIP 数据核字（2021）第 230139 号

书　　名	常见疾病基础护理实践
	CHANGJIAN JIBING JICHU HULI SHIJIAN
主　　编	孔　翠　马　莲　谭爱群
责任编辑	曹桔方
装帧设计	天顿设计
责任技编	刘上锦
出版发行	世界图书出版有限公司　世界图书出版广东有限公司
地　　址	广州市新港西路大江冲 25 号
邮　　编	510300
电　　话	020-84460408
网　　址	http://www.gdst.com.cn
邮　　箱	wpc_gdst@163.com
经　　销	各地新华书店
印　　刷	三河市嵩川印刷有限公司
开　　本	787mm×1092mm　1/16
印　　张	32.5
字　　数	787 千字
版　　次	2022 年 2 月第 1 版　2022 年 2 月第 1 次印刷
国际书号	ISBN 978-7-5192-9108-2
定　　价	256.00 元

主编简介

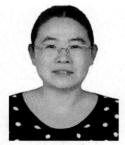

  孔翠，山东省曲阜市妇幼保健院消毒供应室护士长。熟练掌握手术室和消毒供应室各项操作技术。

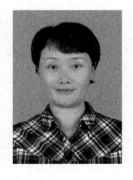

  马莲，山东中医药大学第二附属医院主管护师，从事护理工作20多年，对人性化服务在健康体检护理工作中的应用效果有一定研究。

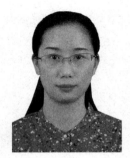

  谭爱群，广东省东莞市企石医院普外科主管护师。对普外科常见病、多发病的围手术期护理有着丰富经验，参与科研项目1项，在国内学术刊物发表论文4篇。

编 委 会

主 编

孔 翠　马 莲　谭爱群

副 主 编

胡 燕　李向龙　郑焱玲　高小红

高 艳　李秀梅　秦亚萍　杜 蕾

杨志芹　揭 敏

编 者（以姓氏笔画为序）

马 莲　山东中医药大学第二附属医院

孔 翠　山东省曲阜市妇幼保健与计划生育服务中心

杜 蕾　河南省南阳南石医院

李向龙　长治医学院附属和平医院

李秀梅　山东省吕梁市人民医院

杨 薇　陕西省结核病防治院（陕西省第五人民医院）

杨志芹　广州中医药大学附属中山中医院

杨秀玲　山东大学齐鲁医院

郑焱玲　陆军军医大学第一附属医院

赵 湘　宁夏回族自治区第五人民医院

胡 燕　贵州中医药大学第一附属医院

胡利芬　广东省东莞市企石医院

姜前萍　荆州市第一人民医院

秦亚萍　河南中医药大学第一附属医院

高 艳　山西省长治市人民医院

高 燕　山东省济南市章丘区人民医院

高小红　内蒙古自治区包头市九原区医院（包头市扶贫医院）

崔衬兴　广东省东莞市寮步医院

揭 敏　中山火炬开发区医院

覃秀玉　广西医科大学附属肿瘤医院

谭爱群　广东省东莞市企石医院

前　言

常言道："三分治疗，七分护理。"这句话虽然并不十分准确，但反映了护理工作的重要地位。在医疗过程中，护士与患者的接触时间相对最长，护理工作的特殊地位使护士在构建和谐医患关系中起着不可替代的作用。因此，护理工作在医院和患者、医生和患者之间均起着桥梁和纽带的作用。

本书比较系统地介绍了急诊护理、常见疾病护理、特殊人群护理、康复护理及各科室护理技术等内容。将理论与护理实践相结合，重点突出了护理操作技能。全书结构合理、层次清晰，内容融入了许多新知识、新观点、新方法。在编写过程中，编者参阅了较多有关的文献资料，在此对相关作者表示衷心的感谢！

本书虽经反复修改和审阅，但鉴于编者的水平有限，仍可能存在疏漏和不足之处，敬请各位读者批评指正。

目　　录

第一章 急救技术及护理

第一节 心肺脑复苏术

心肺脑复苏术(CPCR)是指在抢救心搏、呼吸骤停患者时,为使其迅速恢复心搏、呼吸及保护脑功能所采取的一系列急救技术的总称。大多数患者心搏骤停后 4～6 分钟内脑组织开始发生不可逆的损害。因此,抢救过程要争分夺秒,体现"时间就是生命"的急救意识。

一、心搏骤停

心搏骤停是指由各种原因引起的、在未能预料的时间内心脏突然停搏,有效泵血功能丧失,引起全身组织器官严重缺血、缺氧和代谢障碍。心搏骤停不同于任何慢性疾病终末期的心脏停搏,如果能及时、有效施救,患者将有生还的可能,否则将发生不可逆性的脑功能损害,甚至导致死亡。

(一)原因

导致心搏骤停的原因很多,可概括为两大类,即心源性心搏骤停和非心源性心搏骤停。

1.心源性心搏骤停

(1)冠状动脉粥样硬化性心脏病(冠心病):约占心搏骤停的 80%,是其最常见的原因,特别是在急性心肌梗死的早期(症状发作 1 小时内)。

(2)心肌病变:急性病毒性心肌炎常并发心律失常,导致心搏骤停;肥厚型心肌病常发生猝死,其中半数以上患者年龄小于 20 岁。

(3)主动脉病变:主动脉瘤破裂、主动脉夹层、主动脉发育异常,如马方综合征等。

(4)心脏瓣膜病:风湿性心脏病、主动脉瓣狭窄、心脏瓣膜病行瓣膜置换术后,心脏性猝死是其常见并发症之一。

(5)其他心脏疾病:法洛四联症、艾森曼格综合征、窦房结病变、预激综合征及 QT 间期延长综合征等。

2.非心源性心搏骤停

(1)呼吸衰竭或呼吸停止:各种原因所致的气道阻塞,如气道异物、溺水和窒息;烟雾、有毒气体或火焰吸入所致的呼吸道烧伤、炎性水肿;颅脑损伤和脑卒中导致呼吸衰竭或呼吸停止;巴比妥类镇静药物过量所致的呼吸抑制;心肌和全身组织器官严重缺氧而发生心搏骤停。

(2)严重的电解质紊乱和酸碱平衡失调:如严重高钾血症、低钾血症、高镁血症、高钙血症等电解质紊乱可影响心肌细胞电生理导致传导阻滞、室性心律失常甚至发生心室颤动。酸中毒时细胞内钾外移致高钾血症也可引发心搏骤停。

（3）药物中毒或过敏：药物的毒性反应所致严重心律失常可诱发心搏骤停，如洋地黄类、奎尼丁、氯喹等；短时间内血药浓度过高也可致心搏骤停，如静脉内快速注射维拉帕米、氨茶碱、利多卡因、普罗帕酮、氯化钙等；药物过敏反应亦可引起心搏骤停，如青霉素、链霉素、某些血清制剂等。

（4）意外事件：如电击、雷击、淹溺、窒息，以及严重创伤等。

（5）麻醉、手术和治疗操作意外：麻醉剂量过大、硬膜外麻醉药物误入蛛网膜下隙、肌肉松弛剂使用不当等；心脏手术、某些诊断性检查和治疗操作，如血管造影或心导管检查意外等均可引起心搏骤停。

（二）类型

根据心脏电活动特征在心电图上的表现形式不同，可将心搏骤停分为三种类型，即心室颤动、心电-机械分离、心室停搏，但其结果均是心脏泵血功能丧失，血液循环停止。

1.心室颤动（VF）

又称室颤。心电图特征：QRS-T波群无法辨认，代之以波形、振幅及频率极不规则的颤动波，频率可达200～400次/分。心室颤动在心搏骤停中占2/3以上，心室颤动波振幅高且频率快时（临床称粗颤）电复律容易成功。反之，电复律可能性小，多系心搏骤停的先兆。心室颤动多见于心肌严重缺血或急性心肌梗死的早期。

2.心电-机械分离（EMD）

心电图特征：可见缓慢（频率20～30次/分）、宽而畸形、振幅较低的心室自主节律。但无心排血量，也听不到心音，多系心肌严重损伤的后果，易误认为心脏还在搏动，预后极差。

3.心室停搏

又称心室静止。心电图特征：呈一直线，无可见P-QRS-T波群或偶见P波。心房、心室肌完全丧失机械和电活动能力，多见于麻醉、手术意外时，复苏成功率也较低。

（三）临床表现

心搏骤停后，全身血液循环停止。因脑组织和心肌细胞对缺血、缺氧最敏感，所以临床上神经系统和循环系统的症状最突出，具体表现如下：①意识突然丧失，伴有局部或全身短阵抽搐，患者可突然昏倒；②动脉搏动消失，血压测不出；③呼吸断续（30秒内），呈叹息样或短促痉挛性呼吸，随后呼吸停止；④心音消失；⑤瞳孔散大；⑥皮肤苍白或发绀。

（四）诊断

只要发现患者意识突然丧失伴大动脉搏动消失，心搏骤停的诊断即可成立，应积极进行现场救护。大动脉搏动检查常用颈动脉，也可检查股动脉或肱动脉，检查时间不超过10秒，切不可因反复检查脉搏或听诊心音而延误抢救时间。

一般心搏骤停15秒者可产生昏厥和抽搐，临床称阿-斯综合征，如此时得不到救护，患者可进入昏迷状态，继而出现叹气样呼吸并伴皮肤发绀；瞳孔散大出现在心搏骤停45秒后，1～2分钟后瞳孔固定；心搏骤停在6分钟以上者，神经系统将发生不可逆的损害。

《2015年美国心脏协会心肺复苏和心血管急救指南》指出：不再强调通过"看、听和感觉呼吸"来检查呼吸,同时也不再强调诊断心脏停搏必须进行脉搏检查。当发现有人意识突然丧失或无反应,且没有正常呼吸时,非专业人员不需检查脉搏即可诊断患者心脏停搏,不论有无触及脉搏均应开始胸外按压。

二、心肺脑复苏

心肺脑复苏(CPCR)是抢救心搏、呼吸骤停及保护恢复大脑功能的复苏技术,主要用于复苏后能维持较好的心、肺、脑功能及较长时间生存的患者。CPCR 包括心、肺、脑复苏三个主要环节。完整的 CPCR 包括基础生命支持(BLS)、进一步生命支持(ALS)和延续生命支持(PLS)三部分。

具体步骤分别为 A(airway):开放气道或保持气道通畅;B(breathe or breathing):人工呼吸;C(circulate or circulation):胸外心脏按压;D(drugs or definite therapies):药物或病因治疗;E(electrocardiogram)心电监护;F(fibrillation treatment):室颤治疗;G(guage):评估;H(human mentation):脑复苏;I(intensive care unit):重症监护。

1992 年 10 月,美国心脏协会(AHA)正式提出"生存链"概念,根据心肺复苏(CPR)与心血管急救(ECC)指南,成人生存链是指对突然发生心搏骤停的成年患者通过遵循一系列规律有序的步骤所采取的规范有效的救护措施,将这些抢救序列以环链形式连接起来,构成一个挽救生命的"生命链",2010 年 AHA 提出心血管急救成人生存链包括以下五个环节:①立即识别心搏骤停并启动急救反应系统;②尽早进行心肺复苏,着重于胸外按压;③快速除颤;④有效的高级生命支持;⑤综合的心搏骤停后治疗。心血管急救成人生存链的各个环节缺一不可,中断任何一个环节,都可能影响患者预后。

(一)心肺复苏术的发展史

在人类文明初级阶段,受自然条件和科学技术水平的制约,人们的复苏措施主要集中在利用各种物理手段对死亡进行干预。复苏方法多是感性、经验性的,复苏的效果缺乏统一的衡量标准。约 3500 年前,埃及人对溺水者使用了倒挂法,将溺水者双脚悬挂,一方面,有助于排出肺内积水;另一方面,可增加胸腔内压力以帮助呼气,压力减少则有助于吸气。后来此法在欧洲盛行了很长时间。

中国的针刺人中穴救治突然意识丧失或猝死的患者已有 1000 多年的历史,这是人类利用器械复苏的最早尝试。我国医圣张仲景早在《金匮要略》中就有关于胸外心脏按压和人工呼吸的描述。在西方国家,1898 年 Taffier 首次应用开胸心脏挤压进行心肺复苏取得成功。1956 年 Zoll 首次应用胸外除颤获得成功,翻开了医学史上电除颤重新转复心脏正常节律崭新的一页。1958 年 Peter Safar 又倡导口对口人工呼吸,1960 年 William Kouwenhoven 开创了胸外按压建立人工循环,完成了心肺复苏的三大要素,诞生了现代 CPR,迄今已有 60 多年了。但接受现场 CPR,且存活者为 10%~40%,而且会遗留明显的永久性脑损害。这一事实引起人们对脑保护及脑复苏的重视,推动了脑复苏的研究和实施,20 世纪 80 年代将 CPR 扩展为心肺脑复苏(CPCR)。

CPCR 是 CPR 进一步的扩展,包括心、肺、脑复苏三个主要环节,是对心搏骤停患者采取的使其恢复自主循环和自主呼吸,并尽早加强脑保护措施的紧急医疗救治措施。原由美国心脏协会及其下属各专业委员会共同负责,1966年编写了第一版心肺复苏指南,多次组织国际专家对心肺复苏指南进行修订。于2005年11月公布的指南,详细阐述了完整的心肺脑复苏过程,包括基础生命支持(BLS)、进一步生命支持(ACLS)和延续生命支持(PLS)三部分。心肺脑复苏的成功率与抢救是否及时、有效有关。若在心搏骤停4分钟内进行BLS,8分钟内进行心脏除颤,则存活率可达40%。《2010年AHA心肺复苏和心血管急救指南》的出版,标志着现代CPR经历了50年,其中有几个关键点发生改变,如基础生命支持的顺序,即成年和儿童(新生儿除外)患者从A-B-C(开放气道、人工呼吸、胸外按压)改变为C-A-B(胸外按压、开放气道、人工呼吸),专家们强调缩短开始胸外按压的时间。成人胸外按压的推荐深度也由原来的4~5cm增加到至少5cm。

虽然最佳的CPR方法可能会改变,并依赖施救者、患者和可利用的资源,但是根本的挑战仍然是如何尽早和有效地实施CPR。

(二)基础生命支持

基础生命支持(BLS)是指对心搏骤停者在发病现场以徒手方法进行紧急复苏的技术。其目的是使心、肺、脑及全身重要器官获得最低限度的紧急供氧,从而为最终复苏成功赢得时间。BLS包括病情判断、启动医院紧急医疗救治系统(EMSS)、建立有效循环、开放气道(A)、人工呼吸(B)和患者转运等环节。

1.病情判断

(1)判断意识:确认周围环境安全后,施救者可通过呼叫患者,如"喂,你怎么啦?"或拍打其双肩(图1-1-1),以判断其反应。不宜用力摇动患者双肩,以免造成进一步损伤。

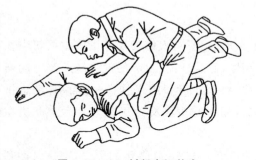 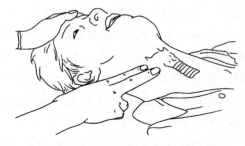

图1-1-1 判断意识状态　　　　　图1-1-2 成人检查脉搏手法

(2)判断呼吸:双眼注视胸部,上下观察有无起伏,从而判断有无呼吸,时间控制在10秒以内。

(3)判断脉搏:成人常检查颈动脉,男性触摸到喉结,女性触摸到气管,向左或右滑行2~3cm(图1-1-2),婴幼儿多触摸肱动脉。非专业人员对突然意识丧失,且没有正常呼吸者不需检查脉搏,专业人员判断呼吸与检查脉搏可同时进行。

2.启动EMSS

一旦确认患者意识丧失,且无正常呼吸,就应立即发出呼救信号,招呼可协助者;可拨打"120"电话与医疗急救中心取得联系。

3.建立有效循环

循环支持又称人工循环,指用人工的方法通过增加胸膜腔内压或直接挤压心脏产生血液流动,为冠状动脉、脑和其他重要器官提供血液灌注。

建立有效循环对徒手施救者来说简单而直接的方法就是胸外按压,《2010 年 AHA 心肺复苏和心血管急救指南》就将基础生命支持程序从 A－B－C(开放气道、人工呼吸、胸外按压)改为 C－A－B(胸外按压、开放气道、人工呼吸),再次强调了高质量胸外按压的重要性。胸外按压是指在胸骨中、下 1/3 交界处进行有力并有节奏的按压。通过改变胸腔内压力及直接挤压心脏产生的外力推动血液进入动脉系统而建立有效循环,又称人工循环。如能配合有效的人工呼吸,可将氧气输送到大脑和其他生命器官,以维持机体基本生命需求,为进一步抢救赢得更多的时间。

(1)判断大动脉搏动:专业人员应检查动脉有无搏动,时间不超过 10 秒,非专业人员不需检查大动脉搏动。成人检查颈动脉,方法是示指和中指并拢,从患者的气管正中部位向旁滑移 2～3cm,在胸锁乳突肌内侧轻触颈动脉搏动。儿童检查其颈动脉或股动脉,婴儿检查肱动脉。如果触摸不到动脉搏动,说明心搏已经停止,立即进行胸外按压。

(2)胸外按压:对胸骨下段有节律地按压。有效的胸外按压可产生 60～80mmHg 的收缩期动脉峰压。通过胸外按压产生的血流能为大脑和心肌输送少量但却至关重要的氧气和营养物质。特别是对倒地至第一次除颤的时间超过 4 分钟的患者,胸外按压更为重要。

按压时患者保持平卧位,头部位置尽量低于心脏,使血液容易流向头部。如果患者躺卧在软床上,应将木板放置在患者身下或将患者置于地上,保证按压的有效性,但不要为了找木板而延误抢救时间。为保证按压时力量垂直作用于胸骨,施救者根据患者所处位置的高低,采取跪式或脚踩脚凳等不同方式进行按压。

①按压部位:迅速将患者仰卧于硬板床或地上,抢救者在患者右侧以手的示指及中指沿患者肋弓处向中间滑移,在两侧肋弓交点处找到胸骨下切迹,该切迹上方二横指处即为按压区(图 1－1－3),或采用两乳头连线与胸骨中线交点处即为按压区。

②按压方法:定位后,抢救者两手掌根重叠,两手手指交叉抬起,避免触及胸壁和肋骨,以减少按压时发生肋骨骨折的可能。掌根部压在按压区上(图 1－1－4)。按压时,抢救者身体稍前倾,双肩在患者胸骨正上方,双臂伸直,肘部不可弯曲(图 1－1－5),利用上半身重量垂直向下用力按压,按压快而有力,按压频率为每分钟至少 100 次,胸骨下陷至少 5cm,胸骨下压时间及放松时间基本相等,放松时保证胸廓充分回弹,手掌根部不能离开胸壁。尽量减少胸外按压间断时间,或尽可能将中断时间控制在 10 秒以内。按压与通气之比为 30：2,按压时高声匀速计数。

快速且足够深的胸外按压有利于冠状动脉和脑动脉得到灌注。如果按压频率和深度不足,按压间断过久或过于频繁加之过度通气,均会减少心排血量和重要器官的血液灌注,降低复苏的成功率。

③注意事项:a.按压部位准确,按压力量平稳,避免冲击式按压或猛压,避免出现胃内容物反流和肋骨骨折等并发症。b.患者头部适当放低,避免按压时呕吐物反流至气管,也可防止因头部高于心脏水平而影响脑血流灌注。c.按压和放松的时间大致相等,放松压力时注意定位

的手掌根部不得离开胸骨,以免按压位置移动。d.尽可能避免因分析心律、检查脉搏和其他治疗而中断胸外心脏按压,每次中断按压时间要小于 10 秒。e.按压与通气比是 30∶2,每个周期为 5 组 CPR,时间大约 2 分钟。f.按压期间要密切观察病情,判断复苏效果。按压有效的指标是按压后可触及颈动脉搏动、肱动脉收缩压≥60mmHg、有知觉反射、散大的瞳孔开始缩小、呻吟或出现自主呼吸。

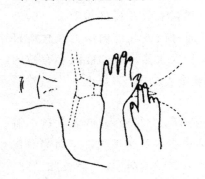 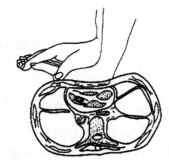 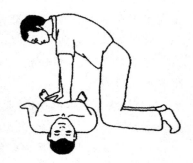

图 1－1－3　按压部位　　　　图 1－1－4　双手掌根部重叠　　　　图 1－1－5　肘关节伸直

4.开放气道(A)

开放气道是进行人工呼吸的首要步骤,为尽量减少胸外按压的中断时间,开放气道速度要快。患者仰卧,松解衣领及裤带,清除口中污物及呕吐物,取出活动性义齿后开放气道,气道开放的程度最好是下颌角与耳垂连线与地面垂直。具体方法如下。

(1)仰头抬颈法:患者仰卧,抢救者一手放在患者颈后,将颈部上抬,另一手以小鱼际侧下按前额,使患者头后仰,颈部抬起。此手法禁用于头颈部外伤者(图 1－1－6)。

(2)仰头举颏法:徒手开放气道最常用的手法。患者仰卧,抢救者一手置于其前额,以手掌小鱼际侧用力向后压以使其头后仰,另一手的示指和中指放在下颏骨的下方,将颏部同时向前抬起(图 1－1－7)。

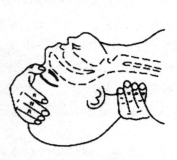 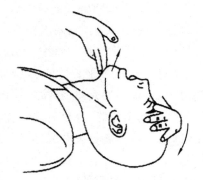

图 1－1－6　仰头抬颈法　　　　　　　　图 1－1－7　仰头举颏法

(3)托下颌法:适用于头颈部外伤者。抢救者将双手放在患者头部两侧,紧握下颌角,用力向上托起下颌(图 1－1－8)。此手法不伴头颈后仰,专业人员必须掌握。

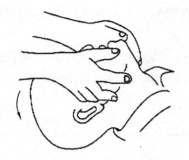

图 1-1-8 托下颌法

5.人工呼吸(B)

呼吸道通畅后,立即施行人工呼吸,可采用以下三种方法。

(1)口对口人工呼吸法:一种最常用的且能快速有效地向肺部供氧的急救措施。方法:开放气道后,抢救者将一只手放在患者额部用拇指和示指将患者鼻孔捏紧,防止吹入的气体从鼻孔漏出,吸气后用嘴包住患者口,口对口将气吹入,然后松开患者鼻孔,让患者被动地呼出气体(图 1-1-9)。一次人工呼吸完成后,抢救人员正常呼吸一次,进行第二次人工呼吸。

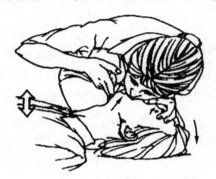

图 1-1-9 口对口人工呼吸

(2)口对鼻及口对口鼻人工呼吸法:患者牙关紧闭不能张口或口腔有严重损伤,改用口对鼻人工呼吸。抢救婴幼儿时,因婴幼儿口及鼻开口均较小,位置又很靠近,可行口对口鼻人工呼吸。

(3)面罩和呼吸皮囊人工呼吸:患者在院内发生呼吸、心搏骤停,应用面罩和呼吸皮囊给予手控的正压通气,患者吸入的氧浓度更高,可以提高CPR成功率。

口对口、口对鼻人工呼吸只是一种临时性抢救措施,因为吸入氧的百分比只有15%～18%,对于需要长时间心肺复苏者,远远达不到足够动脉血氧合的标准。因此,在徒手心肺复苏的同时应积极准备气管插管以获得足够的氧气供应。

注意事项:①成人每次吹气量以患者胸廓有明显隆起为准,每次吹气时间约1秒,吹气频率在8～10次/分。②成人CPR,无论单人或双人,按压与呼吸比均是30:2,即按压胸部30次,吹气2次;儿童单人CPR时,按压与呼气比是30:2,双人CPR比例是15:2。③吹气速度和压力均不宜过大,以防咽部气体压力超过食管内压而造成胃扩张。使用呼吸皮囊给予人工呼吸时,一定要检测压力阀是否正常工作,按压皮囊适度,防止给气过多。④通气良好的标志是有胸部扩张和听到呼气的声音。⑤若有高级人工气道,如气管内插管,且两人做CPR,应每6～8秒给予一次人工呼吸,在给予人工呼吸过程中,不应中断胸外按压。

6.婴幼儿及孕妇心肺复苏要点

婴幼儿心搏骤停主要是由于呼吸问题,如肺部疾病、颅脑损伤等导致心肌缺血缺氧所致。1岁以内的小儿称为婴儿,1～8岁为儿童。其心肺复苏处理基本同成人,但有以下几点不同之处(表1-1-1)。

表1-1-1 成人、儿童、婴儿实施CPR比较

项目	成人	儿童(1～8岁)	婴儿(1岁以内)
判断意识	呼喊、轻拍	呼喊、轻拍	拍击足底、捏掐上臂
开放气道	头部后仰呈90°角	头部后仰成60°角	头部后仰成30°角
吹气方式	口对口、口对鼻	口对口、口对鼻	口对口鼻
检查脉搏	颈动脉	颈动脉	肱动脉
胸外按压部位	胸骨中下1/3交界	胸骨中下1/3交界	胸骨正中紧贴乳头连线下方水平
胸外按压方式	双手掌根重叠	单手掌根或双手掌根重叠	中指和无名指
胸外按压深度	4～5cm	约3cm	约2cm

(1)判断意识:婴儿对言语如不能反应,可以用手拍其足跟部判断其反应。

(2)人工呼吸:以仰头举颏法开放呼吸道,由于患儿口鼻较小,位置又靠近,施救者可用口紧贴患儿口与鼻的开口处,再进行口对口鼻呼吸。同时由于患儿韧带、肌肉松弛,故头不可过度后仰,以免影响气道通畅,可用一手托颈,以保持气道平直。

(3)检查肱动脉:部分婴幼儿因颈部肥胖,颈动脉不易触及,可检查肱动脉。肱动脉位于上臂内侧、肘和肩之间。救护者大拇指放在上臂外侧,示指和中指轻轻按压内侧即可触及脉搏。在施行心肺复苏1分钟内,应再次检查肱动脉。

(4)按压部位及方法:婴幼儿的按压部位是胸骨正中紧贴乳头连线中点下方一横指处。患儿仰卧在硬板床上,根据救护者的手或患儿胸廓的大小,用2个手指轻轻按压,深度2cm左右,注意避免按压胸骨最下端的剑突。

对幼小的婴儿可将救护者的手或前臂作为支撑面,用手支撑婴儿的背部。此方法能有效地抬起婴儿的两肩,使头部保持轻度后仰,从而保持呼吸道通畅。

(5)孕妇复苏要点:孕妇取左侧卧位,背靠墙壁或垫一枕头,具体方法与成人CPR相同。

7.心肺复苏有效指标和终止抢救的指征

(1)心肺复苏有效的指标:

①颈动脉恢复搏动:如停止按压后脉搏恢复跳动,说明复苏有效;如搏动随着按压的停止而消失,此时应继续胸外心脏按压。

②面色:复苏有效时,面色、口唇及皮肤由发绀转为红润;如患者面色变为苍白,则提示复苏无效。

③神志:复苏有效时,可见到患者眼球活动,甚至挣扎、手脚抽动、肌张力增加。

④呼吸:恢复自主呼吸,如自主呼吸微弱而不稳定,需要坚持口对口人工呼吸。

⑤瞳孔:复苏有效时,散大的瞳孔缩小,有对光反射;如瞳孔散大而固定,则提示复苏无效。

(2)终止复苏的指征:出现下列指征时,现场抢救人员可考虑终止心肺复苏。

①脑死亡。表现为深度昏迷,停止自主呼吸;瞳孔散大而固定,对光反射消失;患者对痛觉刺激无反应,无自主活动。未经物理降温而体温自行下降至35℃以下。

②心肺复苏持续30分钟以上,仍无呼吸与脉搏,可考虑终止心肺复苏。

(三)进一步生命支持

进一步生命支持主要是在基础生命支持的基础上应用专业救护设备和技术,建立和维持有效的通气和血液循环,继续进一步生命救助,是心搏骤停抢救的第二个阶段。具体的措施包括三个方面:呼吸支持、循环支持和复苏用药。

1.呼吸支持

(1)控制气道:控制气道的方法常有以下几种。

①通气管:包括口咽通气管和鼻咽通气管。可以使舌根离开咽后壁,以解除气道梗阻。插口咽通气管时将通气管由舌上方插入后再180°翻转,直至通气管前端开口与声门相对,放置通气管于正中位置。对于鼻咽通气管,管外涂润滑油,经过鼻孔沿鼻腔下至咽部。

②气管插管:为最可靠的保持气道通畅的方法,如有条件,应尽早做气管插管。它能保持气道通畅,防止误吸,便于清除呼吸道分泌物,而且还可以与简易呼吸器、麻醉机、呼吸机连接,从而进行机械通气。

③环甲膜穿刺术:遇有紧急喉腔阻塞而严重窒息的患者,没有条件立即做气管切开,可行紧急环甲膜穿刺,用16号粗针头刺入环甲膜,再接上T形管输氧,即可达到呼吸道通畅,同时为气管插管或气管造口术赢得宝贵时间。

④气管切开:对于复苏后长期昏迷的患者,需长期的呼吸支持,而气管造口术正好满足这种要求。

(2)机械呼吸:建立通畅呼吸道后应立即对患者进行机械呼吸,常用的方法有以下几种。

①简易呼吸器法:简易呼吸器由一个弹性皮囊、三通阀门、连接管和面罩组成。在有氧条件下可经此以10~15L/min的流量输氧,徒手挤压橡皮囊,可使吸入氧浓度达75%以上。

②机械呼吸:通过呼吸机加压给氧可以减少呼吸道无效腔,同时便于调节呼吸参数,又可减少抢救者的体力消耗,是最有效的机械通气方法。

③纠正酸碱失衡:酸中毒是导致心搏、呼吸骤停患者心律失常和低血压的重要原因,必须及时纠正。

如为呼吸性酸中毒,主要通过建立有效的人工呼吸来纠正。可以使用机械通气,运用中等的过度换气来保证供氧的同时使二氧化碳迅速排出体外,从而纠正呼吸性酸中毒。

如为代谢性酸中毒,可以综合运用呼吸支持和药物来纠正。一方面迅速建立人工通气,加速二氧化碳的排出。另一方面用碳酸氢钠静脉滴注,纠正酸中毒,但不宜大量使用碱性药物。

(3)护理:做好护理工作,能更好地提高生命质量。

①保持呼吸道通畅:清除呼吸道内分泌物,注意气道湿化。

②机械通气时要调节好潮气量、呼吸频率、吸入氧浓度:气管切开患者要每天更换敷料,预防感染。

③预防肺部并发症的发生：定时翻身拍背、协助排痰、进行气道湿化，做好口腔护理，预防口腔感染。

④观察酸碱平衡：认真观察病情，注意患者的呼吸及神志变化，有无呼吸急促，是否烦躁不安，注意皮肤情况，有无潮红、多汗等。

2.循环支持

循环支持的措施主要包括两方面的内容：建立静脉通道和恢复正常心律。

（1）建立静脉通道：建立两条有效的静脉通路，可选用静脉留置针进行中心静脉穿刺，这样不但可以保持静脉通路畅通，便于迅速补充血容量，还可以使药物迅速到达全身各处发挥作用。

（2）恢复正常心律：电击除颤是终止心室颤动最有效的方法，大部分成人（80%～90%）突然的、非创伤性的心搏骤停都是由于心室纤颤所致，故尽早除颤可显著增加患者存活的机会。室颤发生的早期一般为粗颤，此时除颤易于成功，故应争取 2 分钟内进行，否则心肌因缺氧由粗颤转为细颤则除颤不易成功。

①电除颤：除颤越早越好。一次除颤未成功时应创造条件重复除颤。具体操作步骤为：患者卧于硬木板上，取仰卧位或右侧卧位；电极板涂导电糊或用盐水纱布；根据病情设置电能及充电；按要求正确放置电极板，左手电极放置于患者右侧锁骨下方，右手电极放置于患者左侧腋前线 5～6 肋间；确认所有人员均未接触患者、病床后，同时按压两个电极板的放电按钮除颤；室颤时，一般成人首次除颤电能为 200J，如无效可增至 300J，再无效或转复后又发生复颤再增至 360J。此时，如果患者的身体发生抽动，说明放电成功。除颤后立即进行心电监护并记录；电除颤后，仍应继续进行 CPR，直至能触及颈动脉搏动。

②心脏电起搏：有心脏起搏器发出一定频率的脉冲电流，刺激心肌，使其发生节律性收缩，常采用的方法是皮肤电极起搏。在使用过程中严密观察血流和脉搏，心脏电起搏器电刺激容易引起肌肉酸痛，故不能长时间使用。终止使用时，电压不改变，频率在数分钟内减慢，同时做心电图，心脏恢复自律性跳动后，关闭起搏器。

（3）护理：

①持续心电监护：应给予持续心电监护，密切观察患者的心电图变化，患者的心律在复苏后初期不稳定，及早发现、处理各种心律失常，如室性期前收缩等。

②监测生命体征监测：患者的脉搏、心律和血压。根据病情使用血管活性药物。

③观察末梢循环：皮肤、口唇和指甲的颜色，四肢的温度、湿度及静脉的充盈情况均可反映末梢循环状况。如患者肢体湿冷、指甲发绀，则提示循环血量不足。

3.复苏用药

复苏用药是一个重要环节，可以巩固人工心肺复苏的成果。用药的目的是增加有效循环血量，增加心肌和脑的血液灌注量，纠正酸中毒和提高室颤阈值。

（1）用药目的：①是增加有效循环血量，增加心肌血液灌注量、脑血流量；②减轻酸血症，使其他血管活性药物更能发挥效应；③提高室颤阈或心肌张力，为除颤创造条件。

（2）给药途径：①静脉给药为首选给药途径，以上腔静脉系统给药最佳，最好的途径是经肘静脉插管至中心静脉，使药物迅速作用重要器官。②气管给药作为给药的第二途径，可以经气管插管或环甲膜穿刺注入气管,通过气管、支气管黏膜迅速吸收进入血液循环。③心内注射给药是自胸外向心室注入药物,不作为常规首选途径,主要危险为冠状血管或心肌撕裂。在第4肋间胸骨旁2cm处垂直刺入皮肤,边进针边抽回血达一定深度抽得大量回血后迅速注药。

(3)常用药物:肾上腺素、碳酸氢钠、利多卡因、阿托品等。①肾上腺素:肾上腺素是心脏复苏中首选药物,用药主张早期、连续使用。它通过激动心肌上的 β 受体,增强心肌收缩力,加快心率,增加冠状动脉的灌注和心脏血流量,同时收缩颈外静脉,增加脑血流量,有利于复苏。还可使心室颤动波由细变粗而易被电击除颤。常用剂量为 0.5~1.0mg 静脉注射,必要时可每隔5分钟重复一次,但总量不宜超过 0.2mg/kg。②碳酸氢钠:可纠正酸中毒。若心搏骤停前已有明显酸中毒或高钾血症,应尽早给碳酸氢钠治疗,一般首次量按 1mmol/kg 计算(5%碳酸氢钠 100mL 相当于 60mmol),并根据血气分析结果加以调节。③利多卡因:是室性心动过速的首选药。成人常用剂量为每次 1~1.5mg/kg(一般为 50~100mg/次),于 30~60 秒内静脉注射完毕,15~30 秒后起效,可 3~5 分钟重复一次。如无效可用相同剂量再次注射,但重复注射不宜超过3次。④阿托品:适用于迷走反射和阿-斯综合征所致的心搏骤停。阿托品为 M-胆碱能受体阻滞剂,常用剂量为1mg 静脉注射,可每隔5分钟重复给药,最大剂量 3mg,亦可气管内注入。必要时也可重复使用数次,10~15 分钟一次;心搏恢复后可用 1~2mg 加入液体中静脉滴注,以维持心率。

(四)延续生命支持

初期复苏成功后,机体仍有许多不可逆性损害,因此延续生命支持的重点是脑保护、脑复苏和复苏后疾病的防治,同时严密监测各系统、器官的功能,以维持复苏效果。

1.脑复苏

及时正确的 CPR 是脑复苏最重要的措施,此外,还包括以下几个方面。

(1)降温疗法:循环停止后,影响中枢神经细胞功能恢复最重要的两个因素是脑循环状态和温度。低温可以降低脑耗氧,保护脑细胞,防治脑水肿,降低颅内压是脑复苏的重要内容,故应尽早采取有效降温措施,最好是循环停止后的5分钟内开始用冰帽保护大脑。物理降温和药物降温同时进行才能达到降温的目的。脑复苏时一般采用体表降温结合头部降温,降温程度以达到亚冬眠(33~35℃)或冬眠(32℃)为宜。降低脑组织温度可至28℃。根据病情一般需 2~3 天,严重者可至1周以上。

①体表降温:一般用空调控制室温,然后在额、颈部两侧、腋下两侧和腹股沟两侧等处放置冰袋,也可用冬眠药物进行冬眠疗法。

②头部降温:常用冰槽降温法。患者的两耳道用纱布填塞后将整个头部用冰包裹,可使头部迅速降温。如长期应用冰水槽时,应在头部垫较厚的海绵。

(2)维持有效血压:维持血压于正常或稍高于正常水平,以恢复脑和全身组织的灌注。防止血压过高加重脑水肿。防止血压过低而加重脑和其他组织缺血缺氧。

(3)脑复苏药物的应用:

①脱水剂:减轻脑水肿,降低颅内压。用 20%甘露醇与 50%葡萄糖注射液交替使用,也可用呋塞米 20mg 静脉注射。

②糖皮质激素的应用:皮质激素能保持毛细血管和血脑屏障的完整性,可减轻脑水肿、降

低颅内压,还可以改善循环功能,防止细胞自溶和死亡。地塞米松为首选药物。

③促进脑细胞代谢药物的应用:葡萄糖、辅酶 A、细胞色素 C、多种维生素等,均有改善脑细胞代谢的作用。

④镇静止惊药物的应用:巴比妥类药物是镇静、安眠、止惊的药物,对缺血、缺氧的脑组织具有良好的保护作用。

(4)高压氧治疗:应尽早采用高压氧,改善脑缺氧、降低颅内压、减轻脑水肿、改善脑循环。

2.转归

(1)完全恢复。

(2)恢复意识,但是智力减退。

(3)去大脑皮质综合征:无意识活动,保留呼吸和脑干功能,少数患者可有好转,多数患者仍停留在植物人状态。

(4)脑死亡:①持续深昏迷;②无自主呼吸;③无自主运动,肌肉无张力;④脑干反射消失;⑤脑电图呈等电位。

3.密切观察生命体征

(1)呼吸:继续保持呼吸道通畅,注意观察呼吸的频率和节律。

(2)循环:注意观察患者的血压和尿量。注意末梢循环,在复苏后期应认真观察指或趾端皮肤的色泽和温度。

(3)意识:注意观察患者的意识状态,发现异常迅速采取措施,防止发生不可逆脑损伤。

(4)瞳孔:观察瞳孔的大小及对光反射。

4.防治肾衰竭

通过留置导尿管,记录每小时尿量和 24 小时总出入量。并观察尿液的颜色,定时检查血、尿素氮和肌酐、血清电解质浓度,及时纠正酸中毒,及早发现肾衰竭的发生。

5.加强护理措施,预防感染发生

(1)保持空气新鲜,按时进行空气消毒。

(2)严格执行无菌操作,严格消毒灭菌器械物品,及时做好气管切开的护理。

(3)定时翻身拍背,预防压疮和坠积性肺炎。

(4)积极进行营养支持,提高患者机体抵抗力。做好口腔护理,预防口腔炎症的发生。

第二节 临时心脏起搏及电复律

一、临时心脏起搏

临时心脏起搏仅用于短暂性心律失常,可通过经静脉、食管、胸壁、心外膜或经冠状动脉等途径来实现。经胸壁心室起搏可用于紧急抢救心脏停搏和严重心动过缓患者。它是将大面积、高阻抗电极分别放置在前后胸壁上,以较宽脉冲间期(20～40ms)和较强电流(50～

100mA)的脉冲经胸壁刺激心脏。

（一）目的

临时心脏起搏器是采用电极导线经外周静脉(常用股静脉或锁骨下静脉)送至右心室,电极接触到心内膜,起搏器置于体外,用一定形式的脉冲电流刺激心脏,带动心脏搏动,主要用于缓慢型心律失常的暂时治疗。

（二）适应证

(1)急性心肌梗死并伴有下列情况之一者:二度Ⅱ型房室传导阻滞、三度房室传导阻滞、完全性左或右束支传导阻滞、交替性左或右束支传导阻滞、心动过缓而伴有症状(如胸痛、气促、头晕、乏力)、心室率<45 次/分、心动过缓所致的心律失常、完全性左束支阻滞、拟做漂浮导管检查。

(2)急性心肌炎引起的二度Ⅱ型房室传导阻滞者,病态窦房结综合征伴有晕厥先兆,如明显头晕、一过性黑蒙、一过性意识丧失者。

(3)药物中毒或电解质紊乱引起的二度Ⅱ型以上的房室传导阻滞者,病态窦房结综合征伴有晕厥先兆者。

(4)心脏外伤及外科手术后的二度Ⅱ型以上的房室传导阻滞、病态窦房结综合征或术后预计有低心排血量、低血压或休克、充血性心力衰竭者,可预防性地做临时起搏。

(5)顽固性快速心律失常,药物难以治疗或不宜做心脏电复律者。

(6)在用永久起搏器前或在更换永久起搏器时做紧急过渡起搏。

(7)心室起搏、心脏电机械分离时的床边紧急起搏。

（三）禁忌证

患者有静脉炎、静脉栓塞、右室穿孔或有行心内膜起搏的手术禁忌证时,应避免临时性经静脉心内膜起搏,但仍可采用经胸壁心脏起搏。

（四）术前准备

(1)心电监护仪、起搏器、电极、导线、电极膏等。

(2)首先准备好临时起搏器,检查其性能、电池情况。

(3)备皮:右颈、双侧腹股沟及会阴部。

(4)做抗生素皮肤过敏试验。

(5)建立静脉通道。

(6)严密观察心率、心律变化,在转送手术室途中应有除颤仪随行,用于心电监护和抢救。

（五）安置方法

1.胸壁表面起搏法

将两枚盘状电极,分别放在左侧背部(阳极)和心前区(阴极),或在心尖部进行起搏。

2.食管起搏法

用单极、双极或多极食管气囊电极,经鼻孔插入食管相当于心房(35cm)或心室(40cm)水平,气囊电极充气后易于接触和固定。

3.静脉临时起搏

用双电极导管经周围静脉(一般穿刺右股静脉)送到右心室,电极接触心内膜,起搏器置于体外而起搏。

（六）术后护理

（1）术后常规测血压、床边 12 导联心电图，给予心电监护，观察心律、心率及起搏器的起搏功能和感知功能。

（2）严密观察生命体征。临时起搏器植入术后最常见的并发症是电极脱位，可导致起搏失败。当出现感知功能不良时，可发生室性心动过速、心室颤动，危及患者生命。

（3）如果患者心脏较大，心肌变薄，除易出现起搏器电极脱位外，还可引起心脏穿孔，导致心脏压塞，均可危及生命。

（4）观察伤口有无渗血、红肿，有无局部疼痛、皮肤变暗发紫、波动感等，以便及时发现出血、感染等并发症。监测体温的变化，必要时应用抗生素预防感染。

（5）患者需保持平卧休息，穿刺一侧下肢不得弯曲，以免引起伤口出血或电极导管移位、折断。每 2 小时要做下肢的被动按摩以防止下肢深静脉血栓形成。

（6）严格执行医嘱，详细交接临时起搏器的治疗参数，并准备起搏器备用电池。每日检查接头连接处有无松动，以防脱节，影响治疗。

（7）对于排尿困难的患者，经物理方法诱导无效者应给予留置导尿管。

（8）卧床期间应注意少吃产气类食品，如牛奶、鸡蛋、豆制品等，因卧床后肠蠕动减弱，腹腔易胀气。

（9）由于卧床时间较长（多在 7 天左右），应密切观察皮肤受压情况，床单位应保持干燥、清洁、无渣。

（七）注意事项

（1）除了因为严重代谢紊乱引起的心脏停搏外，经胸壁心脏起搏失败常常是电极板放置不当所致。

（2）经静脉心内膜起搏法在安置心内膜电极时，可引起心律失常。

（3）操作不当可引起急性心脏穿孔。

（4）电极移位而与心内膜脱离接触可使起搏阈值增高，起搏器感知障碍。

（5）可以引起静脉炎、血栓栓塞和感染。

（6）长期心室起搏可因心室充盈量下降而出现"起搏器综合征"。

（八）健康教育

（1）平卧位或健侧卧位。

（2）注意有无起搏、感知功能异常，及时告知医生。

（3）起搏导线插入部位定期换药，观察穿刺局部有无血肿和出血。

（4）经股静脉穿刺途径，穿刺侧肢体制动，因该侧下肢易形成静脉血栓。应做患肢被动运动，防止血栓形成。

（5）保持皮肤干燥，严防压疮的形成。变换体位时要在医护人员的监护下缓慢改变体位，勿用力咳嗽，以防电极移位。

（6）放松心情，积极面对，调节情绪，消除焦虑，促进早日康复。

二、心脏电复律

心脏电复律是用电能来治疗异位性快速心律失常，使之转复为窦性心律的方法，最早用于消除心室颤动，故亦称为心脏电除颤。同步触发装置能利用患者心电图中R波来触发放电，使电流仅在心动周期的绝对不应期中发放，避免诱发心室颤动，可用于转复心室颤动以外的各类异位性快速心律失常，称为同步电复律。不启用同步触发装置则可在任何时间放电，用于转复心室颤动，称为非同步电复律。

以往除颤器应用的除颤波型均为单向波。近年来，已研究成功亦可应用双向波，即在除颤的一半过程，除颤波的极性倒转，形成两个相反方向的脉冲，可用小于200J的能量获得与更高能量的单向波同样或更好的效果。

（一）适应证

异位快速心律失常药物无效者，均可采用电复律，尤其是心室颤动和扑动为电复律的绝对适应证。

（二）禁忌证

心脏（尤其是左心房）明显增大、伴高度或完全性房室传导阻滞的心房颤动、伴完全性房室传导阻滞的心房扑动，不宜用本法电复律；洋地黄中毒和低血钾时，暂不宜用电复律。

（三）用物准备

抢救车、心电图机、除颤器、呼吸机、其他（导电膏或盐水纱布、弯盘、电筒）。

（四）操作步骤

1.非同步电复律

仅用于心室颤动。立即将电极板涂布导电膏，分置于胸骨右缘第2～3肋间和左背或胸前心尖部，按充电钮充电到功率300J左右，按非同步放电按钮放电，通过监护仪观察患者的心律是否转为窦性。

2.同步电复律

使用维持量洋地黄类药物的心房颤动患者，停用洋地黄至少1天。复律前一天给以奎尼丁0.2g，每6小时一次，预防转复后心律失常再发或其他心律失常的发生。术前复查心电图并利用心电图示波器检测电复律器的同步性。静脉缓慢注射地西泮0.3～0.5mg/kg或氯胺酮0.5～1mg/kg予以麻醉，达到患者睫毛反射开始消失的深度，电极板放置方法、部位与操作程序同前，充电150～200J（心房扑动者则100J左右），按同步放电按钮放电。如心电监护未转复为窦性心律，可增加放电功率，再次电复律。

（五）注意事项

(1)患者皮肤保持干净、干燥，电极板必须涂满导电膏，以免烫伤皮肤。

(2)除颤前后必须以心电图监测为主，加以前后对照，以供参考。

(3)一旦室颤发生，应尽早采取心肺复苏措施。

(4)注意不要碰撞机器，导联线不要过度弯曲。

(5)除颤放电时，操作者及其他人员切勿碰到病床、患者或任何连接到患者身上的设备（避开导电体),除颤时去掉患者身上其他医疗仪器。

(6)操作时禁忌手带湿操作,可戴胶手套绝缘。

(7)禁忌电极板对空放电,以及电极板面对面放电。

(8)给予吸氧,注意保暖。

(9)操作结束检查设备(自动放电),按时充电,使其处于备用状态。

(10)电复律后可有心律失常、皮肤局部红斑、前胸和四肢疼痛、周围血管栓塞、心肌酶谱增高等。

(11)同步电复律心律转复后,宜密切观察患者的呼吸、心律和血压直到苏醒,必要时给氧,以后每6～8小时一次口服奎尼丁0.2g维持。

(12)有栓塞史者,手术前后宜抗凝2周,以防新生成的血栓于转复时脱落。

第三节　气道通畅术

一、环甲膜穿刺术

环甲膜穿刺术是临床上对有呼吸道梗阻、严重呼吸困难患者建立人工气道所采用的急救方法之一。它可为气管切开术赢得时间,是现场急救的重要组成部分。环甲膜穿刺术是一种临时性抢救措施,一般用粗针头、穿刺套针等穿破环甲膜来改善通气,也可以切开环甲膜插入合适的导管,是一种简便、快速建立人工气道的有效措施。

(一)适应证

(1)各种原因引起的上呼吸道完全或不完全阻塞者。

(2)牙关紧闭、经鼻插管失败者。

(3)需紧急气管插管或气管切开而无条件实施者。

(4)3岁以下小儿不宜做环甲膜切开者。

(二)禁忌证

(1)已明确呼吸道阻塞发生在环甲膜水平以下者。

(2)有出血倾向者。

(三)用物准备

消毒手套、治疗盘(酒精、棉签、局部麻醉药物等)、环甲膜穿刺针或18号采血用粗针头、无菌注射器、给氧装置。

(四)操作方法

1.体位

患者病情允许时应尽量取仰卧位,头后仰、肩下垫枕。不能耐受上述体位者,可取半卧位。

2.穿刺点定位

环甲膜穿刺点即颈正中线甲状软骨下缘与环状软骨弓上缘之间(图1－3－1)。

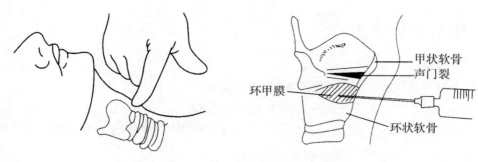

图1-3-1 环甲膜穿刺点定位

3.消毒

常规用酒精进行皮肤消毒。

4.检查

操作者戴无菌手套,检查穿刺针是否通畅。

5.麻醉

穿刺局部可用2%普鲁卡因麻醉,紧急情况下可省略。

6.穿刺

术者左手触摸穿刺部位,拇指和中指绷紧穿刺点两侧皮肤,右手持环甲膜穿刺针或粗针头垂直刺入,注意用力不宜过猛,当针头通过皮肤、筋膜及环甲膜有落空感时,即表示针尖进入气管,取出针芯,挤压两侧胸廓时有气体自针头喷出表明穿刺成功,适当固定穿刺套管。

7.术后处理

(1)可经穿刺针接简易呼吸器或呼吸机给患者供氧或辅助呼吸治疗。

(2)患者病情稳定后,尽早行气管切开。

8.创口处理

移去穿刺套管后,行局部皮肤常规消毒、包扎即可,创口会自行愈合。

(五)注意事项

(1)穿刺时进针不宜过深,避免损伤气管后壁黏膜。

(2)需经环甲膜穿刺点注射药物前,必须先回抽确定针尖在喉内才能注入。注入药物应以等渗盐水配制,pH要适宜,以减少对气管黏膜的刺激。

(3)注射药物时嘱患者勿吞咽及咳嗽,快速注射,注射毕迅速拔出注射器及针头。

(4)以消毒干棉球压迫穿刺点片刻,针头拔出以前应防止喉部上下运动,否则容易损伤喉部的黏膜。

(5)环甲膜穿刺仅是呼吸复苏的一种急救措施,不能作为确定性处理,在初期复苏成功后应改做正规气管切开或立即做消除病因处理。

(6)环甲膜穿刺通气用的针头及T形管应作为急救常规设备,消毒备用,接口必须紧密不漏气。

(7)个别情况下穿刺部位有较明显的出血时应注意止血,以免血液反流入气管内。

(8)该手术是一种急救措施,应争分夺秒,在尽可能短的时间内实施并完成。

二、环甲膜切开术

（一）适应证

（1）各种先天性和后天性上呼吸道梗阻，需立即建立可控制的人工气道者。

（2）各种原因造成的下呼吸道分泌物潴留需要引流者。

（3）呼吸困难伴不稳定颈椎骨折或脱位，行常规气管切开术可能加重病情者。

（4）牙关紧闭、经鼻插管反复失败者。

（5）各种药物中毒反应性痉挛窒息者。

（6）喉痉挛者。

（7）各种原因导致新生儿呼吸困难及小儿支气管造影前须保持呼吸道通畅者。

（二）禁忌证

（1）喉头水肿、急性喉炎、喉头黏膜下血肿、插管创伤引起的严重出血者。

（2）咽喉部烧伤、肿瘤或异物存留者。

（3）主动脉瘤压迫气管者。

（4）凝血功能障碍者。

（三）用物准备

无菌刀片、止血钳、橡胶管，有条件者可备气管切开全套用品。

（四）操作方法

1.安置体位

协助患者保持正中位仰卧，头后仰，充分显露颈部。病情允许时肩部垫高 20～30cm。

2.术前准备

颈部皮肤常规消毒，术者戴无菌手套，铺无菌巾，紧急时操作可从简。

3.切开置管

于喉结下方 2～3cm 处扪及环甲凹陷。一只手固定该处皮肤，另一只手持刀在环甲膜上方做一 2～3cm 长的横切口，分离其下组织，露出环甲膜部，用小刀横行切开该膜 1cm，并迅速将刀背旋转 90°或用血管钳撑开切口，插入橡胶管或气管套管，并妥善固定。

（五）注意事项

（1）在切开皮肤和环甲膜时，用力应适度，避免损伤气管后壁结构。

（2）切口部位应接近环状软骨的上缘，避免损伤环甲动脉吻合支。

（3）操作时动作应轻、稳，勿损伤环状软骨，避免并发喉狭窄而引起发音困难等。

（4）环甲膜切开术只是应急的手术，可能会引起喉水肿、声带损伤及远期造成声门狭窄等严重后遗症，而且橡胶管容易引起肉芽肿，因此最好在 72 小时内排除梗阻原因或改行气管切开术。

（六）护理要点

1.术前准备

对需行环甲膜切开术的患者，配合医生做好术前准备工作。严密观察患者生命体征、意识、瞳孔、脉搏血氧饱和度等情况,并做好各项抢救准备工作。稳定患者的情绪,安置适宜的体位并在其颈后垫一薄枕,充分暴露颈部,便于手术者操作。

2.术中配合

做好术中的各项配合工作,如皮肤消毒、定位、传递用物、接呼吸器、给氧及术中病情监测等。

3.术后护理

(1)观察生命体征:重点关注呼吸频率、深度的变化,同时做好记录。发现呼吸异常,及时查找原因并处理。

(2)保持呼吸道通畅:根据病情和缺氧程度予以合理氧疗;若发现脉搏血氧饱和度快速下降,多见于痰液堵塞,应及时清理呼吸道内分泌物,必要时采用机械吸痰,但每次吸痰时间不要超过 15 秒;严密监测伤口渗血情况,若渗血明显,需及时联系医生,局部喷涂止血剂或加压缝合。

(3)做好气道湿化:防止痰液黏稠阻塞气道等现象发生,可每日予以雾化吸入 2 次,也可采用持续气道湿化法,即使用输液泵将 0.45%氯化钠溶液或无菌蒸馏水,以 5～10mL/h 的速度泵入,痰液黏稠者可调节至 10～20mL/h,24 小时的湿化量以 250～300mL 为宜。也可以采用间断注射湿化法,每次用一次性注射器抽吸湿化液 3～5mL,取下针头后将湿化液滴入气管内。操作完毕可于气道上方覆盖一层薄湿纱布,防止灰尘、异物等进入呼吸道。

三、气管插管术

气管插管是指将特制的气管导管,经口腔或鼻腔插入气管内,借以保持呼吸道通畅,以利于清除呼吸道分泌物,保证有效的通气,为有效给氧、人工正压呼吸及气管内给药等提供条件,是抢救危重患者和施行全身麻醉过程中建立人工气道的重要方法之一。

(一)适应证

(1)各种呼吸功能不全而导致严重低氧血症或高碳酸血症,需较长时间进行人工加压给氧或辅助呼吸而暂不考虑进行气管切开者。

(2)呼吸、心搏骤停而进行心肺脑复苏者。

(3)昏迷或神志不清而有胃内容物反流,随时有误吸危险者。

(4)呼吸道内分泌物不能自行咳出需气管内吸引者。

(5)需建立人工气道而行全身气管内麻醉的各种手术患者。

(6)颌面部、颈部等部位大手术,呼吸道难以保持通畅者。

(7)婴幼儿气管切开前需行气管插管定位者。

(8)新生儿窒息复苏者等。

(二)禁忌证

(1)喉头水肿、急性喉炎、喉头黏膜下血肿。

(2)咽喉部烧伤、肿瘤或异物残留者。

(3)主动脉瘤压迫气管者。

(4)下呼吸道分泌物潴留所致呼吸困难,难以经插管内清除者,应考虑气管切开。

(5)颈椎骨折或脱位者。

（三）术前准备

1.器械准备

根据患者的年龄、性别、身材选用不同型号的气管导管。经口插管时成年男性一般用 F36～40 号导管，女性用 F32～36 号；经鼻腔插管相对小 2～3 号，并备相应大、小号的导管各一副。插管前应仔细检查气囊是否漏气，检查咽喉镜电池是否充足、灯泡是否明亮；此外还需备有开口器、插管钳、导管芯、牙垫、注射器、吸引器、吸痰管、听诊器及简易呼吸器等，平时各物品应常备在一个气管插管专用箱中，并专人定期检查各项物品是否处于备用状态。

2.患者准备

先清除患者口、鼻、咽内分泌物、血液或胃反流物。取下义齿，检查有无牙齿松动并给予适当固定。对清醒患者，应首先给予解析插管的必要性，以消除患者心理上的负担并取得合作，同时进行咽部局部麻醉以防咽反射亢进，必要时可考虑适当应用镇静剂或肌松剂。插管前给予患者吸纯氧以纠正缺氧状态。

（四）操作方法

插管方法根据插管途径和是否使用喉镜可分为经口腔明视插管法、经口腔盲探插管法、经鼻腔明视插管法和经鼻腔盲探插管法四种。这里仅介绍常用的经口腔明视插管法和经鼻腔盲探插管法。

1.经口腔明视插管法

借助喉镜在直视下暴露声门后，将导管经口腔插入气管内。

（1）协助患者头后仰，操作者双手将患者下颌向前、向上托起使其张口，或以右手拇指对着下齿列，示指对着上齿列，借旋转力量使口腔张开。

（2）左手持喉镜由右口角放入口腔，将舌推向左侧，缓慢推进喉镜，见到腭垂后将镜片垂直提起前进，直到看见会厌。

（3）用喉镜前端挑起会厌以显露声门。如采用弯镜片插管则将镜片置于会厌与舌根交界处（会厌谷），用力向前上方提起，使舌骨会厌韧带紧张，会厌翘起紧贴喉镜片，即显露声门（图 1－3－2）。如用直镜片插管，直接挑起会厌，声门即可显露（图 1－3－3）。

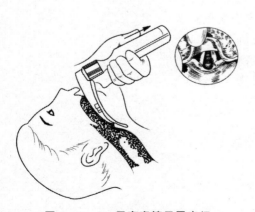 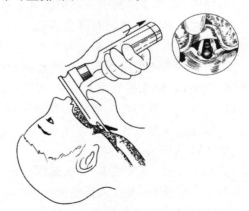

图 1－3－2　用弯喉镜显露声门　　　　　图 1－3－3　用直喉镜显露声门

（4）以右手拇指、示指及中指如持笔式握住导管的中上段，将导管从右侧口角处送入口腔，直到导管已接近喉头再将管端移至喉镜片处，同时术者双眼通过镜片与管壁间的狭窄间隙观察导管前进方向，准确而轻稳地将导管尖端插入声门。借助管芯插管时，当导管尖端入声门后，应先小心退出管芯，再顺势将导管插入气管内。导管插入气管的深度成人以不超过 4cm 为宜，导管尖端距离门齿 18～22cm。

（5）插管完毕要先确认导管是否进入气管内，再行固定。确认导管已进入气管内的常用方法如下：

①压胸部可有较大气流自气管导管口喷出。

②人工通气时，可见双侧胸廓对称起伏，同时在双腋中线处听诊，均可听到清晰的肺泡呼吸音。

③如用透明导管，吸气时管壁清亮，呼气时因呼出气流中混有水蒸气，故有明显的"白雾"样变化。

④患者自主呼吸存在时，接麻醉机后呼吸囊应随呼吸而扩张和收缩。

⑤PETCO$_2$ 监测时更易判断，PETCO$_2$ 有显示即可确认无误。

（6）调整好导管的位置，放入合适牙垫，用胶带将导管和牙垫一并固定于口唇周围皮肤上，同时记录导管插入深度及病情变化。

（7）向导管前端的气囊内注入 6～10mL 空气，注气量不宜过大，以气囊能封闭气道不漏气为准。避免机械通气时漏气或呕吐物、分泌物逆流入下呼吸道，造成误吸或吸入性肺炎。

（8）插管完毕及时吸引气道分泌物，了解呼吸道通畅情况。

2.经鼻腔盲探插管法

适应证与经口插管基本一致，此外在经口插管困难时可考虑经鼻插管。禁忌证和相对禁忌证在经口插管基础上还包括呼吸停止、颅底骨折、鼻或鼻咽部梗阻、严重鼻或颌面部骨折者。操作步骤如下：

（1）插管时必须保留自主呼吸，可根据呼出气流的强弱来判断导管前进的方向。

（2）以 1％丁卡因行鼻腔内表面麻醉，并滴入 3％麻黄碱使鼻腔黏膜的血管收缩，以增加鼻腔容积，并减少出血。

（3）选用合适管径的气管导管，以右手持气管导管插入鼻腔，在插管过程中边前进边侧耳倾听呼出气流的强弱，同时左手调整患者头部位置，以寻找呼出气流最强的位置（图 1-3-4）。

（4）于呼气末声门张开时将导管迅速推进，如进入声门则感到推进阻力减小，管内呼出气流也极其明显，有时患者有咳嗽反射，接上麻醉机可见呼吸囊随患者呼吸而伸缩，表明导管插入气管内（图 1-3-5）。

（5）如导管推进后呼出气流消失，为误入食管的表现。应将导管退至鼻咽部，将头部稍仰使导管尖端向上翘起，也可对准声门利于插入。

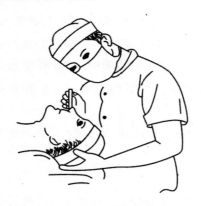

图 1 - 3 - 4　经鼻腔盲探插管法

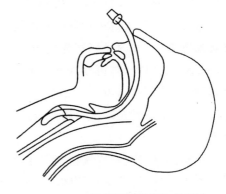

图 1 - 3 - 5　导管经鼻腔插入气管内

（五）注意事项

（1）插管前检查用物准备是否齐全、适用，喉镜灯泡是否拧紧和明亮，气囊有无漏气等。

（2）导管的选择应根据患者年龄、性别、身材、插管途径来决定。

（3）插管时喉部应充分暴露，视野清楚。操作应做到轻、柔、稳、准，以防损伤组织。

（4）动作迅速，尽可能缩短因插管致缺氧的时间，避免引起反射性呼吸、心搏骤停。

（5）导管插入长度为鼻尖至耳垂距离再加 4～5cm（小儿 2～3cm），过浅易导致非计划性拔管；过深将滑入一侧支气管，导致通气不足、肺不张、肺气压伤等并发症。

（6）气管插管留置时间不宜过长，超过 72 小时病情仍不见改善者，应考虑行气管切开术。

（六）护理要点

1.插管前护理

（1）为呼吸困难或呼吸停止者插管前应先予以人工呼吸或加压给氧，提高患者体内氧储备，避免因插管费时而加重缺氧。

（2）为全身麻醉患者插管前应做好心理护理，耐心讲解气管插管的必要性、安全性，消除紧张恐惧心理，增强患者战胜疾病的信心。

（3）做好插管用物及急救物品的准备工作。

2.插管后护理

（1）插管完毕，积极协助医生听诊并对比两肺呼吸音情况，如发现两侧呼吸音不对称，多为导管插入过深，进入一侧支气管所致，可适当后撤导管，直至两侧呼吸音对称，然后妥善固定导管，向气囊充气并记录气管插管插入的长度。

（2）持续监测意识状况、呼吸频率、心率、血压、体温、脉搏、脉搏血氧饱和度、两肺呼吸音、胸廓和腹部呼吸情况、气管导管是否在位等，尤其在患者改变体位时应仔细检查；每 15～30 分钟观察记录一次，同时准确记录 24 小时液体出入量等，发现异常及时查找原因并立即处理。

（3）插管后随时检查导管是否通畅。发现口腔及气道分泌物增加时，按需吸痰，吸痰前可给予纯氧吸入数分钟，以提高患者体内氧储备，避免吸痰时造成缺氧；吸痰时在插入吸痰管过程中应阻断负压，插入的长度应超过气管导管前端 2～3cm，忌上下提插，以左右旋转吸痰管吸引为宜，吸引负压控制在 13.3～16.0kPa，每次吸痰时间不超过 15 秒；吸痰后再给予纯氧吸入数分钟，以迅速纠正缺氧，同时严密观察患者意识和生命体征的变化。

（4）气管插管后上呼吸道温化、湿化功能丧失，纤毛运动减弱，水分丢失多，易致痰液黏稠、结痂阻塞气道，加之机体防御能力降低，肺部感染概率将升高，故应加强气道温湿化。一般认为吸入气体的温度应维持在 $32\sim35℃$，有研究认为以低于患者体温 $2℃$ 为最佳；常用气道湿化方法有持续湿化、雾化湿化和间断湿化三种，一般认为湿化液用量以 $250\sim300mL/24h$ 为宜，不同患者可根据其气道具体情况选择适宜的湿化方法，以确保湿化有效、气道通畅。

（5）气管导管的气囊压力应为 $20\sim30cmH_2O$，注气量为 $6\sim10mL$。气囊放气时必须有专人看护，以防导管滑脱，放气前应先行导管内吸引，再行口腔、咽部吸引；放气后气囊以上的分泌物可流入下呼吸道，应更换吸痰管行导管内再次吸引。重新充气压力不宜过高，目前主张采用最小漏气技术，可避免气管壁黏膜因长时间受压而发生缺血性损伤。

（6）做好口腔护理是预防呼吸道感染的重要措施。一般常规予以每日口腔护理 $2\sim4$ 次，操作应两人协作完成，擦洗动作应轻柔，同时防止气管导管滑脱，注意观察患者口腔黏膜有无溃疡、白膜等，发现异常及时处理。

（7）护士应严格执行无菌操作规程，树立"待气管如血管"的观念。吸痰管做到一用一换，气管内和口鼻腔分开使用，吸痰遵循先吸气管内后吸口鼻腔的原则，以预防肺部感染。

（8）拔管前充分吸痰，边吸痰边放气囊，在呼气时相迅速拔出导管；拔管后予以鼻导管吸氧，观察有无声音嘶哑、呼吸困难、排痰困难等情况。同时继续观察患者病情变化，随时做好建立人工气道的准备。重症患者拔管后继续监测动脉血气，了解病情变化。

（七）并发症

1.损伤

牙齿松动或脱落，口腔、咽喉部和鼻腔黏膜损伤引起出血，下颌关节脱位等，为操作不规范、动作粗暴、用力过猛所致。

2.神经反射

呛咳、喉头及支气管痉挛，心率增快及血压升高，心律失常，甚至心脏停搏，为麻醉过浅所致。

3.通气不足

缺氧或术后肺不张及单侧肺气压伤，由导管插入过深误入一侧支气管内引起。

4.炎症

喉炎、喉水肿、呼吸道感染等。

四、气管切开术

气管切开术为切开颈段气管，置入气管套管，以解除喉源性呼吸困难、呼吸功能失常或下呼吸道分泌物潴留所致呼吸困难的一种常见手术。

（一）适应证

（1）各种原因造成的上呼吸道阻塞致呼吸困难者。

①喉阻塞，如喉部炎症、肿瘤、外伤、异物等原因引起的喉阻塞，呼吸困难不能消除者。

②双侧声带外展麻痹、喉及声门下瘢痕狭窄。

③气管外伤伴软组织肿胀或骨折。

（2）各种原因造成的下呼吸道阻塞致呼吸困难者。

①脑卒中、脑肿瘤、脑脓肿、头颅外伤所致的昏迷。

②神经系统疾病，如脊髓灰质炎、多发性神经根炎、重症肌无力等导致的呼吸肌麻痹。

③各类中毒引起的痉挛、麻痹及昏迷。

④胸腹部外伤或手术后，患者因疼痛不能咳痰致下呼吸道分泌物潴留及感染。

（3）预防性气管切开，作为口腔、咽、喉或颈部大手术的辅助手术。

（4）需长期进行人工通气者。

（5）某些行气管内麻醉手术而不能经口腔、鼻腔插管者，呼吸道异物不能经喉取出者。

（二）禁忌证

严重出血性疾病或气管切开部位以下占位性病变引起呼吸道梗阻者。

（三）用物准备

术前应做好充分准备，除准备气管切开包和适宜型号的气管套管（图1-3-6）外，同时还应备好氧气、吸引器、消毒物品、照明灯、麻醉药物、吸痰管、无菌手套以及各种抢救药品。对于小儿，特别是婴幼儿，术前先行插管或置入气管镜，待呼吸困难缓解后再行气管切开更为安全。

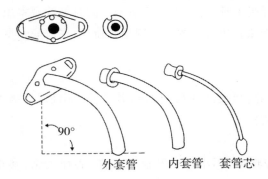

外套管　　内套管　　套管芯

图1-3-6　普通气管套管

（四）操作方法

1.体位

协助患者取仰卧位，肩下垫一小枕，头后仰（图1-3-7），使气管暴露明显，以利于手术，助手坐于头侧，固定头部并保持正中位，如呼吸困难严重不能平卧，可取半卧位。

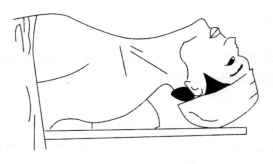

图1-3-7　气管切开术体位

2.消毒

常规消毒,铺无菌巾。

3.麻醉

用1%普鲁卡因,成人行颈前皮下浸润麻醉,上始甲状软骨,下止胸骨上切迹。幼儿可沿胸锁乳突肌前缘及甲状软骨下缘,行倒三角浸润麻醉,昏迷者可不必麻醉。

4.切开皮肤

自颈前正中环状软骨下缘至胸骨上凹上 1.0~1.5cm 处做正中切口,逐层切开、分离、止血(图 1-3-8、图 1-3-9)。

5.暴露气管

用拉钩将胸骨舌骨肌及胸骨甲状肌向两侧拉开,暴露气管前壁及甲状腺峡部。向上游离甲状腺峡部,暴露气管(图 1-3-10)。

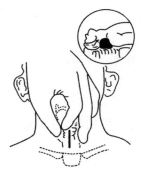

图 1-3-8　皮肤切口

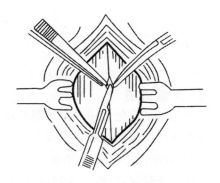

图 1-3-9　切开颈浅筋膜

6.切开气管

待第 3、4 气管软骨环显露,用尖刀自下向上切开第 3、4 软骨环(图 1-3-11)。切忌切开第 1 软骨,否则日后可引起环状软骨炎及喉狭窄等后遗症。

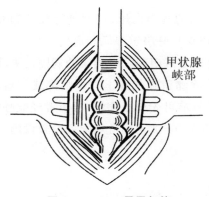

图 1-3-10　暴露气管

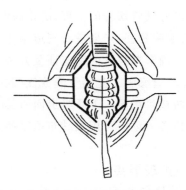

图 1-3-11　自下向上挑开气管第 3、4 软骨环

7.置入气管套管

用气管扩张器或血管钳扩张气管切口,将
口径恰当、带导管芯的气管套管置入气管(图1-3-12),快速拔除导管芯,插入内套管,吸净
分泌物;将套管的带子于颈后系结固定;切口内可填塞引流纱布条一根,次日取出;套管气囊必
要时予以充气,一般注入6~10mL气体。

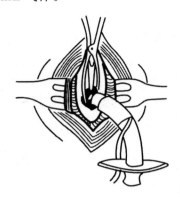

图1-3-12 扩张气管切口、置入导管

(五)注意事项

(1)术前尽量避免使用过量镇静剂以免加重呼吸抑制。

(2)皮肤切口要保持在正中线上,防止损伤颈部两侧血管及甲状腺,进刀时避免用力过度
而损伤气管后壁产生气管食管瘘。

(3)打开气管时,所取分泌物应及时送细菌培养。

(4)应同时切开气管及气管前筋膜,两者不可分离,以免引起纵隔气肿。

(5)严禁切断或损伤第一软骨和环状软骨以免形成喉狭窄,在环甲膜切开术时更应注意。

(6)气管套管固定要牢固,术后应经常检查固定带的松紧,一般以固定带和皮肤之间恰能
伸进一指为度调节,太松套管容易脱出,太紧则影响血循环。

(7)术后应仔细做好术后检查:伤口有无出血,导管是否通畅,呼吸运动情况,听诊双肺通
气情况及心音、心律是否正常,一切无误后方可离去。

(8)做好气管切开的护理,防止医源性感染,保持适当的气囊内压,定期进行放气和充气,
防止气管黏膜损伤,定期进行气道湿化及清除分泌物,以保持呼吸道湿润和通畅。

(9)正确掌握拔管的适应证及方法。若患者的气道阻塞或引起呼吸衰竭的病因已去除,可
考虑拔除气管套管。先给气囊放气(此时应注意及时清除潴留在气囊上方口咽部或气道内分
泌物,以防拔管后流入下呼吸道而引起窒息或感染),拔管前可先试行塞管,若患者经喉呼吸平
稳,方可拔管。创口可用油纱布填塞换药,拔管时及拔管后1~2天应常规配备抢救设施,以防
不测。

(六)护理要点

1.无菌操作

医务人员要严格执行无菌操作,特别强调在接触每个患者前后、在各种技术操作前后,需
认真、有效地洗手,这是预防交叉感染的重要措施之一。

2.认真做好开放气道的护理

人工气道便于吸痰,减少了解剖无效腔和气道阻力,增加了有效通气量,但由于吸入气体未经过鼻咽腔,失去其生理保护作用,增加了肺部感染机会。因此护理中应注意扬长避短。

(1)定期及时吸痰:常规吸引每小时一次,具体视分泌物多少决定吸引时间和次数,每次吸引时应监测 SaO₂ 和心律变化。要求边吸引边观察监护仪上心率、心律变化,若出现心率骤然下降或心律失常,需暂停吸引,待缓解后再重复操作,吸痰动作宜轻、稳、快。对清醒患者必须做好解释工作,以取得患者配合。具体操作:①吸痰管选择,根据气管插管、套管内径选择粗细、长短合适的吸痰管。②吸引器压力,根据患者的情况及痰液黏稠度,正确调节负压,压力为 40.0～53.3kPa。③吸痰时间,每次操作时间不超过 15 秒,时间过长会引起憋气和缺氧。④吸痰方法,操作时左手夹闭吸引管,阻断负压,右手持吸痰管,以慢而轻柔的动作下送吸痰管至深部,放开左手充分吸引,右手保持旋转,左右旋转或向上提拉吸痰管,吸出痰液。切勿上下抽动,一根吸痰管只能用一次气道吸引。⑤吸痰前后可给予患者 1～2 分钟高浓度吸氧,应用呼吸机患者可给予 1～2 分钟纯氧吸入。

正确规范的吸痰术,有利于保持呼吸道通畅,减少气道阻力;防止分泌物坠积而致肺不张、肺炎;防止分泌物干结脱落而气道阻塞。吸取痰液做细菌培养加药物敏感试验指导临床用药。

(2)湿化:开放气道破坏了鼻口咽部的正常湿化机制,气体湿化不充分,气道干燥,造成分泌物浓缩,容易发生呼吸道阻塞。24 小时湿化耗水量为 300～500mL(至少＞250mL)。湿化方法:①雾化。用 0.9％氯化钠溶液＋适量抗生素＋地塞米松＋糜蛋白酶配制雾化吸入液,每日 4～6 次,每次 10～20 分钟为宜,用面罩方法吸入,患者清醒时嘱其深呼吸,尽量将气雾吸入下气道;患者昏迷时将面罩固定于其口鼻部。②气道滴注。0.9％氯化钠溶液内加入少量抗生素,一种是在吸痰前用注射器(去掉针头)直接自套管内滴注 5～15mL 液体,软化干痂状脓性分泌物,刺激患者咳嗽,有利于吸引;另一种是在不吸痰的情况下用注射器沿导管每次注入2～3mL(每隔 30～60 分钟一次)。③空气湿化。未接用呼吸机者,套管口覆盖单层湿纱布,湿化干燥气体,防止灰尘和异物坠入气道。在给患者呼吸道湿化护理后,注意观察吸引的分泌物的量、色、味和黏度。若湿化不足,则分泌物黏稠,有结痂或黏液块,味臭,甚至脓性,吸引困难,可有突然的呼吸困难、发绀加重。而湿化过度,分泌物稀薄而量多,咳嗽频繁,听诊痰鸣音多,患者烦躁不安,发绀加重,需要不断吸引。

(3)口腔护理:气管切开手术后或插管患者,口腔正常的咀嚼减少或停止,很容易导致口腔黏膜或牙龈感染、溃疡。正确的口腔清洁冲洗每日不少于 2 次,用 0.9％氯化钠溶液或 2.5％碳酸氢钠漱口液等。昏迷患者禁忌漱口。每日清晨口腔护理前采集分泌物标本,进行涂片和细菌培养及药敏检查,指导临床护理及用药。

3.认真做好气管套管的护理

(1)气囊:气囊充气后长时间压迫气道黏膜易导致局部糜烂、溃疡和坏死。因此气囊应2～3 小时放气一次,时间 5～10 分钟;每次充气不可过于饱满,以阻止气体漏出即可。

(2)局部伤口护理:皮肤与套管之间的无菌纱布垫 4～6 小时换一次,观察有无红肿、异味分泌物,局部保持干燥。

4.并发症的护理

(1)皮下、纵隔气肿:常因气管与所选择的气管套管不匹配、切口缝合太紧引起。一般不需特殊治疗,可在1周左右自行吸收。气肿严重者有纵隔压迫症状并影响呼吸循环时应施减压术,将气体放出。

(2)气胸:若手术分离偏向右侧,位置较低,易伤及胸膜顶引起气胸。若双侧胸膜顶均受损伤,形成双侧气胸,患者可立即死亡。对轻度气胸可密切观察。对张力性气胸立即用较粗针头做胸腔穿刺抽出空气,或行胸腔闭式引流。

(3)支气管肺部感染:肺部感染是最常见的并发症。人工气道的建立、湿化、雾化吸入、吸痰等各种操作,增加了病原菌的侵入机会,分泌物潴留而阻塞下呼吸道引起肺不张,全身营养状况的减退,局部、全身的免疫防御功能的减弱。护理:①严格执行无菌操作,掌握规范的吸痰术,要待"气管如血管"。②预防吸入性肺炎和胃内容物反流,病情许可时,患者置于30°的体位,尤其是鼻饲时头应抬高30°～45°,并至少保持1小时。③吸净气囊上的滞留物,避免口咽部分泌物进入下呼吸道。④呼吸机的螺纹管路应低于插管连接管,冷凝水收集瓶应置于管道最低位置,随时倾倒,以防倒流。⑤加强口腔护理。

(4)出血:出现于凝血功能障碍患者或手术中损伤甲状腺止血不完善,表现为切口包扎处不正常渗血、出血。早期出血多由于手术止血不充分引起,少量出血多由于创口感染或肉芽组织增生所致;致命性大出血多数是由于气管套管远端压迫损伤气管前壁及无名动脉壁,加之感染致无名动脉糜烂破溃,而致大出血。护理:①手术中应操作仔细,避免损伤周围组织血管,术后伤口用凡士林纱条填塞有助于止血,每天伤口换药。少量出血可用局部压迫法止血;出血多者要重新打开伤口止血,要防止血液流入呼吸道引起窒息。②应用抗凝药物者应在停药后24小时再行手术为宜。③预防致命性大出血应注意:气管切开的位置不应过低,不可低于5～6环;尽量少分离气管前软组织,避免损伤前壁的血液供应;选择适当的气管套管并检查套管气囊是否正确充气。若发现套管引起刺激性咳嗽或有少量鲜血咯出,应立即换管;对于严重出血可静脉滴注垂体后叶素,有条件可行纤维支气管镜下止血。

(5)窒息或呼吸骤停:小儿多见。小儿气管较软,术中钝性剥离或误用拉钩将气管压瘪可引起窒息;在长期阻塞性呼吸困难者,呼吸中枢靠高浓度的二氧化碳的刺激来维持呼吸。当气管切开后,突然吸入大量的新鲜空气,血氧增加,二氧化碳突然减少。呼吸中枢没有足够的二氧化碳刺激,因而呼吸表浅以致骤停。可采用人工呼吸,保持气管套管的通畅,给予二氧化碳和氧的混合气体吸入,注射兴奋剂及纠正酸中毒。

(6)气管狭窄:气囊压力过高压迫气管黏膜上的毛细血管,致使此位置的循环中断,由此产生局部缺血、结痂和狭窄;不适当的导管移位,导管的每次细微的移动都会给气管造成微小的创伤,最终致气管狭窄,形成瘢痕。护理:①掌握正确的气囊充气方法。②患者要有正确的体位,颈部不可过曲、过伸。③当连接、脱离呼吸机时,必须固定好导管。④套管与皮肤夹角应该保持90°。

(7)气囊疝:气囊压力过高,可以在它所置的位置引起疝,疝能在插管壁和气管壁之间滑动,在导管的顶端产生一个活门,此时患者可出现窒息。护理上主要是注意正确的气囊充气方法。

(8)气管食管瘘:这是较少见但很严重的并发症。手术操作粗暴损伤食管前壁及气管后壁,或损伤气管后壁,感染后形成瘘管;气管套管位置不合适,套管压迫及摩擦气管后壁,引起局部溃疡及感染;如同气管狭窄一样,可由反复的气管、食道微小损伤引起,瘘管使胃液反流,食物残渣或胃液的被吸入,称为 Mendelson 综合征。慢性消耗性疾病及全身营养不良者容易发生。护理:对疑有气管食管瘘患者可行食管吞碘造影,明确后禁食。轻者可更换短的气管套管,除下鼻饲管,使糜烂处的刺激减少而得以休息,加强营养,待其自愈;重者需手术缝合及行肌肉修补术。

五、经皮穿刺气管套管置管术

气管切开,建立一个新的呼吸通道是保证重症患者气道通畅的重要措施之一。但在紧急抢救时有其不便之处。近年来,国内外正在逐步开展一种新的建立方法,即采用经皮穿刺气管套管置管术,其操作原理来自于 Seldinger 的血管穿刺术,具有操作简便、快速、微创等优点。

(一)适应证
同气管切开术。

(二)禁忌证
气管切开部位以下占位性病变引起的呼吸道梗阻者。

(三)用物准备
经皮穿刺气管套管置管术器械包一套(图 1-3-13)。其中包括:①手术刀。②套管针。③10mL注射器。④导引钢丝。⑤皮下软组织扩张器。⑥扩张钳。⑦气管套管。⑧其他:无菌手套、无菌手术巾、1%普鲁卡因、0.9%氯化钠溶液。

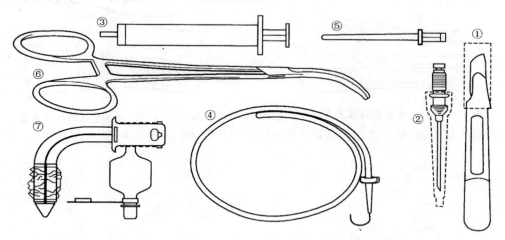

图 1-3-13　经皮穿刺气管套管置管术器械包

(四)手术方法
1.体位

患者仰卧,肩背部垫一小枕,头颈后仰,下颌、喉结、胸骨切迹呈一直线。

2.穿刺点

颈部正中第1~2或第2~3气管软骨环。

3.操作步骤

(1)常规皮肤消毒、局麻。手术刀横行或纵行切开穿刺点皮肤 1.5～2.0cm,并做钝性分离。

(2)套管针接有 0.9％氯化钠溶液的注射器,在正中穿刺,针头向尾侧略倾斜(图 1-3-14)。

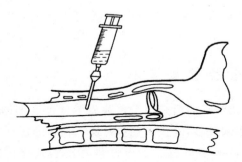

图 1-3-14　穿刺针进针方法

(3)有突破感,回抽有气体入注射器,证实套管针已进入气管。

(4)固定外套管,退出注射器及穿刺针。

(5)插入导引钢丝 10cm 左右并固定(图 1-3-15)。

(6)用扩张器穿过导引钢丝尾端扩张软组织及气管壁(图 1-3-16)。

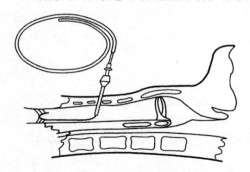

图 1-3-15　导引钢丝推进方法

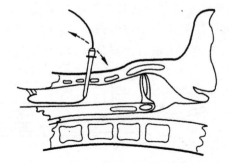

图 1-3-16　皮下扩张器扩张方法

(7)退出扩张器,进一步用扩张钳扩张(图 1-3-17、图 1-3-18、图 1-3-19)。

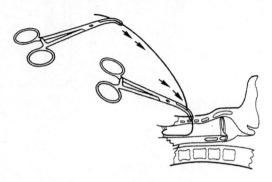

图 1-3-17　扩张钳扩张方法 1

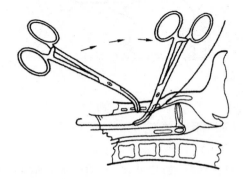

图 1-3-18　扩张钳扩张方法 2

(8)气管套管穿过导引钢丝,放置气管套管并退出导引钢丝及内套管。及时清除气道内分泌物,保证气道通畅(图1-3-20)。

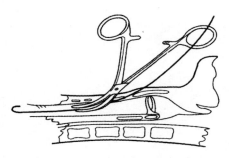

图1-3-19　扩张钳扩张方法3

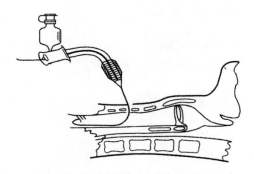

图1-3-20　气管套管置入方法

(9)气管套管气囊注气。

(五)注意事项及护理

(1)严格执行无菌操作及消毒隔离制度。

(2)术前清除口腔和气道内分泌物,并给予纯氧吸入1~2分钟,术中监测患者生命体征变化。

(3)术前不用过量镇静剂,以免加重呼吸抑制。

(4)术前应检查患者的凝血功能,若有明显异常,应给予纠正。

(5)颈部切口位置应在第3气管软骨环以上,并忌切口过深。

(6)分离时注意做钝性分离,以免损伤大血管及甲状腺。

(7)放置气管套管后及时清除气道分泌物,并保持通畅。

第四节　静脉输液通路的建立

静脉输液通路的建立,在临床实际工作中广泛应用,是急诊患者,尤其是抢救危重患者的一条重要生命线。常用的经皮静脉通道建立有以下三种途径:①外周静脉穿刺,位于上肢静脉、下肢静脉和颈外静脉。②外周中心静脉导管置管术。③中央静脉穿刺,位于股静脉、颈内静脉和锁骨下静脉。

一、适应证

(1)长期静脉内输注高浓度或刺激性强的药物,或行静脉内高营养治疗者。

(2)长期静脉输液而外周静脉穿刺困难者。

(3)急救时需快速静脉输液、输血者。

(4)完全胃肠道外营养。

(5)行特殊检查、监测或者治疗者,如心导管检查术、置入临时心脏起搏器或血液净化等。

(6)监测中心静脉压者。

二、禁忌证

(1)有出血倾向。
(2)穿刺部位皮肤有感染。

三、操作方法

1.评估和观察要点

(1)评估患者的病情、生命体征、意识及合作程度。

(2)评估患者穿刺部位的皮肤、血管情况。

2.物品准备

深静脉穿刺包,静脉导管套件(内含穿刺套管针、扩张管、导丝、静脉导管等),2%利多卡因及其他用物。

3.患者准备

(1)患者体位:根据患者穿刺部位准备体位:①锁骨下静脉:使患者尽可能取低15°的仰卧位,头转向穿刺对侧,使静脉充盈,可减少空气栓塞发生的机会。重度心力衰竭患者不能平卧时,可取半卧位穿刺。两侧锁骨下静脉均可采用,一般多选用右侧。因为左侧有胸导管经过,胸膜顶位置较高,易误伤;且右侧锁骨下静脉较直,易于插入导管,故多采用右侧。②颈内静脉:患者取头低15°～30°仰卧位,头转向穿刺对侧。③股静脉:患者取仰卧位,穿刺侧的大腿放平,稍外旋外展。成人一般需避免选择股静脉作为中心静脉通路,因其增加了血管内导管相关感染和深静脉血栓的风险。

(2)穿刺点定位:

①锁骨下静脉:可分为锁骨下及锁骨上两种进路穿刺。第一种是锁骨下进路:取锁骨下缘中点、内1/3交界点,锁骨下方约1cm为穿刺点,针尖向内向同侧胸锁关节后上缘进针,如未刺入静脉,可退针至皮下,改针尖指向甲状软骨下缘进针。也可取锁骨中点,锁骨下方1cm处,针尖指向胸骨上切迹进针。针身与胸壁成15°～30°,一般刺入2～4cm可入静脉。此点便于操作,临床曾最早应用,但进针过深易引起气胸(图1-4-1)。第二种是锁骨上进路:取胸锁乳突肌锁骨头外侧缘,锁骨上方约1cm处为穿刺点,针身与矢状面及锁骨各成45°,在冠状面呈水平或向前略偏呈15°,指向胸锁关节进针,一般进针1.5～2cm可进入静脉。此路指向锁骨下静脉与颈内静脉交界处,穿刺目标范围大,成功率常较颈内静脉高,且安全性好,可避免刺破锁骨下动脉(图1-4-2)。

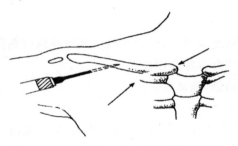

图1-4-1 锁骨下进路穿刺锁骨下静脉

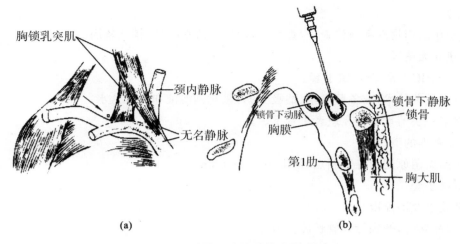

图 1-4-2　锁骨上进路穿刺锁骨下静脉

②颈内静脉：成人颈内静脉较粗大，易于被穿中。右侧无胸导管且右颈内静脉至无名静脉入上腔静脉段几乎为一直线，右侧胸膜顶较左侧为低，故临床上常选用右侧颈内静脉穿刺置管。一般根据颈内静脉与胸锁乳突肌的关系，可分前、中、后路进针。第一是前路：操作者以左手示指和中指在中线旁开 3cm，于胸锁乳突肌的中点前缘相当于甲状软骨上缘水平触及颈总动脉搏动，并向内侧推开颈总动脉，在颈总动脉外缘的 0.5cm 处进针，针干与皮肤成 30°～40°角，针尖指向同侧乳头或锁骨中内 1/3 交界处前进。第二是中路：在锁骨与胸锁乳突肌锁骨头和胸骨头形成的三角区的顶点，颈内静脉正好位于此三角的中心位置，该点距锁骨上缘 3～5cm，进针时针与皮肤成 30°角，与中线平行直接指向足端。第三是后路：在胸锁乳突肌的后缘中下 1/3 的交点或在锁骨上缘 3～5cm 处作为进针点，在此处颈内静脉位于胸锁乳突肌的下面略偏向外侧，穿刺时面部尽量转向对侧，针干一般保持水平，在胸锁乳突肌的深部指向胸骨上窝方向前进。针尖不宜过分向内侧深入，以免损伤颈总动脉（图 1-4-3）。

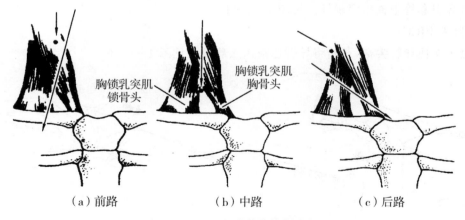

（a）前路　　　　（b）中路　　　　（c）后路

图 1-4-3　颈内静脉穿刺途径

③股静脉：先摸出腹股沟韧带和股动脉搏动处，在腹股沟韧带内、中 1/3 的交界外下方二横指（约 3cm）处，股动脉搏动点内侧约 1cm 处，定为穿刺点。

4.置管

(1)操作前用物准备与检查:检查套管,用生理盐水冲洗,排气备用。

(2)建立无菌区:

①打开 PICC 导管包,戴手套。

②应用无菌技术,准备肝素帽、抽吸 0.9％氯化钠溶液和肝素盐水。

③将第一块治疗巾垫在患者手臂下。

(3)穿刺点的消毒:

①按照无菌原则消毒穿刺点,范围 10cm×10cm。

②更换手套。

③铺孔巾及治疗巾。

(4)预冲导管,按预计导管长度修剪导管:

①用 0.9％氯化钠溶液冲洗导管,润滑亲水性导丝。

②剥开导管的保护外套至预计的部位。

③撤出导丝至比预计长度短 0.5～1cm 处。

④在预测刻度处,修剪导管。

(5)扎上止血带:让助手在上臂扎上止血带,使静脉膨胀。

(6)去掉保护套:将保护套从穿刺针上去掉。

(7)施行静脉穿刺:一旦有回血,立即减小穿刺角度,推进导引套管,确保导引套管进入静脉。

(8)从导引套管内取出穿刺针:

①左手示指固定导引套管,避免移位。

②中指压在套管尖端所处的血管上,减少血液流出。

③让助手松开止血带。

④从导引套管中抽出穿刺针。见图 1-4-4。

(9)置入 PICC:

用镊子夹住导管尖端,开始将导管逐渐送入静脉。见图 1-4-5。

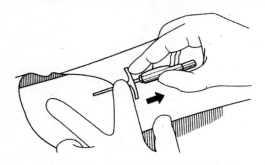

图 1-4-4　从导引套管中抽出穿刺针

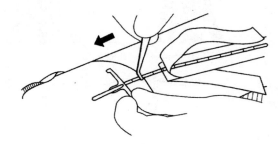

图 1-4-5　置入 PICC

(10)退出导引套管:

①置入导管 10～15cm 之后,即可退出导引套管。

②指压导引套管上端静脉,固定导管。

③从静脉内退出导引套管,使其远离穿刺部位。

(11)劈开并移去导引套管:

①劈开导引套管并从置入的导管上剥下。见图1-4-6。

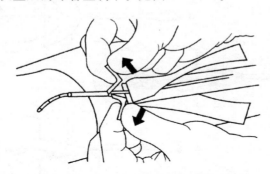

图1-4-6 劈开并移去导引套管

②在移去导引套管时要注意保持导管的位置。

(12)置入导管:

①用力均匀、缓慢地将导管置入静脉。

②当导管进到肩部时,让患者头转向穿刺侧(下颌靠肩以防导管误入颈静脉)。

③完全将导管置到预计深度,并达到皮肤参考线。

(13)移去导引钢丝:一手固定导管圆盘,一手移去导丝。移去导丝时,要轻柔、缓慢。若导管呈串珠样皱折改变,表明有阻力。禁止暴力抽去导丝,阻力能损坏导管及导丝的完整,如遇阻力或导管呈串珠样皱折,应立即停止抽取导丝,并使导管恢复原状,然后连同导管、导线一起退出1~2cm,再试着抽出导丝。重复这样的过程直到导丝较容易地移去。一旦导丝撤离,再将导管推进到预计的位置。

(14)抽吸与封管:

①连接0.9%氯化钠溶液注射器,抽吸回血,并注入0.9%氯化钠溶液,确定是否畅通。

②肝素盐水正压封管(肝素液浓度:50~100U/mL)。

(15)清理穿刺点:

①移去孔巾。

②用乙醇棉签清理穿刺点周围皮肤。③涂以皮肤保护剂(注意不能触及穿刺点)。

(16)固定导管,覆盖无菌敷料

①注意导管的体外部分必须有效地固定,任何的移动都意味着导管尖端位置的改变。

②将体外导管放置成"S"状弯曲,在圆盘上贴一胶带。

③在穿刺点上方放置一小块纱布吸收渗血,并注意不要盖住穿刺点。

④覆盖一透明薄膜在导管及穿刺部位,但不要超过圆盘装置。

⑤用第二条胶带在圆盘远侧交叉固定导管,第三条胶带再固定圆盘。

⑥固定外露的延长管使患者感觉舒适。见图1-4-7。

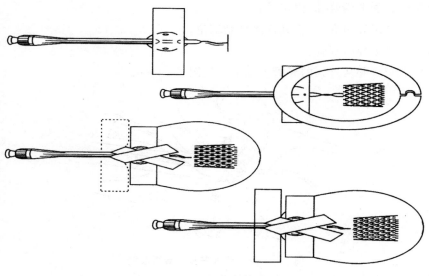

图 1-4-7　固定导管

(17)X 线检查：

①X 线拍片确定导管尖端位置。

②记录导管型号、置入长度、穿刺过程、固定状况及 X 线检查结果。

四、并发症

并发症有出血与血肿、感染、血管损伤、血胸、气胸、血栓与栓塞等。

五、注意事项

(1)局部应严格消毒，按无菌操作要求置管。

(2)避免反复多次穿刺，以免形成血肿。

六、置管后的护理

1.妥善固定导管

用无菌透明贴膜固定导管，防止导管移位、扭曲、受压及脱出，同时要避免因患者翻身或不自主动作导致管道接头脱落。

2.预防导管相关性感染

严格无菌换药，注意观察穿刺点局部皮肤有无红、肿、热、痛、渗血及脓性分泌物等炎性反应，无菌敷料每周更换两次，若被污染立即更换。

3.预防空气栓塞

常发生于静脉压较低、液体输完未及时更换或导管接头脱落时。因此，要及时更换液体，仔细检查输液系统的各个连接点，进行必要的妥善固定，使其不漏气、不易脱落后，再打开导管的开关。

4.保持导管输液通畅

对输注静脉高营养液患者,输液过程中,加强巡视,输注完毕后,重新更换新的输液管再输入其他液体。输注过程中每8小时用生理盐水正压冲管一次。输液结束先用生理盐水正压冲管,再用0～10U肝素盐水正压封管。

5.导管源感染

患者有发热时,应根据临床表现判断是否有导管源感染,在排除其他部位的感染或发热为非感染性因素所致后再考虑拔管并做细菌培养。

6.拔管

治疗结束决定拔出导管时,先消毒局部皮肤,拔出导管,再消毒局部,用无菌纱布压迫穿刺点约5分钟,防止发生血肿,并覆盖无菌敷料,以保护局部,防止感染,必要时剪下导管末端送检。

第五节　洗胃术

洗胃可根据患者服用毒物的量及性质采取不同的洗胃方法,常用口服催吐洗胃、胃管漏斗洗胃、洗胃机洗胃等。

自动洗胃机洗胃是利用洗胃机的电磁系统作为动力源,通过自控电路的控制,使电磁阀自动转换,分别完成向胃内冲洗药液和由胃内吸出内容物的过程。洗胃机洗胃术能迅速而有效地清除毒物,并且节省人力,准确计算洗胃液的量和避免患者的呕吐物污染衣物,防止毒物再被吸收。

一、目的

(1)解毒:清除胃内毒物或刺激物,减少毒物吸收。

(2)减轻胃黏膜水肿:幽门梗阻患者,饭后常有滞留现象,引起上腹胀闷,恶心、呕吐等不适,通过洗胃,将胃内潴留物洗出,减轻患者痛苦。

(3)为某些手术或检查做准备。

二、适应证

(1)清除胃内毒物或其他有害物质。

(2)幽门梗阻伴有明显胃潴留扩张者。

(3)某些手术或检查前的准备。

三、禁忌证

(1)吞服强酸、强碱等腐蚀性药物者,切忌洗胃,以免造成穿孔。

(2)食管静脉曲张者、食管阻塞者、胃癌和消化道溃疡者慎行胃管插入。

(3)胸主动脉瘤、重度心功能不全、呼吸困难者。

四、用物

张口器、换药碗、注射器、听诊器、胃管、洗胃机、液状石蜡、洗胃液、一次性尿垫等。

五、洗胃液的选择

(1)对毒物性质不明的急性中毒者,应抽出胃内容物尽快送检验,然后洗胃,洗胃液选用温开水或等渗盐水,待毒物性质确定后,再采用对抗药物洗胃。

(2)一般用2%～4%碳酸氢钠溶液洗胃,常用于有机磷农药、拟除虫菊酯类药物、氨基甲酸酯类药物、香蕉水及某些重金属中毒。但敌百虫中毒时禁用,因敌百虫在碱性环境中能变成毒性更强的敌敌畏。

(3)高锰酸钾溶液为强氧化剂,一般用浓度为1:(2000～5000)的溶液,常用于急性巴比妥类、苯二氮䓬类、阿片类、氰化物或砷化物以及毒蕈类中毒。但有机磷农药对硫磷(1605)中毒时,不宜用高锰酸钾溶液洗胃,因能使其氧化成毒性更强的对氧磷(1600)。

(4)茶叶水含有丰富的鞣酸,具有沉淀重金属及生物碱等的作用,故可用于重金属及生物碱中毒。

(5)目前国内普遍使用清水洗胃,洗胃液的温度应适宜,一般为25～38℃。温度过高可使血管扩张,并加速血液循环,有可能促使毒物吸收;温度过低,易导致寒战、胃痉挛等。

六、评估

(1)患者的生命体征、意识状态及瞳孔变化。

(2)患者中毒情况,如毒物的性质和量、中毒的时间及途径等,是否已采取催吐等措施,有无洗胃禁忌证,有无义齿,口、鼻腔黏膜情况及口中异味等。

(3)患者对洗胃的心理状态及合作程度。

七、操作方法

(一)催吐法

适用于神志清醒、尚能合作的患者。方法是先让患者快速口服大量洗胃液,然后可用压舌板压迫舌根部或刺激咽喉部引起呕吐,使患者吐出胃内液体。如此反复进行,直至呕吐液与洗胃液的颜色、澄清度相同。

1.适应证

(1)意识清醒、具有呕吐反射,且配合的急性中毒患者,应首先鼓励其口服催吐药、洗胃。

(2)口服毒物后2小时以内者用本法效果最好。

(3)在现场自救无胃管时。

2.禁忌证

(1)意识障碍者。

（2）抽搐、惊厥未控制时。

（3）患者不合作、拒绝饮水者。

（4）服腐蚀性毒物及石油制品等急性中毒者。

（5）合并有上消化道出血、主动脉瘤、食管静脉曲张等。

（6）孕妇及老年人。

3.物品准备

治疗盘、橡皮围裙、水桶、清水。

4.操作流程

（1）首先向患者做好解释工作，具体说明操作方法及要求，取得患者配合，以利于操作顺利进行。

（2）患者取坐位，穿好橡皮围裙，水桶放置于患者前面。

（3）嘱患者自饮大量洗胃液，引发呕吐，不易引发时可用压舌板压患者舌根刺激引发呕吐，如此反复多次，直至吐出的洗胃液清亮无异味。在此过程中要注意患者的一般情况，询问其感受，并予以必要的协助，观察呕吐物，注意有无出血等。

（4）协助患者漱口、擦脸，必要时帮其更换衣服，取舒适体位。

（5）记录洗胃液的名称及量，呕吐物的颜色、气味及量，必要时将呕吐物送检。

5.注意事项

（1）催吐洗胃后，要立即送往附近医院，酌情施行胃管洗胃术。

（2）催吐洗胃要当心误吸，因剧烈呕吐可能诱发急性上消化道出血。

（3）要注意饮入量与吐出量大致相等。

（4）选用吗啡皮下注射催吐时，注射前应口服 1～2 杯温水，但 5 岁以下小儿，阿片类中毒及出现严重呼吸抑制者禁用此种催吐法。

（二）胃管洗胃术

神志清醒的患者取坐位，如患者不能坐起或昏迷则取侧卧位，头部稍低，保持口低于咽喉部以防止胃液进入气管。将涂有液状石蜡的胃管由口或鼻腔插入，同时嘱患者做吞咽动作。如患者昏迷，可用张口器撬开口腔，用弯钳将胃管缓缓送入。进管为 50～60cm 时，可先经胃管试抽吸，如能抽出胃内容物，则证实胃管已进入胃内。

1.适应证

（1）催吐法无效或有意识障碍、不合作者。

（2）留取胃液标本进行毒物分析者应首选胃管洗胃术。

（3）凡口服毒物中毒且无禁忌证者均应采用胃管洗胃术。

2.禁忌证

（1）吞服强酸、强碱及其他对消化道有明显腐蚀作用的毒物中毒，切忌洗胃，以免造成穿孔。

（2）伴有上消化道出血、食管静脉曲张、主动脉瘤、严重心脏疾病等患者。

（3）中毒诱发惊厥未控制者。

（4）酒精中毒者，因呕吐反射亢进，插胃管时容易发生误吸，所以慎用胃管洗胃术。

（三）全自动洗胃机洗胃术

1.目的

（1）通过洗胃抢救中毒者,清除胃内容物,减少毒物吸收,利用不同的洗胃液中和解毒。

（2）将胃内滞留的食物排出,减轻胃黏膜水肿,预防感染。

2.用物

（1）治疗盘:内盛胃管、镊子、纱布、弯盘、压舌板、水温计、棉签、塑料围裙或橡胶单、液状石蜡、手电筒、胶布、听诊器、50mL注射器,必要时备张口器、牙垫、舌钳,放于治疗碗内。

（2）水桶:2只,分别盛洗胃液、污水,根据医嘱备洗胃液(毒物不明者用等渗盐水或温开水)。

3.操作流程

（1）衣帽整齐,洗手,必要时戴口罩。

（2）将用物备齐推至患者床旁,核对患者的床号、姓名,评估患者的病情,了解患者口、鼻腔黏膜有无损伤及炎症,向清醒患者告知操作的目的、方法、注意事项及配合要点;拒绝洗胃或烦躁的患者,给予适当的约束。

（3）打开电源开关、洗胃机开关,检查机器性能,关闭洗胃机开关。

（4）将进水管、接胃管、排水管分别与洗胃机各相应管口连接。

（5）患者取坐位或半坐位,中毒较重者取左侧卧位。昏迷患者取平卧位,头偏向一侧,防止呕吐时造成误吸。有活动义齿者应取下,弯盘放于患者的口角处。

（6）检查胃管是否通畅,并用液状石蜡润滑胃管,以减小插入时的摩擦力。

（7）常规插胃管的深度为45～55cm,婴幼儿为14～18cm,临床上可用胃管测量患者前额发际到剑突水平长度,或自鼻尖经耳垂至剑突的距离,并做好标记。根据患者的实际情况,选择经口腔或经鼻插胃管。

（8）胃管插至咽部(经鼻插入14～15cm,经口腔插入10～15cm)时,嘱患者头略低并做吞咽动作,插入至所需长度。患者如出现剧烈恶心、呕吐,可暂停插入,嘱患者深呼吸,休息片刻后再插管。在插入胃管过程中如遇患者剧烈呛咳、呼吸困难、面色发绀,应立即拔出胃管,待患者休息片刻后再插,避免误入气管。为昏迷患者插胃管时,先使患者头稍向后仰,当胃管插入约15cm(咽喉部)时,左手托起患者头部,使其下颌靠近胸骨柄,将胃管沿咽后壁滑行徐徐插入至预定长度。

（9）胃管插入至所需长度后,可先用注射器抽吸胃内容物,如抽出胃液,说明胃管已在胃中。如未抽出胃液,可用以下方法证明胃管是否在胃内:第一,向胃内注入少量空气,同时将听诊器置于上腹部听诊,如听到气过水声,表示胃管在胃内。第二,可将胃管外端浸入一碗水中,如无气泡逸出,表示胃管在胃内;如有气泡冒出,且与呼气一致,表示胃管误入气管内,应立即拔出重插。

（10）确认胃管在胃内后,固定胃管,与洗胃管连接。

（11）打开洗胃机开关,洗胃机进行自动抽吸冲洗,反复冲洗至吸出液体澄清为止(洗胃中要注意观察患者的反应、生命体征,如有腹痛、吸出血性液体或有休克征象时要立即停止洗胃)。

（12）洗胃完毕,可根据病情从胃管内注入解毒药、药用炭、导泻药物等。如无须保留胃管,应先反折胃管,而后将其拔出,注意动作轻柔。特别是拔至声门处时动作应迅速,以防胃管内残留液体误入气管,造成误吸。

(13)协助患者漱口,擦净患者面部污物,整理床边用物,安置患者于舒适体位,并交代患者及其家属注意事项,继续严密观察病情变化。

(14)整理用物,洗手,记录洗胃液的名称与量,洗出液的量、颜色、气味与性质等,必要时留取标本送检。

(15)操作后评估有无损伤胃黏膜,患者胃内毒物清除状况,中毒症状有无缓解。

(16)用后物品处置:清理洗胃机,将进液管、洗胃管和排污管放入配制的消毒液中,按"自动"键循环冲洗,做机内消毒。再将其放入清水中,循环冲洗 3 次,做机内清洗。机器内的水完全排净后,按"停机"键关机。其余物品处理应符合消毒隔离要求。

4.注意事项

(1)插管时动作要迅速,手法要轻柔,切勿损伤食管黏膜或误入气管,遇患者出现呛咳,应立即拔管,休息片刻后再插。

(2)当中毒物质不明时,应抽胃内容物及时送检。洗胃液选择温开水或等渗盐水,待毒物性质明确后,再用对抗剂洗胃。

(3)洗胃时宜取左侧卧位,保持气道通畅,昏迷患者头偏向一侧,以免发生吸入性肺炎。

(4)洗胃过程中要随时观察血压、脉搏和呼吸的变化,如患者感到腹痛,有血性洗出液或出现休克现象时,应立即停止操作,并通知医生进行处理。注意观察洗出液的性质、颜色、气味和量,并记录。

(5)要注意每次灌入量与吸出量的基本平衡,每次灌入量不宜超过 500mL。灌入量过多可引起急性胃扩张,使胃内压上升,促使毒物吸收,或因迷走神经兴奋而引起心搏骤停等不良反应。

(6)幽门梗阻患者,洗胃宜在饭后 4~6 小时或空腹时进行,并记录胃内潴留量,以了解梗阻情况,供补液参考。

(7)电动洗胃机洗胃时抽吸负压不宜过大,以免损伤胃黏膜。

(8)用自动洗胃机洗胃,使用前应检查机器各管道衔接是否正确、紧密,运转是否正常。勿使水流至按键开关内,以免损坏机器,使用完毕后要及时清洗,避免污物堵塞管道。

(9)凡呼吸停止、心脏停搏者,应先做心肺复苏,再行洗胃术。洗胃前应检查生命体征,如有缺氧或气道分泌物过多,应先吸取痰液,保持气道通畅,再行胃管洗胃术。

(10)估计服毒时间在 6 小时内者要进行洗胃,但目前均不受此时间限制,虽超过 6 小时仍应洗胃,对于洗胃不彻底者应重新洗胃。

八、注意事项及护理

(1)急性中毒患者,应从速采用口服催吐法,必要时进行洗胃,以减少中毒物的吸收。插胃管时,动作要轻快,切勿损伤食管黏膜,遇患者恶心或呛咳,应立即拔管,休息片刻后再插,以免误入气管。

(2)当中毒物质不明时,洗胃液可用温水或等渗盐水,待毒物性质明确后,再采用对抗剂洗胃。

（3）吞服强酸或强碱等腐蚀性药物，禁忌洗胃，以免造成穿孔。可按医嘱药物或迅速给予牛奶、豆浆、蛋清（用生鸡蛋清加水至 200mL）、米汤等以保护胃黏膜。

（4）幽门梗阻患者洗胃时，应记录胃内滞留量，以了解梗阻情况，供临床输液参考，同时洗胃宜在饭后 4～6 小时或空腹进行。

（5）患者出现腹痛、血性引流液时，则停止洗胃。孕妇不宜采用电动洗胃机胃管洗胃法。

（6）洗胃时，应注意观察病情，保持呼吸道通畅，注意观察洗出液的性质、颜色、气味和量。重度衰竭或休克的患者应取侧卧位，宜采用注射器抽吸洗胃法和漏斗式胃管洗胃法，并避免发生吸入性肺炎或胃内容物反流窒息。

（7）插入胃管后应尽可能抽出胃内容物送检，抽不出时，用温开水或生理盐水灌入，然后再抽出送检。

（8）洗胃液温度尽可能保持在 37～38℃（冰水洗胃止血除外），抽出量应等于灌入量。

（9）第一次灌入量不宜太多，以免将胃内毒物驱入肠道。

（10）电动洗胃机洗胃时抽吸负压不宜过大，以免过度损伤胃黏膜。

第六节　创伤急救

创伤患者的救治在现场即应开始。现场急救的目的是有效去除正在威胁患者生命安全的因素，并使患者增加耐受运送途中的"创伤"负担。创伤急救包括止血、包扎、固定、搬运等四大技术，这是创伤患者急救中的基本技术。

一、止血

出血是急救中常见症状。血液从损伤的血管流出叫作出血。血液由伤口流至体外者，叫外出血；血液由破裂的血管流入软组织、器管或体腔内，叫内出血。不论内出血或外出血，均需尽快止血。

（一）出血的种类

1.按照出血部位分类

分为外出血和内出血。血液经皮肤损伤处流出体外，称为外出血，易被人们发现；血液由破裂的血管流入组织、器官或体腔内称为内出血，如胸腔内出血、腹腔内出血和颅内出血，情况较严重，需急诊手术处理。

2.按照出血血管分类

分为动脉出血、静脉出血及毛细血管出血。动脉出血的特点是血色鲜红，出血呈喷射状，与脉搏节律相同，出血速度快，出血量大，危险性大，必须及时止血；静脉出血的特点是血色暗红，血流较缓慢，持续不断流出，出血量逐渐增多，危险性较动脉出血小；毛细血管出血的特点是血色鲜红，血液从整个伤口创面渗出，一般不易找到出血点，可自行凝固止血，危险性小。

（二）出血的临床表现

正常成人全身的血液占自身体重的 7％～8％，一个体重 60kg 的人，全身血液有 4200～4800mL。一个成年人失血量在 400mL 左右时，可以没有明显的症状；当失血量达到总血量的 20％以上时（约 800mL），出现失血性休克的表现，如头晕、面色苍白、四肢冰凉、脉搏细速、血压下降等；当失血量达到总血量的 40％以上时，出现意识淡漠，甚至昏迷、肢端青紫、脉搏速而弱或摸不清、血压测不出、少尿或无尿，如不及时进行有效的救护就有生命危险。因此，争取时间迅速止血，对降低创伤的病死率和致残率具有重要的意义。

（三）止血器械与用品

止血可用的材料很多。在现场抢救中可用消毒敷料、绷带，甚至干净的毛巾、布料进行加压包扎止血。充气止血带、橡皮止血带是制式止血带，在紧急情况下也可以用绷带、布带等代替，但不可用绳索、电线或铁丝等物代替。止血钳等专用的止血器械是最可靠的止血方法，但应避免盲目钳夹。

（四）常用的止血方法

常用的止血方法有指压止血法、加压包扎止血法、止血带止血法、填塞止血法和屈肢加垫止血法。

1.指压止血法

（1）目的：指压止血法是一种简单有效的临时性止血方法，它是根据动脉的走向，用手指、手掌或拳头压迫伤口近心端的动脉，用力将动脉压向深部的骨骼上，阻断血液流通，以达到临时止血的目的。

（2）适应证：适用于头部、颈部以及四肢较大动脉出血的临时止血。

（3）常见部位的止血方法：

①颞浅动脉指压止血法适用于一侧头顶、额部的外伤大出血，方法如图 1-6-1 所示。在患侧耳前，用一只手的拇指对准出血侧的颞浅动脉进行按压，另一只手固定伤员头部。

②面动脉指压止血法适用于颜面部外伤大出血，方法如图 1-6-2 所示。对准患侧下颌角前约 1cm 的凹陷处，用一只手的拇指向内向上压迫面动脉止血，另一只手固定伤员头部。

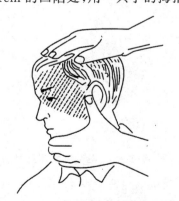

图 1-6-1　颞浅动脉指压止血法

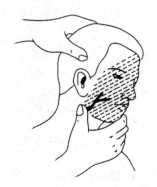

图 1-6-2　面动脉指压止血法

③耳后动脉指压止血法适用于一侧耳后外伤大出血，方法如图 1-6-3 所示。用一只手的拇指压迫患侧耳后乳突下凹陷处，阻断耳后动脉血流，另一只手固定伤员头部。

④枕动脉指压止血法适用于一侧头后枕骨附近外伤大出血,方法如图1-6-4所示。用一只手的四指压迫耳后与枕骨粗隆之间的凹陷处,阻断枕动脉的血流,另一只手固定伤员头部。

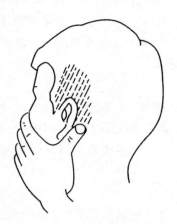

图1-6-3　耳后动脉指压止血法

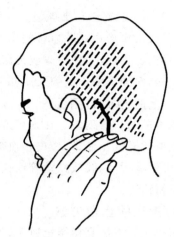

图1-6-4　枕动脉指压止血法

⑤锁骨下动脉指压止血法适用于肩部、腋下、上臂出血,方法如图1-6-5所示。用拇指压迫同侧锁骨上窝中部,对准第1肋骨,压住锁骨下动脉止血。

⑥肱动脉指压止血法适用于一侧肘关节以下部位的外伤大出血,方法如图1-6-6所示。将一只手拇指或其他四指置于上臂上1/3段、肱二头肌的内侧,触摸到动脉搏动后将动脉压于肱骨上,另一只手固定伤员手臂。

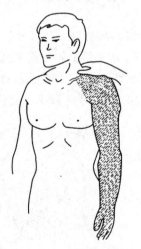

图1-6-5　锁骨下动脉指压止血法

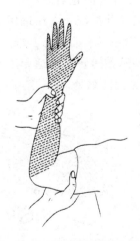

图1-6-6　肱动脉指压止血法

⑦尺动脉、桡动脉指压止血法适用于手部大出血,方法如图1-6-7所示。用两手的拇指和示指分别压迫患侧手腕两侧的桡动脉和尺动脉,阻断血流。因为桡动脉和尺动脉在手掌部有广泛吻合支,所以必须同时压迫双侧。

⑧指动脉指压止血法适用于手指大出血,方法如图1-6-8所示。用拇指和示指分别压

迫手指两侧的指动脉,阻断血流。

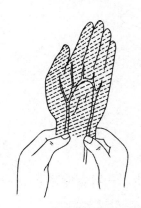 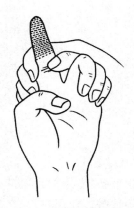

图 1-6-7　尺动脉、桡动脉指压止血法　　　图 1-6-8　指动脉指压止血法

⑨股动脉指压止血法适用于一侧下肢的大出血,方法如图 1-6-9 所示。用两手的拇指用力压迫伤肢腹股沟中点稍下方的股动脉,并将股动脉向后压于股骨上,阻断股动脉血流。

⑩胫前动脉、胫后动脉指压止血法适用于一侧足的大出血,方法如图 1-6-10 所示。用两手的拇指和示指分别压迫伤足足背中部搏动的胫前动脉及足跟与内踝之间的胫后动脉。

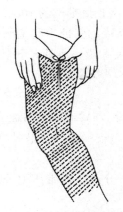 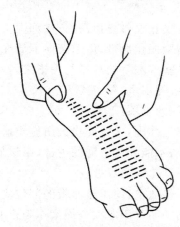

图 1-6-9　股动脉指压止血法　　　图 1-6-10　胫前动脉、胫后动脉指压止血法

2.加压包扎止血法

(1)适应证:适用于小动脉、小静脉和毛细血管出血。

(2)方法:如图 1-6-11 所示。用消毒纱布或干净的毛巾等无菌敷料折叠成比伤口稍大的棉垫盖住伤口,再用绷带或三角巾紧紧包扎,其松紧度以能达到止血为宜。若伤处有骨折时,须先压迫止血再用夹板固定,若存在关节脱位或伤口内有碎骨时不用此法。

3.止血带止血法

(1)适应证:止血带止血法是快速有效的止血方法,但它只适用于不能用加压止血的四肢大动脉出血。

45

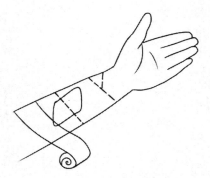

图 1-6-11 加压包扎止血法

（2）用物准备：专用的止血带有橡皮止血带和充气止血带。在紧急情况下，也可用绷带、三角巾、布条等代替。使用时，先在止血带下放好衬垫。

（3）常用方法：

①勒紧止血法：方法如图 1-6-12 所示。在伤口的上方用绷带或三角巾叠成带状勒紧止血，将叠成带状的三角巾绕肢体一圈做衬垫，第二圈压在第一圈上面勒紧打结。

②绞紧止血法：方法如图 1-6-13 所示。将三角巾叠成带状，在伤口上方绕肢体一圈，两端向前拉紧打一活结，并在一头留出一小套，以小木棒、笔杆、筷子等做绞棒插在圈内，提起绞棒绞紧，再将绞棒一头插入活结小套内，并拉紧小套固定。

③橡皮止血带止血法：方法如图 1-6-14 所示。左手在离止血带端约 10cm 处由拇指、示指和中指紧握止血带，使手背向下放在扎止血带的部位，右手持止血带中段绕伤肢两圈，然后把止血带塞入左手的示指与中指之间，左手的示指与中指紧夹一段止血带向下牵拉，使之成为一个活结，外观呈"A"字形。

（4）注意事项：

①部位准确：上臂外伤大出血止血带应扎在上臂上 1/3 处，前臂或手大出血应扎在上臂的下 1/3 处，不能扎在上臂的中部，因该处神经走行贴近肱骨，易被损伤。下肢外伤大出血应扎在股骨中下 1/3 交界处。

②衬垫垫平：使用止血带的部位应该有衬垫，主要是为了分散止血带压力，减少局部软组织的损伤。不可用电线或绳索作为止血带直接加压。

③压力适当：止血带压力要适当，以出血停止、远端摸不到脉搏搏动为宜。过紧会引起皮肤和神经的损伤，过松不能达到止血的目的。

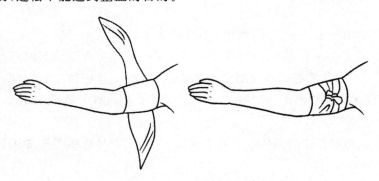

图 1-6-12 勒紧止血法

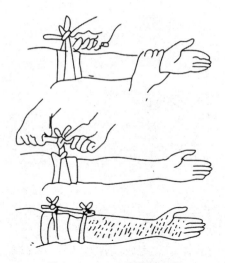

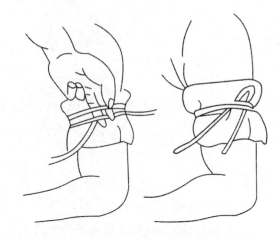

图 1-6-13　绞紧止血法　　　　　　　　图 1-6-14　橡皮止血带止血法

④记录时间：上止血带的持续时间不宜过长，一般不超过 5 小时，以免组织缺血坏死，甚至休克而危及生命。原则上每隔 30 分钟松解一次，时间为 1～3 分钟，再在稍高位置绑扎止血带，不可在同一部位反复绑扎。

⑤标记明显：止血带应有明显的标志，标志贴在前额或胸前易发现部位，注明上止血带的时间。用止血带止血的伤员应尽快送医院处置，并当面向值班人员说明扎止血带的时间和部位，防止出血处远端的肢体因缺血而坏死。

4. 填塞止血法

(1)适应证：适用于伤口较局限，如肩部、腋窝、颈部和臀部较大而深的伤口出血，用指压止血或加压止血无效时可选用该法。颅脑外伤引起的鼻、耳、眼等处出血不能用填塞止血法。

(2)方法：如图 1-6-15 所示。先用镊子夹住无菌纱布塞入伤口内，如一块纱布无法止血，可再加纱布，外加敷料加压包扎。

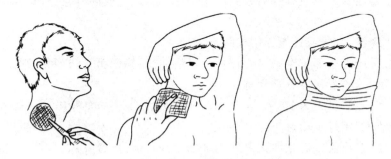

图 1-6-15　填塞止血法

5. 屈肢加垫止血法

(1)适应证：适用于肘或膝关节以下的出血，在无骨关节损伤时可使用。

(2)方法：如图 1-6-16 所示。用棉花团、纱布垫或绷带卷放在肘窝和腘窝等部位，然后尽力屈曲肘关节或膝关节，借衬垫压住动脉，并用绷带或三角巾将肢体固定于屈曲位，以阻断关节远端的血流，达到止血的目的。

47

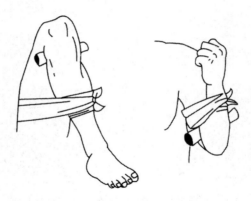

图 1-6-16 屈肢加垫止血法

(3)注意事项：

①选择适用对象：有骨折和怀疑骨折或关节损伤的肢体不能用屈肢加垫止血法,以免引起骨折端错位和剧痛。

②防止肢体坏死：注意肢体远端的血液循环,如血液循环完全被阻断,要每隔 1 小时左右慢慢松开一次,观察 3~5 分钟,防止肢体坏死。

③注意观察并发症：此法伤员痛苦较大,有可能压迫到神经、血管,且不便于搬动伤员,不宜作为首选。

6.结扎止血法

直接夹闭出血血管断端以阻断血流的方法,活动性出血于清创的同时结扎止血,未止的大血管出血则按伤情和条件进行血管修补术、血管吻合术、血管移植术等处理。

7.药物止血法

根据患者具体情况,采用各种止血药物和输入新鲜血液或各种凝血因子,以提高凝血功能。局部药物可采用明胶海绵、止血粉敷贴创面止血。

(五)注意事项

(1)指压止血法为简便而有效的急救措施,但不能持久,故同时应做伤口的加压包扎、钳夹或结扎止血。

(2)不能用绳索、电线或铁丝等物代替止血带。

(3)上止血带应注意部位准确、压力适宜、衬垫加好、标记明显、时间控制。

①部位准确：以靠近伤口近端为宜。

②压力适宜：上肢压力为 33.3~40kPa,下肢压力为 53.3~66.6kPa。一般松紧度以刚达到远端动脉搏动消失,刚好不出血为宜。

③标记明显：上止血带后立即记录使用日期、时间、部位,做好标记,便于观察。

④时间控制：原则上止血带一次限于 1 小时左右,如为充气式止血带也不宜超过 3 小时,每隔 30~60 分钟放松 1~2 分钟,以防肢体缺血太久而发生坏死等严重后果。松解前,先补充血容量,并准备好止血用具后再进行；松解时,如有出血,可暂用指压法止血。

(4)钳夹止血应避免盲目乱夹,以防止神经和正常的血管等组织损伤。

(5)若为大血管损伤,影响肢体存活和功能者应尽早做血管修补、吻合,血管移植和再植等手术。

二、包扎

包扎的目的在于保护伤口、减轻疼痛、减少出血、固定敷料夹板。包扎要求动作轻、快、准、牢,包扎前要明确包扎的目的,以便选择适当的包扎方法,并先对伤口做初步的处理。

(一)适应证

体表各部位伤口除需暴露疗法者外,均需包扎。

(二)用物准备

三角巾、绷带、四头带和多头带等。紧急情况下可以就地取材,如干净的毛巾、手绢、床单、衣物、口罩、领带等。

(三)常用的包扎方法

常用的包扎方法有绷带包扎法及三角巾包扎法。

1.绷带包扎法

(1)环形包扎法:是最常用、最基本的绷带包扎法。

①适应证:适用于绷带包扎开始与结束时,固定带端及包扎颈部、腕关节、胸部、额部、手掌、脚掌、小腿和腹部等直径相等部位的伤口。

②方法:如图1-6-17所示。将绷带做环形重叠缠绕,但第一圈的环绕应稍做斜状,下一圈将上一圈绷带完全遮盖并将第一圈斜出的一角压于环形圈内,最后用胶布将绷带尾部固定,也可将绷带尾部剪成两条并打结。

(2)蛇形包扎法:

①适应证:适用于需由一处迅速延伸至另一处或简单的固定,夹板固定多用此法。

②方法:如图1-6-18所示。先将绷带以环形法缠绕数圈,然后以绷带宽度为间隔,斜向上或向下缠绕,各圈互不遮盖。

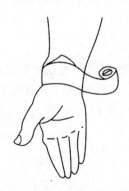

图1-6-17　环形包扎法

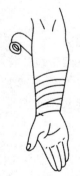

图1-6-18　蛇形包扎法

(3)螺旋形包扎法:

①适应证:适用于包扎直径基本相同的部位如上臂、手指、躯干、大腿等。

②方法:如图1-6-19所示。先环形缠绕数圈,然后稍微倾斜螺旋向上缠绕,每一圈遮盖上一圈的1/3~1/2。

(4)螺旋反折包扎法:

①适应证:适用于直径大小不等的部位,如前臂、小腿等。

②方法:如图1-6-20所示。每一圈均把绷带向下反折,遮盖上一圈的1/3～1/2,反折部位应相同,形成一排整齐的"八"形,不可在伤口上或骨隆突处反折。

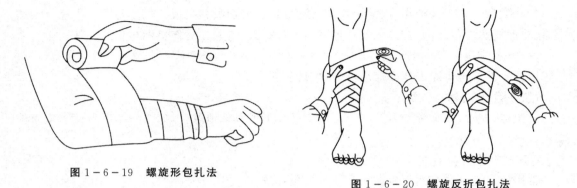

图1-6-19　螺旋形包扎法

图1-6-20　螺旋反折包扎法

(5)"8"字形包扎法:

①适应证:适用于直径不一致的部位或屈曲的关节如肩、髋、膝、肘等部位,应用范围较广。

②方法:如图1-6-21所示。在伤处下方先环形缠绕数圈,再将绷带由下而上,再由上而下,重复做"8"字形旋转缠绕,每一圈遮盖上一圈的1/3～1/2。

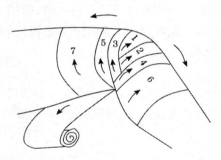

图1-6-21　"8"字形包扎法

(6)回返包扎法:

①适应证:适用于包扎指端、头部或截肢残端。头部外伤的帽式包扎就采用此法。

②方法:如图1-6-22所示。先环形缠绕数圈,然后将绷带绕到头部或肢体的正中间,前后左右缠绕,直到头部或肢体残端全部包住,再环形缠绕,把前后的绷带压住,最后用胶布固定。

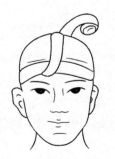
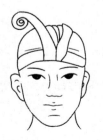
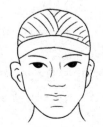

图1-6-22　回返包扎法

2.三角巾包扎法

将一块边长 1m 的正方形棉布沿对角线剪开,即为两条三角巾。将三角巾的顶角折向底边的中央,再根据包扎的实际需要折叠成一定宽度的条带。若将三角巾的顶角偏折到底边中央偏左或偏右侧,则成为燕尾巾,其夹角的大小可视实际包扎需要而定。

(1)头部普通包扎法:如图 1-6-23 所示。将三角巾的底边向外反折 3cm,盖住头部齐眉以上、耳后。把两底边在枕后交叉并把顶角压在下面,再绕至前额打结。

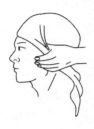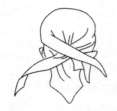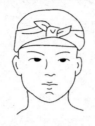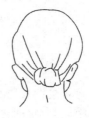

图 1-6-23 头部普通包扎法

(2)头部风帽式包扎法:如图 1-6-24 所示。将三角巾顶角打结放在额前,底边中点也打结放在枕部即成风帽状,底边两端拉紧向外向上反折 4cm,绕向前面包住下颌再绕到颈后打结。

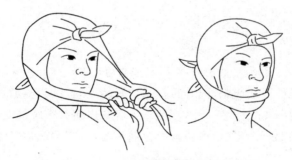

图 1-6-24 头部风帽式包扎法

(3)面部面具式包扎法:如图 1-6-25 所示。用于广泛的面部损伤或烧伤。在三角巾的顶角打一结,左、右两底角从侧面部提起,形成面具样。拉紧左、右底角并压住底边,两底角交叉后绕至前额打结,在眼、口和鼻孔处剪一小洞。

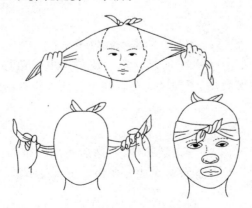

图 1-6-25 面部面具式包扎法

(4)单肩包扎法:如图1-6-26所示。将三角巾尾角向上,放在患侧肩上,大片向上盖住肩部及上臂上部打结,两底角分别经胸、背拉到对侧肢下打结。

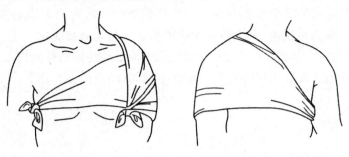

图1-6-26 单肩包扎法

(5)胸部包扎法:如图1-6-27所示。把三角巾底边横放在胸部创伤部位的下方,顶角越过患侧肩的上方转到背部,使三角巾中央部盖住患侧的胸部。左、右底角在背部打结,顶角和左、右底角打的结会合在一起并打结。

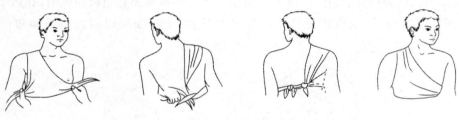

图1-6-27 胸部包扎法

(6)背部包扎法:包扎方法与胸部相同,只是位置相反,打结于胸前。

(7)腹部包扎法:如图1-6-28所示。把三角巾底边横放在腹部受伤部位的上方,顶角向下。两底角向后绕到腰部打结,顶角由两腿间拉向后与左、右两底角打结。

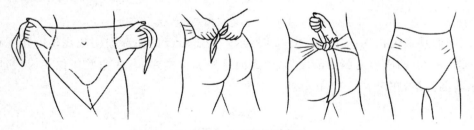

图1-6-28 腹部包扎法

(8)双臀部包扎法:如图1-6-29所示。将两块三角巾顶角打结连在一起,然后放在腰部,提起上面两角围绕腹部并打结,下面的两角各绕至大腿与相对的底边打结。

(四)注意事项

1.简单清创

包扎伤口之前,需简单清创,并覆盖消毒纱布,然后再用绷带和三角巾包扎。清创必须小心、谨慎,避免直接接触伤口,以免加重疼痛或导致伤口出血及污染。

2.选择用物

根据包扎部位,选用宽度适宜的绷带和大小合适的三角巾。

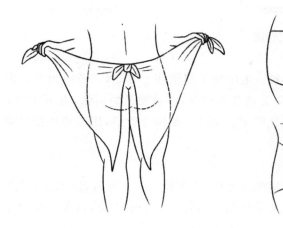

图 1－6－29　双臀部包扎法

3.正确包扎

保持正确的包扎方向,绷带的环绕方向为自下而上,由左向右,从远心端向近心端包扎,以助静脉血液回流。绷带固定的临时结应放在肢体的外侧面,忌在伤口上、骨隆突处或易于受压的部位打结。指(趾)端尽量外露,便于观察血液循环情况。

4.压力适当

动作尽量轻巧,松紧度要适宜,过紧会影响局部血液循环,过松易致敷料脱落或移动。绷带在包绕下颌区和颈部时,应特别注意保持呼吸道通畅,防止压迫喉头和气管,所施压力应均匀适度,防止组织因过度受压而坏死。

5.位置舒适

包扎时要使患者的位置保持舒适。皮肤皱褶处,如腋下、大腿根部等部位以及骨隆突处,应用棉垫或毛巾等布类垫上。需要抬高肢体时应给予适当的扶托物,包扎的肢体必须保持功能位置。

6.正确解除

解除绷带时,先解开固定或取下胶布,然后以两手互相传递松解。若绷带已被伤口分泌物浸透后干燥并结痂,可用无菌盐水浸泡后再解除。

三、固定

固定的目的是减少伤部活动,减轻伤员的痛苦,防止因骨折断端移动损伤血管、神经,便于伤员搬运。因此,即使离医院距离很近,骨折伤员也应该先固定再运送。

(一)用物准备

1.夹板

用于扶托固定伤肢,其长度和宽度要与伤肢相适应,长度一般要超过伤处上、下两个关节。没有夹板时可用伤员健侧肢体、报纸、书本、竹板、木棒等代替。

2.敷料

用于垫衬的如毛巾、布块、衣服等;包扎、捆绑夹板可用三角巾、绷带、腰带、头巾、绳子等,但不能用铁丝、电线。

（二）常见骨折的临时固定法

1.锁骨骨折

如图1-6-30所示。用敷料或毛巾垫于两腋前上方,将三角巾折叠成带状,两端分别绕两肩呈"8"字形,拉紧三角巾的两头在背后打结,尽量使两肩后张,也可于背后放一T字形夹板,然后在两肩及背部用绷带包扎固定。如仅一侧锁骨骨折,用三角巾把患侧手臂兜在胸前,限制上肢活动即可。

2.肱骨骨折

如图1-6-31所示。用长短两块夹板,长夹板放于上臂的后外侧,短夹板置于前内侧,在骨折部位上、下两端固定。将肘关节屈曲90°,使前臂呈中立位,再用三角巾将上肢悬吊,固定于胸前。

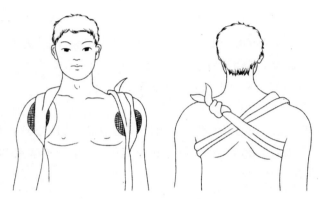

图1-6-30　锁骨骨折临时固定

3.前臂骨折

如图1-6-32所示。协助患者屈肘90°,拇指向上。取两块合适的夹板,其长度超过肘关节至腕关节的长度,分别置于前臂的内侧、外侧,然后用绷带于两端固定牢,再用三角巾将前臂悬吊于胸前,置于功能位。

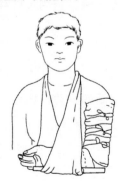

图1-6-31　肱骨骨折临时固定

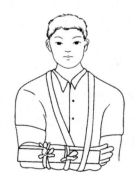

图1-6-32　前臂骨折临时固定

4.大腿骨折

如图1-6-33所示。将患侧下肢呈伸直位后,用两块夹板,其中放在大腿外侧的夹板上端应达腋窝,下端过足跟;放在大腿内侧的夹板上端应达大腿根部,下端应过足跟。关节与空隙部位加棉垫,再用绷带或三角巾缠绕固定两夹板。

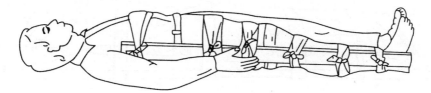

图 1-6-33　大腿骨折临时固定

5.小腿骨折

如图 1-6-34 所示。将患侧下肢呈伸直位,取长短相等的夹板两块,长度从足跟至大腿,分别放在伤腿的内侧、外侧,然后用绷带分段扎牢。紧急情况下无夹板时,可将伤员双下肢并紧,双脚对齐,然后将健侧肢体与患侧肢体分段绑扎在一起,注意在关节和两小腿之间的空隙处垫以毛巾、纱布或其他软布,以防包扎后骨折部弯曲。

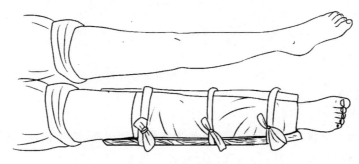

图 1-6-34　小腿骨折临时固定

6.脊椎骨折

脊椎骨折中最重要的是防止脊椎弯曲和扭转,不得用软担架和徒手搬运,如有脑脊液流出的开放性骨折,应先加压包扎。固定时,由 4~6 人用手分别扶托伤员的头、肩、背、臀、下肢,动作一致将伤员抬到硬木板上。颈椎骨折时,伤员应仰卧,尽快给伤员上颈托,无颈托时可用沙袋或衣服填塞头颈部两侧,防止头左右摇晃,再用布条固定。胸椎骨折应平卧,腰椎骨折时应俯卧于硬木板上,用衣服等垫塞颈部和腰部,用绷带将伤员固定在木板上,平稳地将伤员俯卧移至硬板上,使脊柱保持中立位,如图 1-6-35 和图 1-6-36 所示。

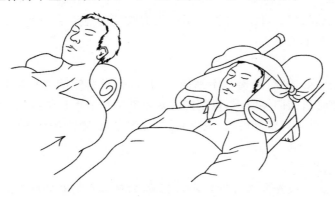

图 1-6-35　颈椎骨折临时固定

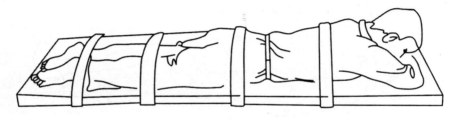

图 1-6-36 脊柱骨折临时固定

7.手指骨折

如图 1-6-37 所示。利用冰棒棍或短筷子做小夹板,另用两片胶布做粘合固定。

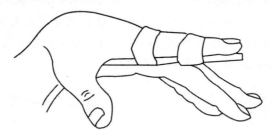

图 1-6-37 手指骨折临时固定

(三)注意事项

1.注意观察

要注意伤口和全身状况,固定骨折部位前如有伤口和出血,应先止血、包扎,然后再固定骨折部位,如发现呼吸和(或)心搏停止,应先行心肺脑复苏。

2.避免污染

在处理开放性骨折时,局部要做清洁消毒处理,用纱布将伤口包好,严禁把暴露在伤口外的骨折断端送回伤口内,以免造成伤口污染和再度刺伤血管、神经。

3.加衬垫

固定用的夹板不应直接接触皮肤。在固定时可用纱布、棉垫、毛巾、衣物等软织物垫在夹板和肢体之间,特别是夹板两端、关节骨头凸出部位和间隙部位,可适当加厚衬垫,以免引起皮肤磨损或局部组织压迫坏死。

4.夹板长宽适宜

为使骨折处能稳固、牢靠,固定骨折所用夹板的长度与宽度要与骨折肢体相称,其长度一般应超过骨折上、下两个关节。

5.松紧适宜

固定、捆绑的松紧要适宜,过松达不到固定的目的,过紧影响血液循环,可能导致肢体坏死。固定四肢时,要将指(趾)端露出,以便随时观察肢体血液循环情况,如发现指(趾)苍白、发冷、麻木、疼痛、肿胀、甲床青紫等情况,说明固定、捆绑过紧,血液循环不畅,应立即松开并重新包扎固定。

6.固定次序与位置正确

对四肢骨折固定时,应先捆绑骨折断处的上端,后捆绑骨折断处的下端,如捆绑次序颠倒,则会导致再度错位。上肢固定时,应呈屈肘位;下肢固定时,肢体要伸(拉)直。

四、搬运

患者经过上述现场初步处理后,就需要把患者转送到医疗机构做进一步诊治。在紧急情况下,需要及时、迅速、安全地将患者搬离事发现场。搬运工作的准确,可减轻患者的痛苦,否则会加重病情,以致贻误治疗。搬运的方法包括徒手搬运和担架搬运。

(一)用物

担架、椅子、门板、毯子、绳子等。

(二)搬运方法

1.徒手搬运

适用于转运路途较近,病情又轻的患者。

(1)单人搬运法:

①扶持法:适用于病情轻,能站立行走的患者。救护者站在患者一侧,使患者手臂揽着自己的头颈,然后救护者用外侧的手牵着患者的手腕,另一手伸过患者背部扶持患者的腰,使其身体略靠着救护者,扶着行走。见图1-6-38。

②抱持法:救护者站在患者一侧,一手托其背部,一手托其大腿,将其抱起,患者若有知觉,可让其一手抱住救护者的颈部。见图1-6-39。

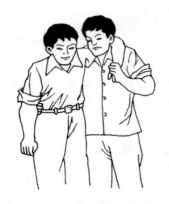
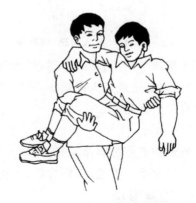

图1-6-38 单人搬运-扶持法　　　　　图1-6-39 单人搬运-抱持法

③背负法:救护者站在患者前面,呈同一方向,微弯背部,将患者背起,胸部创伤患者不宜采用。如患者卧于地上,不能站立,则救护者可躺在患者一侧,一手紧握患者的手,另一手抱其腿,用力翻身,使其负于救护者背上,而后慢慢站起。见图1-6-40。

(2)双人搬运法:

①椅托法:甲乙两人相对而立,甲以右膝,乙以左膝跪地,各以一手伸入患者大腿之下而互相紧握,另一手彼此交错支持患者背部。见图1-6-41。

②拉车式:两个救护者,一个站在患者头部,两手插到腋前,将其抱在怀内;一个站在其足部,跨在患者两腿中间,两人步调一致慢慢抬起。见图1-6-42。

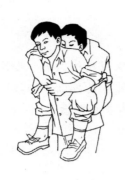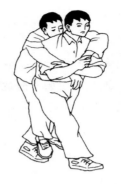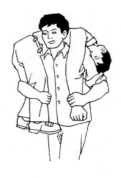

图 1-6-40　单人搬运-背负法

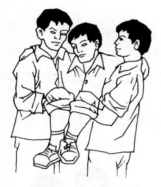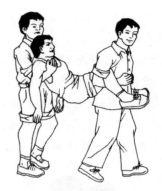

图 1-6-41　双人搬运-椅托法　　　　图 1-6-42　双人搬运-拉车式

③平抱或平抬法：两人平排，将患者平抱，亦可一前一后、一左一右将患者平抬。

（3）三人搬运或多人搬运法：可以三人平排，将患者抱起齐步一致前进。四人或以上，可面对站立将患者抱起。

2.担架搬运

一般救护者将患者水平托起，放入担架上，使其平卧位，头朝后，脚朝前。搬运途中尽可能使担架保持水平。上坡时，脚放低，头抬高；下坡时则相反。

（三）注意事项

（1）搬运途中，要随时观察患者的病情有无变化，如神志、表情、面色、脉搏、呼吸等。

（2）昏迷患者或有恶心呕吐者，应采取侧卧或俯卧位，头转向一侧，以利于呼吸道分泌物引流。

（3）脊柱损伤的患者，应先固定颈部，再用硬板搬运，严防颈部和躯干前屈或扭转，应保持脊柱伸直。

（4）骨盆损伤的患者，应用大块包扎材料将骨盆做环形包扎后，仰卧于硬板或硬质担架上，膝微屈，下面加垫。

（5）腹部内脏脱出的患者，可用大小适当的碗扣住脱出部分，并用三角巾包扎固定，令其双腿屈曲，腹肌放松。严禁将脱出的内脏纳回腹腔，以免引起感染。身体带有刺入物的患者，先包扎伤口并固定刺入物，应避免挤压、碰撞；外露刺入物应专人负责保护看管；途中严禁震动，以防刺入物脱出或深入。

第二章　急症救护

第一节　急性中毒救护

一、概述

能引起中毒的物质称为毒物。毒物接触人体或进入人体后,在一定条件下,与体液、组织相互作用,损害组织、破坏神经及体液的调节功能,使正常生理功能发生严重障碍,引起一系列症状、体征,称为中毒。急性中毒是指人体在短时间内一次或数次接触大量或高浓度的毒物,迅速产生一系列病理生理变化,起病急骤,症状严重,病情变化迅速,不及时治疗常危及生命。毒物少量、持续地进入人体蓄积起来,并累积到一定量时所引起的中毒称为慢性中毒。根据来源和用途不同可将毒物分为工业性毒物、药物、农药和有毒动植物。

(一)毒物的体内过程

1.毒物进入人体的途径

毒物主要经消化道、呼吸道、皮肤黏膜三条途径进入人体。

(1)经消化道吸收:很多毒物经消化道途径进入人体,如有机磷杀虫药、毒蕈、乙醇溶液、安眠药等。胃和小肠是消化道吸收的主要部位。脂溶性毒物以扩散方式透过胃肠道黏膜而被吸收,少数毒物在肠内以主动转运方式而被吸收。胃肠道内 pH、毒物的脂溶性及其电离的难易程度是影响吸收的主要因素,另外,胃内容物的量、胃排空时间、肠蠕动等也影响其吸收。

(2)经呼吸道吸收:气态、烟雾态和气溶胶态的物质大多经呼吸道进入人体,如一氧化碳、硫化氢、砷化氢等。这是毒物进入人体最方便、最迅速,也是毒性作用发挥最快的一种途径。随呼吸道进入人体的毒物很容易被迅速吸收而直接进入血液循环,作用于各组织器官,从而使毒性作用发挥得早而严重。

(3)经皮肤黏膜吸收:皮肤是人体的天然保护屏障,一般情况下,经皮肤吸收的毒物很少,且吸收速度也很慢。多数毒物不能经健康的皮肤吸收,但以下几种情况下,毒物可经皮肤吸收:①脂溶性毒物,如有机磷、苯类,可穿透皮肤的脂质层吸收;②腐蚀性毒物,如强酸、强碱,造成皮肤直接损伤;③局部皮肤有损伤;④环境高温、高湿、皮肤多汗等情况下。

2.毒物的代谢

毒物进入体内,经吸收随血流到达全身,分布于体液和组织中,主要在肝脏,通过氧化、还原、水解、结合等反应进行代谢,使多数毒物的毒性降低,仅有少数毒物在代谢后毒性反而增强,如对硫磷(1605)氧化成对氧磷,毒性可以增强数百倍。

3.毒物的排出

在体内不分解的气体毒物吸入后一部分以原形经呼吸道排出,挥发性高的液体或体内的代谢产物也可部分经肺排出。口服化学毒物,未被吸收的可随呕吐物和粪便排出,重金属如铅、锰、汞等可由消化道排出,多数毒物由肾脏排出,肾脏是排泄毒物及其代谢产物最有效、最重要的途径,主要通过肾小球的滤过和肾小管的分泌完成,同时有些毒物经肾脏排出时可损害肾脏,因此要保护肾功能。少数毒物可经乳汁、皮肤汗腺及唾液腺排出。

(二)中毒机制

1.局部刺激、腐蚀作用

强酸、强碱可吸收组织中的水分,并与蛋白质或脂肪结合,使细胞变性、坏死。

2.缺氧

刺激性气体(如氯气、氨、氮氧化合物)可引起喉头水肿、支气管痉挛、肺炎或肺水肿,妨碍肺泡的气体交换而引起缺氧。窒息性气体如一氧化碳、硫化氢、氰化物等可阻碍氧的吸收、转运或利用。脑和心肌对缺氧敏感,而较早继发损害。

3.麻醉作用

有机溶剂和吸入性麻醉剂有强嗜脂性,脑组织和细胞膜脂类含量高,该类毒物可通过血脑屏障,进入脑内而抑制脑功能。

4.抑制酶的活力

很多毒物或其代谢产物通过抑制酶的活力而产生毒性作用,如有机磷杀虫药抑制胆碱酯酶、氰化物可抑制细胞色素氧化酶、重金属抑制含巯基酶等。

5.干扰细胞膜或细胞器的生理功能

四氯化碳在体内经代谢产生三氯甲烷自由基,自由基作用于肝细胞膜中的不饱和脂肪酸,产生脂质过氧化,由此导致线粒体和内质网变性,肝细胞死亡。

6.竞争受体

毒物可以阻断神经受体产生毒性作用,如阿托品阻断胆碱能受体。

(三)病情评估

在进行诊断的同时,应对患者中毒的严重程度做出判断,以便指导治疗和评价预后。

(1)患者一般情况:包括神志、呼吸、血压、脉搏、心律、心率、皮肤色泽等。生命体征的变化与病情严重程度基本吻合。

(2)毒物的品种和剂量。

(3)有无严重并发症。一般来说,下列任何一种临床表现均应看作病情危重的信号:①深度昏迷;②严重心律失常;③高血压或休克;④呼吸衰竭;⑤高热或体温过低;⑥肺水肿;⑦吸入性肺炎;⑧肝衰竭;⑨癫痫发作;⑩少尿或肾衰竭。

(四)救治原则

急性中毒的特点是发病急骤、来势凶猛、进展迅速,且病情多变,因此,医护人员必须争分夺秒地进行有效救治。

1.立即终止接触毒物

（1）吸入性中毒：立即使患者脱离中毒现场，转移到通风良好的环境中，并解开衣扣。

（2）接触性中毒：立即脱去污染的衣物，用清水反复冲洗接触部位的皮肤。

（3）口服中毒：应立即阻止服用毒物，除腐蚀性毒物及病情严重者外，并尽早采用催吐、洗胃和导泻的方法。

2.清除体内尚未吸收的毒物

（1）吸入性中毒的急救：将患者搬离中毒现场，保持呼吸道通畅，及时清除呼吸道分泌物，防止舌后坠。及早吸氧，必要时可使用呼吸机或采用高压氧治疗。

（2）接触性中毒的急救：立即除去被污染的衣物，用敷料除去肉眼可见的毒物，然后用大量清水或肥皂水冲洗体表，包括毛发、指甲、皮肤皱褶处。清洗时注意切忌用热水或用少量水擦洗，因为这两种方法均可能促进局部血液循环，导致毒物加速吸收。若眼部接触到毒物时，不可用中和性的溶液冲洗，以免发生化学反应造成角膜、结膜的损伤，应采用清水或等渗盐水大量冲洗，直至石蕊试纸显示中性。皮肤接触腐蚀性毒物时，冲洗时间应达到15～30分钟，并可选择相应的中和剂或解毒剂冲洗（表2-1-1）。

表 2-1-1　常见皮肤清洁剂及其适应证

毒物种类	皮肤清洁剂
酸性（有机磷、挥发性油剂、甲醛、强酸等）	5％碳酸氢钠或肥皂水
碱性（氨水、氢氧化钠）	3％～5％硼酸、醋酸、食醋
苯类、香蕉水	10％酒精
无机磷（磷化锌、黄磷）	1％碳酸钠

（3）口服中毒的急救：口服中毒者应及时清除胃肠道尚未吸收的毒物，清除得越早越彻底则预后越好，常用的方法有催吐、洗胃、导泻、灌肠和使用吸附剂。

①催吐。神志清楚、可配合的患者，可嘱其饮温水300～500mL，然后用手指或压舌板刺激咽后壁或舌根部诱发呕吐，如此反复进行，直至吐出胃内物澄清，也可用吐根糖浆作为药物催吐。有下列情况者不宜催吐：昏迷惊厥、腐蚀性毒物中毒、原有食管胃底静脉曲张、主动脉瘤、消化性溃疡、年老体弱、妊娠、高血压、冠心病、休克者。

②洗胃。a.适应证：洗胃时间愈早效果愈好，一般在接触毒物后6小时内。超过6小时如有下列情况仍需洗胃：饱腹、毒物量大、毒物颗粒小易嵌入黏膜皱襞内减慢胃排空（如有机磷中毒）。b.禁忌证：吞服强腐蚀性毒物的患者，插胃管有可能引起穿孔；昏迷患者插胃管易导致吸入性肺炎；惊厥患者插胃管时，可能诱发惊厥；上消化道大出血病史。c.洗胃液的选择：根据毒物的种类不同，可选用适当的解毒物质。保护剂——吞服腐蚀性毒物后，可用牛奶、蛋清、米汤、植物油等保护胃肠道黏膜；吸附剂——活性炭是强有力的吸附剂，一般用20～30g加水200mL混合后，由胃管注入；溶剂——脂溶性毒物如汽油、煤油等有机溶剂中毒时，先用液状石蜡150～200mL溶解而不被吸收；解毒剂——根据毒物的不同，可选用1∶5000高锰酸钾（对硫磷禁用）或2％碳酸氢钠溶液（敌百虫禁用）；中和剂——强酸用弱碱，强碱用弱酸中和；沉淀剂——乳酸钙与氟化物生成氟化钙，生理盐水与硝酸银生成氯化银，茶叶水含鞣酸可沉淀

重金属及生物碱等。

③导泻:洗胃后,拔胃管前可由胃管注入泻药以清除肠道内未吸收的毒物。导泻常用25%硫酸钠 30~60mL 或 50%硫酸镁 40~80mL,口服或经胃管注入。一般不用油类泻药,以免促进脂溶性毒物的吸收。严重脱水及口服强腐蚀性毒物的患者禁止导泻。硫酸镁若吸收过多,对中枢神经系统有抑制作用,肾功能不全、呼吸抑制或昏迷患者及磷化锌和有机磷中毒晚期者都不宜使用。

④灌肠:除腐蚀性毒物中毒外,适用于口服中毒超过 6 小时以上、导泻无效者及抑制肠蠕动的毒物(如巴比妥类、颠茄类、阿片类)中毒。灌肠方法包括温盐水、清水或 1%肥皂水连续多次灌肠,以达到最有效清除肠道毒物的目的。

⑤合理应用吸附剂:吸附剂是指一类可吸附毒物以减少毒物吸收的物质,其主要作用为氧化、中和或沉淀毒物。常用活性炭(20~30g 加入 200mL 温水中)和万能解毒剂(活性炭 2 份、鞣酸 1 份、氧化镁 1 份,即 2∶1∶1),洗胃后口服或经胃管注入。

3.促进已吸收毒物的排出

常用的方法包括利尿、供氧、血液净化疗法。

(1)利尿:对于经由肾脏排泄的毒物,加强利尿可促进毒物排出。措施如下:

①补液:大剂量快速输入液体,速度为每小时 200~400mL,液体以 5%葡萄糖生理盐水或5%葡萄糖溶液为宜,适当补充氯化钾。

②使用利尿剂:静脉注射或滴注呋塞米等强利尿剂,或 20%甘露醇等渗透性利尿剂,后者尤适用于伴有脑水肿或肺水肿的中毒患者。

③碱化尿液:改变尿 pH 可促进酶中毒的排出,还可以促进酸性毒物的离子化(如苯巴比妥和水杨酸类),从而减少肾小管的重吸收。利尿时应注意严密观察病情的变化,定时监测尿量。如有急性肾衰竭,则不宜应用利尿方法。

(2)供氧:一氧化碳中毒时,吸氧可促进碳氧血红蛋白解离,加速一氧化碳排出。高压氧治疗是一氧化碳中毒的特效疗法。

(3)血液净化:常用方法包括血液透析、血液灌注和血浆置换。

①血液透析:适用于中毒量大、血中浓度高、常规治疗无效,且伴有肾功能不全及呼吸抑制者。应尽早采用,一般来说 12 小时内透析效果最好,如时间过长,毒物与血浆蛋白结合后则效果不佳。亦可同时进行腹膜透析。

②血液灌注:是使血液流过装有活性炭或树脂的灌流柱,毒物被吸附后,血液再输回患者体内的方法。此法能吸附脂溶性或与蛋白质结合的化合物,清除毒物,是目前常用的中毒抢救措施。应注意,血液灌流的并发症较多,因血液中的血小板、白细胞、凝血因子、葡萄糖、钙离子等也能被吸附排出,因此使用时需要认真监测和进行必要的补充。

③血浆置换:是将患者的血液引入特制的血浆交换装置,将分离出的血浆弃去并补充相应的正常血浆或代用液,特别是生物毒如蛇毒、蕈中毒及砷中毒等溶血毒物中毒,本法疗效更佳。但其操作复杂,代价较高。

4.特殊解毒剂的应用

当毒物进入人体后,除了尽快排出毒物外,还必须用相应的解毒剂进行解毒,大多数毒物无特效解毒剂,仅少数毒物能利用相应药物起到解毒作用。

(1)金属中毒解毒药:此类药物多属于螯合剂。常用的有依地酸钙钠、二巯丙醇。依地酸钙钠适用于铅中毒,每日 1.0g 加入 5％葡萄糖液 250mL 稀释后静脉滴注,3 天为 1 个疗程,休息 3～4 天后可重复用药。二巯丙醇可用于砷、汞、金、锑中毒,用法为第 1～2 天为 2～3mg/kg,肌内注射,每 4～6 小时 1 次,第 3～10 天为每日 2 次,有严重肝病者慎用。

(2)高铁血红蛋白血症解毒药:小剂量亚甲蓝(美蓝)可使高铁血红蛋白还原为正常血红蛋白,用于亚硝酸盐、苯胺、硝基苯等中毒引起的高铁血红蛋白血症。用法为 1％亚甲蓝 5～10mL(1～2mg/kg)稀释后静脉注射。注意,大剂量亚甲蓝(10mg/kg)的效果相反,可引起高铁血红蛋白血症。

(3)氰化物中毒解毒药:一般采用亚硝酸盐-硫代硫酸钠解毒。

(4)有机磷杀虫药中毒解毒药:如阿托品、碘解磷定、氯解磷定、双复磷等。

(5)中枢神经抑制剂解毒药。①纳洛酮:阿片类麻醉药的解毒药,对麻醉镇痛药引起的呼吸抑制有特异的拮抗作用,用法为 0.4～0.8mg,静脉注射;重症患者必要时可于 1 小时后重复给药。②氟马西尼:为苯二氮䓬类中毒的拮抗剂。

5.对症及支持疗法

很多急性中毒并无特效解毒剂或解毒疗法,因此对症支持治疗非常重要,其目的在于维持患者生命和保护机体各系统功能,减少并发症的发生。严重中毒,出现昏迷、肺炎、肺水肿,以及循环障碍、呼吸困难、肾衰竭时,应积极采取以下相应有效措施:①严重急性中毒者应卧床休息,加强生命体征的监护;②立即开放静脉通道、吸氧、及时清理呼吸道分泌物,保持呼吸道通畅;③烦躁、惊厥者给予镇静处理;④根据病情使用保护心、脑、肝、肾等脏器的药物;⑤纠正水、电解质和酸碱失衡,防止肺水肿、脑水肿、呼吸衰竭、休克、心搏骤停等并发症发生。

(五)护理措施

1.急救护理

(1)立即终止接触并清除毒物:

①吸入性中毒:要立即将患者转移到空气新鲜的环境中,松解衣领,注意保暖,清除呼吸道分泌物,保持呼吸道通畅,必要时给予吸氧。

②接触性中毒:脱去污染的衣物,用清水反复冲洗,冲洗时应注意毛发、指甲缝及皮肤皱褶处,一般至少冲洗 30 分钟,禁止用热水冲洗或乙醇擦洗,否则会加速毒物的吸收。毒物污染眼睛立即用生理盐水或清水冲洗,冲洗时间不少于 5 分钟,冲洗时不宜直接用水冲洗角膜,防止角膜穿孔。

③口服中毒:要立即阻止服用,并尽早采用催吐、洗胃和导泻。

a.洗胃方法的选择:神志清醒者,向患者说明目的,争取合作,采用口服催吐洗胃,昏迷者必须采用胃管洗胃。b.胃管的选择:宜选用粗大带有侧孔且有一定硬度的胃管,口径太小易阻塞,管壁太软回抽时负压使管壁塌陷,引流不畅。c.洗胃液的选择及温度:根据所口服毒物的性质选择洗胃液,温度一般为 35～37℃,温度过高会使胃黏膜下血管扩张,加速毒物吸收,温度过低可刺激肠蠕动将毒物推向远端,患者还可因温度过低出现寒战或心血管反应。d.安置胃管:插胃管动作要轻,胃管插好后,先抽少量胃内容物,留标本做毒物鉴定,如无胃内容物,可先注入少量清水或生理盐水,然后将抽出的液体做毒物鉴定。e.洗胃的原则:快进快出,先出后入,保持出入量基本相等。每次灌洗量为300～500mL,量少清洗速度过缓,量多易使毒物进入肠内或引起胃穿孔,一般洗胃液总量为20 000～50 000mL,反复清洗,直至水清、无味。f.洗胃体位:洗胃时头偏向一侧,防止误吸,同时注意变换体位,以利于胃黏膜皱襞处毒物冲洗。g.注意观察:洗胃过程中要观察患者生命体征,注意洗出液颜色和气味,如有血性洗出液,应立即停止洗胃,并给胃黏膜保护剂。h.保留胃管:洗胃完毕后,保留胃管一段时间,以便再次洗胃。i.拔管时,先将胃管前部夹住,保持一定负压,以免管内液体反流入气管内,导致吸入性肺炎。

④标本送检:留取患者呕吐物、胃内容物及血、尿、便标本送检。

(2)加强病情监护:

①严密观察病情:密切观察患者的生命体征、意识状态、瞳孔、呼吸气味等。

②保持呼吸道通畅:昏迷患者应保持呼吸道畅通,多翻身拍背按摩,防止压疮形成。

③监测重要脏器功能:监测心、脑、肾、肺等重要脏器功能变化,记录24小时出入液量,维持水、电解质及酸碱平衡。

2.一般护理

(1)饮食护理:病情允许时,尽量鼓励患者多食高蛋白、高碳水化合物、高维生素的无渣饮食,口服中毒者不宜过早进食,待病情稳定后可试用低脂流质或半流质饮食,腐蚀性毒物中毒者应尽早给予乳类等流质饮食。

(2)保持呼吸道通畅:随时清除呼吸道内分泌物,给予氧气吸入,必要时配合医生做好气管插管护理。

(3)及时建立有效的静脉通路:保持输液管道通畅,达到快速补充血容量、利尿、给药及纠正电解质和酸碱失衡的目的,对昏迷或躁动不安的患者,应固定输液肢体,避免针头滑脱或药液外渗。

(4)口腔和皮肤护理:吞服腐蚀性毒物和有呕吐患者应注意口腔黏膜护理,重症卧床患者应加强皮肤护理,以免局部受压过久造成压疮。

(5)其他对症护理:高热者给予降温,惊厥者应注意保护患者避免受伤,尿潴留者应予以导尿,并注意导尿管的护理。

(6)留取标本:遵医嘱留取相关标本进行毒物检测,尽早明确诊断,提高抢救成功率。

(7)心理护理:特别应注意对自杀患者心理护理,了解心理需求,帮助患者解开心结,给予心理上的安慰、疏导。还应注意安全防护措施,清醒的患者不可独居一室,室内锐利器械和药物均应严格保管,以防再次自杀。

3.健康教育

(1)加强防毒宣传:普及防毒知识,结合不同地区实际情况,因地制宜地进行防毒的健康教育,如在我国北方冬天向群众宣传预防煤气中毒知识,农忙时节,在农村宣传预防农药中毒的知识。

(2)不进食有毒或变质食品:不食无法辨别是否有毒的蕈类,不食疑为毒死的家禽家畜。新鲜腌制咸菜或变质韭菜含较多硝酸盐,进入肠道后被细菌还原为亚硝酸盐,吸收后使血红蛋白氧化为高铁血红蛋白导致机体缺氧,故新腌的咸菜和变质韭菜不可食用;不可食用发芽马铃薯,少许发芽马铃薯应深挖去发芽部分,并浸泡半小时以上,可煮炒食用。

(3)加强毒物管理和个人防护:加强毒物生产和使用部门的管理,在生产过程中,防止毒物"跑、冒、滴、漏",要加强个人防护,穿防护服,戴防毒面具。生产车间和岗位应加强通风,防止毒物聚积。农药中杀虫药和杀鼠药毒性很大,要加强保管,标记清楚,防止误食。

二、急性一氧化碳中毒

一氧化碳(CO)俗称煤气,是含碳物质燃烧不完全产生的一种无色、无味、无刺激性、不溶于水的窒息性气体。人体吸入气中 CO 含量超过 0.01% 时,即可发生急性中毒。

CO 中毒的主要途径:①生活性中毒,生活用煤气外漏或用煤炉取暖时通风不畅引起中毒最常见。多发生于室内 CO 浓度过高,由于室内门窗紧闭和火炉无烟囱或烟囱阻塞、漏气、倒风等引起。②工业性中毒,如炼钢、化学工业及采矿等生产过程中操作不慎或发生意外事故,多数为集体中毒,如煤矿瓦斯爆炸产生大量 CO。

(一)病因和发病机制

1.病因

(1)生活性中毒:是最常见原因,主要是生活用煤气泄漏或冬季取暖时煤炉通风不良造成的,利用煤气自杀或他杀也是常见原因。

(2)工业性中毒:生产过程中违反操作规程或发生意外事故如高炉炼钢、炼铁、煤气管道漏气、煤矿瓦斯爆炸等都可产生大量一氧化碳。

2.中毒机制

CO 中毒主要引起组织缺氧。CO 吸入体内后,85% 与血液中红细胞的血红蛋白(Hb)结合,形成稳定的 COHb。CO 与 Hb 的亲和力比氧与 Hb 的亲和力大 240 倍,COHb 不能携带氧,且不易解离,是氧合血红蛋白(HbO_2)解离度的 1/3600。又由于血中 CO 使氧离曲线左移,HbO_2 中的 O_2 与 Hb 结合较前紧密,组织缺氧加重。中枢神经系统对缺氧最为敏感,故首先受累。脑内小血管麻痹、扩张。脑内三磷腺苷在无氧情况下迅速耗尽,钠离子蓄积于细胞内,严重者有脑水肿,继发脑血管病变及皮质或基底节的局灶缺血性坏死以及广泛的脱髓鞘病变,致使少数患者发生迟发性脑病。心肌缺氧表现为心肌损害和各类心律失常。此外高浓度的一氧化碳还可与肌红蛋白结合,损害线粒体功能,还可与细胞色素氧化酶结合,抑制细胞色素氧化酶活性,阻碍细胞对氧的利用。

(二)病情评估

1.病史

一般均有一氧化碳吸入史。注意了解中毒时所处的环境、停留时间以及突发昏迷情况。

2.临床表现

与空气中 CO、血中 HbCO 浓度有关,也与患者中毒前的健康情况以及中毒时的体力活动有关。

(1)轻度中毒:血液 HbCO 浓度为 10%~20%,患者表现为头痛、头晕、乏力、恶心、呕吐、心悸、四肢无力,甚至短暂性晕厥等。原有冠心病患者可出现心绞痛。患者如能及时脱离中毒环境,吸入新鲜空气或氧疗,症状很快消失。

(2)中度中毒:血液 HbCO 浓度为 30%～40%,除上述症状外,可出现皮肤黏膜呈樱桃红色、神志不清、呼吸困难、烦躁、谵妄、昏迷,对疼痛刺激可有反应,瞳孔对光反射、角膜反射可迟钝,腱反射减弱,脉快、多汗等。患者经积极治疗可以恢复正常,且无明显并发症。

(3)重度中毒:血液 HbCO 浓度大于 50%。患者处于深昏迷,各种反射消失,可呈去大脑皮质状态。患者可以睁眼,但无意识,不语、不动、不主动进食或大小便,呼之不应、推之不动,并有肌张力增强。还可发生脑水肿伴惊厥、呼吸抑制、休克、心律失常、上消化道出血等。部分患者出现压迫性肌肉坏死(横纹肌溶解症),坏死肌肉释放的肌球蛋白可引起急性肾小管坏死和肾衰竭。患者死亡率高,抢救能存活者多有不同程度后遗症。

(4)中毒后迟发性脑病(神经精神后发症):急性一氧化碳中毒患者意识障碍恢复后,经过 2～60 天的"假愈期",可出现下列临床表现之一。

①精神意识障碍,呈痴呆、谵妄或去大脑皮质状态。一般急性痴呆者占 86%,行为紊乱为首发表现,还可能有精神错乱。②锥体外系神经障碍,出现震颤麻痹综合征。③锥体系神经损害,如偏瘫、病理反射阳性或大小便失禁。④大脑皮质局灶性功能障碍,如失语、失明或继发性癫痫。此为中毒性迟发性脑病,占重度中毒的 50%左右,多在急性中毒后 1～2 周内发生。80%患者的发病过程是中毒昏迷–中间清醒–迟发性脑病,20%左右无中间清醒期。与继发性脑血管病变及皮质或基底节的局灶性软化或坏死有关。部分有可逆性。

3.辅助检查

(1)血液 HbCO 测定:①加碱法,取患者血液 1～2 滴,用蒸馏水 3～4mL 稀释后,加 10%氢氧化钠溶液 1～2 滴,混匀。正常血液呈棕绿色,血液中 HbCO 增多时,加碱后血液仍保持淡红色不变。②煮沸法,取蒸馏水 10mL,加入患者血液 3～5 滴,血中如有 HbCO,煮沸后仍为红色。以上两种均为血液 HbCO 定性测定方法。③分光镜检查法,为定量监测方法,取血数滴,加入蒸馏水 10mL,用分光镜检查可见特殊吸收带。

(2)脑电图检查:可见弥漫性不规则性慢波、双额低幅慢波及平坦波。

(3)头部 CT 检查:可发现大脑皮层下白质,包括半卵圆形中心与脑室周围白质密度降低或苍白球对称性密度降低。

4.病情判断

(1)病情严重度:①持续昏迷抽搐达 8 小时以上;②PaO_2 低于 36mmHg,$PaCO_2 >$ 50mmHg;③昏迷,伴严重的心律失常或心力衰竭;④并发肺水肿。以上情况提示病情危重。

(2)预后:轻度中毒可完全恢复。重症患者昏迷时间过长者,多提示预后严重,但也有不少患者仍能恢复。迟发性脑病恢复较慢,有少数可留有持久性症状。

(三)护理措施

1.紧急救护

(1)现场急救:进入中毒现场迅速打开门窗进行通风、换气,断绝煤气来源。立即将患者移送至通风处,解开衣领,松开腰带,保持呼吸道通畅,注意保暖,如呼吸、心搏停止应立即进行心肺脑复苏。

（2）纠正缺氧：氧疗是 CO 中毒最有效的治疗方法。患者脱离现场后应立即吸氧,有条件的应在早期积极采用高压氧治疗,最好在中毒后 4 小时内进行,以减少后遗症和降低病死率。

（3）防治脑水肿：CO 中毒所致的脑水肿可在 24~48 小时发展至高峰,患者应绝对卧床休息,床头抬高 15°~30°,头置冰袋、冰帽降温,减少耗氧及代谢。可快速静脉滴注 20% 甘露醇,适量应用能量合剂、细胞色素 C、胞二磷胆碱、脑活素等,促进脑细胞代谢。

2.一般护理

（1）休息与体位：重度中毒者应绝对卧床休息,床头抬高 15°~30°。

（2）饮食护理：意识清醒者,给予清淡、易消化流质或半流质饮食,宜选用高热量、高蛋白、高维生素、低脂、低刺激的食物;意识不清者,可予以鼻饲营养,应进高热量、高维生素饮食。

（3）病情观察：

①严密观察患者的生命体征、意识、瞳孔变化,若出现呼吸衰竭、严重心律失常或心力衰竭表现,应紧急处理。

②观察患者神经系统的表现及皮肤、肢体受压部位损害情况,如有无急性痴呆性木僵、癫痫、失语、惊厥、肢体瘫痪等。

（4）对症护理：高热昏迷、频繁抽搐者可采取物理或冬眠疗法等降温措施。

（5）并发症护理：头部抬高,配合头部物理降温,遵医嘱使用脱水剂、利尿剂防止脑水肿。

（6）用药护理：遵医嘱用药,并注意观察药物的不良反应。

（7）心理护理：患者常因急性发病而焦虑不安,重度中毒者清醒后可因并发症、后遗症而产生焦虑、悲观、失望的心理反应,应加强心理护理,促进患者早日康复。

（8）生活指导：CO 中毒的宣传工作应长期反复进行,以提高自我防护意识。

（9）疾病知识指导：凡有可能接触 CO 的人,如出现头晕、头痛等症状,应立即离开所在的环境,严重者需及时就医;抢救后苏醒的患者,应绝对卧床休息,密切观察;留有后遗症的患者,应鼓励其继续治疗,增强战胜疾病的信心。

三、有机磷农药中毒

有机磷农药中毒是指有机磷农药短时间内进入人体,抑制胆碱酯酶的活性,引起乙酰胆碱蓄积,使胆碱能神经受到持续冲动,导致先兴奋后衰竭的毒蕈碱样、烟碱样和中枢神经系统等症状,严重患者可因昏迷和呼吸衰竭而死亡。

有机磷农药是目前使用最广泛的农业杀虫药,对人畜均有毒性,大多呈油状或结晶状,色泽淡黄至棕色,有挥发性,呈大蒜臭味,一般难溶于水,易溶于多种有机溶剂,在碱性或高温条件下易分解失效;但敌百虫除外,其在碱性条件下会变为毒性更强的敌敌畏。

（一）途径与机制

1.中毒途径

（1）生产及使用过程中的不当：在生产、包装、保管、运输、销售、配制、喷洒有机磷杀虫剂的过程中,忽视防护,使用不慎或进入刚喷药的农田作业,用手直接接触原液等,均可由皮肤及呼吸道吸收中毒。

（2）生活性中毒：自服、误服或误食被有机磷杀虫剂污染的粮食、水、瓜果蔬菜及毒杀的家禽、家畜等，可经胃肠道吸收而中毒。

2.中毒机制

有机磷杀虫剂的中毒机制主要是抑制体内胆碱酯酶的活性。正常情况下，胆碱能神经兴奋所释放的乙酰胆碱被胆碱酯酶水解而失去活性。有机磷杀虫剂进入体内后与体内胆碱酯酶迅速结合形成磷酰化胆碱酯酶，使胆碱酯酶失去水解乙酰胆碱的能力，导致乙酰胆碱蓄积，引起胆碱能神经过度兴奋的一系列症状。

（二）护理评估

1.病史

生活性中毒多为误服或自服，因此应详细了解相关中毒史，同时还应注意患者呕吐物、呼出气味有无刺激性大蒜味。

2.临床表现

急性中毒发病时间与毒物品种、剂量和侵入途径密切相关。经皮肤吸收中毒，一般在接触2～6小时内发病，口服或呼吸道中毒在数分钟至数十分钟出现症状。

（1）毒蕈碱样症状（M样症状）：

①平滑肌痉挛：瞳孔缩小、视物模糊，气管、支气管痉挛导致呼吸困难，严重者可导致肺水肿。

②腺体分泌增加：多汗、流涎（口吐白沫）、呼吸道分泌物过多等。

③消化道症状：恶心、呕吐、腹痛、腹泻等。

④循环系统症状：心动过缓、血压下降、心律失常等。

（2）烟碱样症状（N样症状）：

①早期：肌束颤动，常见于面部、胸部，有全身紧束感、胸部压迫感。

②晚期：肌肉痉挛、肌麻痹，逐渐发展为全身抽搐，最后可因呼吸肌麻痹而死亡。

（3）中枢神经系统症状：脑内ACh积聚，引起中枢神经系统功能障碍，表现为头晕、头痛、疲乏、共济失调、烦躁不安、谵妄、抽搐和昏迷等。

（4）其他表现：

①中毒后"反跳"现象：有机磷农药中毒经急救临床症状好转后，可在数日至1周后突然急剧恶化，重新出现有机磷农药急性中毒的症状，甚至发生肺水肿或突然死亡，临床上称为中毒后"反跳"现象。可能与残存在胃肠道、皮肤、毛发、指甲的有机磷农药重新吸收、解毒药停用过早或减量过快有关。

②迟发性多发性神经损害：个别重度中毒者，在急性中毒症状消失2～3周后可出现感觉、运动神经损害，主要累及肢体末端，左右侧对称，下肢较重，可向上发展。临床表现为肢端麻木、疼痛、腿软、无力，甚至下肢瘫痪、四肢肌肉萎缩等。目前认为这种病变可能是有机磷农药抑制神经靶酯酶并使其老化所致。

③中间型综合征：少数病例一般在急性中毒后24～96小时突然发生肢体近端肌肉、脑神经支配的肌肉以及呼吸肌麻痹而死亡，称中间型综合征。患者一般先有颈、上肢和呼吸肌麻痹，累及脑神经者可出现眼睑下垂、眼外展障碍和面瘫。

3.辅助检查

血液中胆碱酯酶活性测定是诊断有机磷农药中毒的特异性指标,能反映中毒严重程度、判断疗效、估计预后。血胆碱酯酶活性与病情轻重相平行,正常人全血胆碱酯酶活性为80%～100%,有机磷农药中毒时该值下降。

4.病情判断

根据患者出现的症状结合实验室检查来判断中毒的程度。

(1)轻度中毒。以毒蕈碱样表现为主,表现为头晕、头痛、流涎,恶心、呕吐、腹痛、多汗、视物模糊、瞳孔轻度缩小,血胆碱酯酶活性为50%～70%。

(2)中度中毒。出现毒蕈碱样和烟碱样表现,即上述症状伴肌纤维震颤,血胆碱酯酶活性为30%～50%。

(3)重度中毒。出现毒蕈碱样和烟碱样表现,并出现中枢神经系统表现,如昏迷、惊厥、大小便失禁、肺水肿、脑水肿、呼吸衰竭,血胆碱酯酶活性在30%以下。

(三)救治原则

1.迅速清除毒物

根据中毒途径采取相应措施清理呼吸道,将患者立即脱离现场,转移到空气新鲜环境;皮肤接触中毒,脱去污染的衣物,用清水或肥皂水彻底清洗;口服中毒者,用清水或2%碳酸氢钠(敌百虫忌用)或1∶5000高锰酸钾(对硫磷忌用)彻底洗胃。

2.特效解毒剂应用

应用原则为早期、足量、联合、重复用药。

(1)胆碱酯酶复活剂:常用药物为解磷定、氯磷定、双复磷、双解磷。有机磷农药和血胆碱酯酶结合,胆碱酯酶72小时后老化,胆碱酯酶复活剂不能复活,宜早期应用,持续时间不超过72小时。

(2)抗胆碱药:常用阿托品,根据病情每10～30分钟给药一次,直到阿托品化为止。阿托品化临床表现:瞳孔较前扩大,颜面潮红、口干、皮肤干燥,心率增快,肺内湿啰音基本消失,意识苏醒。

胆碱酯酶复活剂与抗胆碱药联合应用,是治疗有机磷农药中毒最理想的方法。轻度中毒亦可单独应用胆碱酯酶复活剂,两种药物联合应用时,阿托品剂量应减少。

(3)复方制剂:常用解磷定注射液,既能对毒蕈碱样、烟碱样和中枢神经系统有较好的拮抗作用,又能对失活的胆碱酯酶有复活作用。

3.对症治疗

有机磷农药中毒主要的死亡原因是呼吸衰竭,对症治疗以维持正常呼吸功能力重点,如保持呼吸道通畅、吸氧、应用呼吸机辅助呼吸。

(四)护理措施

1.急救护理

(1)迅速清除毒物:将患者转移到空气新鲜环境中,松开衣领保持呼吸道通畅,必要时吸氧,清水冲洗时要注意毛发、指甲、皮肤。

(2)病情观察:①加强生命体征的监测,尤其是呼吸变化。②注意观察瞳孔大小、皮肤情况、心率变化、神经系统,区分阿托品化与阿托品中毒(表2-1-2)。③氯磷定疗效高,水溶性大,不良反应小,使用方便,可肌内注射给药,不良反应有短暂的眩晕、视物模糊或复视、血压升高;解磷定用药剂量大,水溶性低又不稳定,使用不方便,可有口苦、咽痛、恶心、血压升高等,注射过快可引起短暂性呼吸抑制,药液有刺激性,漏于皮下引起剧痛和麻木感,不宜肌内注射。④注意观察不良反应的发生,如瞳孔散大、口干、颜面潮红、心率加快等,应用解磷定注射液过量可出现头痛、头昏、烦躁不安、抽搐和尿潴留等症状。⑤密切观察,防止"反跳"与猝死的发生,一般多发生在中毒后 2~7 天,其死亡率占急性有机磷农药中毒的 7%~8%。密切观察病情变化,一旦出现胸闷、流涎、出汗、言语不清、吞咽困难、意识模糊等,应争分夺秒地抢救患者,迅速通知医生进行处理。

表 2-1-2　阿托品化与阿托品中毒的主要区别

	阿托品化	阿托品中毒
神经系统	意识清楚或模糊	谵妄、幻觉、抽搐、昏迷
瞳孔	由小扩大后不再缩小	极度扩大
皮肤	颜面潮红、干燥	紫红、干燥
体温	正常或轻度升高(<39℃)	高热(39℃以上)
心率	增快,≤120 次/分	心动过速,甚至有心室纤颤

2.一般护理

(1)饮食护理:禁食 1~3 天,昏迷 3~5 天患者应鼻饲补充营养。

(2)口腔护理:阿托品的使用导致患者唾液分泌量减少;插胃管对口腔和咽喉部黏膜造成损伤,易导致口腔感染,因此应做好口腔护理,清醒患者给予清水或盐水漱口,昏迷患者每日做 1~2 次口腔护理,口唇干裂涂甘油或液状石蜡。

(3)对症护理:高热者采用物理降温,惊厥者使用药物控制抽搐,防止外伤和坠床事故发生,尿潴留予以导尿,注意导尿管的护理。

3.心理护理

了解引起中毒的明确原因,根据不同心理特点予以心理指导。对于自杀患者,护理人员应端正自己的态度,去除厌烦情绪,以诚恳的态度与患者交流,向患者解释自杀的危害性,开导患者说出心理问题,建立良好护患关系,同时认真做好家属的思想工作,共同打消患者自杀念头,使其正确对待人生,提高心理应激能力,使患者出院后更好地适应社会。

4.健康教育

(1)普及预防农药中毒知识。向生产者、使用者广泛宣教各类有机磷农药可通过皮肤、呼吸道、消化道进入人体引起中毒。喷洒农药时严格遵守操作规程,加强个人防护,穿长袖衣裤及鞋袜,戴口罩、帽子及手套,完工后用肥皂水洗净手和脸后,才能进食、吸烟,污染的衣物应及时洗净,盛农药用具要专用,严禁装食品、牲口饲料等。生产和加工有机磷化合物工厂,生产设备应密闭,并经常进行检修,防止有机磷化合物外溢,工人应定期体检,测定全血胆碱酯酶活力,若全血胆碱酯酶活力在 60% 以下时,应尽早治疗,不宜再工作。

(2)出院指导。患者出院时应交代其需在家休息 2~3 周,按时服药,不可单独外出,防止发生迟发性多发性脑神经损害。

(3)心理支持。自杀中毒患者出院时,应学会如何应对外界刺激的方法,争取家庭和社会理解与支持。

第二节 创伤救护

一、创伤分类

创伤分类是为了给创伤者做出正确的诊断,使创伤者得到及时而有效的救治。创伤所涉及的范围很广,可累及各种组织和器官,部位可遍及全身,故很难用一种方法进行分类。

1.根据致伤原因分类

(1)冷武器伤:冷武器伤是与火武器伤相对而言,指刀、剑等利器所造成的损伤。

(2)火器伤:指枪弹、弹片等火药发射物所致的创伤。

(3)烧(烫)伤:因热力作用而引起的损伤。

(4)冻伤或称冲伤:系寒冷环境而造成的全身性或局部性损伤。

(5)挤压伤:是指人体肌肉丰富的肢体受重物长时间挤压(一般1~6小时)造成一种以肌肉为主的软组织损伤,特别是受到严重挤压的伤员除局部病变外,还会发生以肌红蛋白尿和高钾血症为特征的急性肾衰竭和休克的挤压综合征。

(6)冲击伤:在冲击波作用下所造成的损伤。冲击波超压(超过正常大气压静压力)常引起鼓膜破裂、肺出血、肺水肿和其他内脏出血;冲击波动压(压力波高速移动时产生的冲击力)可造成软组织伤、内脏破裂和骨折等。

(7)化学伤:因化学毒剂造成的损伤。

(8)放射损伤:电离辐射产生的损害。人在接受一定剂量的γ射线或中子射线后可产生急性放射病,如长期接受小剂量的粒子辐射,可能会产生慢性放射病。

(9)复合伤:复合伤指两种或两种以上致伤因子同时或相继作用于机体所造成的损伤。如放射线与热力作用造成的放烧复合伤,热力和冲击波作用造成的烧冲复合伤,毒剂与机械力作用造成的毒剂创伤复合伤(或称为化学毒剂复合伤)等。

2.根据损伤类型分类

根据伤后皮肤或黏膜是否有伤口可分为开放性创伤和闭合性创伤。

(1)开放性创伤:皮肤完整性被破坏,如擦伤、撕裂伤、切伤和砍伤、刺伤等,可引起深部器官损伤。开放伤有外出血,受伤时细菌侵入,感染机会增多。

①擦伤:是最轻的一种创伤,几乎人人都发生过,系皮肤与硬物粗糙面相摩擦而产生的浅表损伤,表现为表皮剥脱,少许出血点和渗血,继而可出现轻度炎症。

②撕裂伤:因暴力作用,如行驶的车辆、开动的机器等,撞击人体后造成的皮肤和皮下组织撕裂。由于作用力不同,撕裂伤的伤口形态各异。

③切割伤:多因锐器或边缘锐利的物体切割所致,临床上常见切伤和砍伤。切伤的伤口边缘较整齐,伤口大小深浅不一,严重者深部血管、神经、肌肉可被切断,出血较多。砍伤与切伤相似,但砍伤刃器较重、作用力较大,故伤口常较深,组织损伤重。

④刺伤:木刺、竹竿、金属等尖锐物体所致的损伤。伤口较小而深,有时可伤及深部器官或

造成异物存留,易并发细菌感染。

(2)闭合性创伤:皮肤保持完整,表面无伤口,如挫伤、挤压伤、扭伤、震荡伤、关节脱位、骨折、闭合性内脏伤。伤情并不一定很轻,其难点在于确定有无体腔脏器损伤。

①挫伤:最常见,系钝性暴力(石块、拳击)或重物打击所致的皮下软组织伤。主要表现为伤部肿胀、皮下淤血、局部压痛。

②挤压伤:指机体大范围的皮下组织或肌肉组织受巨大暴力捻挫或长时间挤压所造成的损伤。压力解除后即可出现广泛出血、血栓形成、组织坏死和严重的炎症反应。如大量坏死组织被吸收后可引起急性肾衰竭,即挤压综合征。

挤压伤和挫伤相似,但挤压伤致伤物体与表面接触面积更大,受力亦更大,压迫时间较长,故损伤常较挫伤更为严重。

③震荡伤:又称冲击伤。包括由爆炸产生的冲击波形成的高压及高速气流,引起的胸腔、腹腔内脏及耳鼓膜损伤;头部受钝力打击或碰撞所致暂时性意识丧失,无明显或仅有轻微的脑组织形态学变化。

④扭伤:关节部位一侧受到过大的牵张力,相关的韧带超过其正常的活动范围,由此造成血管和韧带损伤。表现为局部肿胀、青紫或活动障碍等。严重者可造成肌肉、肌腱和关节软骨损伤。

⑤关节脱位:关节是两骨之间的连接部,外有纤维性囊包绕,关节部位受到不均匀的暴力作用后,造成两骨的关节面脱离接触,离开正常的位置,即关节脱位。此时常伴有关节软骨、关节囊、韧带等软组织破坏。所有脱位都要立即用手法整复,充分休息一段时间。

⑥骨折:强暴力作用于骨组织所产生的骨断裂。因受力方向和力的大小不同,骨折可表现为不同的形态,如横断、斜行、粉碎性、压缩性、完全性或不完全性、一处或多处等。骨折断端受肌肉牵拉后可发生位移,并可伤及神经血管。

3.按损伤部位分类

人体致伤部位的判定,一般按解剖分为颅脑损伤、颌面与颈部损伤、脊柱脊髓损伤、胸部损伤、腹部损伤、骨盆部损伤、上肢损伤和下肢损伤。如伤及多部位或多器官,则称为多处伤。

(1)颅脑损伤:面部以外的头部损伤,常见颅骨骨折、脑震荡、脑挫伤等。

(2)颌面、颈部损伤:包括面部、上下颌部和颈部。颈部内有气管、食管、甲状腺、大血管和神经肌肉等器官组织,颈部较严重的创伤可不同程度地影响呼吸、语言、进食和内分泌功能。

(3)胸部损伤:胸部上与颈部相连,胸部下与腹部相连,其间有一薄层的膈肌将胸腔与腹腔分开。胸腔内有心脏、大血管、肺等重要脏器。胸部严重创伤造成心脏、大血管和肺破裂,形成气胸、血胸、心包积血,如抢救不及时,可导致死亡。

(4)腹部损伤:腹部上连胸部,内有许多实质性脏器(肝、脾、肾)、空腔脏器(胃肠、胆囊、膀胱)和大血管(腹主动脉、下腔静脉)。发生创伤时,轻者仅造成腹壁软组织挫伤或内脏斑点状出血,重者出现脏器破裂、腹膜炎和休克。被汽车撞击时常造成腹腔多个脏器损伤。

(5)骨盆部损伤:骨盆上连腹部,骨盆下接双下肢,外阴部和会阴部也被包括在内。盆腔内有泌尿生殖系统脏器和消化道末端及排出口。被汽车撞击或被重物压砸造成骨盆骨折时常容易引起盆腔脏器损伤。

（6）脊柱脊髓损伤：人的头颅下直到骨盆处，有一条由许多椎骨连成的脊柱，内有脊髓与颅脑相连。脊柱损伤伴有脊髓损伤时，可发生不同程度的运动知觉功能障碍，重者可造成截瘫和终身残疾，救护时必须让受伤者躺在平板床上，以免骨折错位加重损伤。

（7）四肢损伤：常见有骨折和神经血管损伤，如治疗及时大多数能够恢复。

4.按受伤组织与器官的多少分类

根据受伤组织与器官的多少分为单发伤、多发伤。

5.按损伤程度分类

（1）轻伤：伤员意识清楚，无生命危险，暂时失去作业能力，但仍可坚持工作，在现场无须特殊处理，或只需小手术者。如轻微的撕裂伤、扭伤、闭合性四肢骨折、局部软组织伤等。

（2）重伤：伤员暂无生命危险，生命体征基本平稳，应严密观察，需手术治疗，但有一定时间做术前准备及适当检查，力争在伤后 12 小时内手术者。如无呼吸衰竭的胸外伤、胸腹贯通伤而无大出血、一般的腹腔脏器伤、未发生休克的深部或广泛软组织伤、开放性四肢骨折、肢体挤压伤、颌面颈部伤未发生窒息等。

（3）危重伤：伤情严重、有生命危险，需行紧急救命手术或治疗的伤情，以及治愈后有严重残疾者。分类核查表中列出危及生命的条件包括：①收缩压＜90mmHg、脉搏（P）＞120 次/分和呼吸（R）＞30 次/分或＜12 次/分；②头、颈、胸、腹或腹股沟部穿透伤；③意识不清；④腕或踝以上创伤性断肢；⑤连枷胸；⑥两处或两处以上长骨骨折；⑦3m 以上高空坠落伤。符合以上一项者即为危重伤。

二、多发性创伤

由于多发性创伤较常见，救护难度大，因此着重讲述。

多发性创伤，简称多发伤，是指在同一致伤因素作用下，人体同时或相继有两个以上的解剖部位或器官受到创伤，且至少有一处是可以危及生命的严重创伤，或并发创伤性休克者。

多发伤需要与以下概念相区别。

1.多处伤

多处伤是指同一解剖部位或脏器发生两处或两处以上的创伤，如一个肢体有两处以上的骨折，一个脏器有两处以上的裂伤。

2.复合伤

复合伤是指两种以上的致伤因素同时或相继作用于人体所造成的损伤。可发生于战时或平时，复合伤不同于联合伤，如原子弹爆炸产生物理、化学、高温、放射等因子所引起的创伤。基本特点：复合伤往往以一伤为主，其主要致伤因素在疾病的发生、发展中起着主导作用。伤情容易被掩盖，多有复合效应，使整体伤情变得更为复杂。

3.联合伤

联合伤是指创伤造成膈肌破裂，既有胸部伤，又有腹部伤，又称胸腹联合伤。因为有时腹部伤是否累及胸部或胸部伤是否累及腹部在诊断上很困难，所以往往把此两处伤称为联合伤，从广义上讲联合伤亦称多发伤。

（一）病因与临床特点

多发伤的病因多种多样，可为钝性损害和锐器伤。平时多发伤以交通事故最常见，其次是高处坠落，还有挤压伤、刀伤、塌方等，其发生率占全部创伤的 1%～1.8%。战时多发伤的发生率为 4.8%～18%，有时甚至高达 70%。

多发伤不是各部位创伤的简单叠加，而是伤情彼此掩盖、有互相作用的综合征。其主要临床特点如下。

1. 伤情重且变化快，死亡率高

多发伤涉及多部位、多脏器，由于损伤范围广，每一部位的伤情重，创伤反应强烈而持久，生理紊乱严重，以致很快出现多器官功能不全或衰竭。因此，创伤早期病死率高。据统计，多发伤有两处、三处、四处和五处伤者，其死亡率分别为 49.3%、60.4%、68.3% 和 71.4%，而伴有颅脑伤的多发伤死亡率可高达 77.1% 左右。

2. 休克发生率高

因多发伤损伤范围广，往往失血量大，休克发生率高且出现早，以低血容量性休克（失血性、创伤性）最常见，尤其是胸腹联合伤，后期常为感染性休克。通常多发伤休克发生率不低于 50%，且多为中、重度休克。有时低血容量性休克与心源性休克同时存在（由严重心、胸外伤所致）。

3. 低氧血症发生率高

多发伤早期低氧血症发生率可高达 90%，尤其是颅脑伤、胸部伤伴有休克或昏迷者，PaO_2 可降至 $30\sim40mmHg$。严重创伤可直接导致或继发急性肺损伤，甚至急性呼吸窘迫综合征（ARDS）。低氧血症可加重组织器官损伤和多系统器官功能障碍。部分患者缺氧表现不明显，仅有烦躁不安，容易漏诊，如此时给予强止痛剂，很容易导致呼吸停止。

4. 容易发生漏诊和误诊

多发伤受伤部位多，如果未能按多发伤抢救常规进行伤情判断和分类很易造成漏诊。多数情况下多发伤是闭合伤与开放伤同时存在，易使一些经验不足的救护人员将注意力集中在开放性外伤或易于察觉的伤情上，而忽视了隐蔽和深在的甚至更严重的创伤。多部位多系统的创伤同时存在，加之有些伤员由于耐受力很强或有意识障碍，容易造成救护人员的忽略，或某些损伤的早期表现不明显而未引起重视，从而发生漏诊或误诊。

5. 感染发生率高

开放性损伤、消化道破裂或呼吸道等闭合性损伤一般都有污染，如污染严重，处理不及时或不当，加上免疫力低下，很容易发生局部感染及肺部感染，重者迅速扩散为脓毒血症等全身感染。特别是对创伤部位较深且污染较重者，还应注意合并厌氧菌感染可能。

6. 多器官功能障碍发生率高

多发伤不仅原发的各部位损伤严重，而且由于创伤时多伴有组织的严重损伤，存在大量的坏死组织，可造成机体严重而持续的炎症反应，加之休克、应激、免疫功能紊乱及全身因素的作用，极易引起急性肾衰竭、ARDS、心力衰竭甚至是多脏器功能衰竭。衰竭的脏器数目越多，死亡率越高。据统计，一个、两个、三个脏器衰竭的死亡率分别为 25%、50%、75%，四个及以上的脏器衰竭无一生存。

7.伤情复杂,处理矛盾多,治疗困难

因多发伤所累及的脏器或深部组织的严重程度不同,有时两个部位的创伤都很严重,均需要立即处理,就会出现确定救治顺序的困难。如处理不当,需优先处理的创伤没有获得优先处理,将有可能造成病情加重甚至死亡。

8.并发症发生率高

应激性溃疡、凝血功能障碍和脂肪栓塞综合征等并发症发生率也明显升高。

(二)护理评估

现场评估患者伤情时主要是对危及生命的伤情进行评估,对呼吸、循环、意识等情况进行观察。对呼吸的观察主要是了解呼吸道是否通畅,观察呼吸的频率、节律,有无通气不良、鼻翼翕动,胸廓运动是否对称,听诊呼吸音是否减弱等;对循环的观察主要是血压、脉搏、皮肤黏膜的颜色,从而判断休克程度、组织灌注情况等;依据患者的反应、瞳孔大小、各种反射的情况等对意识进行判断。病情允许的情况下可详细采集病史对伤情作全面评估,并进行各种特殊实验室检查和影像学诊断,如 X 线、B 超、CT、MRI 等。根据评估的结果,确立损伤救治的先后顺序。

(三)病情判断

凡因同一致伤因素而致下列伤情两条以上者定为多发伤。①颅脑损伤:颅骨骨折、颅内血肿、脑挫伤或裂伤、颌面部骨折;②颈部损伤:大血管损伤或颈椎损伤;③胸部损伤:多发肋骨骨折,血气胸,心肺、气管、纵隔、横膈和大血管损伤;④腹部损伤:腹腔内脏损伤、出血、后腹膜血肿;⑤脊柱骨折伴有神经损伤;⑥骨盆骨折伴有休克;⑦上肢长骨干、肩胛骨骨折;⑧下肢长骨干骨折;⑨四肢广泛撕脱伤;⑩泌尿生殖系统损伤:肾、膀胱、尿道、子宫、阴道破裂。

(四)护理措施

1.现场救护

(1)脱离危险环境:救护人员到达现场后,应使伤员迅速安全地脱离危险环境,排除可能继续造成伤害的因素。搬运伤员时动作要轻稳,切忌将伤肢从重物下硬拉出来,以免造成继发性损伤。

(2)保持呼吸道通畅:呼吸道梗阻或窒息是伤员死亡的主要原因,应迅速解除呼吸道梗阻。

(3)迅速止血:控制明显的外出血是减少现场死亡的最重要措施。最有效的紧急止血法是加压于出血处,压住出血伤口或肢体近端的主要血管,加压包扎伤口,抬高患肢,控制出血。对出血不止的四肢大血管出血,可用止血带止血法,并严格按止血带止血要求处理。

(4)伤口处理:伤口用无菌敷料或干净织物覆盖,外用绷带或布条包扎。

(5)保存好断离肢体:伤员断离的肢体应用无菌包或干净布包好,外套塑料袋,周围置冰块低温保存,断肢应随伤员送往医院,以备再植手术。

(6)抗休克:现场抗休克的主要措施为迅速临时止血,输液扩容和应用抗休克裤。

(7)现场观察:目的是了解致伤因素以及伤员意识、脉搏、瞳孔、皮肤黏膜颜色、出血量等,帮助判断伤情并指导治疗。

2.途中监护

(1)用物准备:做好途中救护的抢救器材、药品等物品准备,保证途中抢救工作不中断。

(2)伤员体位:伤员在转送途中的体位,应根据不同的伤情选择。一般创伤伤员取仰卧位;颅脑创伤、颌面部创伤应侧卧位或头偏向一侧;胸部创伤取半卧位或患侧向下的低斜坡卧位;休克患者取仰卧中凹位。

(3)搬运方式:疑有脊椎损伤的患者,应 3～4 人一起搬动,保持头部、躯干成一直线,置于硬板上平卧,以防导致继发性脊髓损伤,尤其是颈椎损伤,造成突然死亡。

(4)转送要求:担架运送时,伤员头部在后,下肢在前,以便于观察;飞机转运时,体位应横放,以防飞机起落时头部缺血;车辆转运时,头部在后,注意控制车速,防急刹车并尽量减少颠簸。

(5)病情观察:注意伤员的生命体征、意识、面色、瞳孔对光反应等情况,发现异常及时处理。

3.院内救护

(1)抗休克:尽快建立两条静脉输液通道,根据医嘱给予快速补液。

(2)控制出血:对已用敷料包扎过的出血部位,外面用绷带加压包扎,并抬高出血肢体;对活动性较大的出血应迅速钳夹止血;对内脏大出血应进行手术处理。

(3)胸部创伤的处理:对开放性创伤,应迅速将创口暂时封闭,张力性气胸应尽快穿刺并行胸腔闭式引流。

(4)颅脑创伤的处理:应注意防止脑水肿,防止呕吐物吸入,一旦明确颅内血肿,应迅速采取减压措施。

(5)腹部内脏创伤的处理:疑有腹腔内出血时,应立即行腹腔穿刺术、B超检查,并尽快输血,防止休克,做好术前准备,尽早剖腹探查。

(6)呼吸道烧伤的处理:保持呼吸道通畅,防止窒息,必要时行气管切开。

(7)骨折的处理:给予临时止血固定,待生命体征平稳后再处理骨折。

第三章 呼吸系统疾病的护理

第一节 呼吸系统专科诊疗技术及护理

一、胸腔穿刺术

胸腔穿刺术的目的是抽取胸腔积液送检,明确其性质,协助诊断;或排除胸腔内积液或积气,以缓解压迫症状,避免胸膜粘连增厚;胸腔内注射药物等。

（一）适应证

(1)胸腔积液性质不明者,抽取积液检查,协助病因诊断。

(2)胸腔大量积液或气胸者。

(3)经脓胸抽脓灌洗治疗或恶性胸腔积液、需胸腔内注入药物者。

（二）护理措施

1.术前准备

(1)胸腔穿刺前,向患者说明穿刺的目的和术中注意事项,如说明胸液的潴留是引起呼吸困难的主要原因,胸腔抽液是治疗大量胸腔积液的一个重要手段,告诉患者胸腔穿刺时局部注射麻醉药,不会特别疼痛;同时嘱患者穿刺时,尽量不要咳嗽或深吸气,术中不要移动体位,以免损伤胸膜,发生气胸等。抽液时,协助患者反坐于靠背椅上,双手平放椅背上;或仰卧于床上,举起上臂,使肋间隙增宽。排气时,可取半卧位。

(2)胸腔积液的穿刺点为叩诊最实部位,或结合 X 线、超声波检查确定,一般在肩胛下第7～9肋间隙或腋中线第6～7肋间隙。对于气胸者,取患侧锁骨中线第2肋间隙或腋前线第4～5肋间隙进针。

(3)用物准备:常规消毒治疗盘1套、无菌胸腔穿刺包[内有胸腔穿刺针(针座接胶管)、5mL和50mL注射器、7号针头、血管钳、孔巾、纱布等]、利多卡因针剂、0.1％肾上腺素1支、无菌手套、无菌试管、量杯等。对于治疗气胸者,准备人工气胸抽气箱;对于需胸腔闭式引流者,准备胸腔闭式引流储液装置。

2.操作过程

(1)常规消毒穿刺点皮肤,术者戴手套、铺孔巾,以利多卡因逐层浸润麻醉直达胸膜。

(2)术者左手示指和拇指固定穿刺部位的皮肤及肋间,右手持穿刺针(针座胶管用血管钳夹紧),沿下位肋骨上缘缓慢刺入胸膜,将50mL注射器接至胶管,然后在协助下抽取胸腔积液或气体。当注射器吸满后要先夹紧胶管,再取下注射器排液或排气,防止空气进胸腔。

(3)每次抽液、抽气时,不宜过快过多,防止抽液过多过快使胸腔内压骤然下降,发生肺水肿或循环障碍、纵隔移位等意外。首次抽液的排液量不宜超过600mL,以后每次不应超过1000mL。为达到诊断目的,抽液50～100mL即可,置入无菌试管送检。如治疗需要,抽液后可注入药物。

(4)术中密切观察患者情况,要注意询问患者有无异常的感觉,如患者有任何不适,应减慢抽吸或立即停止抽液。若患者突感头晕、心悸、冷汗、面色苍白、脉细、四肢发凉,提示患者可能出现胸膜反应,应立即停止抽液,使患者平卧,密切观察血压,防止休克。必要时,按医嘱皮下注射0.1%肾上腺素0.5mL。

(5)术毕拔出穿刺针,消毒穿刺点后,覆盖无菌纱布,胶布固定。

3.术后护理

(1)嘱患者平卧位或半卧位休息,观察呼吸、脉搏等情况。

(2)注意观察穿刺处有无渗血或液体流出。

(3)注入药物后嘱患者转动体位,以便药液在胸腔内混匀,观察患者对注入药物的反应。

(4)记录抽出液体的色、质与量,及时送检标本。

二、胸腔闭式引流术

胸腔闭式引流术指将胸膜腔内的气体或液体引流到体外,且引流系统与大气不相通。其主要目的是将胸膜腔内的气体或液体排出;重建胸膜腔内负压,促使肺复张;平衡胸腔两侧压力,预防纵隔移位及肺萎陷。

(一)适应证

无严格量化指标,其适应原则主要有:

(1)自发性气胸,肺压缩>50%者。

(2)外伤性血、气胸,尤其外伤较重者便于连续观察引流情况,以便及时处理。

(3)大量或持续胸腔积液,需要彻底引流,便于诊断治疗者。

(4)脓胸早期彻底引流,以利于炎症消散、肺复张。

(5)胸内手术后的引流。

(二)禁忌证

(1)非胸腔内积气或积液:肺大疱、肺囊肿等。

(2)出血性疾病、接受抗凝治疗者。

(3)精神疾病或不合作者。

(4)局部皮肤感染者。

(三)并发症

(1)麻醉药过敏:严重时可引起休克。

(2)胸膜反应:头晕、面色苍白、出汗、心悸、胸部压迫感或剧痛、昏厥等。

(3)切口感染可导致胸腔感染。

（4）出血可能导致血胸。

（四）胸腔引流管的安置部位

插管部位通常选择在患侧胸部锁骨中线第 2 肋间或腋前线第 4～5 肋间。可依据体征及胸部 X 线检查结果确定。若为局限性气胸则需经 X 线检查定位后选择最佳插管部位。对于并发胸腔积液较多的气胸，插管的部位应选择在气液交界面，以利于排气同时排液。

（五）胸腔引流的装置

传统的胸腔闭式引流装置有三种，即单瓶、双瓶、三瓶。目前，各种一次性使用的塑料胸腔引流装置已被临床广泛应用。

单瓶水封系统：胸腔闭式引流瓶内装无菌生理盐水 500mL。"水封"是指瓶内的水封绝了空气，使空气不能穿透水面，只能将空气从胸膜腔内引出而不能使空气由长管进入胸膜腔。瓶盖上有 2 个孔，其中一个插有长管上连胸腔引流管、下端插至水面下 1～2cm，将胸膜腔压力维持在 10～20Pa 以下；另一个孔保持瓶内空间与大气相通作为空气通路，由胸膜腔引流出的气体浮出水面后经此孔排出。一般情况下，瓶内长管中的水柱高出水平面 8～10cm，并随呼吸上下波动。

（六）护理措施

1.引流

（1）用物准备：治疗盘 1 套、胸腔穿刺包、胸腔穿刺针、引流瓶、无菌手套、5mL 注射器 1 支、垫巾、缝线、碘伏、药品（2％利多卡因 10mL，0.9％盐水 500mL，遵医嘱准备药物）、止血钳 2 把。

（2）操作过程：

①向患者解释引流的目的和注意事项。

②配合医生，严格执行无菌操作。

③皮肤切口处要求缝合严密并固定，以免发生漏气或引流管脱出。

④打开无菌胸腔引流瓶，倒入无菌生理盐水，使长管在液面下 3～4cm，妥善固定。并在引流瓶的水位线上注明日期、时间和液量。

⑤完善护理记录：核对患者→说明目的→备齐用物→摆好体位→置入胸管→连接引流瓶→保持通畅→妥善固定→注意观察。

（3）注意事项：

①保持管道密闭，任何一处有空气进入胸膜腔都会产生正压导致肺萎陷或纵隔移位，因此要确保引流系统的密闭性。胸腔置管处以无菌敷料包盖严密。

②引流系统所有接头要连接紧密、固定妥善，随时检查引流装置是否密闭及引流管有无脱落，患者每一次改变体位时都要查看。

③若引流管自胸腔滑脱，立即用手封闭伤处皮肤，消毒处理后以凡士林纱布封闭伤口，并协助医生进一步处理。

④若引流管连接处脱落或引流瓶损坏，应立即用两把止血钳双重夹闭胸腔闭式引流管，更换引流装置。

⑤搬动患者或更换引流瓶时，双重夹闭引流管以防空气进入胸腔。

⑥瓶内长管浸入水下 3～4cm,引流瓶始终保持直立。

⑦自胸膜腔内引流出的气体进入引流瓶会产生气泡,间歇性气泡是正常的;若呼气及吸气时均产生持续性气泡,提示可能有空气渗入引流系统或胸膜腔,应立即找出渗漏点并修补;若引流系统无渗漏点但却有快速的气泡,提示发生了相当大的空气漏失(如支气管胸膜瘘),立即通知医生采取措施预防肺萎陷、纵隔偏移及皮下气肿。

2.保持引流管通畅

胸腔闭式引流主要靠重力引流,有效保持引流通畅的方法有以下几种。

(1)患者通常取半卧位,使胸腔容积增大,有利于呼吸及引流。若患者能躺向插管一侧,应密切观察勿躺在引流管上,以防压迫或扭曲胸管;侧躺时可在胸管两侧垫以折叠的毛巾以防胸管受压。

(2)经常查看引流管路是否通畅,保证胸管无扭曲或受到压迫、无血凝块堵塞等情况。观察引流管是否通畅的最简单方法是,观察引流瓶内是否有气体排出及水封瓶中水柱波动情况。术后初期,水柱波动范围较大,但随着胸膜腔内气体或液体的排出,残腔缩小,水封瓶中水柱波动范围也逐渐缩小。当水封瓶中水柱停止波动时,应根据患者情况及体征,必要时可行胸透和胸部拍摄 X 线片,以确定引流管是否被血块、脓块等堵塞,是否被胸带、敷料或缝线压迫扭曲。怀疑引流管有梗阻时,可通过挤压、旋转等方法解除梗阻,并嘱患者咳嗽、深呼吸,如以上方法均不能恢复其波动,应及时通知医生处理。

(3)使用胸腔闭式引流时,应鼓励患者深呼吸和咳嗽,不仅能清除支气管分泌物,还能促进肺扩张、促使胸膜腔内气体或液体排出。患者早期下床活动时,要妥善携带胸腔闭式引流装置。

3.严格执行无菌操作,防止逆行感染

(1)引流装置应保持无菌,水封瓶内装无菌生理盐水,更换引流瓶或其他连接管时应遵守无菌原则。

(2)保持胸壁引流口处敷料清洁、干燥,一旦渗湿,及时更换。

(3)引流瓶应低于胸壁引流口平面 60～100cm,搬运患者时应夹闭管路,以防瓶内液体反流回胸膜腔。

(4)按规定时间更换引流瓶及引流瓶内的液体(液体最长不超过 24 小时),更换时严格执行无菌操作。

4.观察记录

(1)注意观察长管中水柱波动,因为水柱波动的幅度反映无效腔及胸膜腔内负压的大小。一般情况下,水柱上下波动 4～6cm。若波动过高可能存在肺不张;若无波动提示引流管不畅或肺已完全扩张;若患者出现胸闷气促、气管向健侧偏移等肺受压的症状,应怀疑为引流管被血块阻塞,立即通知医生处理。

(2)观察引流液体的量、性质与颜色等,准确记录:胸腔手术后第一个 24 小时的引流量通常为 200～500mL。术后引流液多为血性,但若数小时后引流液仍为血性或血性引流液停止后再次出现,应考虑患者胸腔内可能发生快速的出血,要立即通知医生处理。

5.拔管

(1)一般置管引流 48～72 小时后,临床观察无气体溢出或引流量明显减少且颜色变浅,24 小时引流液＜50mL,脓液＜10mL,患者无呼吸困难,听诊患侧呼吸音正常(肺叶切除术后例外),X 线胸片示肺膨胀良好、胸膜腔内无积液积气,即可拔管。

(2)拔管时患者可坐在床边或躺在健侧,嘱患者先深吸一口气,在吸气末迅速拔出引流管,立即用凡士林纱布和厚敷料封闭胸部伤口,外加包扎固定。

(3)拔管后观察患者有无胸闷、呼吸困难、伤口漏气、渗液、出血、皮下气肿等,如有异常及时通知医生处理。

三、纤维支气管镜检查术

(一)适应证

(1)胸部 X 线阴影原因不明、肺不张、阻塞性肺炎、支气管狭窄或阻塞、胸腔积液等。

(2)原因不明的刺激性咳嗽,经 3 周抗生素治疗不缓解,疑为异物或肿瘤时。

(3)原因不明的咯血,需明确病因及出血部位。

(4)引流呼吸道分泌物、做支气管肺泡灌洗、去除异物、摘除息肉、局部止血及用药、扩张狭窄支气管或激光治疗。

(二)禁忌证

(1)严重肝、肾功能不全,极度衰弱者。

(2)严重心、肺功能不全,频发心绞痛,呼吸衰竭者。

(3)主动脉瘤有破裂危险者。

(4)两周内有支气管哮喘发作或大咯血者。

(5)出、凝血机制严重障碍者。

(6)麻醉药过敏,而又无其他药物代替者。

(三)护理措施

1.术前准备

(1)向患者说明检查目的、操作过程及有关配合注意事项,以消除紧张情绪,取得合作。

(2)详细了解病史和体格检查,评估胸片,肝功能及出、凝血时间,血小板等检查结果,对心、肺功能不佳者必要时做心电图和血气分析。

(3)术前 4 小时禁食禁水,术前半小时皮下注射阿托品 1mg;精神紧张者,肌内注射地西泮 10mg;年老体弱、病重者或肺功能不全者,给予吸氧。

(4)用物准备:纤维支气管镜;活检钳、细胞刷、冷光源等附件;吸引器;注射器;药物(1％麻黄素、2％利多卡因、阿托品、肾上腺素、生理盐水);氧气;必要时准备心电监护仪等抢救设备。

2.术中配合

(1)局部麻醉:先用 1％麻黄素喷入鼻腔,继用 2％利多卡因溶液喷雾鼻腔及咽喉部做黏膜表面麻醉,每 2～3 分钟喷雾一次,共 3 次。插入纤维支气管镜过程中,根据需要可再注入 2～

3mL 利多卡因,总量不超过 250mg。

(2)患者体位:常取仰卧位,不能平卧者可取坐位或半坐位。

(3)插入途径:一般采取经鼻腔插入,若鼻腔狭小,可通过口腔插入。气管切开患者可经气管切开处插入。

(4)按需配合医生做好吸引、活检、治疗等。

3.术后护理

(1)禁食 2 小时,以防误吸入气管。2 小时后,进温凉流质或半流质饮食。

(2)鼓励患者轻咳出痰液及血液。

(3)术后半小时内减少说话,使声带得以充分休息,如有声嘶或咽喉部疼痛,可给雾化吸入。

(4)密切观察患者是否发热、胸痛;观察呼吸道出血情况,若为痰中带血丝,一般不需特殊处理。当出血较多时,应通知医生,发生大咯血时应及时配合抢救。注意有无气急情况,少数患者可并发气胸。

(5)及时留取痰液标本送检。

(6)必要时按医嘱应用抗生素,预防呼吸道感染。

四、动脉血气分析

动脉血气分析能客观反映呼吸衰竭的性质和程度,是判断患者有无缺 O_2 和 CO_2 潴留的可靠方法,对指导氧疗、调节机械通气的各种参数以及纠正酸碱和电解质失衡均有重要的意义。

(一)适应证

(1)各种疾病、创伤或外科手术发生呼吸衰竭者。

(2)心肺复苏患者。

(3)急、慢性呼吸衰竭及进行机械通气的患者。

(二)护理措施

1.术前准备

(1)向患者说明穿刺的目的和配合的注意事项,使患者保持平静心态。

(2)用物准备:2mL 无菌注射器、肝素溶液、软木塞、静脉穿刺盘。

2.操作过程

(1)先用 2mL 无菌注射器抽吸肝素溶液 0.5mL,来回推动针芯,使肝素溶液涂布针筒内壁,然后针尖朝上,排弃针筒内的空气和多余的肝素溶液。

(2)一般可选股动脉、肱动脉或桡动脉为穿刺点进针。先用手指摸清动脉的搏动、走向和深度。常规消毒穿刺部位的皮肤及操作者的左手示指和中指,然后操作者以左手示指和中指固定患者动脉,右手持注射器将针头刺入动脉,血液将借助动脉压力推动针芯后移,采血 1mL。

(3)拔出针头后,立即用消毒干棉签压迫穿刺处,排出针筒内气泡之后将针头刺入软木塞内,以隔绝空气,并用手转动针筒数次,使血液与肝素充分混匀,以防凝血。

3.术后护理

(1)穿刺处需压 2～5 分钟,以防局部出血或形成血肿。

(2)详细填写化验单,注明采血时间、吸氧方法及浓度、机械通气参数等。

(3)采血后立即送检,以免氧逸失影响测定结果。

第二节　支气管哮喘

支气管哮喘(简称哮喘),是一种由多种炎症细胞(如嗜酸性粒细胞、肥大细胞、T 淋巴细胞、中性粒细胞和气道上皮细胞等)和细胞组分参与的气道慢性炎症性疾患。慢性炎症导致气道高反应性的产生,通常出现不同程度的广泛可逆性气流受限,并引起反复发作性的喘息、呼气性呼吸困难、胸闷或咳嗽等,常于夜间和(或)清晨发作、加重,部分患者可自行缓解或经治疗后缓解。哮喘是全球性最常见的慢性病之一,全球约有 1.6 亿患者。我国五大城市的调查资料显示,13～14 岁儿童的发病率为 3％～5％。调查发现儿童发病率高于成人,城市高于农村,发达国家高于发展中国家,成人男女患病率大致相同,约 40％患者有家族史。

一、病因与发病机制

1.病因

哮喘的病因未完全清楚,目前认为与多基因遗传有关,受遗传和环境因素的双重影响。

常见的环境激发因素有:①吸入物:如尘螨、花粉、真菌、动物毛屑、二氧化硫、氨气、杀虫喷雾剂等各种特异和非特异性吸入物,以及被动吸烟等。尘螨是最常见的室内变应原,其次是真菌;花粉是最常见的室外变应原,木本植物(树花粉)常引起春季哮喘,禾本植物(草类花粉)常引起秋季哮喘。②感染:如细菌、病毒、原虫、寄生虫等。③食物:鱼、虾蟹、蛋类、牛奶及调味类食品等。④药物:普萘洛尔(心得安)、阿司匹林等药物。⑤其他:气候变化、运动、妊娠、精神因素等。

2.发病机制

机制尚未完全阐明。多认为哮喘与变态反应、气道炎症、气道反应性增高和神经因素等有关。

(1)变态反应:哮喘主要由接触变应原触发或引起。进入具有特异性体质机体的变应原,可刺激机体通过 T 淋巴细胞的传递,调控 B 淋巴细胞产生大量特异性 IgE,并结合于肥大细胞和嗜碱性粒细胞表面的 IgE 受体。如变应原再次进入体内,可与结合在 IgE 受体上的 IgE 交联,使该细胞合成并释放多种活性介质导致平滑肌收缩、黏液分泌增加、血管通透性增高和炎性细胞浸润等。炎性细胞在介质的作用下又可分泌多种介质,使气道病变加重,炎性浸润增加而出现哮喘的临床症状。

(2)气道炎症:目前认为哮喘的本质是气道慢性炎症。哮喘均表现为肥大细胞、嗜酸性粒细胞和 T 淋巴细胞等多种炎症细胞在气道的浸润和聚集。这些炎症细胞相互作用,可分泌 50 多种炎症介质和 25 种以上的细胞因子。炎症细胞、介质和细胞因子相互作用构成复杂的网络,导致气道反应性增高、气道平滑肌收缩、黏液分泌增多和血管渗出增加。各种细胞因子及环境刺激因素可作用于气道上皮细胞,后者分泌内皮素-1 及基质金属蛋白酶并活化各种生长因子,以上因子共同作用于上皮下成纤维细胞和平滑肌细胞,使之增殖而引起气道重塑。

(3)气道高反应性(AHR):是指气道对不同刺激的平滑肌收缩反应增高,是哮喘发生发展中的一个重要因素,也可出现于长期吸烟、病毒性上呼吸道感染、接触臭氧、COPD 者等。AHR 受遗传因素的影响,常有家族倾向。一般认为气道炎症是引起气道高反应性的重要机制之一,当变应原或其他因素刺激气道后,由于炎症细胞、介质和细胞因子的参与及相互作用,气道上皮和上皮内神经的损害等可引起气道高反应性。

(4)神经机制:支气管受复杂的自主神经支配,有肾上腺素能神经、胆碱能神经和非肾上腺素能非胆碱能(NANC)神经系统。哮喘的自主神经功能障碍主要表现为迷走神经张力亢进,β 肾上腺素受体功能低下,或对 α 肾上腺素能神经的反应性增加。当 NANC 释放舒张支气管平滑肌的神经介质(如血管活性肠肽、一氧化氮)和收缩平滑肌的介质(P 物质、神经激肽、降钙素基因相关肽等)平衡失调时,可引起支气管平滑肌收缩,促进气道炎症。

二、临床表现

1.症状

典型表现为发作性伴有喘鸣音的呼气性呼吸困难,或发作性胸闷、咳嗽。干咳或咳大量白色泡沫痰。严重时出现端坐呼吸,发绀等。哮喘症状可在数分钟内发作,经数小时至数天,可自行缓解或用支气管舒张药缓解。某些患者在缓解数小时后可再次发作。在夜间及凌晨发作和加重常是哮喘的特征之一。不典型者如咳嗽变异型哮喘,可仅表现为咳嗽;运动性哮喘可表现为在剧烈运动开始后 6~10 分钟或运动停止后 2~10 分钟出现胸闷、咳嗽和呼吸困难。

2.体征

发作时典型体征为胸部呈过度充气状态,有广泛的哮鸣音,呼气音延长。辅助呼吸肌和胸锁乳突肌收缩加强。心率增快、奇脉、胸腹反常运动、发绀、意识障碍等常出现于严重哮喘患者,提示病情严重。非常严重哮喘发作时,可出现呼吸音低下,哮鸣音消失,称为寂静胸,预示病情危重,随时会出现呼吸骤停。

哮喘患者如不发作可无任何症状和体征。

3.分期

根据临床表现,哮喘可分为急性发作期、慢性持续期和缓解期。缓解期是指经治疗或未经治疗症状、体征消失,肺功能恢复到急性发作前水平,并维持 4 周以上。

支气管哮喘病情的评价分为两个部分:

(1)哮喘急性发作时严重程度的评价:哮喘急性发作是指气促、咳嗽、胸闷等症状突然发生,常伴呼吸困难,以呼气流量降低为特征,多为接触变应原等刺激物或治疗不当所致。可在数小时或数天内病情加重,偶见于数分钟内出现生命危险,对病情应作及时、正确评估,给予有效的抢救措施。

(2)慢性持续期病情的总评价:许多哮喘患者在相当长的时期,即使没有急性发作,总有不同程度和(或)不同频度的症状出现(喘息、咳嗽、胸闷等),故常根据就诊前的临床表现、控制症状的治疗药物、肺功能等进行病情的总评价。

4.并发症

发作时可出现自发性气胸、纵隔气肿和肺不张等并发症。长期反复发作和感染可并发慢性支气管炎、肺气肿、支气管扩张、肺纤维化、间质性肺炎和肺源性心脏病。

三、实验室及其他检查

1.血象及痰液检查

可有嗜酸性粒细胞升高,痰涂片可见嗜酸性粒细胞。

2.呼吸功能检查

与呼气流速有关的指标,第一秒用力呼气容量(FEV_1)、第一秒用力呼气容量占用力肺活量比值(FEV_1/FVC)、呼气流速峰值(PEFR)等均显著下降。而残气量(RV)、功能残气量(FRC)和肺总量(TLC)均增加;残气量占肺总量(RV/TLC)百分比升高。

3.血气分析

哮喘发作时可有不同程度低氧血症。在PaO_2下降的同时有$PaCO_2$升高则提示气道堵塞、病情危重。重症哮喘有呼吸性酸中毒或合并代谢性酸中毒。

4.胸部 X 线检查

哮喘发作时两肺透亮度增加,缓解期无异常。

5.过敏原检测

用放射性过敏原吸附试验(RAST)测定特异性IgE,可较正常人高2~6倍。在缓解期检查可判断过敏原,应防止发生过敏反应。

四、护理评估

(一)健康史

(1)询问患者发作时的症状、持续时间、诱发或缓解因素,了解既往治疗经过和检查。

(2)了解患者对哮喘知识的掌握程度,询问患者是否熟悉哮喘急性发作的先兆和处理方法,发作时有无按医嘱治疗。

(3)评估患者呼吸困难对日常生活、工作的影响程度,了解患者的家族史。

(4)评估引起患者哮喘发生的各种病因和诱因,如有无接触变应原、吸烟等。

(二)辅助检查

1.肺功能检查

FEV_1、FEV_1/FVC,呼气流量峰值(PEF)等有关呼气流速的指标,在哮喘发作时全部下降,经有效的支气管扩张药治疗后好转,缓解期逐渐恢复。哮喘发作时还可以有用力肺活量(FVC)降低,残气量、功能残气量、肺总量增加,残气/肺总量比值升高。

2.动脉血气分析

哮喘严重发作时可有不同程度的低氧血症、低碳酸血症、呼吸性碱中毒,病情进一步加剧,可表现呼吸性酸中毒。

3.胸部 X 线检查

哮喘发作时两肺透亮度增加,呈过度充气状态。并发感染时,可见肺纹理增加和炎症浸润阴影。

4.血液检查

发作时可有嗜酸性粒细胞增多,并发感染时白细胞和中性粒细胞增多,外源性哮喘者血清总 IgE 升高。

5.痰液检查

涂片可见较多的嗜酸性粒细胞及其退化形成的夏科-莱登结晶、黏液栓等。

6.支气管激发试验

测定气道反应性,吸入激发剂后,FEV_1 或 PEF 的下降≥20%,即可确定为支气管激发试验阳性。可作为辅助诊断和评估哮喘严重程度与预后。

7.支气管舒张试验

测定气流受限的可逆性。吸入支气管舒张药后 FEV_1 或 PEF 改善率≥15%可诊断支气管舒张试验阳性,可辅助诊断和指导用药。

8.特异性变应原检测

缓解期检测有利于判断变应原,了解导致个体哮喘发作的危险因素。

(三)心理-社会评估

哮喘急性和反复发作,可影响患者的睡眠、体力活动,应评估患者有无烦躁、焦虑、恐惧等心理反应,并注意给予心理安慰;因哮喘需要终身防治,评估患者的家庭-社会支持系统,以及对疾病治疗的信心,应加强与患者的沟通,增加患者的信心和对疾病的了解。

七、护理措施

1.生活护理

(1)发现和避免诱发因素:询问患者导致发作的因素,如能发现和避免诱发因素,有助于哮喘症状的控制,并保持环境清洁、空气新鲜。

(2)饮食护理:根据需要供给热量,必要时可静脉补充营养。禁食用可能诱发哮喘的食物,如鱼、虾、蟹、牛奶及蛋类。

2.心理护理

哮喘反复发作可以导致心理障碍,而心理障碍也会影响哮喘的临床表现和治疗效果。正确认识和处理这些心理问题,有利于提高哮喘的治疗成功率。护士应关心、体贴患者。通过暗示、说服、示范、解释、训练患者逐渐学会放松技巧及转移自己的注意力。

3.治疗配合

(1)病情观察:密切观察患者症状体征的变化,了解其呼吸困难的程度,辅助呼吸肌的活动情况,测量和记录体温、脉搏和呼吸及哮喘发作的持续时间。配合医生监测肺功能指标(FEV_1 或 PEF),进行动脉血气分析,防止出现并及时处理危及生命的严重哮喘发作。当 $PaO_2<$ $60mmHg$、$PaCO_2>50mmHg$ 时,说明患者已经进入呼吸衰竭状态。发现上述情况及时通知医生,并做相应的护理。

(2)对症护理:

①体位:让患者取坐位,将其前臂放在小桌上,背部靠着枕头,注意保暖,防止肩部着凉。

②氧疗:患者哮喘发作严重,遵医嘱给予鼻导管或面罩吸氧,改善呼吸功能。

③保持呼吸道通畅:遵医嘱给予祛痰药和雾化吸入,以湿化气道,稀释痰液,利于排痰。在气雾湿化后,护士应注意帮助患者翻身拍背,引流排痰。

④重度哮喘发作有可能导致呼吸衰竭,有窒息等危险,可准备物品行气管插管进行机械通气。因此,应备好气管插管和所需物品及各种抢救物品,配合医生抢救。

4.用药护理

(1)糖皮质激素(简称激素):是当前治疗哮喘最有效的药物。可采取吸入、口服和静脉用药。指导患者吸入药物后用清水充分漱口,使口咽部无药物残留,减轻局部反应。长期用药可引起骨质疏松等全身反应,指导患者联合用药,减轻激素的用量。口服用药时指导患者不可自行停药或减量。

(2)色甘酸钠:是一种非皮质激素抗炎药物。能预防变应原引起速发和迟发反应,以及运动和过度通气引起的气道收缩。少数病例可有咽喉不适、胸闷,偶见皮疹,孕妇慎用。

(3)$β_2$ 受体激动剂(沙丁胺醇):可舒张气道平滑肌,解除气道痉挛和增加黏液纤毛清除功能等。吸入后 5~10 分钟即可起效,药效可维持 4~6 小时,多用于治疗轻度哮喘急性发作的患者,用药方法应严格遵医嘱间隔给药。用药期间应注意观察不良反应,如心悸、低血钾和骨骼肌震颤等。但一般反应较轻,停药后症状即可消失,应宽慰患者不必担心。

(4)茶碱:具有松弛支气管平滑肌、兴奋呼吸中枢等作用。主要不良反应为胃肠道症状(恶心、呕吐),心血管症状(心动过速、心律失常、血压下降)。最好用药中监测血浆氨茶碱浓度。发热、妊娠、小儿或老年人,患有肝、心、肾功能障碍及甲状腺功能亢进者尤须慎用。

(5)其他药物:半胱氨酰白三烯受体拮抗剂主要的不良反应是胃肠道症状,通常较轻微,少数有皮疹,血管性水肿,转氨酶升高,停药后可恢复正常。吸入抗胆碱药物不良反应少,少数患者有口苦或口干感。

5.健康教育

(1)指导患者注意哮喘发作的前驱症状,自我处理并及时就医,鼓励并指导患者坚持每日定时测量呼气流量峰值(PEF),监视病情变化,记录哮喘日记。指导患者各种雾化吸入器的正确使用方法。

(2)积极参加锻炼,尽可能改善肺功能,最大限度恢复劳动能力,预防疾病向不可逆性发展,预防发生猝死。

(3)指导患者了解目前使用的每一种药物的主要作用和用药的时间、频率与方法及各种药物的不良反应。

（4）指导峰流速仪的使用：

①站立水平位握峰流速仪，不要阻挡游标移动。游标放在刻度的最基底位"0"处。

②深吸气，嘴唇包住口器，尽可能快地用力呼气。

③记录结果，将游标拨回"0"位，再重复 2 次，取其最佳值。

④当呼气流量峰值用于诊断时，首先用患者呼气流量峰值与预计值比较。儿童一般根据性别、身高而调整确定其正常范围，亦可通过 2～3 周的正规治疗及连续观察，取无症状日的下午所测 PEF 为患儿个人最佳值。若该值低于一般统计正常值的 80％，则考虑为中度发作，应调整原有治疗。

⑤$\text{PEF 变异率} = \dfrac{\text{最高 PEF} - \text{最低 PEF}}{1/2(\text{最高 PEF} + \text{最低 PEF})} \times 100\%$

当变异率＜20％提示轻度哮喘，变异率在 20％～30％为中度哮喘，变异率＞30％时为重度哮喘。

（5）指导患者识别和避免过敏原或诱因，并采取相应措施。

①在花粉和真菌最高季节应尽量减少外出。

②保持居住环境干净、无尘、无烟、窗帘、床单、枕头应及时清洗。

③避免香水、香的化妆品及发胶等可能的过敏原。

④回避宠物，不用皮毛制成的衣物或被褥。如必须拜访有宠物家庭，应提前吸入气雾剂。

⑤运动性哮喘患者在运动前应使用气雾剂。

⑥充分休息，合理饮食，定期运动，情绪放松，预防感冒。

（6）推荐患者家属参与哮喘的管理，起到监督管理的作用。

第三节　肺　炎

一、概述

肺炎是指终末气道、肺泡和肺间质等在内的肺实质的炎症。常见症状为咳嗽、咳痰或原有呼吸道症状加重，并出现脓性痰或血痰，伴或不伴胸痛。大多数患者有发热，早期肺部体征无明显异常，重症者可有呼吸困难、呼吸窘迫。可由病原微生物、理化因素、免疫损伤、过敏及药物所致，其中以感染因素最多见，是呼吸系统多发病、常见病。肺炎可以是原发病，也可以是其他疾病的并发症。老年人、儿童、伴有基础疾病或免疫功能低下者，如 COPD、心力衰竭、肿瘤、应用免疫抑制剂、器官移植、久病体衰、糖尿病、尿毒症、艾滋病等并发肺炎时病死率高。

（一）分类及特点

1.按病因分类

（1）细菌性肺炎：此病最为常见，致病菌包括：①需氧革兰氏阳性球菌，如肺炎链球菌、金黄色葡萄球菌、甲型溶血性链球菌等；②需氧革兰氏阴性杆菌，如肺炎克雷伯杆菌、流感嗜血杆菌、铜绿假单胞菌等；③厌氧杆菌，如梭形杆菌、棒状杆菌等。

（2）病毒性肺炎：如冠状病毒、腺病毒、呼吸道合胞病毒、流感病毒、麻疹病毒、巨细胞病毒等。

（3）非典型病原体所致肺炎：如支原体、衣原体、军团菌等。

（4）真菌性肺炎：如白色念珠菌、曲霉菌、放线菌等。

（5）其他病原体所致肺炎：如立克次体（如 Q 热立克次体）、弓形虫、寄生虫（如肺包虫、肺吸虫、肺血吸虫）、原虫等。

（6）理化因素所致的肺炎：如放射性损伤引起的放射性肺炎；胃酸吸入引起的化学性肺炎；吸入刺激性气体、液体等化学物质引起的化学性肺炎等。

2.按解剖学分类

（1）大叶性（肺泡性）肺炎：病原体先在肺泡引起炎症，经肺泡间孔（Cohn 孔）向其他肺泡扩散，致使部分肺段或整个肺段、肺叶发生炎症改变。典型者表现为肺实质炎症，通常不累及支气管，致病菌以肺炎链球菌最为常见。X 线胸片显示肺叶或肺段的实质阴影。

（2）小叶性（支气管性）肺炎：病变起于支气管或细支气管，继而累及终末细支气管和肺泡。支气管腔内有分泌物，故常可闻及湿啰音，无实变的体征。病原体有肺炎链球菌、葡萄球菌、病毒、肺炎支原体等。X 线显示沿肺纹理分布的不规则斑片阴影，边缘密度浅而模糊，无实变征象。

（3）间质性肺炎：以肺间质炎症为主，累及支气管壁、支气管周围间质组织及肺泡壁。因病变仅在肺间质，故呼吸道症状较轻，异常体征较少。可由细菌、支原体、衣原体、病毒或肺孢子菌等引起。X 线表现为一侧或双侧肺下部的不规则条索状阴影，从肺门向外伸展，可呈网状，其间可有小片肺不张阴影。

3.按患病环境和宿主状态分类

由于病因学分类在临床上应用及实施较为困难，而在不同环境和不同宿主所发生的肺炎病原体分布及临床表现各有不同特点，目前多按肺炎的获得环境分成两类：

（1）社区获得性肺炎（CAP）：CAP 也称院外肺炎，是指在医院外罹患的感染性肺实质炎症，包括有明确潜伏期的病原体感染而在入院后平均潜伏期内发病的肺炎。肺炎链球菌是 CAP 最主要的病原体，流感嗜血杆菌和卡他莫拉菌也是 CAP 的重要病原体，特别是合并 COPD 基础病者。非典型病原体所占比例增加，与肺炎链球菌合并存在，尤其多见于肺炎衣原体。

（2）医院获得性肺炎（HAP）：HAP 也称医院内肺炎，是指患者在入院时既不存在也不处于潜伏期，而是在住院 48 小时后在医院内（包括老年护理院、康复院等）发生的肺炎，也包括在医院内发生感染而于出院后 48 小时内发生的肺炎。多发生在老年、体弱、慢性病或危重症患者，临床症状常不典型、治疗困难、预后差、死亡率高。常见病原体为革兰氏阴性杆菌，如铜绿假单胞菌、大肠埃希菌、克雷伯杆菌等。

（二）发病机制

正常的呼吸道免疫防御机制（支气管内黏液-纤毛运载系统、肺泡巨噬细胞等细胞防御的完整性等）使气管隆凸以下的呼吸道保持无菌。是否发生肺炎取决于两个因素：病原体和宿主因素。

1.病原体的侵入

①吸入,即直接吸入或通过人工气道吸入空气中的致病菌;②误吸,包括上呼吸道定植菌及胃肠道的定植菌误吸(胃食管反流);③血行播散;④邻近感染部位蔓延。

2.机体的防御功能降低

各种因素使宿主呼吸道局部和全身免疫防御系统损害,即可发生肺炎。这些因素通常称为肺炎的易患因素,包括吸烟、酗酒、年老体弱、长期卧床,长期使用糖皮质激素或免疫抑制剂,接受机械通气及胸腹部大手术的患者。

二、护理措施

(一)护理评估

1.病史

(1)患病及治疗经过:询问本病的有关病因,如有无着凉、淋雨、劳累等诱因,有无上呼吸道感染史;有无 COPD、糖尿病等慢性病史;是否使用过抗生素、激素、免疫抑制剂等;是否吸烟,吸烟量多少。

(2)目前病情与一般状况:日常活动与休息、饮食、排便是否规律,如是否有食欲减退、恶心、呕吐、腹泻等表现。

2.身体评估

(1)一般状态:意识是否清楚,有无烦躁、嗜睡、反复惊厥、表情淡漠等;有无急性病容,鼻翼翕动;有无生命体征异常,如血压下降、体温升高或下降等。

(2)皮肤、淋巴结:有无面颊绯红、口唇发绀、皮肤黏膜出血、浅表淋巴结肿大。

(3)胸部:有无三凹征;有无呼吸频率、节律异常;胸部压痛、有无叩诊实音或浊音;有无肺泡呼吸音减弱或消失、异常支气管呼吸音、干湿啰音、胸膜摩擦音等。

3.辅助检查

(1)血常规:有无白细胞计数升高、中性粒细胞核左移、淋巴细胞升高。

(2)X 线检查:有无肺纹理增粗、炎性浸润影等。

(3)痰培养:有无细菌生长,药敏试验结果如何。

(4)血气分析:是否有 PaO_2 降低和(或)$PaCO_2$ 升高。

(二)主要护理诊断/问题

1.体温过高

与肺部感染有关。

2.清理呼吸道无效

与胸痛和气管、支气管分泌物增多、黏稠,以及疲乏有关。

3.气体交换受损

与肺实质炎症,呼吸面积减少有关。

4.疼痛

胸痛,与肺部炎症累及壁层胸膜有关。

5.潜在并发症

感染性休克、呼吸衰竭、中毒性肠麻痹。

（三）护理目标

（1）患者体温降至正常范围。

（2）有效咳嗽、咳痰后呼吸平稳,呼吸音清。

（3）发生休克时能被及时发现和得到处理,减轻其危害。

（四）护理要点

1.体温过高

（1）生活护理:发热患者应卧床休息,高热者绝对卧床休息;躁动、惊厥、抽搐者加床栏,必要时使用约束带,以防坠床。为患者提供安静、整洁、舒适的病房,室温 18～20℃,湿度 50%～60%,保持室内空气新鲜,每天通风 2 次,每次 15～30 分钟。做好口腔护理,每天两次,鼓励患者经常漱口。

（2）饮食护理:提供足够热量、蛋白质和维生素的流质饮食或半流质饮食,以补充高热引起的营养物质消耗,避免油腻、辛辣刺激性食物。轻症且能自行进食者无须静脉补液,鼓励患者多饮水,1～2L/d;失水明显,尤其是食欲减退或不能进食者可遵医嘱静脉补液,补充因发热而丢失较多的水和盐,加快毒素排泄和热量散发。心脏病或老年人应注意补液速度,避免过快导致急性肺水肿和心力衰竭。

（3）对症护理:

①高热:可采用酒精擦浴、温水擦浴、冰袋、冰帽等措施物理降温,以逐渐降温为宜,防止虚脱。寒战时注意保暖,适当增加被褥。患者出汗时,应及时补充水分,协助擦汗、更换衣服,避免受凉。有惊厥病史者要预防高热惊厥。慎用阿司匹林或其他解热药,以免大汗脱水和干扰热型的观察。

②咳嗽、咳痰。

③胸痛:可采取病侧卧位,患者胸痛剧烈难以忍受时可遵医嘱使用止痛药。

④发绀:有发绀、低氧血症者协助取半卧位或端坐位,并予以氧疗。

⑤口唇疱疹:可涂液状石蜡或抗病毒软膏,防止继发感染。

（4）病情观察:

①定时测血压、体温、脉搏和呼吸,观察热度及热型,注意咳嗽、咳痰及胸痛的变化。

②重症或老年患者密切观察神志、血压及尿量变化,早期发现休克征象。

③协助医生做好相关检查,并注意观察检查结果报告,如血常规、血气分析等的变化。

（5）用药护理:遵医嘱使用抗生素,观察疗效和不良反应。应用头孢唑林钠可出现发热、皮疹、胃肠道不适等不良反应,偶见白细胞减少和丙氨酸氨基转移酶升高;喹诺酮类药(氧氟沙星、环丙沙星)偶见皮疹、恶心等;氨基糖苷类抗生素有肾、耳毒性,老年人或肾功能减退者,应特别注意观察是否有耳鸣、头晕、唇舌发麻等不良反应的出现。

2.潜在并发症(感染性休克)

（1）病情监测:

①生命体征:有无心率加快、脉搏细速、血压下降、脉压变小、体温不升或高热、呼吸困难

等,必要时进行心电监护。

②精神和意识状态:有无精神萎靡、表情淡漠、烦躁不安、神志模糊等。昏迷者观察瞳孔大小、对光反射情况。

③皮肤、黏膜:有无发绀、肢端湿冷、体表静脉塌陷及皮肤花斑。

④出入量:有无尿量减少,疑有休克应留置导尿管,测量每小时尿量及尿比重。

⑤实验室检查:有无血气分析等指标的异常。

(2)实施抢救:

①体位:患者取仰卧中凹位,抬高头胸20°、抬高下肢30°,有利于呼吸和静脉血回流。体温不升时注意保暖。避免不必要的搬动,上护栏,防止患者坠床。

②吸氧:高流量吸氧,必要时使用面罩吸氧,维持 $PaO_2>60mmHg$。

③保持呼吸道通畅:呼吸困难时,配合医生做好气管插管、气管切开及呼吸机辅助呼吸。

④补充血容量:扩容是抗休克最关键的措施,应快速建立两条静脉通道,遵医嘱给予右旋糖酐或平衡液以维持有效血容量,降低血液黏稠度,防止弥散性血管内凝血。

⑤纠正酸中毒:有明显酸中毒者可应用5%碳酸氢钠静脉滴注,因其配伍禁忌较多,宜单独输入。

⑥血管活性药物:在补充血容量和纠正酸中毒后,末梢循环仍无改善时可遵医嘱输入多巴胺、间羟胺等血管活性药物,但应根据血压调整滴速,以维持收缩压在 $90\sim100mmHg$ 为宜,保证重要器官的血液供应,改善微循环。输注过程中要防止药液外渗,避免引起局部组织坏死和影响疗效。

⑦控制感染:联合使用抗菌药控制感染时,应注意按时输注药物,保证抗菌药的血药浓度。

⑧密切观察病情:随时监测患者一般情况、血压、尿量、血细胞比容等;监测中心静脉压,作为调整补液速度的指标,中心静脉压达到 $10cmH_2O$ 时输液应慎重,不宜过快,以免诱发急性心力衰竭。下列证据提示血容量已补足:口唇红润,肢端温暖,收缩压 $>90mmHg$,尿量 $>30mL/h$ 以上。如血容量已补足,尿量 $<400mL/d$、比重 <1.018,应怀疑急性肾衰竭,需及时报告医生。

3.护理评价

(1)患者体温恢复至正常,无胸痛不适,能进行有效咳嗽,痰容易咳出。

(2)发生休克时能被及时发现并得到处理,减轻其危害。

4.健康教育

(1)指导预防疾病。向患者及其家属讲解肺炎的病因及诱因。加强体育锻炼,增强体质,减少危险因素如吸烟、酗酒、受凉、淋雨。注意休息,劳逸结合,避免过度疲劳,感冒流行时少去公共场所,尽早防治上呼吸道感染。对年龄大于65岁或不足65岁,但有心血管疾病、肺疾病、糖尿病、酗酒、肝硬化和免疫抑制者(如 HIV 感染、肾功能衰竭、器官移植受者等)可注射肺炎疫苗。慢性病、长期卧床、年老体弱者,应注意经常改变体位、翻身、拍背,咳出气道痰液。对吸烟患者说明吸烟的危害性,劝其戒烟。

(2)疾病知识指导。遵医嘱按时服药,了解药物的作用、用法、疗程和不良反应,定期随访。

出现发热、心率增快、咳嗽、咳痰、胸痛等症状时应及时就诊。患病者给予高营养饮食,鼓励多饮水,病情危重高热者可给予清淡易消化半流质饮食。注意保暖,尽可能卧床休息。

第四节 呼吸衰竭

呼吸衰竭(简称呼衰)是指各种原因引起的肺通气和(或)换气功能严重障碍,以致在静息状态下亦不能维持足够的气体交换,导致低氧血症伴(或不伴)高碳酸血症,进而引起一系列病理生理改变和相应临床表现的综合征。

一、病因和发病机制

完整的呼吸过程包括外呼吸、气体运输和内呼吸三个环节。外呼吸中,肺通气和肺换气的任何一个环节的严重病变,都可导致呼吸衰竭。如气道阻塞性病变(COPD、重症哮喘)、肺组织病变(肺气肿、肺结核)、肺血管疾病(肺栓塞等)、胸廓与胸膜病变、神经肌肉疾病等均可引起通气/血流比例失调,导致缺氧或合并 CO_2 潴留。

具体机制如下:

(一)缺氧和 CO_2 潴留的发生机制

1.肺泡通气不足

气道阻力增加、呼吸驱动力弱、无效腔气量增加均可导致通气不足,使肺泡 O_2 分压下降和 CO_2 分压上升。

2.通气/血流比例失调

正常每分钟肺泡通气量(V)4L,肺毛细血管血流量(Q)5L,两者之比应保持在0.8,只有这样才能保证有效的气体交换。如 $V/Q>0.8$,表明通气过剩,血流不足,则形成生理无效腔增加,即为无效腔效应;$V/Q<0.8$,表明血流过剩,通气不足,使肺动脉的混合静脉血未经充分氧合进入肺静脉,则形成动静脉样分流。通气/血流比例失调,产生缺 O_2,而无 CO_2 潴留。

3.弥散障碍

肺泡弥散面积减少或呼吸膜的增厚均可影响气体的弥散。氧气弥散能力仅为 CO_2 的1/20,故在弥散障碍时产生单纯缺氧。

(二)缺氧和 CO_2 潴留对机体的影响

1.对中枢神经的影响

脑组织对缺氧最为敏感,轻度缺氧可引起注意力不集中、智力减退、定向障碍;随缺氧加重,可致烦躁不安、神志恍惚、谵妄,甚至神志丧失乃至昏迷。CO_2 潴留对大脑皮质中枢的影响分三个阶段:开始抑制皮质活动;随着 CO_2 的增加,对皮质下层刺激加强,间接引起兴奋;若 CO_2 继续升高,皮质下层明显受抑制,进入 CO_2 麻醉状态。

2.对心脏、循环的影响

缺氧可使心率加快,心搏出量增加,血压上升;缺氧和 CO_2 潴留均能引起肺动脉收缩而增加肺循环阻力,导致肺动脉高压和右心负荷加重;长期缺 O_2 可使心肌变性、坏死和收缩力降低,导致心力衰竭;CO_2 浓度增加,可使皮下浅表毛细血管和静脉扩张,表现为四肢红润、温暖、多汗;缺 O_2、CO_2 潴留和酸中毒可引起严重的心律失常。

3.对呼吸的影响

缺氧对呼吸的影响远较 CO_2 潴留的影响小。缺 O_2 主要通过颈动脉窦和主动脉体化学感受器的反射作用刺激通气,如缺氧程度缓慢加重,这种反射迟钝。CO_2 是强有力的呼吸中枢兴奋剂,CO_2 浓度增加,通气量成倍增加,但当 CO_2 浓度过高时,反而抑制呼吸中枢。慢性呼衰时,$PaCO_2$ 缓慢升高,由于机体的慢性适应效应,通气量并无相应增加,反而有所下降,此时主要靠缺氧刺激呼吸,所以慢性呼衰应给予低浓度氧疗,以防止呼吸抑制。

4.对酸碱平衡和电解质的影响

严重缺氧可抑制有氧氧化,使无氧代谢增加,使乳酸在体内堆积,引起代谢性酸中毒;酸中毒使细胞内、外离子发生转移,细胞内钾离子移出而导致高钾血症和低氯血症。由于同时有呼吸性酸中毒,CO_2 在体内潴留使血中 HCO_3^- 增加,而代谢性酸中毒对 HCO_3^- 的消耗增加,所以 pH 值可能无明显降低。

5.对肝、肾和造血系统的影响

缺氧可直接或间接损害肝功能,使 ALT 上升。持续缺氧和 CO_2 潴留使肾血管痉挛,血流量减少,尿量减少。慢性缺血可使红细胞生成素增加,促使红细胞增生,有利于增加血液携氧量,但增加了血液黏稠度,加重肺循环和右心负担。

二、分型

1.按动脉血气

(1)Ⅰ型呼衰:仅有缺氧,不伴有二氧化碳潴留或二氧化碳降低,$PaO_2 < 60\,mmHg$,$PaCO_2$ 降低或正常。

(2)Ⅱ型呼衰:既有缺氧,又伴有二氧化碳潴留。动脉血气分析为 $PaO_2 < 60\,mmHg$ 和动脉血二氧化碳分压 $PaCO_2 > 50\,mmHg$。

2.按发病急缓

(1)急性呼衰:急性呼衰是指呼吸功能原来正常,由于某些突发的致病因素,如严重肺疾患、创伤、休克、电击、急性气道阻塞等,使肺通气和(或)换气功能迅速出现严重障碍,在短时间内引起呼吸衰竭。因机体不能很快代偿,若不及时抢救,会危及患者生命。

(2)慢性呼衰:是在原有慢性呼吸道疾患的基础上,呼吸功能损害逐渐加重,若机体通过代偿适应,仍能从事个人日常生活活动,称为代偿性慢性呼吸衰竭;若因呼吸道感染,或因其他原因增加呼吸生理负担所致代偿失调,出现严重缺氧、二氧化碳潴留和酸中毒等临床表现时,则称为失代偿性慢性呼吸衰竭。

3.按病因

(1)泵衰竭:即由于呼吸驱动力不足(呼吸运动中枢)或呼吸运动受限(周围神经麻痹,呼吸肌疲劳,胸廓畸形)引起呼吸衰竭称泵衰竭。

(2)肺衰竭:由于气道阻塞,肺组织病变和肺血管病变所致的呼吸衰竭称为肺衰竭。

三、临床表现

除引起呼吸衰竭的原发病的表现外，呼吸衰竭临床表现主要是低氧血症所致的呼吸困难和多脏器功能障碍。

1.呼吸困难

这是呼吸衰竭最早出现的症状。胸闷、憋气、呼吸费力、喘息是患者最常见的主诉。多数患者有明显的呼吸困难，可表现为频率、节律和幅度的改变，且与原发病有关。如急性肺损伤患者呼吸频率增快（30～40 次/分）、深大呼吸伴鼻翼翕动；COPD 患者则呼吸浅快伴辅助呼吸肌参与的点头或提肩呼吸，发生 CO_2 麻醉时呼吸又变得浅慢；中枢性疾病或中枢神经抑制性药物所致的中枢性呼吸衰竭，表现为呼吸节律改变，呈潮式呼吸、间歇呼吸或抽泣样呼吸。

2.发绀

发绀是缺氧的典型表现。当动脉 PaO_2＜50mmHg、血氧饱和度低于 85％时，可在血流量较大的口唇、指甲出现发绀；但应注意，发绀还受还原型血红蛋白含量、皮肤色素和心血管功能等因素影响。如红细胞增多者发绀更明显，贫血者则发绀不明显或不出现；严重休克末梢循环障碍的患者，即使动脉血氧分压尚正常，也可出现发绀。

3.精神神经症状

急性呼衰的精神症状较慢性呼衰明显。急性缺氧可出现精神错乱、躁狂、昏迷、抽搐等症状。慢性缺氧多有智力或定向功能障碍。慢性呼衰伴 CO_2 潴留时，随 $PaCO_2$ 升高可表现为先兴奋后抑制现象。兴奋症状包括失眠、烦躁、躁动、夜间失眠而白天嗜睡（昼夜颠倒现象）。但此时切忌用镇静或催眠药，以免加重 CO_2 潴留，发生肺性脑病。肺性脑病表现为神志淡漠、肌肉震颤或扑翼样震颤、间歇抽搐、昏睡，甚至昏迷等。亦可出现腱反射减弱或消失，锥体束征阳性等。此时应与合并脑部病变做鉴别。

4.循环系统症状

早期多数患者有心动过速，CO_2 潴留使外周体表静脉充盈、皮肤充血、温暖多汗、血压升高、心排血量增多而致脉搏洪大；严重低氧血症、酸中毒可引起心肌损害，出现周围循环衰竭、血压下降、心律失常甚至心搏停止。肺循环血管收缩引起肺动脉高压，可发生右心衰竭而出现体循环淤血的体征。

5.消化和泌尿系统症状

严重呼吸衰竭对肝、肾功能都有影响，部分病例可出现丙氨酸氨基转移酶与血浆尿素氮升高；个别病例可出现尿蛋白、红细胞和管型。因胃肠道黏膜屏障功能损伤，导致胃肠道黏膜充血水肿、糜烂渗血或应激性溃疡，引起上消化道出血。

四、辅助检查

1.动脉血气分析

单纯 PaO_2＜60mmHg 为Ⅰ型呼吸衰竭；若伴有 $PaCO_2$＞50mmHg，则为Ⅱ型呼吸衰竭。pH 值可反映机体的代偿状况，有助于对急性或慢性呼吸衰竭加以鉴别。当 $PaCO_2$ 升高、pH

值正常时,称为代偿性呼吸性酸中毒;若 $PaCO_2$ 升高、pH<7.35,则称为失代偿性呼吸性酸中毒。

2.肺功能检测

尽管在某些重症患者肺功能检测受到限制,但肺功能检测有助于判断原发疾病的种类和严重程度。呼吸肌功能测试,能够提示呼吸肌无力的原因和严重程度。

3.胸部影像学检查

包括普通 X 线胸片、胸部 CT 和放射性核素肺通气/灌注扫描等,有助于分析引起呼吸衰竭的原因。

4.其他检查

有感染时血白细胞总数及中性粒细胞比例升高。尿常规可见红细胞、蛋白尿及管型尿。肾功能检查可有尿素氮升高。呼吸性酸中毒合并代谢性酸中毒时,常伴有高钾血症。呼吸性酸中毒合并代谢性碱中毒时,常有低钾和低氯血症。

五、治疗

呼吸衰竭总的治疗原则是:加强呼吸支持,包括保持呼吸道通畅、纠正缺氧和改善通气等。呼吸衰竭病因和诱发因素的治疗:加强一般支持治疗和对其他重要脏器功能的监测与支持。

(一)保持呼吸道通畅

对于任何类型的呼吸衰竭,保持呼吸道通畅是最基本、最重要的治疗措施。保持气道通畅的方法主要有:昏迷者应使其处于仰卧位,头后仰,托起下颌并将口打开;清除气道内分泌物及异物;若以上方法不能奏效,必要时应建立人工气道。简便人工气道主要有口咽通气道、鼻咽通气道和喉罩。若仍无效,应气管插管或切开(气管内导管)。气管内导管是重建呼吸通道最可靠的方法。

(二)氧疗

通过增加吸入氧浓度来纠正患者缺氧状态的治疗方法即为氧疗。对于急性呼吸衰竭患者,应给予氧疗。

1.吸氧浓度

确定吸氧浓度的原则是在保证 PaO_2 迅速提高到 60mmHg 或脉搏容积血氧饱和度(SpO_2)达 90%以上的前提下,尽量降低吸氧浓度。Ⅰ型呼吸衰竭给予中、高浓度(>35%~50%)给氧,可以迅速缓解低氧血症而不会引起 CO_2 潴留。Ⅱ型呼衰需要持续低浓度给氧。

2.吸氧方式

(1)鼻导管或鼻塞:简单、方便,不影响咳痰、进食。但氧浓度不恒定,易受呼吸的影响;高流量时对局部黏膜有刺激,氧流量不能大于 7L/min。吸入氧浓度与氧流量的关系:吸入氧浓度(%)=21+4×氧流量(L/min)。

(2)面罩:吸氧浓度相对稳定,可按需调节,该方法对鼻黏膜刺激小,但在一定程度上影响咳痰、进食。

（三）增加通气量、改善 CO_2 潴留

1.呼吸兴奋剂

常用的药物有尼可刹米和洛贝林，用量过大可引起不良反应。近年来这两种药物在西方国家几乎已被淘汰，取而代之的有多沙普仑，该药对镇静催眠药过量引起的呼吸抑制和COPD并发急性呼吸衰竭有显著的呼吸兴奋效果。

2.机械通气

机械通气是当机体出现严重的通气和（或）换气功能障碍时，以人工辅助通气装置（呼吸机）来改善通气和（或）换气功能。

（四）一般支持疗法

纠正电解质紊乱和酸碱平衡失调（呼吸性酸中毒、代谢性酸中毒、呼吸性碱中毒、低钾低氯等）。加强液体管理，防止血容量不足和液体负荷过大。呼吸衰竭患者由于摄入不足或代谢失衡，往往存在营养不良，需保证充足的营养及热量供给。

（五）并发症防治

呼吸衰竭往往会累及其他重要脏器，因此应及时将重症患者转入ICU，加强对重要脏器功能的监测与支持，预防和治疗肺动脉高压、肺源性心脏病、肺性脑病、肾功能不全、消化道功能障碍和弥散性血管内凝血（DIC）等。要特别注意防治多器官功能障碍综合征（MODS）。

六、护理措施

1.病情观察

呼吸衰竭往往会累及心肾等重要脏器，因此应及时将重症患者转入ICU，加强对重要脏器功能的监测与支持。

（1）神志：神志与精神的改变，对发现肺性脑病先兆极为重要。如精神恍惚、白天嗜睡、夜间失眠、多语或躁动为肺性脑病表现。若患者出现昏迷要检查瞳孔大小及对光反射、肌张力、腱反射及病理征，以判断昏迷程度。

（2）生命体征：定时测量并记录体温、脉搏、呼吸、血压。注意呼吸幅度、频率、节律的变化，辅助呼吸肌参与呼吸运动的情况。若呼吸变浅、减慢、节律不齐或呼吸暂停，为呼吸中枢受抑制的表现。病程早期患者心率加速、血压上升，后期心脏功能失代偿可致心率减慢、血压下降。

（3）痰：注意痰量、性状及排痰是否通畅。痰量及颜色的改变可直接反映感染的程度及治疗效果。如痰量增多，黄色脓性，表示感染加重；原有大量痰液突然减少，常见于快速利尿，分泌物干结，病情加重，痰栓堵塞小支气管等情况。

（4）尿量、呕吐物和粪便颜色：尿量多少，反映患者体液平衡和心、肾功能的情况。在呼吸衰竭尤其是合并心力衰竭、肾衰竭、休克患者，应每日记录出入量。呼吸衰竭患者常合并消化道出血，应注意观察呕吐物和粪便颜色，并做隐血试验，以便及早发现。

（5）皮肤黏膜：缺氧可致口唇、甲床等部位出现发绀。如发现在输液过程容易发生针头堵塞、注射部位出血或有瘀斑、皮肤黏膜自发出血等，提示呼衰合并弥散性血管内凝血的可能，应及时与医生联系，尽早采取治疗措施。

(6)动脉血气监测:遵医嘱定时采集动脉血,标本及时送检进行血气分析检查,以了解缺氧或二氧化碳潴留的程度,有无酸碱失衡。

2.保持呼吸道通畅,改善通气

通畅的呼吸道是进行各种呼吸支持治疗的前提条件。

(1)清除气道内分泌物及异物:及时清除痰液,清醒患者鼓励用力咳痰,痰液黏稠难以咳出者,可进行雾化,稀释痰液。对于咳嗽无力或昏迷患者,给予定时协助翻身、拍背,促进排痰,必要时可机械吸痰.以保持呼吸道通畅。

(2)遵医嘱应用支气管扩张剂、祛痰药、呼吸兴奋剂等。呼吸兴奋剂主要适用于以中枢抑制为主、通气量不足引起的呼吸衰竭,对以肺炎、肺水肿、弥漫性肺纤维化等病变引起的以肺换气功能障碍为主所导致的呼吸衰竭患者,一般不使用。尼可刹米是常用的呼吸中枢兴奋剂,可使呼吸加深加快,能增加通气量,还有一定的复苏作用。常规用量为 $0.375\sim0.750g$ 静脉缓慢推注,继以 $3.0\sim3.75g$ 加入 $250mL$ 或 $500mL$ 的液体中以每分钟 $25\sim30$ 滴静脉滴注。可根据动脉血气改变而调节尼可刹米用量。多沙普仑除直接兴奋呼吸中枢外,还可通过颈动脉化学感受器反射性兴奋呼吸中枢,作用强,安全范围大。应用呼吸兴奋剂时应注意:①必须保持呼吸道通畅,控制滴速,适当提高吸氧浓度。不可突然停药。②密切观察用药后反应,及时调整药量和给药速度。应用呼吸兴奋剂后,若出现颜面潮红、面部肌肉颤动、烦躁不安等现象,表示过量,应减慢滴速或停用。

(3)加强心理护理,教会患者自我放松等各种缓解焦虑的方法,以缓解呼吸困难,改善通气。

(4)对烦躁不安、失眠、Ⅱ型呼吸衰竭患者,禁用对呼吸有抑制的药物,如吗啡等,慎用镇静剂,如地西泮等,以防引起呼吸抑制。

(5)若患者昏迷,应使其处于仰卧位,头后仰,托起下颌并将口打开。患者昏迷程度逐渐加深,呼吸不规则或出现暂停,呼吸道分泌物增多,咳嗽和吞咽反射明显减弱或消失时,应立即建立人工气道,即气管插管或气管切开,使用机械通气。

(6)气道湿化:干燥的气体长期吸入将损伤呼吸道上皮细胞和支气管表面的黏液层,使痰液不易排出,细菌容易侵入而致呼吸道或肺部感染,因此,无论是经过患者自身气道或人工气道进行氧疗,均必须充分湿化呼吸道黏膜。保证患者足够液体摄入是保持呼吸道湿化最有效的措施。目前已有多种提供气道湿化用的湿化器或雾化器装置,可以直接使用或与呼吸机连接应用。湿化是否充分最好的标志是观察痰液是否容易咳出或吸出。应用湿化装置后应当记录每日湿化器消耗的液体量,以免湿化过量。

(7)氧疗:通过鼻导管或面罩吸氧,以提高 PaO_2 和血氧饱和度,改善组织缺氧。急性呼吸衰竭患者,应立即实施氧疗。慢性呼吸衰竭机体有一定的代偿和适应能力,一般将 $PaO_2<60mmHg(8kPa)$ 定为氧疗的指征,$PaO_2<55mmHg(7.33kPa)$ 必须氧疗。对于确定吸氧浓度的原则是保证 PaO_2 提高到 $60mmHg(8kPa)$ 或脉搏容积血氧饱和度(SpO_2)达 90% 以上的前提下,尽量降低吸氧浓度,以免发生氧中毒。

Ⅰ型呼吸衰竭:其主要问题为氧合功能障碍而通气功能基本正常,较高浓度($35\%\sim50\%$)或高浓度($>50\%$)给氧可以迅速缓解低氧血症而不致引起 CO_2 潴留,当 $PaO_2>70mmHg$

(9.33kPa)时应逐渐降低氧浓度。由于肺水肿和肺不张所致的肺内静脉血分流增加性缺氧,由于肺泡内充满液体和肺泡萎陷不张,若分流＞30%,即使吸纯氧也难以纠正缺氧,往往需要机械通气治疗。

Ⅱ型呼吸衰竭:如 COPD 引起的慢性呼吸衰竭,应采取低浓度(＜30%～35%)持续给氧,这样既能纠正缺氧又能防止 CO_2 潴留的加重。

3.吸氧装置

(1)鼻导管或鼻塞:主要优点为简单、方便;不影响患者咳痰、进食。缺点为氧浓度不恒定,易受患者呼吸的影响;高流量时对局部黏膜有刺激,氧流量不能大于 7L/min。吸入氧浓度与氧流量的关系:吸入氧浓度(%)＝21＋4×氧流量(L/min)。

(2)面罩:主要包括简单面罩、带储气囊无重复呼吸面罩和文丘里面罩,主要优点为吸氧浓度相对稳定,可按需调节,该方法对鼻黏膜刺激小,缺点为在一定程度上影响患者咳痰、进食。

4.纠正酸碱平衡失调和电解质紊乱

在呼吸衰竭治疗过程中,以下几种类型的酸碱平衡失调为多见。

(1)呼吸性酸中毒:主要的治疗措施是改善通气,维持有效地通气量,促进 CO_2 排出。失代偿严重者可以给予碱性药,如三羟甲基氨基甲烷(THAM);碳酸氢钠可暂时纠正 pH,但会使通气量减少,加重 CO_2 潴留,应慎用。

(2)代谢性酸中毒:多为低氧血症所致乳酸增多,血容量不足,周围循环衰竭,肾功能障碍影响酸性代谢产物的排出而引起酸中毒,其治疗是通过改善缺氧,并及时治疗引起代谢性酸中毒的因素,若 pH＜7.20,可给予碱性药。

(3)呼吸性酸中毒合并代谢性碱中毒:主要原因为快速利尿或使用激素而致低血钾、低血氯,补充碱性药过量,机械通气治疗中 $PaCO_2$ 下降过快。因此应注意在使用机械通气时避免 CO_2 排出过快,严格掌握补碱的量,在应用利尿剂时注意补充氯化钾等。若 pH＞7.45 且 $PaCO_2 \leqslant 60mmHg(8kPa)$ 时,也可考虑使用碳酸酐酶抑制剂如乙酰唑胺或精氨酸盐等药物。

(4)呼吸性碱中毒:常因过度通气,$PaCO_2$ 下降过快所致,因此应适当控制通气量。

(5)电解质紊乱:以低钾、低氯、低钠最为常见,应及时纠正。

5.预防及控制感染

呼吸道感染是呼吸衰竭最常见的诱因,尤其在安置人工呼吸机和免疫功能低下时,感染更易反复发生,且不易控制。

(1)做好基础护理,预防感染,尤其是呼吸道感染的发生。

(2)在加强痰液引流的同时,应选择有效抗生素迅速控制呼吸道感染。药物选择应综合临床表现、痰培养及药敏试验结果全面分析。

6.营养支持

营养支持对提高呼吸衰竭的抢救成功率及患者生活质量均有重要意义。呼吸衰竭患者由于呼吸增快、发热等因素,导致能量消耗增加,机体代谢处于负平衡。抢救时常规鼻饲高蛋白、高脂肪、低糖类,以及含多种维生素、微量元素的流质饮食,必要时给予静脉营养治疗。一般热量达 14.6kJ/(kg·d),病情稳定后,鼓励患者经口进食。

7.防治并发症

慢性呼吸衰竭常见的合并症是慢性肺源性心脏病、右心衰竭,急性加重时可合并上消化道出血、休克和多器官功能衰竭等,应积极防治。严重呼吸衰竭可因脑水肿、脑疝危及生命,应给予脱水治疗。一般主张以轻、中度脱水为宜,以防止脱水后血液浓缩,痰液不能排出。

8.病因治疗

协助医生积极进行相关检查,寻找引起呼吸衰竭的不同原发病,积极治疗,如处理药物中毒,治疗脑血管疾病、肌肉疾病等。

第四章 循环系统疾病的护理

第一节 循环系统专科诊疗技术及护理

一、心导管检查术

心导管检查术是通过心导管插管术进行心脏各腔室、瓣膜与血管的构造及功能的检查，包括右心导管检查与选择性右心造影、左心导管检查与选择性左心造影，其目的是明确诊断心脏和大血管病变的部位与性质、病变是否引起了血流动力学改变及其程度，为采用介入性治疗或外科手术提供依据。

（一）适应证

（1）需做血流动力学监测者，从静脉置入漂浮导管至右心及肺动脉。

（2）用于先天性心脏病，特别是有心内分流的先天性心脏病的诊断。

（3）心内电生理检查。

（4）室壁瘤需了解瘤体大小与位置以决定是否为手术指征。

（5）静脉及肺动脉造影。

（6）选择性冠状动脉造影术。

（7）心肌活检术。

（二）禁忌证

（1）感染性疾病者，如感染性心内膜炎、败血症、肺部感染等。

（2）严重心律失常及严重的高血压未加控制者。

（3）电解质紊乱、洋地黄中毒者。

（4）有出血倾向者，现有出血性疾病或正在进行抗凝治疗者。

（5）外周静脉血栓性静脉炎者。

（6）严重肝肾损害者。

（三）护理措施

1.操作前护理

（1）向患者及其家属介绍心导管检查的方法和意义、手术的必要性和安全性，以解除思想顾虑和精神紧张，必要时手术前夜口服地西泮 5mg，保证充足睡眠。

（2）指导患者完成必要的辅助检查如出凝血时间、肝肾功能、胸片和超声心动图等。

（3）根据需要行会阴部及两侧腹股沟或上肢、锁骨下静脉穿刺术区备皮及清洁。

（4）穿刺动脉者应检查两侧足背动脉搏动情况并标记，以便与术中、术后对照观察。

（5）做抗生素和碘过敏试验。

（6）行股动脉穿刺者应术前训练床上排尿。

（7）指导患者衣着舒适，术前排空膀胱。

2.操作过程

一般采用 Seldinger 经皮穿刺法，局麻后自股静脉、上肢贵要静脉或锁骨下静脉（右心导管术）或股动脉（左心导管术）插入导管到达相应部位。连续测量并记录压力，必要时采血行血气分析。插入造影导管至相应部位，注入造影剂，进行造影。

3.操作后护理

（1）休息。卧床休息，做好生活护理。

（2）局部压迫。静脉穿刺者术侧肢体制动 4～6 小时；动脉穿刺者压迫止血 30 分钟后加压包扎，以 1kg 沙袋压迫伤口 6～8 小时，穿刺侧肢体制动 24 小时。检查足背动脉搏动是否减弱或消失，观察肢体皮肤颜色与温度、感觉与运动功能有无变化等。

（3）病情观察。持续监测生命体征，注意有无心律失常，有无穿刺部位出血、血肿、血管栓塞及感染等并发症，协助医生给予抗心律失常、压迫止血、溶栓等处理。

二、冠状动脉造影术

冠状动脉造影术（CAG）是目前诊断冠心病最为可靠的方法和最主要的手段，它可提供冠状动脉病变的部位、性质、范围、侧支循环状况等准确资料，有助于选择最佳治疗方案。

（一）适应证

（1）对药物治疗中心绞痛仍较重者，为明确动脉病变情况可以考虑介入性治疗或旁路移植手术。

（2）胸痛似心绞痛而不能确诊者。

（3）中老年患者心脏增大、心力衰竭、心律失常、疑有冠心病而无创性检查未能确诊者。

（4）心肌梗死后再发心绞痛或运动试验阳性者。

（5）急性冠脉综合征拟行急诊手术者。

（二）禁忌证

（1）严重心功能不全者。

（2）外周动脉血栓性脉管炎者。

（3）造影剂过敏者。

（4）严重心动过缓者应在临时起搏保驾下手术者。

（三）护理措施

1.操作前护理

与心导管检查术相同。此外，术前进行呼吸、闭气、咳嗽训练以便术中顺利配合，术前口服抗血小板聚集药物，非术侧上肢留置静脉套管针。

2.操作过程

用特殊的导管经股动脉、肱动脉或脑动脉送到主动脉根部,分别插入左、右冠状动脉口,注入造影剂使冠状动脉及其主要分支显影。

3.操作后护理

与心导管术基本相同。此外,心电、血压监护 24 小时。术后鼓励患者多饮水,以加速造影剂的排泄。

三、经皮冠状动脉腔内血管成形术及冠状动脉内支架植入术

经皮冠状动脉腔内血管成形术(PTCA)是用以扩张冠状动脉内径,解除其狭窄,使相应心肌供血增加,缓解症状,改善心功能的一种非外科手术方法,是冠状动脉介入治疗的最基本手段。冠状动脉内支架植入术是在 PTCA 基础上发展而来的,目的是为防止和减少 PTCA 后急性冠状动脉闭塞和后期再狭窄,以保持血流通畅。

(一)适应证

1.PTCA 的适应证

(1)冠状动脉不完全狭窄,狭窄程度在 75％以上者。

(2)冠状动脉单支或多支孤立、向心性、局限性、长度<15mm 的无钙化病变者。

(3)有临床症状的 PTCA 术后再狭窄者。

(4)新近发生的单支冠状动脉完全阻塞者。

(5)冠状动脉旁路移植血管再狭窄者。

2.冠状动脉内支架植入术的适应证

(1)冠状动脉起始或近端病变者。

(2)由 PTCA 治疗引起的冠状动脉急性闭塞、血管内膜撕裂和弹性回缩病变者。

(3)血管内径≥3.0mm 者。

(二)禁忌证

1.PTCA 的禁忌证

(1)冠状动脉僵硬或钙化性、偏心性狭窄者。

(2)慢性完全闭塞伴严重钙化的病变者。

(3)多支广泛性弥漫性病变者。

(4)冠状动脉病变狭窄程度≤50％或仅有痉挛者。

(5)无侧支循环保护的左主干病变者。

2.冠状动脉内支架植入术的禁忌证

无绝对禁忌证。但有出血倾向者,血管直径≤2.0mm,主要分支血管的分叉部、血管严重迂曲的病变者不宜选用。

(三)护理措施

1.操作前护理

基本与冠状动脉造影相同。但做 PTCA 及支架植入术前必须口服抗血小板聚集药物如

阿司匹林、氯吡格雷等,停用抗凝剂如低分子肝素。

2.操作过程

PTCA 是经皮穿刺周围动脉(常用脑动脉或股动脉)将带球囊的导管送入冠状动脉到达狭窄节段,扩张球囊使狭窄管腔扩大。冠状动脉内支架植入术是将不锈钢或合金材料制成的支架植入病变的冠状动脉内,支撑其管壁,以保持腔内血流畅通。

3.操作后护理

(1)病情观察。持续心电监护 24 小时,严密观察有无心律失常、心肌缺血、心肌梗死等急性期并发症。

(2)饮食。术后即可进易消化清淡饮食,但避免过饱;鼓励患者多饮水,以加速造影剂的排泄。

(3)常规应用抗生素 3~5 天。预防感染。

(4)防止出血。一般于术后 4 小时拔除动脉鞘管,按压穿刺部位 30 分钟后,弹性绷带加压包扎,沙袋压迫 6 小时,右下肢制动 24 小时,以防止出血。如病情严重,一般于拔管后 1 小时根据出、凝血时间决定使用肝素进行抗凝治疗,为了保证剂量准确,需用输液泵控制滴速。并注意观察有无出血倾向,如穿刺点渗血、牙龈出血、血尿、便血等。

(5)生活护理。保证患者日常生活需要。

(6)活动。24 小时后指导患者逐渐增加活动量,起床、下蹲时动作应缓慢,不要突然用力,术后 1 周内避免抬重物,以防止穿刺部位再出血。1 周后有可能恢复日常生活与轻体力工作。

(7)观察有无术后负性效应的发生。如腰酸、腹胀,穿刺局部出血或血肿、栓塞、尿潴留、低血压、造影剂反应、心肌梗死等,给予相应护理。

(8)药物。继续按医嘱服用硝酸酯类、钙离子通道阻滞剂、ACEI 类药物,继续口服抗血小板聚集药物,如阿司匹林、氯吡格雷等。

(9)其他。定期监测血小板、出凝血时间的变化;指导患者不要用硬、尖物剔牙,挖鼻孔或耳道。PTCA 术后 3~6 个月约有 30% 的患者发生再狭窄,故应定期门诊随访。

四、心导管射频消融术

射频消融术(RFCA)是一种消除导致快速心律失常异常电通路的非外科手术方法。通过导管电极释放射频电流,使局部心肌组织发生凝固性坏死。射频电流是一种正弦波形,频率为 300~750kHz 的交流电流。

(一)适应证

(1)发作频繁和(或)药物治疗无效的房室折返性或房室结折返性心动过速。

(2)伴有心房颤动且心室率快速的预激综合征。

(3)持续性心房扑动。

(4)药物治疗不能满意控制心室率的心房颤动。

(5)持续性单形性室性心动过速。

(二)禁忌证

同心导管检查术。

（三）护理措施

1.操作前护理

（1）向患者及其家属讲解手术的目的、益处和可能的危险。术前一顿吃五成饱,术前6小时禁食水。为患者手术部位行清洁皮肤。备好大、小便器,练习床上排尿,去导管室前排空尿液。

（2）常规行出凝血时间、肝肾功能及超声心动图等检查。

（3）停用所有抗心律失常药物至少5个半衰期。

（4）去导管室前为患者留置静脉通路,以便术中维持静脉通路和随时注射药物。

2.操作过程

首先行电生理检查以明确诊断并确定消融靶点。选用射频消融导管引入射频电流。消融左侧房室旁路时,消融导管经股动脉逆行或股静脉经房间隔置入;消融右侧房室旁路或改良房室结时,消融导管经股静脉置入。确定电极到位后,能量5～30W放电10～60秒。重复电生理检查,确认异常传导途径或异位兴奋灶消失。

3.操作后护理

（1）局部压迫:穿刺静脉者局部仅需压迫止血3～5分钟后用无菌纱布包扎,平卧3～4小时,卧床4～6小时;穿刺动脉者局部用手压迫10～20分钟,止血后用弹性绷带包扎、沙袋压迫,平卧8～12小时,卧床12～24小时。卧床期间保持大腿伸直、切勿屈腿。避免长时间卧床,以免发生深静脉血栓。

（2）并发症观察:注意有无局部出血、血肿。观察患者如有心慌、气急、恶心、胸痛等症状及时通知医生,以便早期发现血气胸、血栓栓塞、房室传导阻滞、心脏压塞等并发症。

（3）术后3～5天每日复查心电图,遵医嘱口服抗血小板聚集药物。

五、心包穿刺术

心包穿刺术主要用于对心包积液性质的判断与协助病因的诊断,同时通过穿刺抽液可以减轻患者的临床症状。对于某些心包积液,如化脓性心包炎,经过穿刺排脓、冲洗和注药尚可起到一定的治疗作用。

（一）适应证

心脏压塞和未能明确病因的渗出性心包炎。

（二）护理措施

1.操作前护理

（1）心包穿刺术有一定危险性,应由有经验的医生操作或指导,并应在心电监护下进行穿刺,较为安全。

（2）术前需行心脏超声检查,以确定积液量与穿刺部位。

（3）心理护理:应向患者说明穿刺的意义和必要性,解除思想顾虑。

（4）健康指导:嘱患者在穿刺过程中切勿咳嗽或深呼吸,必要时术前用少量镇静剂。

(5)建立静脉通道:备静脉用阿托品,以备术中发生迷走反射时用。

2.操作过程

(1)患者取坐位或半卧位,以手术巾盖住面部,仔细叩出心浊音界,选好穿刺点。目前,多在穿刺术前采用心脏超声定位,决定穿刺点、进针方向和进针的距离。通常采用剑突与左肋弓缘夹角处进针或心尖部穿刺点。采用后者进针时,根据横膈位置高低,一般在左侧第5肋间或第6肋间心浊音界内2.0cm左右进针。

(2)常规消毒局部皮肤,术者及助手均戴无菌手套,铺洞巾。自皮肤至心包壁层以2%利多卡因做局部麻醉。

(3)术者持穿刺针穿刺,助手以血管钳夹持与其连接的导液橡皮管。在心尖部进针时,应使针自下而上,向脊柱方向缓慢刺入。剑突下进针时,应使针体与腹壁成30°～40°角,向上、向后并稍向左刺入心包腔后下部。待针尖抵抗感突然消失时,示针已穿过心包壁层,同时感到心脏搏动,此时应稍退针少许,以免损伤心脏。助手立即用血管钳夹住针体固定其深度,术者将注射器接于橡皮管上,而后放松橡皮管上止血钳。缓慢抽吸,记录液体量,留标本送检。

(4)抽液过程中注意随时夹闭胶管,防止空气进入心包腔;第一次抽液量不宜超过100mL。若抽出鲜血,立即停止抽吸,密切观察有无心脏压塞症状出现。

(5)准备好抢救器材和药品;注意观察患者的反应,如有异常,应及时抢救。

3.操作后护理

术毕夹闭橡皮管拔出针后,盖消毒纱布、压迫数分钟,用胶布固定。心包引流者需做好引流管护理。

第二节　原发性高血压病

高血压是一种以动脉压升高为主要特征,同时伴有心、脑、血管、肾等靶器官功能性或器质性损害以及代谢改变的全身性疾病。我国目前采用的高血压诊断标准是《2019年中国高血压诊治指南》,是在未用抗高血压药物情况下收缩压≥140mmHg和(或)舒张压≥90mmHg,将被认定为高血压,按血压水平将高血压分为三级。收缩压≥140mmHg和舒张压＜90mmHg单列为单纯型收缩期高血压。患者既往有高血压病史,目前正在服用抗高血压药物,血压虽然低于140/90mmHg,亦应该诊断为高血压。

临床上高血压可分为两类:第一类为原发性高血压,又称为高血压病,是一种以血压升高为主要临床表现而病因尚未明确的独立疾病,占所有高血压患者的90%～95%。第二类为继发性高血压,又称为症状性高血压,在这类疾病中病因明确,高血压仅是该种疾病的临床表现之一,血压可暂时性或持久性升高,占所有高血压患者的5%～10%。例如,继发于急慢性肾小球肾炎、肾动脉狭窄等肾脏疾病之后的肾性高血压;继发于嗜铬细胞瘤等内分泌疾病之后的内分泌性高血压;继发于脑瘤等疾病之后的神经源性高血压等。

一、病因和发病机制

(一)病因

高血压的病因尚未完全明了,可能与下列因素有关。

1.遗传因素

调查表明,60%左右的高血压病患者均有家族史,但遗传的方式未明。某些学者认为属单基因常染色体显性遗传,但也有学者认为属多基因遗传。

2.环境因素

包括饮食习惯(如饮食中热能过高以致肥胖或超重,高盐饮食等)、职业、噪声、吸烟、气候改变、微量元素摄入不足和水质硬度等。

3.神经精神因素

缺少运动或体力活动,精神紧张或情绪创伤与本病的发生有一定的关系。

(二)病理

1.心脏

左心室肥厚和扩大。

2.脑

脑血管缺血与变性、粥样硬化,形成微动脉瘤或闭塞性病变,从而发生脑出血、脑血栓、腔隙性脑梗死。

3.肾

肾小球纤维化、萎缩,肾动脉硬化,引起肾实质缺血和肾单位不断减少,从而导致肾衰竭。

4.视网膜

视网膜小动脉痉挛、硬化,甚至可能引起视网膜渗出和出血。

(三)发病机制

有关高血压发病原理的学说较多,包括精神神经源学说、内分泌学说、肾源学说、遗传学说及钠盐摄入过多学说等。各种学说各有其根据,综合起来认为高级神经中枢功能失调在发病中占主导地位,体液、内分泌因素、肾及钠盐摄入过多也参与本病的发病过程。

外界环境的不良刺激及某些不利的内在因素,可引起人体剧烈、反复、长时间的精神紧张和情绪波动,导致大脑皮质功能障碍和下丘脑神经内分泌中枢功能失调。由此可通过下列几条途径促使周围小动脉痉挛,进而形成高血压:①皮质下血管舒缩中枢形成了以血管收缩神经冲动占优势的兴奋灶,引起细小动脉痉挛,外周血管阻力增加,血压升高;②大脑皮质功能失调可引起神经垂体释放更多的血管升压素,后者可直接引起小动脉痉挛,也可通过肾素-醛固酮系统,引起钠潴留,进一步促使小动脉痉挛;③大脑皮质功能失调也可引起垂体前叶促肾上腺皮质激素(ACTH)和肾上腺皮质激素分泌增加,促使钠潴留;④大脑皮质功能失调还可引起肾上腺髓质激素分泌增多,后者可直接引起小动脉痉挛,也可通过增加心排血量进一步加重高血压。

二、临床表现

（一）症状

起病缓慢，常有头晕、头痛、耳鸣、颈部紧板、眼花、乏力、失眠，有时可有心悸和心前区不适感等症状，紧张或劳累后加重。但约有 1/5 的患者可无任何症状，在查体或出现心、脑、肾损害等并发症就诊时发现。

合并脏器受累的高血压患者，还可出现胸闷、气短、心绞痛、多尿等症状。在高血压合并动脉粥样硬化、心功能减退的患者易发生严重眩晕，常是短暂性脑缺血发作或直立性低血压、过度降压。

（二）并发症

1.高血压危象

高血压危象在高血压早期与晚期均可发生。主要表现有头痛、烦躁、眩晕、心悸、气急、视物模糊、恶心呕吐等症状，同时可伴有动脉痉挛和累及靶器官缺血症状。

诱因常是紧张、劳累、寒冷、嗜铬细胞瘤发作、突然停用降压药等。

2.高血压脑病

重症高血压患者易发生。临床表现以脑病症状和体征为特点，严重者头痛、呕吐、意识障碍、精神错乱、抽搐，甚至昏迷。

3.脑血管病

包括短暂性脑缺血发作、脑出血、脑血栓、腔隙性脑梗死等。

（三）高血压危险因素

1.主要危险因素

①年龄：男性≥55 岁，女性≥65 岁。②吸烟。③糖尿病。④高胆固醇血症，血浆胆固醇＞5.75mmol/L。⑤家族早发冠心病史，男性＜55 岁，女性＜65 岁。⑥高敏 C 反应蛋白≥1mg/dL。

2.次要危险因素

①高密度脂蛋白胆固醇（HDL－C）＜1.0mmol/L。②低密度脂蛋白胆固醇（LDL－C）＞3.3mmol/L。③肥胖，腹围男性≥85cm，女性≥80cm；或体重指数＞28kg/m²。④糖耐量异常。⑤缺乏体力活动。

三、实验室检查

相关检查有助于发现相关的危险因素、病情程度和靶器官损害。①检查尿常规。②血生化检查，如血糖、血脂、肾功能、血尿酸、血电解质。③检查眼底。④心电图。⑤超声心动图。

四、治疗原则

使血压接近或达到正常范围，预防或延缓并发症的发生是原发性高血压治疗的目的。

（一）改善生活行为

改善生活行为要从多方面做起：①减轻体重，尽量将体重指数控制在＜25kg/m²。②限制钠盐摄入,每日食盐量不超过 6g。③补充钙和钾,每日食用新鲜蔬菜 400～500g,牛奶 500mL,可以补充钾 1000g 和钙 400mg。④减少脂肪摄入,脂肪量应控制在膳食总热量的 25％以下。⑤戒烟,限制饮酒,每日饮酒量不超过 50g 乙醇的量。⑥进行低、中度等张运动,可根据年龄和身体状况选择运动方式如慢跑、步行,每周 3～5 次,每次可进行 20～60 分钟。

(二)药物治疗

1.利尿剂

利尿剂有噻嗪类、襻利尿剂、保钾利尿剂三类。使用最多是噻嗪类,如氢氯噻嗪 12.5mg, 1～2 次/天;氯噻酮 20～40mg,1～2 次/天。噻嗪类利尿剂的主要不良反应有电解质紊乱和高尿酸血症,痛风患者禁用。保钾利尿剂可引起高血钾,肾功能不全者禁用,不宜与 ACEI、ARB 合用。襻利尿剂主要用于肾功能不全者。

2.β 受体阻滞剂

常用有:美托洛尔 25～50mg,2 次/天;阿替洛尔 50～200mg,1～2 次/天。注意需要从小剂量开始,逐渐增量,主要不良反应有心动过缓和支气管收缩,急性心力衰竭、病态窦房结综合征、房室传导阻滞、外周血管病、阻塞性支气管疾病患者禁用。另外,此类药物可以增加胰岛素抵抗,还可以掩盖和延长降糖治疗的低血糖症,在必须使用时需要注意。

3.钙通道阻滞剂(CCB)

常用有:硝苯地平 5～20mg,3 次/天;维拉帕米 40～120mg,3 次/天。主要不良反应有颜面潮红,头痛,长期服用硝苯地平可出现胫前水肿。注意需要从小剂量开始,逐渐增量。

4.血管紧张素转换酶抑制剂(ACEI)

此类药物特别适用于伴有心力衰竭、心肌梗死后、糖耐量减退、糖尿病肾病的高血压患者。常用有:卡托普利 12.5～25mg,2～3 次/天;依那普利 10～20mg,2 次/天。主要不良反应有干咳、味觉异常、皮疹等。注意需要从小剂量开始,逐渐增量。高血钾、妊娠、双侧肾动脉狭窄的患者禁用。

5.血管紧张素Ⅱ受体阻滞剂(ARB)

常用有:氯沙坦 50～100mg,1 次/天;缬沙坦 80～160mg,1 次/天,可以避免 ACEI 类药物的不良反应。注意需要从小剂量开始,逐渐增量。

(三)并发症的治疗原则

及时正确处理高血压急症十分重要,在短时间内缓解病情,预防进行性或不可逆靶器官损害,降低死亡率。

1.迅速降血压

在血压严密监测的情况下,静脉给予降压药,根据血压情况及时调整给药剂量。如果病情许可,及时开始口服降压药治疗。

2.控制性降压

为防止短时间内血压骤然下降,使机体重要器官的血流灌注明显减少,要采用逐渐降压,在 24 小时内降压 20％～25％,48 小时内血压不低于160/100mmHg。如果降压后患者重要器官出现缺血的表现,血压降低幅度应更小些,在随后的 1～2 周将血压逐渐降至正常。

3.选择合适降压药

处理高血压急症应要求使用起效快、作用持续时间短、不良反应小的药物,临床上常用有硝普钠、硝酸甘油、尼卡地平、地尔硫䓬、拉贝洛尔等,一般情况下首选硝普钠。

(1)硝普钠:可扩张动脉和静脉,降低心脏前后负荷。可适用各种高血压急症,静脉滴注10～25μg/min,但需密切观察血压的变化。不良反应比较轻,可有恶心、呕吐、肌肉颤动等,本药不宜长期、大量使用,因长期、大量使用可引起硫氰酸中毒,特别是肾功能不好者。

(2)硝酸甘油:可扩张静脉,选择性扩张冠状动脉和大动脉。主要用于急性心力衰竭或急性冠脉综合征时高血压急症,起效快。密切观察血压情况下,静脉滴注5～10μg/min,然后每5～10分钟增加滴速至20～30μg/min。不良反应有心动过速、面色潮红、头痛、呕吐等。

(3)尼卡地平:本药作用快、持续时间短。在降压的同时还可以改善脑血流量,主要用于高血压危象、急性脑血管病时高血压急症。开始静脉滴注0.5μg/(kg·min),逐渐增加剂量至6μg/(kg·min)。不良反应有心动过速、面色潮红等。

(4)地尔硫䓬:本药具有降压、改善冠状动脉血流量和控制快速室上性心律失常的作用,主要用于高血压危象、急性冠脉综合征。密切观察血压情况下,5～15mg/h静脉滴注,根据血压变化调整滴速。不良反应有面色潮红、头痛等。

(5)拉贝洛尔:本药起效快,但持续时间长,主要用于妊娠或肾衰竭时高血压急症。开始缓慢静脉注射50mg,每隔15分钟重复注射一次,使用总量不超过300mg。不良反应有头晕、直立性低血压、房室传导阻滞等。

五、护理

(一)护理评估

1.身体评估

评估患者意识状态,有无注意力不集中、倦怠等表现;评估心率、双侧肢体血压变化;评估体重、腹围、腰围、BMI、膳食结构、有无水肿;评估有无留置针及留置针是否通畅、有无静脉炎、药物渗出等;评估患者排泄型态、睡眠型态是否改变。

2.病史评估

测量基础血压值及血压波动范围,评估患者高血压分级;评估患者此次发病的经过,有无头晕、搏动性头痛、耳鸣等症状,有无靶器官损害的表现;了解目前服药种类及剂量;评估患者有无心血管危险因素、既往高血压病史、家族史、过敏史;采用高血压患者生活方式调查表评估患者生活方式;了解患者有无烟酒嗜好、性格特征、自我保健知识掌握程度;了解家属对高血压病的认识及对患者给予的理解和支持情况。

3.相关辅助检查评估

评估患者在测量血压前是否做到静息30分钟,询问患者是否规律测量血压,采用何种血压计,测量血压时是否做到四定,方法是否正确。

(二)护理措施

1.一般护理

(1)患者出现症状时应立即卧床休息,监测血压变化;遵医嘱给氧,开通静脉通路,及时准确给药。

（2）皮肤护理：出现水肿的患者，密切观察其水肿出现的部位、严重程度及消退情况。双下肢水肿患者可抬高双下肢以促进静脉回流。保持皮肤清洁、床单位平整，避免皮肤破溃引发感染。

（3）合理膳食：优化膳食结构，控制能量摄入，遵医嘱给予低盐（＜3g/d）、低脂等治疗饮食。

（4）生活护理：如患者头晕严重，协助患者床上大小便。呼叫器置于患者床边可触及处，实施预防跌倒护理措施。如患者呕吐后应协助漱口，保持口腔清洁，及时清理呕吐物，更换清洁病号服及床单位。对于卧床的患者，嘱其头偏向一侧，以免误吸。若恶心、呕吐症状严重，遵医嘱应用药物治疗。告知患者待血压稳定后恶心、呕吐症状会好转。

2.病情观察

密切监测血压变化；严密观察患者神志及意识状态，有无头痛、头晕、恶心、呕吐等症状。

3.用药护理

高血压需要长期、终身服药治疗，向患者讲解服用药物的种类、方法、剂量、服药时间、药物的不良反应等。告知患者在服用降压药物期间，定时测量血压、脉搏，做好自我监测，当血压有变化时应及时就医，降压药物不可擅自增减或停药。

（1）利尿剂：通过利钠排水、降低细胞外高血容量、减轻外周血管阻力，从而达到降低血压的目的。常用药物有呋塞米、螺内酯、托拉塞米、氢氯噻嗪。①适应证：主要用于轻中度高血压，尤其是老年人高血压或并发心力衰竭时、肥胖者、有肾衰竭或心力衰竭的高血压患者。②不良反应：低钾血症、胰岛素抵抗和脂代谢异常等。

（2）β受体拮抗剂：通过抑制过度激活的交感神经活性、抑制心肌收缩力、减慢心率发挥降压作用。常用药物有美托洛尔、比索洛尔等。①适应证：主要用于轻中度高血压，尤其是静息心率较快的中青年患者或合并心绞痛者。②不良反应：心动过缓、心肌收缩抑制、糖脂代谢异常等。

（3）CCB：通过血管扩张以达到降压目的。在具有良好降压效果的同时，能明显降低心脑血管并发症的发生率和病死率，延缓动脉硬化进程。常用药物有氨氯地平、硝苯地平控释片、硝苯地平缓释片、地尔硫䓬等。①适应证：老年高血压、单纯收缩期高血压、稳定型心绞痛、脑卒中患者。②不良反应：血管扩张性头痛、颜面潮红、踝部水肿等。

（4）ACEI：通过抑制血管紧张素转换酶阻断肾素-血管紧张素系统发挥降低血压的作用。可有效降低高血压患者心力衰竭发生率及病死率。常用药物有贝那普利、福辛普利钠等。①适应证：适用于高血压伴有糖尿病、慢性肾衰竭、心力衰竭、心肌梗死后心功能不全、心房颤动、肥胖以及脑卒中患者。②不良反应：干咳、高钾血症、血管神经性水肿等。

（5）ARB：通过阻断血管紧张素Ⅱ受体发挥降压作用。常用药物有氯沙坦、缬沙坦、厄贝沙坦、替米沙坦。作用机制与ACEI相似，但更加直接。患者很少有干咳、血管神经性水肿。

4.并发症护理

（1）高血压危象护理：患者应绝对卧床休息，根据病情选择合适卧位，遵医嘱立即给予吸氧、开通静脉通路、使用降压药物。在使用药物降压过程中密切观察患者神志、心率、呼吸、血压及尿量的变化，发现异常时立即通知医生调整用药。硝普钠是治疗高血压危象的首选药物。

静脉滴注硝普钠过程中注意药物配伍禁忌,注意避光,现用现配,配制后 24 小时内使用;滴注时使用微量泵控制滴注速度,硝普钠对血管作用较强烈,可引起血压下降过快,要密切监测患者的血压变化。

(2)高血压脑病护理:严密观察患者脉搏、心率、呼吸、血压、瞳孔、神志、尿量变化,观察患者是否出现头晕、头痛、恶心、呕吐等症状。在用药过程中血压不宜降得过低、过快,对神志不清、烦躁的患者应加床挡,防止发生坠床。抽搐的患者应于上下齿之间垫牙垫,以防咬伤舌头,并注意保持患者呼吸道通畅。

(3)主动脉夹层动脉瘤护理:密切观察患者血压、心率、呼吸、血氧饱和度变化,对疑似病例的患者应密切观察患者有无疼痛发作及部位、注意双侧肢体血压有无差异,发现异常及时协助患者卧床休息、给氧并遵医嘱给予处理。

5.心理护理

高血压患者常表现为紧张、易怒、情绪不稳,这些又都是使血压升高的诱因。嘱咐患者改变自己的行为方式,培养对自然环境和社会的良好适应能力,避免情绪激动及过度紧张、焦虑,遇事要冷静、沉着,当有较大的精神压力时设法释放,向朋友、亲人倾诉或参加轻松愉快的业余活动,从而达到维持、稳定血压的目的。

6.健康宣教

(1)分层目标教育:健康教育计划的总目标可分为不同层次的小目标,每个层次目标设定为患者可以接受并通过努力能达到,前一层次目标达到后再设定下一层次目标。对不同人群、不同阶段进行健康教育也应分层、分内容进行。

(2)健康教育方法:①门诊教育:门诊可采取口头讲解,发放宣传手册、宣传单,设立宣传栏等形式开展健康教育。②开展社区调查:利用各种渠道宣传、普及高血压病相关健康知识,提高社区人群对高血压及其危险因素的认识,提高健康意识。③社会性宣传教育:利用节假日或专题宣传日(全国高血压日等),积极参加或组织社会性宣传教育、咨询活动,免费发放防治高血压的自我检测工具(盐勺、油壶、计步器等)。

(3)活动指导:嘱咐患者要劳逸结合,保证充足的睡眠。为了防止直立性低血压的发生,指导患者做到"下床三部曲":第一步将病床摇起,在床上坐半分钟;第二步将下肢垂在床旁,坐于床缘休息半分钟;,第三步站立于床旁,扶稳,活动下肢半分钟,再缓慢移步。告知患者运动可降低安静时的血压,一次 10 分钟以上、中低强度运动的降压效果可以维持 10～22 小时,长期坚持规律运动,可以增强运动带来的降压效果。嘱患者应根据血压情况合理安排休息和活动,每天应进行适当的、30 分钟以上中等强度的有氧活动,每周至少进行 3～5 次。应避免短跑、举重等短时间内剧烈使用肌肉和需要屏气的无氧运动,以免血压瞬间剧烈上升引发危险。安静时血压未能很好控制或超过 180/110mmHg 的患者暂时禁止中度及以上的运动。

(4)饮食指导:饮食以低盐(<3g/d)、低脂、低糖、清淡食物为原则。减少动物油和胆固醇的摄入,减少反式脂肪酸摄入,适量选用橄榄油,每日烹调油用量<25g(相当于 2.5 汤匙)。适量补充蛋白质,高血压患者每日蛋白质的量为每千克体重 1g 为宜,如高血压合并肾功能不全时,应限制蛋白质的摄入。主张每天食用 400～500g(8 两至 1 斤)新鲜蔬菜、1～2 个水果,对伴有糖尿病的高血压患者,在血糖控制平稳的前提下,可选择低糖或中等含糖的水果,包括苹

果、猕猴桃等。增加膳食钙摄入,补钙最有效及安全的方法是选择适宜的高钙食物,保证奶类及其制品的摄入,即 250~500mL/d 脱脂或低脂牛奶。多吃含钾、钙丰富而含钠低的食品。

(5)用药指导:高血压患者需长期坚持服药,不能自己随意增减药物种类及剂量,避免血压出现较大幅度的波动。

(6)戒烟限酒:告诫患者应做到绝对戒烟;每日酒精摄入量男性不应超过 25g,女性减半。

(7)控制体重:成年人正常体重指数为 $18.5~23.9kg/m^2$,患者应适当降低体重,减少体内脂肪含量,最有效的减重措施是控制能量摄入和增加体力活动。减肥有益于高血压的治疗,可明显降低患者发生心血管病的风险,每减少 1kg 体重,收缩压可降低 2mmHg。

(8)血压监测:告知患者及其家属做好血压自我监测,让患者出院后定期测量血压,1~2 周应至少测量一次。条件允许,可自备血压计,做到定时间、定部位、定体位、定血压计进行测量,并做好记录。

(9)延续护理:告知患者定期门诊复查。血压升高或过低、血压波动大时或出现眼花、头晕、头痛、恶心呕吐、视物模糊、偏瘫、失语、意识障碍、呼吸困难、肢体乏力等异常情况随时就医。

第三节　冠状动脉粥样硬化性心脏病

一、概述

冠状动脉粥样硬化性心脏病(CHD)简称冠心病,是指冠状动脉粥样硬化使血管腔狭窄或阻塞,和(或)因冠状动脉功能性改变(痉挛)导致心肌缺血或坏死而引起的心脏病。冠心病是大多数工业化国家人群的首要死亡原因,也是威胁人类健康最主要的非传染性疾病。据世界卫生组织 2011 年资料显示,我国冠心病死亡人数位列世界第二。

冠心病的发生是多基因的遗传因素与复杂的环境因素相互作用的结果,这些因素称为冠心病的危险因素。年龄(男性≥45 岁,女性≥55 岁或未用雌激素替代治疗的过早绝经妇女)、脂代谢异常、高血压、吸烟、糖尿病和糖耐量异常是本病最重要的危险因素;肥胖、缺少体力活动、遗传因素及摄入过多动物脂肪、胆固醇、糖和钠盐等同样增加冠心病的发生风险;近年来发现血中同型半胱氨酸升高、胰岛素抵抗增强、血中纤维蛋白原及一些凝血因子升高等也可使发生本病的风险增加。

(一)病因

冠状动脉发生粥样硬化为多种因素作用的结果,常见的危险因素或易患因素有:

1.年龄、性别

本病多发生在 40 岁以后,女性在绝经期后的发病率与男性接近。年龄和性别属于不可改变的危险因素。

2.血脂异常

脂质代谢异常是动脉粥样硬化最重要的危险因素。关系最密切的血脂异常为总胆固醇（TC）、三酰甘油（TG）、低密度脂蛋白（LDL）或极低密度脂蛋白（VLDL）升高，高密度脂蛋白尤其是载脂蛋白 A（ApoA）降低和载脂蛋白 B（ApoB）升高都被认为是危险因素。新近又认为脂蛋白（a）[Lp（a）]升高是独立的危险因素。

3.高血压

血压升高与本病密切相关，收缩压、舒张压升高都与本病关系密切。

4.吸烟

吸烟可造成动脉壁氧含量不足，促进动脉粥样硬化的形成。被动吸烟也是冠心病的危险因素。

5.糖尿病和糖耐量异常

糖尿病患者中本病发生率远较非糖尿病者为高。糖耐量减低者中也常见本病患者。

6.肥胖

体重超过标准体重 20％者，尤其是短期内体重迅速增加者易患本病。

7.遗传

有家族性高脂血症的家庭可因血脂异常而好发此病。

8.其他

缺少体力活动，进食过多的动物脂肪、胆固醇、糖和钠盐，以及 A 型性格等均为冠心病的易患因素。新近发现的危险因素还有血中同型半胱氨酸升高、胰岛素抵抗增强、血中红纤维蛋白原及一些凝血因子升高及病毒、衣原体感染等。

近年提出肥胖与血脂异常、高血压、糖尿病和糖耐量异常同时存在时称为"代谢综合征"，是本病重要的危险因素。

（二）临床分型

1979 年世界卫生组织将本病分为五型：无症状性心肌缺血、心绞痛、心肌梗死、缺血性心肌病以及猝死。近年，趋向于将本病分为急性冠脉综合征（ACS）和慢性冠心病（CAD）或称慢性缺血综合征（CIS）两大类。前者包括不稳定型心绞痛（UA）、非 ST 段抬高型心肌梗死（NSTEMI）、ST 段抬高型心肌梗死（STEMI）和冠心病猝死；后者包括稳定型心绞痛、冠脉正常的心绞痛（如 X 综合征）、无症状心肌缺血和缺血性心力衰竭（缺血性心肌病）。

WHO 将冠心病分为以下五型：

1.无症状性心肌缺血

患者无自觉症状，但静息、动态或运动心电图有 ST 段压低，T 波低平或倒置等心肌缺血性改变。

2.心绞痛

有发作性胸骨后疼痛，为一时性心肌供血不足引起。

3.心肌梗死

症状严重，由冠状动脉闭塞致心肌急性缺血性坏死所致。

4.缺血性心肌病

表现为心脏增大、心力衰竭和心律失常,为长期心肌缺血导致心肌纤维化引起。临床表现与扩张型心肌病类似。

5.猝死

因原发性心搏骤停而猝然死亡,多为缺血心肌局部发生电生理紊乱,引起严重的室性心律失常所致。

(三)发病机制

当冠状动脉的供血和心肌的需血之间产生矛盾,冠状动脉血流量不能满足心肌代谢的需要时,就可以引起心肌缺血缺氧,急剧的、暂时的缺血缺氧引起心绞痛。持续的、严重的心肌缺血可引起心肌坏死,即为心肌梗死。

当冠状动脉的管腔存在显著狭窄时(＞50％～75％),安静时尚能代偿,而运动、心动过速、情绪激动造成心肌需氧量增加时,可导致短暂的供氧和需氧之间的不平衡,这是引起大多数慢性稳定型心绞痛发作的机制。

另一些情况,由于不稳定性粥样硬化斑块发生破裂、糜烂或出血,继发血小板聚集或血栓形成导致管腔狭窄程度急剧加重,或冠状动脉痉挛,均可使心肌氧供应量减少,清除代谢产物也发生障碍,这是引起急性冠脉综合征的主要原因。但在许多情况下,心肌的缺氧是需氧量增加和供氧量减少两者共同作用的结果。

二、稳定型心绞痛

稳定型心绞痛是指在冠状动脉狭窄的基础上,由心肌负荷增加引起心肌急剧的、暂时的缺血与缺氧所致的临床综合征,以发作性胸痛为主要临床特点。

(一)病因及发病机制

给予心脏机械性刺激不引起疼痛,但心脏的缺血、缺氧则引起疼痛。正常情况下,心肌已最大限度地利用冠状动脉中的氧,当需氧量再增加时,只能靠增加冠状动脉血流量来维持。正常冠状动脉有很大扩张能力,可以通过增加血流量进行代偿。

冠状动脉粥样斑块导致管腔狭窄或扩张性减弱,限制了血流量的增加。一旦心脏负荷增加时,狭窄的冠状动脉不能明显增加心肌供血,出现心肌供血不足而发生心肌缺血缺氧、酸性代谢产物积聚,产生疼痛。

(二)临床表现

1.症状

以稳定的发作性胸痛为主要临床表现,其特点为:

(1)部位:常见于胸骨上段或中段之后,常放射至颈、咽、下颌部,左肩、左臂内侧、无名指、小指及上腹部。

(2)性质:多为压榨性、烧灼或紧缩样疼痛。

(3)持续时间:典型者持续 3～5 分钟,很少超过 15 分钟。

(4)诱因:常由体力劳动、情绪激动、饱餐、心动过速、休克、寒冷、吸烟等诱发。

(5)缓解方式：休息或含服硝酸甘油 1～5 分钟内缓解。

2.体征

心绞痛发作时,患者面色苍白、出冷汗、心率增快、血压升高,心尖部有时出现第四心音或一过性收缩期杂音等。

(三)辅助检查

1.心电图

(1)静息心电图:约 50% 以上患者为正常,也可有陈旧性心肌梗死或特异性 ST-T 改变。

(2)发作时心电图:绝大多数患者出现暂时性心肌缺血性 ST 段下移(≥0.1mV),可见 T 波的倒置。发作缓解后恢复。

(3)心电图负荷试验:通过运动增加心脏负荷,诱发心肌缺血,有助于诊断可疑心绞痛者。运动中出现典型心绞痛,ST 段水平型或下斜型压低≥0.1mV,持续 2 分钟为运动试验阳性。

(4)24 小时动态心电图:连续记录 24 小时以上的心电图,从中发现心电图 ST-T 改变和各种心律失常,并与患者的活动情况、症状进行对照和分析。活动时胸痛发作,且相应心电图呈缺血性 ST-T 改变有助于诊断。

2.冠状动脉造影

这是公认的冠心病诊断"金标准"。冠状动脉造影可显示冠状动脉主干及其主要分支,并能确定病变部位、范围、程度等。

3.放射性核素检查

利用放射性铊或锝显像显示灌注缺损,提示心肌供血不足或消失区域,对心肌缺血的诊断很有价值。

(四)治疗

调整生活方式、纠正冠心病易患因素;改善冠状动脉的血供和降低心肌耗氧,减轻症状和缺血的发作,改善生活质量;治疗冠状动脉粥样硬化,预防心肌梗死和死亡,延长寿命。

1.发作时治疗

(1)休息发作时应立即休息,一般患者在停止活动后症状逐渐消除。

(2)药物治疗较重的患者发作可选用较快速的硝酸酯类制剂。这类药物能较快地松弛血管平滑肌,除扩张冠状动脉外还使全身血管尤其是静脉扩张,从而减少回心血量,降低心脏前后负荷。该药还可减少心室容量、降低室壁张力,减少心脏机械活动、心排血量和血压,因而降低心肌耗氧量,从而缓解心绞痛。

2.缓解期的治疗

(1)一般治疗:一般不需要卧床休息,应尽量避免各种已知的可以避免的诱发因素。调节饮食,特别是一次进食不应过饱;禁烟、酒。调整日常生活与工作量;减轻精神负担,保持适当的体力活动,以不导致发生疼痛为宜。

(2)药物治疗:以改善缺血、减轻症状、改善预后的药物为主。

①减轻症状及改善缺血药物:

a.β 受体拮抗剂:能抑制心脏 β 肾上腺素受体,减慢心率、降低血压、减低心肌收缩力以减少心肌耗氧量,从而缓解心绞痛的发作和增加运动耐量。用药后要求静息心率降至 55～60

次/分,严重心绞痛患者如无心动过缓症状,可降至 50 次/分。β受体拮抗剂能降低心肌梗死后稳定型心绞痛患者死亡和再梗死的风险。推荐使用无内在拟交感活性的选择性 $β_1$ 受体拮抗剂,如美托洛尔、阿替洛尔及比索洛尔。只要无禁忌证(严重心动过缓和高度房室传导阻滞,窦房结功能混乱,支气管痉挛或支气管哮喘),β受体拮抗剂应作为稳定型心绞痛的初始治疗药物。

b.硝酸酯类制剂:为内皮依赖性血管扩张剂,能减少心肌需氧和改善心肌灌注,从而改善心绞痛的症状,并有预防和减少心绞痛发作的作用。常用的药物有二硝酸异山梨酯、单硝酸异山梨酯、硝酸甘油。长效硝酸酯制剂用于降低心绞痛发作的频率和程度,并可能增加运动耐量。长效硝酸酯制剂不适宜用于心绞痛发作的治疗,而适宜用于慢性长期治疗。每天用药时应注意给予足够的无药间期,以减少耐药性的发生。硝酸酯类药物的不良反应包括头痛、面色潮红、心率反射性加快和低血压。

c.钙通道阻滞剂:抑制钙离子进入心肌细胞及平滑肌细胞,也抑制心肌细胞-收缩耦联中钙离子的利用。因而抑制心肌收缩,减少氧耗;扩张冠状动脉,解除冠状动脉痉挛,改善心内膜下心肌的供血;扩张周围血管,降低动脉压,减轻心脏负荷;还降低血黏度,抗血小板聚集,改善心肌的微循环。常用药物有维拉帕米、硝苯地平控释片、氨氯地平、地尔硫䓬。不良反应有头痛、头晕、便秘、失眠、颜面潮红、下肢水肿、低血压等。

d.代谢性药物:曲美他嗪通过抑制脂肪酸氧化和增加葡萄糖代谢提高氧的利用率而治疗心肌缺血,缓解心绞痛。

e.中医中药治疗:以活血化瘀、芳香温通及中医辨证施治等治疗为主。常用药物有麝香保心丸、复方丹参滴丸等。

②预防心肌梗死和改善预后的药物:

a.阿司匹林:通过抑制环氧化酶和血栓烷(TXA_2)的合成达到抗血小板聚集作用。可降低心肌梗死、脑卒中或心血管性死亡的风险,所有患者只要没有用药禁忌证都应服用阿司匹林。阿司匹林最佳剂量范围为 75~150mg/d,抑制每天新生血小板的 10%。主要不良反应为胃肠道出血或阿司匹林过敏。

b.氯吡格雷:通过选择性不可逆地抑制血小板 ADP 受体而阻断 ADP 依赖激活的 GP Ⅱb/Ⅲa 复合物,有效减少 ADP 介导的血小板激活和聚集。其主要用于支架植入术后及阿司匹林有禁忌证的患者。常用维持剂量为 75mg/d,1 次口服。

c.他汀类药物:能有效降低血清总胆固醇(TC)和低密度脂蛋白胆固醇(LDL-C)含量,能延缓斑块进展,对斑块稳定和抗炎等起有益作用。患者使用他汀类药物治疗的主要目标为降低 LDL-C,根据危险程度不同,LDL-C 的目标值不同,并根据 LDL-C 水平调整剂量。常用药物有辛伐他汀、阿托伐他汀、瑞舒伐他汀。在应用药物时要严密监测氨基转移酶及肌酸激酶等生化指标,及时发现药物可能引起的肝损害和肌病。

d.血管紧张素转化酶抑制剂(ACEI)或血管紧张素受体阻滞剂(ARB):在稳定型心绞痛患者中,合并糖尿病、心力衰竭或左心室收缩功能不全的高危患者应使用 ACEI 类药物。其作用与 ACEI 降压、保护内皮功能及抗炎作用有关。常用药物有卡托普利、依那普利、培哚普利、贝那普利、雷米普利。不能耐受 ACEI 类药物者可用 ARB 类药物替代。

（3）血管重建治疗：

①经皮冠状动脉介入治疗（PCI）：是一组经皮介入治疗。对于药物治疗后仍有心绞痛发作，而且狭窄的血管中到大面积存活心肌的患者或介入治疗后复发、管腔再狭窄的患者，可考虑行 PCI 治疗，包括经皮冠状动脉腔内成形术（PTCA）、冠状动脉内支架植入术、冠状动脉内旋切术与旋磨术等。随着新型药物洗脱支架及新型抗血小板药物的应用，冠状动脉介入治疗的效果也有提高，已成为治疗本症的重要方法。

②冠状动脉旁路移植术（CABG）：通过取患者的自身大隐静脉作为旁路移植材料，一端吻合在主动脉，另一端吻合在有病变的冠状动脉段的远端；或游离内乳动脉与病变冠状动脉远端吻合，引主动脉血流以改善病变冠状动脉所供血心肌的血液供应。

（五）常见护理问题

1.疼痛

（1）相关因素：与心肌急剧、短暂的缺血、缺氧，冠状动脉痉挛有关。

（2）临床表现：阵发性胸骨后疼痛。

（3）护理措施：

①休息与活动：心绞痛发作时立即停止活动，就地休息，必要时卧床休息，并密切观察。

②心理护理：安慰患者，消除紧张不安，以减少心肌耗氧量。医护人员守候在患者床边，以增加其安全感。

③给氧。

④疼痛观察：评估胸痛部位、性质、程度、持续时间，密切观察患者神志和面色变化，嘱患者疼痛加重时，及时告知医护人员，描记疼痛发作时心电图。

⑤用药护理：a.心绞痛发作时给予硝酸甘油 0.5mg 舌下含服，1～2 分钟即开始起作用，约30 分钟作用消失。观察药物疗效，观察胸痛变化情况，监测血压、心率变化。延迟见效或完全无效时提示患者并非患冠心病或为 ACS 的可能，应及时报告医生。部分患者用药后出现面色潮红、头部胀痛、头晕、心动过速、心悸等不适，告知患者为硝酸酯类药物不良反应，以解除患者顾虑。第 1 次含用硝酸甘油时，应注意可能发生直立性低血压，嘱患者宜平卧片刻。b.应用他汀类药物时，应注意监测氨基转移酶及肌酸激酶等生化指标，及时发现药物可能引起的肝损害和肌病，尤其在采用大剂量他汀类药物进行强化调脂治疗时，应注意监测药物的安全性。

⑥减少或避免诱因：做好患者宣教工作，避免过度劳累、情绪激动，保持大便通畅，禁烟酒。

2.活动无耐力

（1）相关因素：与心肌氧的供需失调有关。

（2）临床表现：疲乏无力、活动持续时间短。

（3）护理措施：

①评估活动受限的程度：评估患者心绞痛严重程度及活动受限程度。

②制订合理的活动计划：心绞痛发作时应立即停止活动，缓解期一般不需要卧床休息。鼓励患者参加适当的体力劳动和体育锻炼，循序渐进，最大活动量以不发生心绞痛症状为度。避免精神紧张的工作和长时间工作。适当运动有利于侧支循环建立，提高患者活动耐力。

③活动中不良反应的观察与处理：观察活动中有无呼吸困难、胸痛、脉搏增快等问题。一

且出现症状,立即停止活动,并及时予以处理,如含服硝酸甘油、吸氧等。

3.焦虑

(1)相关因素:与心绞痛反复发作、疗效不理想有关。

(2)临床表现:睡眠不佳,缺乏自信心、思维混乱。

(3)护理措施:

①向患者讲解心绞痛的治疗是一个长期过程,需要有毅力,鼓励其说出内心的想法,针对其具体心理情况给予指导和帮助。

②心绞痛发作时,尽量陪伴患者,多与患者沟通,指导患者掌握心绞痛发作的有效应对措施。

③及时向患者分析讲解疾病好转信息,增强患者的治疗信心。

④告知患者不良的心理状况对疾病的负面影响,鼓励患者进行舒展身心的活动,如看报纸、听音乐等,转移患者注意力。

4.知识缺乏(特定的)

(1)相关因素:与缺乏知识来源,认知能力有限有关。

(2)临床表现:患者不能说出心绞痛相关知识,不知道如何避免相关诱发因素。

(3)护理措施:

①避免诱发心绞痛的相关因素:如情绪激动、饱食、焦虑不安等不良心理状态。

②告知患者心绞痛的症状为胸骨后疼痛,可放射至左臂、颈、胸,常为压迫或紧缩感。

③指导患者服用硝酸甘油的注意事项。

④提供简单易懂的书面或影像资料,使患者了解自身疾病的相关知识。

(六)健康教育

1.心理指导

告知患者需保持良好心态,因精神紧张、情绪激动、饱食、焦虑不安等不良心理状态可诱发和加重病情。患者常因不适而烦躁不安,且伴恐惧,此时鼓励患者表达感觉,告知尽量做深呼吸、放松情绪才能使疾病尽快消除。

2.饮食指导

(1)减少饮食热能,控制体重:少量多餐(每天 4～5 餐),晚餐尤应控制进食量,饭后散步,切忌暴饮暴食,避免过饱;减少脂肪总量,限制饱和脂肪酸和胆固醇的摄入量,增加不饱和脂肪酸;限制单糖和双糖摄入量,供给适量的矿物质及维生素,戒烟戒酒。

(2)在食物选择方面,应适当控制主食和含糖零食:多吃粗粮、杂粮,如玉米、小米、荞麦等;禽肉、鱼类,以及核桃仁、花生、葵花籽等硬果类含不饱和脂肪酸较多,可多食用;多食蔬菜和水果,尤其是超体重患者,更应多选用带色蔬菜,如菠菜、油菜、番茄,以及带酸味的新鲜水果,如橘子、山楂;多食用豆油、花生油、菜油及香油等植物油;蛋白质按劳动强度供给,冠心病患者蛋白质按 2g/kg 供给。尽量多食用黄豆及其制品,如豆腐、豆干等,其他如绿豆、赤豆。

(3)禁忌食物:忌烟、酒、咖啡,以及辛辣的刺激性食品;少用猪油、黄油等动物油烹调;禁用动物脂肪高的食物,如猪肉、牛肉、羊肉及含胆固醇高的动物内脏、动物脂肪、动物脑髓、贝类、乌贼鱼、蛋黄等;食盐不宜多用,每天 2～4g;含钠味精也应适量限用。

3.作息指导

制订固定的日常活动计划,避免劳累。避免突发性的劳力动作,尤其在较长时间休息以后。如凌晨起来后活动动作宜慢。心绞痛发作时,应停止所有活动,卧床休息。频发或严重心绞痛患者,应绝对卧床休息,严格限制体力活动。

4.用药指导

(1)硝酸酯类:硝酸甘油是缓解心绞痛的首选药物。

①心绞痛发作时可用短效制剂1片舌下含服,勿吞服,1~2分钟即开始起作用,一般可持续30分钟。如药物不易溶解,可轻轻嚼碎继续含化。

②应用硝酸酯类药物时可能出现头晕、头胀痛、头部跳动感、面红、心悸等症状,继续用药数日后可自行消失。

③硝酸甘油应储存在棕褐色的密闭小玻璃瓶中,防止受热、受潮,使用时应注意有效期,每6个月需更换药物。如果含服药物时无舌尖麻刺、烧灼感,说明药物已失效,不宜再使用。

④为避免直立性低血压所引起的晕厥,用药后患者应平卧片刻,必要时吸氧。长期反复应用会产生耐药性而效力降低,但停用10天以上,复用可恢复效力。

(2)长期服用β受体拮抗剂:如使用阿替洛尔(氨酰心安)、美托洛尔(倍他乐克)时,应指导患者用药。

①不能随意突然停药或漏服,否则会引起心绞痛加剧或心肌梗死。

②应在饭前服用,因食物能延缓此类药物吸收。

③用药过程中注意监测心率、血压、心电图等。

(3)钙通道阻滞剂:目前不主张使用短效制剂(如硝苯地平),以减少心肌耗氧量。

5.特殊及行为指导

(1)寒冷刺激可诱发心绞痛发作,不宜用冷水洗脸,洗澡时注意水温及时间。外出应戴口罩或围巾。

(2)患者应随身携带心绞痛急救盒(内装硝酸甘油片)。心绞痛发作时,立即停止活动并休息,保持安静。及时使用硝酸甘油制剂,如片剂舌下含服,喷雾剂喷舌底1~2下,贴剂粘贴在心前区。如果自行用药后,心绞痛未缓解,应请求协助救护。

(3)有条件者可以吸入氧气,使用氧气时,避免明火。

(4)患者洗澡时应告诉家属,不宜在饱餐或饥饿时进行,水温勿过冷过热,时间不宜过长,门不要上锁,以防发生意外。

(5)与患者讨论引起心绞痛的发作诱因,确定患者需要的帮助,总结预防发作的方法。

6.病情观察指导

注意观察胸痛的发作时间、部位、性质、有无放射性及伴随症状,定时监测心率、心律。若心绞痛发作次数增加,持续时间延长,疼痛程度加重,含服硝酸甘油无效者,有可能是心肌梗死先兆,应立即就诊。

7.出院指导

(1)减轻体重,肥胖者需限制饮食热量及适当增加体力活动,避免采用剧烈运动,防治各种可加重病情的疾病,如高血压、糖尿病、贫血、甲状腺功能亢进等。特别要控制血压,使血压维持在正常水平。

（2）慢性稳定型心绞痛患者大多数可继续正常性生活，为预防心绞痛发作，可在 1 小时前含服硝酸甘油 1 片。

（3）患者应随身携带硝酸甘油片以备急用，患者及其家属应熟知药物的放置地点，以备急需。

三、非 ST 段抬高型急性冠脉综合征

不稳定型心绞痛（UA）和非 ST 段抬高型心肌梗死（NSTEMI）主要为冠状动脉严重狭窄和（或）易损斑块破裂或糜烂所致的急性血栓形成，伴或不伴血管收缩、微血管栓塞，引起冠状动脉血流减低和心肌缺血的一组临床综合征。合称为非 ST 段抬高型急性冠脉综合征（NSTE－ACS）。UA/NSTEMI 的发病机制和临床表现相当，但严重程度不同。其区别主要看缺血是否严重到导致心肌损伤，并且可以定量检测到心肌损伤的生物标志物。UA 患者血清心肌损伤标志物在正常范围，若伴有血清心肌标志物明显升高，即可确立 NSTEMI 的诊断。

（一）病因和发病机制

NSTE－ACS 有着共同的病理生理学基础，即冠状动脉严重狭窄和（或）易损斑块破裂或糜烂、溃疡，并发血栓形成、血管收缩、微血管栓塞等导致急性或亚急性的心肌供氧减少和心肌缺血。

1.斑块破裂和糜烂

易损斑块的最常见形态学特征包括纤维帽较薄、脂核大、平滑肌细胞密度低、富含单核巨噬细胞和组织因子。

易损斑块破裂的主要机制包括单核巨噬细胞或肥大细胞分泌的蛋白酶（如胶原酶、凝胶酶、基质溶解酶等）消化纤维帽使斑块纤维帽变薄；动脉壁压力、斑块位置和大小、血流对斑块表面的冲击；冠状动脉内压力升高、血管痉挛、心动过速时心室过度收缩和扩张所产生的剪切力以及斑块滋养血管破裂，诱发与正常管壁交界处的斑块破裂。斑块糜烂多见于女性、糖尿病和高血压患者，此时血栓附着于斑块表面，而斑块破裂后血栓可进入斑块的脂核内，并导致斑块的迅速生长。易损性斑块内炎性细胞如巨噬细胞、肥大细胞和激活的 T 淋巴细胞等的含量显著升高，提示炎症过程在斑块破裂中起重要作用。

2.血小板聚集和血栓形成

血栓形成在 NSTE－ACS 进展中发挥核心作用，斑块破裂后脂核暴露于管腔，而脂核是高度致血栓形成物质，并且富含组织因子。血栓形成通常发生在斑块破裂或糜烂处，从而导致管腔狭窄程度的急剧变化，进一步导致管腔的不完全性或完全性闭塞。不同于 ST 段抬高型心肌梗死时含大量纤维蛋白和红细胞的红色血栓，NSTE－ACS 的血栓为富含血小板而少含纤维蛋白（白色血栓），脱落的血栓碎片或斑块成分可沿血流到远端引起微血管的栓塞，导致局灶性心肌梗死。

2.血管收缩

富含血小板的血栓可释放诸如血清素、血栓素 A2 等缩血管物质，引起局部及远端血管、

微血管的收缩。NSTE-ACS时,内皮功能不全促使血管释放收缩介质(如内皮素-1)、抑制血管释放舒张因子(如前列环素、内皮衍生的舒张因子),引起血管收缩。这些因素在变异型心绞痛发病中占主导地位。

少数 NSTE-ACS 由非动脉粥样硬化性疾病所致,如其他原因导致的急性冠状动脉供血不足(血管痉挛性心绞痛、冠状动脉栓塞和动脉炎),非冠状动脉原因导致的心肌供氧,需氧不平衡(低血压、严重贫血、高血压、心动过速、严重主动脉瓣狭窄等)。

(二)临床表现

1.症状

UA 和 NSTEMI 胸部不适的部位及性质与典型的稳定型心绞痛相似,但通常程度更重,持续时间更长,可达 30 分钟,胸痛可在休息时发生。UA 和 NSTEMI 的临床表现一般具有以下三个特征之一:

(1)静息时或夜间发生心绞痛,常持续 20 分钟以上。

(2)新近发生的心绞痛(病程在 2 个月内)且程度严重。

(3)近期心绞痛逐渐加重(包括发作的频率、持续时间、严重程度和疼痛放射到新的部位)。发作时可有出汗、恶心、呕吐、心悸或呼吸困难等表现;而原来可以缓解心绞痛的措施此时变得无效或不完全有效。不稳定型心绞痛严重度分级见表 4-3-1。

表 4-3-1　Braunwald 不稳定型心绞痛严重度分级

严重程度	定义	1 年内死亡率或心肌梗死率
Ⅰ 级	严重的初发型或恶化型心绞痛,无静息时疼痛	7.3%
Ⅱ 级	亚急性静息型心绞痛(在就诊前 1 个月内发生),但近 48 小时内无发作	10.3%
Ⅲ 级	急性静息型心绞痛,在 48 小时内有发作	10.8%

2.体征

胸痛发作时可出现脸色苍白、皮肤湿冷;可闻及一过性收缩期杂音。

(三)辅助检查

1.心电图

症状发作时的心电图有重要诊断意义,UA 患者症状发作时主要表现为 ST 段压低,其心电图变化随症状缓解而完全或部分消失,如心电图变化持续 12 小时,常提示发生 NSTEMI。NSTEMI 常有持续性 ST 段压低≥0.1mV 或伴对称性 T 波倒置,相应导联 R 波电压进行性降低,ST 段和 T 波的改变常持续存在。

2.心肌标志物检查

心肌血清标志物是鉴别 UA 和 NSTEMI 的主要标准。UA 时,心肌标志物一般无异常增高,若 cTnT 及 cTnI 超过正常值,则可考虑 NSTEMI 的诊断。

3.其他

冠状动脉造影和其他侵入性检查。

(四)诊断

根据典型的胸痛症状和辅助检查尤其是心电图改变,结合冠心病危险因素,非 ST 段抬高型 ACS 可确诊。UA 与 NSTEMI 的鉴别主要参考心电图上 ST–T 改变的持续时间和血清心肌标志物检测结果。

（五）治疗

应及早发现、及早住院,连续监测心电图,以发现缺血和心律失常;多次测定血清心肌标志物。UA 或 NSTEMI 的治疗目标是稳定斑块、缓解心肌缺血以及改善长期预后。

1.一般治疗

不稳定型心绞痛患者应收治 CCU,卧床休息 12～24 小时,给予心电监护。有明确低氧血症患者或存在左心室衰竭患者需给氧。病情稳定或血运重建后症状控制可建议循序渐进的活动。最初 2～3 天给予流食,症状缓解后可给予易消化的半流食,少量多餐。保持大便通畅,避免便秘,必要时可给予缓泻剂。

2.抗栓治疗

可预防冠状动脉内进一步血栓形成、促进内源性纤溶酶原活性溶解血栓,包括抗血小板和抗凝两部分。

3.抗心肌缺血治疗

包括应用 β 受体拮抗剂、硝酸酯类药物、镇痛剂、钙离子通道阻滞剂。

4.其他药物治疗

长期应用 ACEI 对预防再发缺血事件和死亡、改善心室重构有益;他汀类调脂药物除了对血脂的调节作用外,还可以稳定斑块、改善内皮细胞功能。

5.其他

血运重建治疗。

（六）护理

1.护理评估

(1)身体评估:

①一般状态:评估患者精神、活动耐力、饮食状况。评估患者体重、BMI、腰围、腹围。

②生命体征:评估患者体温、血压、脉搏、呼吸、意识、末梢循环情况等。

(2)病史评估:除了解患者是否具有冠心病的危险因素外,重点评估心绞痛发作特点、心绞痛严重分级、心肌酶学的变化及危险分层。危险分层的内容包括病史、疼痛特点、临床表现、心电图、心脏标志物等。评估患者服药情况:既往是否服药、服药种类以及服药后反应。评估患者对疾病知识及诱因相关知识的掌握程度、合作程度、心理状况(如患者有无焦虑、抑郁等表现)。

(3)其他:评估患者的活动能力,判断患者发生跌倒、坠床、压疮的危险程度。

2.护理措施

(1)一般护理:

①患者应卧床休息 12～24 小时,给予持续心电监护。

②保持病室环境安静,使患者充分休息;对患者进行必要的解释和鼓励,使其积极配合治疗,解除其焦虑和紧张情绪,减轻其心脏负担。

③有明确低氧血症(动脉血氧饱和度≤92%)或存在左心室功能衰竭者,遵医嘱给氧。

④疾病最初 2～3 天以流质饮食为主,以后随症状减轻而逐渐增加易消化的半流食,宜少量多餐,钠盐和液体的摄入量应根据尿量、呕吐量及有无心衰症状而做调整,告知患者其治疗饮食的目的和作用。

⑤病情稳定或血运重建、症状控制后,鼓励患者早期、循序渐进地活动。

⑥告知患者排便时避免用力,可通过增加饮食中膳食纤维的含量或按摩腹部来促进肠蠕动,必要时遵医嘱给予缓泻剂。

(2)病情观察:

①遵医嘱每日和(或)出现症状时做心电图检查,标记胸前导联位置,观察心电图的动态演变。

②必要时给予心电监护,观察患者心率、心律、血压、血氧饱和度的情况。每 24 小时更换电极片及粘贴位置,避免影响监护效果,减少粘胶过敏发生。按时记录各项指标数值,如有变化及时通知医生。

③准确记录患者出入量。

④保证输液管路通畅,按时观察输液泵工作状态,确保药液准确输注。观察穿刺部位,预防静脉炎及药物渗出。

(3)用药护理:

①应用硝酸甘油时,应注意用法是否正确、胸痛症状是否改善;使用静脉制剂时,应遵医嘱严格控制输液速度,观察用药后反应,同时告知患者由于药物扩张血管会导致面部潮红、头部胀痛、心悸等不适,以解除患者顾虑。

②应用他汀类药物时,定期监测血清氨基转移酶及肌酸激酶等生化指标。

③应用阿司匹林时,建议饭后服用,以减少恶心、呕吐、上腹部不适或疼痛等胃肠道症状。观察患者是否出现皮疹、皮肤黏膜出血等不良反应,如发生,及时通知医生。

④应用 β 受体拮抗剂时,监测患者心率、心律、血压变化。嘱患者在改变体位时动作应缓慢。

⑤应用低分子肝素等抗凝药物时,注意口腔、黏膜、皮肤、消化道等部位出血情况。

⑥应用吗啡的患者,应观察患者有无呼吸抑制,以及使用后疼痛程度改善的情况。

(4)心理护理:患者反复发作胸痛,使其常有紧张不安或焦虑的情绪,应向患者做好解释,减轻患者的心理压力。护士应态度和蔼,多关心体贴患者,观察病情细致,技术操作娴熟、有条不紊,以取得患者信任。向患者详细解释病情,使患者对所患疾病有所了解,同时和患者及其家属就病情变化进行沟通,强调治疗的正面效果,使患者增强康复信心。

(5)健康教育:

①指导患者改变生活方式,合理膳食,增加膳食纤维和维生素,少食多餐,避免暴饮暴食,戒烟限酒。

②告知患者心绞痛发作时安静卧床休息,缓解期应以有氧运动为主,如散步、打太极、骑车、游泳等,运动前做好准备活动并备好硝酸甘油,如有不适应立即停止运动。生活作息规律,保证充足睡眠。保持大便通畅,避免过度用力加重心脏负荷。

③指导患者出院后遵医嘱服药,不擅自增减药量或停药,做好药物不良反应的自我监测。

随身携带硝酸甘油以备急需。硝酸甘油应在棕色避光瓶内保存并放于干燥阴凉处,开封6个月后不再使用,及时更换,以确保疗效。告知服用他汀类药物的患者,如出现肌痛、肝区胀痛等症状时及时就医。

④病情监测指导:教会患者及其家属心绞痛发作时缓解胸痛的方法,胸痛发作时应立即停止活动或舌下含服硝酸甘油,如含服硝酸甘油后胸痛不能缓解,或心绞痛发作比以往频繁、程度加重、疼痛时间延长,应及时就医。定期复查心电图、血压、血脂、肝功能。

四、急性 ST 段抬高型心肌梗死

急性 ST 段抬高型心肌梗死(STEMI)主要是由于冠状动脉粥样硬化斑块破裂或糜烂和血栓形成,导致冠状动脉血供急剧减少或中断,使相应供血的心肌严重而持久地缺血导致心肌坏死,心电图表现为 ST 段抬高。

我国推荐使用第三版"心肌梗死全球定义",将心肌梗死分为五型六类。

1 型:自发性心肌梗死。由于动脉粥样斑块破裂、溃疡、裂纹、糜烂或夹层,引起一支或多支冠状动脉血栓形成,导致心肌血流减少或远端血小板栓塞伴心肌坏死。患者大多有严重的冠状动脉病变,少数患者冠状动脉仅有轻度狭窄甚至正常。

2 型:继发于心肌氧供需失衡的心肌梗死。除冠状动脉病变外的其他情形引起心肌需氧与供氧失衡,导致心肌损伤和坏死,如冠状动脉内皮功能异常、冠状动脉痉挛或栓塞、心动过速/过缓性心律失常、贫血、呼吸衰竭、低血压、高血压伴或不伴左心室肥厚。

3 型:突发、未预料到的心脏性死亡。心脏性死亡伴心肌缺血症状和新的缺血性心电图改变或左束支阻滞,但无心肌损伤标志物检测结果。

4a 型:经皮冠状动脉介入治疗(PCI)相关心肌梗死。基线心肌肌钙蛋白(cTn)正常的患者在 PCI 后 cTn 升高超过正常上限 5 倍;或基线 cTn 升高的患者,PCI 术后 cTn 升高≥20%,然后稳定下降。同时发生:①心肌缺血症状;②心电图缺血性改变或新发左束支阻滞;③造影示冠状动脉主支或分支阻塞或持续性慢血流或无复流或栓塞;④新的存活心肌丧失或节段性室壁运动异常的影像学表现。

4b 型:支架血栓形成引起的心肌梗死。冠状动脉造影或尸检发现支架植入处血栓性阻塞,患者有心肌缺血症状和(或)至少 1 次心肌损伤标志物高于正常上限。

5 型:外科冠状动脉旁路移植术(CABG)相关心肌梗死。基线 cTn 正常患者,CABG 后 cTn 升高超过正常上限 10 倍,同时发生:①新的病理性 Q 波或左束支阻滞;②血管造影提示新的桥血管或自身冠状动脉阻塞;③新的存活心肌丧失或节段性室壁运动异常的影像学证据。

(一)病因和发病机制

STEMI 的基本病因是冠脉粥样硬化(偶为冠脉栓塞、炎症、先天性畸形、痉挛和冠状动脉阻塞所致),造成一支或多支管腔狭窄和心肌血供不足,而侧支循环未充分建立。在此基础上,一旦血供急剧减少或中断,使心肌严重而持久地急性缺血达 20~30 分钟以上,即可发生急性心肌梗死(AMI)。

大量的研究已证明,绝大多数的 AMI 是由于不稳定的粥样斑块溃破,继而出血和管腔内血栓形成,而使管腔闭塞。少数情况下粥样斑块内出血或血管持续痉挛,也可使冠状动脉完全闭塞。

促使斑块破裂出血及血栓形成的诱因有:①晨起 6 时至 12 时交感神经活动增加,机体应激反应性增强,心肌收缩力升高、心率加快、血压升高,冠状动脉张力升高;②在饱餐特别是进食多量脂肪后,血脂升高,血液黏稠度升高;③重体力活动、情绪过分激动、血压剧升或用力大便时,致左心室负荷明显加重;④休克、脱水、出血、外科手术或严重心律失常,致心排血量骤降,冠状动脉灌注量锐减。

AMI 可发生在频发心绞痛的患者,也可发生在原来从无症状者中。AMI 后发生的严重心律失常、休克或心力衰竭,均可使冠状动脉灌流量进一步降低,心肌坏死范围扩大。

(二)临床表现

与梗死的部位、大小、侧支循环情况密切相关。

1.先兆

发病前数天有乏力、胸部不适、活动时心悸、烦躁、心绞痛等前驱症状,心绞痛发作较以往频繁、性质较剧烈、持续时间长,硝酸甘油疗效差,诱发因素不明显。心电图 ST 段一时性明显抬高或压低。

2.症状

(1)疼痛:性质和部位与稳定型心绞痛相似,程度更剧烈,伴有大汗、烦躁、濒死感,持续时间可达数小时至数天,休息和服用硝酸甘油不缓解。少数患者无疼痛,一开始即表现为休克或急性心力衰竭。

(2)胃肠道症状:疼痛剧烈时常伴恶心、呕吐、上腹胀痛。

(3)心律失常:24 小时内最多见。以室性心律失常为主,如室性期前收缩、室性心动过速,室性期前收缩落在前一心搏的易损期时(R - on - T 现象),常为心室颤动的先兆。室颤是心肌梗死早期的主要死亡原因。下壁心肌梗死易发生房室传导阻滞及窦性心动过缓;前壁心肌梗死易发生室性心律失常。

(4)低血压和休克:疼痛可引起血压下降,如疼痛缓解而收缩压仍低于 80mmHg,则应警惕心肌广泛坏死造成心输排血量急剧下降所致的心源性休克的发生。

(5)心力衰竭:主要为急性左心衰竭,由于心肌梗死后心脏收缩力显著减弱或不协调所致。重者可发生急性肺水肿并可危及生命。右心室心肌梗死的患者可一开始就出现右心衰竭表现,伴血压下降。根据有无心衰表现,按 Killip 分级法(表 4 - 3 - 2)将急性心肌梗死的心功能分为四级。

表 4 - 3 - 2　急性心肌梗死后心衰的 Killip 分级

分级	表现
Ⅰ级	无明显心功能损害证据
Ⅱ级	轻、中度心衰主要表现为肺底啰音(<50％的肺野)、第三心音及 X 线胸片上肺淤血的表现
Ⅲ级	重度心衰(肺水肿),啰音>50％的肺野
Ⅳ级	心源性休克

3.体征

心率多增快,右心室梗死或梗死面积大,可发生心率减慢;心律失常;心尖部第一心音减弱。

(三)辅助检查

1.心电图

急性心肌梗死患者做系列心电图检查时,可记录到典型的心电图动态变化,是临床上进行急性心肌梗死检出和定位的重要检查。

2.血清心肌标志物检查

肌酸磷酸激酶同工酶(CK-MB)升高是反映急性坏死的指标。cTnT 或 cTnI 诊断心肌梗死的敏感性和特异性均极高。血肌红蛋白升高,其出现最早而恢复也快,但特异性差。

3.放射性核素检查

可显示心肌梗死的部位和范围,判断是否有存活心肌。

4.超声心动图

了解心室壁运动及左心室功能,帮助除外主动脉夹层,诊断室壁瘤和乳头肌功能失调等。

5.磁共振成像

可评价心肌梗死的范围以及评估左心室功能。

6.选择性冠状动脉造影

可明确冠状动脉闭塞的部位,为决定下一步血运重建策略提供依据。

(四)诊断

世界卫生组织(WHO)的急性心肌梗死诊断标准:依据典型的临床表现、特征性的心电图表现、血清心肌标志物水平动态改变,三项中具备两项,特别是后两项即可确诊。

2012 年召开的欧洲心脏病学会(ESC)年会上公布了第三版更新的心肌梗死全球统一诊断标准:检测到心肌标志物,尤其是肌钙蛋白(cTn)升高和(或)下降,至少有一次超出正常参考值上限,并且至少伴有下列一项证据:①心肌缺血的症状;②新发的或推测新发的显著 ST-T 改变或新出现的左束支传导阻滞(LBBB);③心电图出现病理性 Q 波;④影像学检查发现新发的心肌丢失或新发的节段性室壁运动异常;⑤冠脉造影或尸检发现冠脉内存在新鲜血栓。

(五)治疗

早发现、早入院治疗,缩短因就诊、检查、处置、转运等延误的治疗时间。原则是尽早使心肌血液再灌注,挽救濒死心肌,保护和维持心脏功能;及时处理严重心律失常、泵衰竭和各种并发症,防止猝死,注重二级预防。

1.一般治疗

(1)休息:应绝对卧床休息,保持环境安静,防止不良刺激,解除患者焦虑。

(2)给氧。

(3)监测:急性期应常规给予心电监测 3~5 天,除颤器处于备用状态。严重心力衰竭者应监测肺毛细血管压和静脉压。

(4)抗血小板药物治疗。

2.解除疼痛

根据疼痛程度选择不同药物尽快解除疼痛,并注意观察用药后反应。

3.再灌注心肌

及早再通闭塞的冠状动脉使心肌得到再灌注,是 STEMI 治疗最为关键的措施,可挽救濒死心肌、缩小心肌梗死的范围,从而显著改善患者预后。包括溶栓治疗、介入治疗、CABG。

4.其他药物治疗

(1)β 受体拮抗剂、ACEI、CCB:有助于改善恢复期心肌重构,降低 AMI 病死率。

(2)他汀类调脂药物:宜尽早应用,除了对低密度脂蛋白胆固醇(LDL－C)降低带来的益处外,他汀类药物还通过抗炎、改善内皮功能和稳定斑块等作用达到二级预防作用。

5.抗心律失常治疗

心律失常必须及时消除,以免演变为严重心律失常甚至导致猝死。

6.抗低血压和心源性休克治疗

包括维持血容量、应用升压药、应用血管扩张剂、纠正酸中毒及电解质紊乱等。上述治疗无效时,可用主动脉内球囊反搏(IABP),增加冠状动脉灌流,降低左心室收缩期负荷。

7.治疗心力衰竭

主要是治疗急性左心衰竭,以应用利尿剂为主,也可选用血管扩张剂减轻左心室的前、后负荷。

8.抗凝疗法

无论是否采用再灌注治疗,均应给予抗凝治疗,药物的选择视再灌注治疗方案而定。

(六)护理

1.专科护理评估

(1)身体评估:

①一般状态:评估患者的神志状况,尤其注意有无面色苍白、表情痛苦、大汗或神志模糊、反应迟钝甚至晕厥等表现。评估患者 BMI、腰围、腹围,以及睡眠、排泄型态有无异常。

②生命体征:评估患者体温、心率、心律、呼吸、血压、血氧饱和度有无异常。

(2)病史评估:

①评估患者年龄、性别、职业、饮食习惯、有无烟酒嗜好、家族史及锻炼习惯。

②评估患者此次发病有无明显的诱因、胸痛发作的特征,尤其是起病的时间、疼痛程度、是否进行性加重,有无恶心、呕吐、乏力、头晕、呼吸困难等伴随症状,是否有心律失常、休克、心力衰竭的表现。了解患病后的诊治过程,是否规律服药、服药种类以及服药后反应。评估患者对疾病知识及诱因相关知识的掌握程度、合作程度、心理状况(如患者有无焦虑、抑郁等表现)。

③评估患者心电图变化:

ST 段抬高型心肌梗死的特征性改变:a.面向坏死区的导联 ST 段抬高呈弓背向上型,面向透壁心肌坏死区的导联出现宽而深的 Q 波,面向损伤区的导联上出现 T 波倒置。b.在背向心肌坏死区的导联出现相反的改变,即 R 波升高、ST 段压低和 T 波直立并升高。

非 ST 段抬高型心肌梗死的特征性改变:a.无病理性 Q 波,有普遍性 ST 段压低≥0.1mV,但 aVR 导联(有时还有 V$_1$ 导联)ST 段抬高,或有对称性 T 波倒置。b.无病理性 Q 波,也无

ST 段变化,仅有 T 波倒置变化。

ST 段抬高型心肌梗死的心电图演变:a.急性期起病数小时内可无异常或出现异常高大两支不对称的 T 波。b.急性期起病数小时后,ST 段明显抬高呈弓背向上型,与直立的 T 波连接,形成单相曲线;数小时至 2 天内出现病理性 Q 波,同时 R 波减低。c.亚急性期改变若早期不进行干预,抬高的 ST 段可在数天至 2 周内逐渐回到基线水平,T 波逐渐平坦或倒置。d.慢性期改变数周至数月后,T 波呈 V 形倒置,两支对称。T 波倒置可永久存在,也可在数月至数年内逐渐恢复。

ST 段抬高型心肌梗死的定位:ST 段抬高型心肌梗死的定位和范围可根据出现特征性改变的导联来判断。

④评估心肌损伤标志物变化:a.心肌肌钙蛋白 I(cTnI)或 T(cTnT):是诊断心肌坏死最特异和敏感的首选指标,起病 2～4 小时后升高。cTnI 于 10～24 小时达峰值,7～10 天降至正常;cTnT 于 24～48 小时达峰值,10～14 天降至正常。b.CK - MB:对判断心肌坏死的临床特异性较高,在起病后 4 小时内升高,16～24 小时达峰值,3～4 天恢复正常。适用于早期诊断和再发心肌梗死的诊断,还可用于判断溶栓效果。c.肌红蛋白:有助于早期诊断,但特异性差,起病后 2 小时内即升高,12 小时内达峰值,24～48 小时内恢复正常。

⑤评估患者管路的情况,判断有无管路滑脱的可能。

(3)评估患者的活动能力,判断患者发生跌倒、坠床、压疮的危险程度。

2.护理措施

(1)急性期的护理:

①入院后遵医嘱给氧,氧流量为 3～5L/min,可减轻气短、疼痛或焦虑症状,有利于心肌氧合。

②心肌梗死早期易发生心律失常、心率和血压的波动,立即给予心电监护,同时注意观察患者神志、呼吸、出入量、末梢循环情况等。

③立即进行 22 导联心电图检查,初步判断梗死位置并采取相应护理措施:前壁心肌梗死患者应警惕发生心功能不全,注意补液速度,观察有无呼吸困难、咳嗽、咳痰等症状。如前壁梗死面积较大影响传导系统血供者,也会发生心动过缓,应注意心率变化;下壁、右室心肌梗死患者易发生低血压、心动过缓、呕吐等,密切观察心率、血压变化,遵医嘱调整用药,指导患者恶心时将头偏向一侧,防止误吸。

④遵医嘱立即建立静脉通路,及时给予药物治疗并注意用药后反应。

⑤遵医嘱采血,做床旁心肌损伤标志物检查,一般先做肌红蛋白和 cTnI 检测。

⑥遵医嘱给予药物负荷剂量,观察用药后反应,如有呕吐,观察呕吐物的性质与颜色,观察呕吐物内有无之前已服药物,并通知医生。

⑦如患者疼痛剧烈,遵医嘱给予镇痛药物,如吗啡、硝酸酯类药物,同时观察患者血压变化及有无呼吸抑制的发生。

⑧拟行冠状动脉介入治疗的患者给予双侧腕部及腹股沟区备皮准备,备皮范围为双上肢腕关节上 10cm、从脐下到大腿中上 1/3,两侧至腋中线,包括会阴部。

⑨在患者病情允许的情况下简明扼要地向患者说明手术目的、穿刺麻醉方法、术中出现不

适如何告知医生等,避免患者因手术引起进一步紧张、焦虑。

⑩接到导管室通知后,立即将患者转运至导管室,用过床易将患者移至检查床上,避免患者自行挪动加重心肌氧耗。

⑪介入治疗后如患者使用血小板糖蛋白 GPⅡb/Ⅲa 受体拮抗剂(如替罗非班)药物治疗,注射低分子肝素者应注意用量减半,同时应观察患者的皮肤、牙龈、鼻腔黏膜等是否有出血、瘀斑,穿刺点是否不易止血等,必要时通知医生,遵医嘱处理。

⑫遵医嘱根据发病时间定期复查心电图及心肌酶,观察动态变化。

(2)一般护理:

①休息:发病 12 小时内绝对卧床休息,避免活动,并保持环境安静。告知患者及其家属,休息可以降低心肌氧耗量,有利于缓解疼痛,以取得合作。

②给氧:遵医嘱鼻导管给氧,2～5L/min,以增加心肌氧供。吸氧过程中避免患者自行摘除吸氧管。

③饮食:起病后 4～12 小时内给予流食,以减轻胃扩张。随后遵医嘱过渡到低脂、低胆固醇、高维生素、清淡、易消化的治疗饮食,少量多餐,患者病情允许时告知其治疗饮食的目的和作用。

④准备好急救用物。

⑤排泄的护理:及时增加富含纤维素的水果、蔬菜的食用,按摩腹部以促进肠蠕动;必要时遵医嘱使用缓泻剂;告知患者不要用力排便。

(3)病情观察:

①遵医嘱每日检查心电图,标记胸前导联位置,观察心电图的动态变化。患者出现症状时随时行心电图检查。

②给予持续心电监护,密切观察患者心率、心律、血压、氧饱和度的情况。24 小时更换电极片及粘贴位置,避免影响监护效果,减少粘胶过敏发生。按照护理级别要求定时记录各项指标数值,如有变化及时通知医生。

③保证输液通路通畅,观察输液速度,定时观察输液泵工作状态,确保药液准确输注,观察穿刺部位,预防静脉炎及药物渗出。

④严格记录患者出入量,防止患者体液过多增加心脏负荷。

⑤嘱患者呕吐时将头偏向一侧,防止发生误吸。

(4)用药护理:

①应用硝酸甘油时,应注意用法是否正确、胸痛症状是否改善;使用静脉制剂时,遵医嘱严格控制输液速度,观察用药后反应,同时告知患者由于药物扩张血管会导致面部潮红、头部胀痛、心悸等不适,以解除患者顾虑。

②应用他汀类药物时,定期监测血清氨基转移酶及肌酸激酶等生化指标。

③应用阿司匹林时,建议饭后服用,以减轻恶心、呕吐、上腹部不适或疼痛等胃肠道症状。观察患者是否出现皮疹、皮肤黏膜出血等不良反应,如发生及时通知医生。

④应用β受体拮抗剂时,监测患者心率、心律、血压变化,同时嘱患者在改变体位时动作应

缓慢。

⑤应用低分子肝素等抗凝药物时,注意观察口腔黏膜、皮肤、消化道等部位出血情况。

⑥应用吗啡的患者,应观察患者有无呼吸抑制,以及使用后疼痛程度改善的情况。

(5)并发症护理:

①猝死急性期:严密进行心电监护,以及时发现心率及心律变化。发现频发室性期前收缩、室性心动过速、多源性或 R-on-T 现象的室性期前收缩及严重的房室传导阻滞时,应警惕发生室颤或心搏骤停、心源性猝死,需立即通知医生并协助处理,同时遵医嘱监测电解质及酸碱平衡状况,备好急救药物及抢救设备。

②心力衰竭:AMI 患者在急性期由于心肌梗死对心功能的影响可发生心力衰竭,特别是急性左心衰竭。应严密观察患者有无呼吸困难、咳嗽、咳痰、少尿、低血压、心率加快等,严格记录出入量。嘱患者避免情绪激动、饱餐、用力排便。发生心力衰竭时,需立即通知医生并协助处理。

③心律失常:心肌梗死后室性异位搏动较常见,一般不需要做特殊处理。应密切观察心电监护变化,如患者有心力衰竭、低血压、胸痛伴有多形性室速、持续性单形室速,应及时通知医生,并监测电解质变化。如发生室颤,应立即协助医生除颤。

④心源性休克:密切观察患者心电监护及血流动力学(如中心静脉压、动脉压)监测指标,定时记录数值,遵医嘱给予补液治疗及血管活性药物,并观察给药后效果、患者尿量、血气指标等变化。

(6)心理护理:急性心肌梗死患者胸痛程度异常剧烈,有时可有濒死感,患者常有紧张不安、焦虑、惊恐心理,应耐心倾听患者主诉,向患者解释各种仪器、监测设备的使用及治疗方法,以及需要患者配合的注意事项等,以减轻患者的心理压力。

(7)健康宣教:发生心肌梗死后必须做好二级预防,以预防心肌梗死再发。嘱患者合理膳食,戒烟、限酒,适度运动,保持心态平和,坚持服用抗血小板药物、β受体拮抗剂、他汀类调脂药及 ACEI,控制高血压及糖尿病等危险因素,并定期复查。

除上述二级预防所述各项内容外,在日常生活中还要注意以下几点:

①避免过度劳累,逐步恢复日常活动,生活规律。

②放松精神,愉快生活,对任何事情要能泰然处之。

③不要在饱餐或饥饿的情况下洗澡。洗澡时水温最好与体温相当,时间不宜过长。冠心病程度较严重的患者洗澡时,应在他人帮助下进行。

④在严寒或强冷空气影响下,冠状动脉可发生痉挛而诱发急性心肌梗死。所以每遇气候恶劣时,冠心病患者要注意保暖或适当防护。

⑤急性心肌梗死患者在排便时,因屏气用力可使心肌耗氧量增加、加重心脏负担,易诱发心搏骤停或室颤甚至致死,因此要保持大便通畅,防止便秘。

⑥要学会识别心肌梗死的先兆症状并能正确处理。心肌梗死患者约 70% 有先兆症状,主要表现为:a.既往无心绞痛的患者突然发生心绞痛,或原有心绞痛的患者无诱因性发作、发作后症状突然明显加重。b.心绞痛性质较以往发生改变、时间延长,使用硝酸甘油不易缓解。c.疼痛伴有恶心、呕吐、大汗或明显心动过缓或过速。d.心绞痛发作时伴气短、呼吸困难。e.冠

心病患者或老年人突然出现不明原因的心律失常、心力衰竭、休克或晕厥等情况时都应想到心肌梗死的可能性。一旦发生,必须认真对待,患者首先应原地休息,保持安静,避免精神过度紧张,同时舌下含服硝酸甘油或吸入硝酸甘油喷雾剂,若 20 分钟胸痛不缓解或出现严重胸痛伴恶心、呕吐、呼吸困难、晕厥时,应拨打"120"。

第四节　心律失常

一、概述

(一)病因

1.生理性

健康人亦可发生心律失常,如运动员容易出现窦性心动过缓,体力活动、食物消化、情绪激动、饮酒、吸烟、饮茶、饮咖啡等亦可引起心律失常。

2.病理性

(1)器质性心脏病:如冠心病、风湿性心脏病、先天性心脏病、心肌炎、心肌病、心包炎及心包积液等。

(2)其他系统疾病:如发热、贫血、甲状腺功能亢进、脑血管意外等。

(3)电解质紊乱:如高钾血症、低钾血症、低镁血症。

(4)药物作用:如拟交感药物过量、洋地黄类药物中毒,胺碘酮、β 受体拮抗剂等抗心律失常药物过量,三环类抗抑郁药物中毒,乌头碱中毒等。

(5)自主神经即迷走神经及交感神经调节异常。

(二)心肌电生理特性

心肌组织具有兴奋性、自律性、传导性和收缩性四种生理特性。心肌的收缩性是指心肌能够在肌膜动作电位的触发下产生收缩反应的特性,它是以收缩蛋白质之间的生物化学和生物物理反应为基础的,是心肌的一种机械特性。兴奋性、自律性和传导性,则是以肌膜的生物电活动为基础的,故又称为电生理特性。心肌组织的这些生理特性共同决定着心脏的活动。

1.心肌的兴奋性

所有心肌细胞都具有兴奋性,即具有在受到刺激时产生兴奋的能力。衡量心肌的兴奋性,同样可以采用刺激的阈值作指标,阈值大表示兴奋性低,阈值小表示兴奋性高。

2.心肌的自动节律性

组织、细胞能够在没有外来刺激的条件下,自动地发生节律性兴奋的特性,称为自动节律性,简称自律性。具有自动节律性的组织或细胞,称为自律组织或自律细胞。组织、细胞单位时间(每分钟)内能够自动发生兴奋的次数,即自动兴奋的频率,是衡量自动节律性高低的指标。

3.心肌的传导性和心脏内兴奋的传导

心肌在功能上是一种合胞体,心肌细胞膜的任何部位产生的兴奋不但可以沿整个细胞膜传播,并且可以通过闰盘传递到另一个心肌细胞,从而引起整块心肌的兴奋和收缩。动作电位沿细胞膜传播的速度可作为衡量传导性的指标。

心脏传导系统包括窦房结、结间束、房室结、房室束、浦肯野纤维(图4-4-1)。

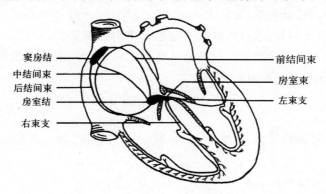

图4-4-1 心脏传导系统

(三)发生机制

1.冲动形成障碍

(1)异位节律点自律性增高:正常时,窦房结自律性最高,控制全心的活动。而心房传导系统、房室结、浦肯野纤维虽为自律细胞,但自律性较低,它们为潜在的起搏点。如果窦房结的功能降低,或潜在起搏点的自律性增高,均可导致冲动形成异常,出现心律失常。另外,心房肌、心室肌这些非自律细胞,当其静息电位水平减小到$-60mV$以下时,也可出现自律性,引起心律失常。

此外,最大舒张电位,4相除极斜率及阈电位也可以影响自律性的高低。低血钾、β受体激活、心肌纤维牵张、酸中毒、心肌部分除极(如损伤)等引起4相除极斜率的升高,也可提高自律性。迷走神经兴奋及一些抗心律失常药可以导致最大舒张电位负值加大及降低4相除极的斜率来降低自律性;β受体拮抗剂也可降低4相除极的斜率。

(2)后除极和触发自律性:后除极是指在一个动作电位中继0相除极以后所发生的除极,其频率较快,振幅较小,膜电位不稳定,一旦这种振荡性除极引起可扩布的动作电位,则产生异常冲动发放,即所谓触发自律性。根据后除极发生的时间不同,可将其分为早后除极和迟后除极。

早后除极多发生在AP的2相或3相,主要是由于Ca^{2+}内流增多所致。复极化时间过长易于发生早后除极,在心率减慢时加重,与长Q-T间期引起的心律失常有关,如尖端扭转型心律失常。钙通道阻滞剂可以通过阻滞钙通道,抑制Ca^{2+}内流,消除早后除极引起的触发自律性。利多卡因则通过促进3相K^+外流,加速复极化过程,预防和消除早后除极。

迟后除极发生在完全复极化的4相,是细胞内Ca^{2+}超载而诱发Na^+短暂内流所致。心率加快时可使之恶化。与强心苷中毒、儿茶酚胺及心肌缺血引起的心律失常有关。钙通道阻滞剂(如维拉帕米)和钠通道阻滞剂(如奎尼丁)可以抑制迟后除极。

2.冲动传导障碍

(1)传导障碍:包括传导减慢、传导阻滞,如房室结传导或房室束支传导阻滞。由于房室传导主要由副交感神经控制,因此一些房室传导阻滞可采用阿托品来纠正。

（2）折返：另一种常见的传导异常是折返形成，指一个冲动沿着环形通路传播，返回到其起源的部位，并可再次激动而继续向前传播的现象。它也是引起心律失常的重要机制之一。

以下几个因素可以促成折返的形成：①心肌组织在解剖上存在环形传导通路；②在环形通路的某一点上形成单向传导阻滞，使该方向的传导终止，但在另一个方向上，冲动仍能继续传导；③回路传导的时间足够长，逆行的冲动不会进入单向阻滞区的不应期；④邻近心肌组织有效不应期（ERP）长短不一。冲动的折返途径可能限定在非常小的心肌组织区域，如房室结或邻近心肌，也可发生在包括心房或心室壁的大部分区域。

（四）分类

1.心律失常的概念

心律失常是指心脏冲动的频率、节律、起源部位、传导速度、冲动的起源部位或激动次序发生了异常。

2.按心律失常发生的部位分类

（1）窦性心律失常：①窦性心动过速；②窦性心动过缓；③窦性停搏；④窦性心律不齐；⑤窦房传导阻滞。

（2）异位心律失常：

①被动异位心律失常：a.房性逸搏及房性逸搏心律；b.房室交界区逸搏及交界区逸搏心律；c.室性逸搏及室性逸搏心律。

②主动异位心律失常：a.期前收缩（包括房性、房室交界区性和室性期前收缩）；b.心动过速（包括房性、房室交界区性、房室折返性和室性心动过速）；c.心房扑动、心房颤动；d.心室扑动、心室颤动。

3.按心律失常发生机制分类

（1）冲动形成异常：又分为窦性心律失常和异位心律，窦性心律失常包括窦性心动过速、窦性心动过缓、窦性心律不齐和窦性停搏。异位心律包括（房性、房室交界区性、室性）期前收缩、（房性、房室交界区性、室性）心动过速、（心房、心室）扑动、（心房、心室）颤动、逸搏及逸搏心律。

（2）冲动传导异常：可分为传导阻滞和预激综合征。其中传导阻滞根据阻滞发生的部位又可分为：窦房传导阻滞、房室传导阻滞、房内传导阻滞和室内传导阻滞。

4.按心律失常发作时心率的快慢分类

（1）快速性心律失常：包括窦性心动过速、期前收缩、阵发性心动过速、扑动和颤动。

（2）缓慢性心律失常：包括窦性心动过缓、房室传导阻滞、逸搏及逸搏心律。

5.综合性分类

临床上常根据心律失常的发生机制、起源或发生部位、频率快慢而进行分类。表 4-4-1 为心律失常的综合性分类。

表 4-4-1 心律失常的综合性分类

起源部位	过速	过缓	逸搏
窦性心律失常	窦性心动过速	窦性心动过缓	逸搏及逸搏心律
	阵发性	窦性停搏	房性
	非阵发性	窦房阻滞	房室交界性

起源部位	过速	过缓	逸搏
			室性
房性心律失常	房性期前收缩 房性心动过速 心房扑动或颤动		
房室交界性心律失常	房室交界性期前收缩 阵发性 非阵发性	房室传导阻滞 （希氏束分叉以上）	逸搏及逸搏心律 房室交界性 室性
室性心律失常	室性期前收缩 室性心动过速 心室扑动或颤动	房室传导阻滞 （希氏束分叉以下） 室内传导阻滞	逸搏及逸搏心律 室性
综合征	预激综合征 Brugada 综合征 长 QT 综合征（LQTS）	病态窦房结综合征	
其他	起搏相关心律失常		

二、窦性心律失常

窦房结为正常心脏起搏点,由窦房结冲动引起的心律称为窦性心律。窦性心律基本规则,安静时其频率随年龄增长而减慢,正常成人心率为 60～100 次/分。

窦性心律的心电图诊断:①窦性 P 波,即 P 波在 Ⅰ、Ⅱ、aVF 导联直立,在 aVR 导联倒置;②P－R 间期为 0.12～0.20 秒。

由窦房结冲动形成过快、过慢或不规则或窦房结冲动传导障碍所致的心律失常称为窦性心律失常,包括窦性心动过速、窦性心动过缓、窦性心律不齐;窦性停搏;病态窦房结综合征。以上心律失常的病因、临床表现、心电图特征及治疗原则详见表 4－4－2。

表 4－4－2 窦性心律失常的分类

分类	病因与诱因	临床表现	心电图特征	治疗原则
窦性心动过速	生理反应:运动、情绪激动 心脏疾病:心肌炎、心包炎,心功能不全 全身性疾病:发热、疼痛、贫血、甲状腺功能亢进 药物因素:阿托品、异丙肾上腺素等	可无症状,也可出现胸闷、心悸	窦性 P 波 P 波频率 > 100 次/分 P－R 间期 ≥ 0.12 秒	对因治疗 镇静药 β 受体拮抗剂 心功能不全(洋地黄)

分类	病因与诱因	临床表现	心电图特征	治疗原则
窦性心动过缓	常见于老年人、运动员和迷走神经张力增加 药物影响：洋地黄、普萘洛尔、利血平等 病理状态：颅内压升高、低温、甲状腺功能减退、高血钾等	心率＞45 次/分，一般无症状 心、脑、肾供血不足：头晕、乏力、胸闷	窦性 P 波 P 波频率 ＜ 60 次/分 P－R 间期 ≥ 0.12 秒	病因治疗 提高心率：阿托品、麻黄碱、异丙肾上腺素 安置人工心脏起搏器
窦性心律不齐	呼吸性：生理性 非呼吸性：心脏病、传染病恢复期	一般无症状	窦性 P 波 P－P 间期不等，相差＞0.12 秒 P－R 间期 ＞ 0.12 秒	一般无须治疗
窦性停搏	窦房结功能低下：病态窦房结综合征、迷走神经兴奋 各类器质性心脏病：急性下壁心肌梗死（IAMI）、心肌炎（病） 洋地黄中毒、高血钾	心、脑、肾供血不足 症状：头晕、黑蒙、晕厥	一段长间歇中不见 P 波；长间歇与基本的窦性 P－P 间期无公倍数关系；常伴房室交界区、室性逸搏或逸搏心律	参照窦性心动过缓
病态窦房结综合征（SSS）	窦房结局部病变：窦房结退行性变、家族性窦房结病、脂肪浸润等 器质性心脏病：冠心病、心肌病、心肌炎 全身性疾病：甲状腺功能减退、感染、淀粉样变性 其他：手术损伤、肿瘤浸润	心、脑、肾供血不足 症状：心悸、心绞痛、充血性心力衰竭；黑蒙、晕厥、Adams － Stokes 综合征；尿量减少、腰痛、蛋白尿、氮质血症	严重而持久的窦性心动过缓＜50 次/分（75％ ～ 80％）；窦性停搏或窦房传导阻滞；双结病变：窦房阻滞与房室传导阻滞并存；慢－快综合征	无症状者不需特殊治疗，定期随访 药物治疗：阿托品、异丙肾上腺素等 安置人工心脏起搏器

（一）辅助检查

1.窦性心动过速心电图特点

窦性 P 波的频率＞100 次/分，伴有房室传导或室内传导异常者，P－R 间期可延长或 QRS 波群宽大畸形。

2.窦性心动过缓心电图特点

窦性 P 波的频率＜60 次/分，伴有窦性心律不齐时，P－P 间期不规则，但各 P－P 间期之差小于 0.20 秒。

3.病态窦房结综合征

(1)心电图特点主要包括：

①持续而显著的窦性心动过缓(50 次/分以下)。

②窦性停搏和窦房传导阻滞。

③窦房传导阻滞与房室传导阻滞并存。

④心动过缓-心动过速综合征(慢-快综合征)。

⑤房室交界区性逸搏心律等。

(2)动态心电图:可表现为 24 小时总心搏次数低于 8 万次(严重者低于 5 万次),反复出现大于 2 秒的长间歇。

(二)诊断

1.窦性心动过速

心慌、心悸症状,心率＞100 次/分,心电图表现符合窦性心动过速的特点。

2.窦性心动过缓

静息状态下心率慢于 60 次/分,心电图表现符合窦性心动过缓的特点。

3.病态窦房结综合征

依据症状和特征性的心电图表现,并排除生理因素、药物作用和其他疾病等对窦房结功能的影响,可诊断病态窦房结综合征。

(三)治疗

1.窦性心动过速

控制病因或消除诱因,也可选用 β 受体拮抗剂或钙离子通道阻滞剂。

2.窦性心动过缓

除有效治疗原发病外,还可适当使用 M 受体拮抗剂、β 肾上腺素受体激动剂等提高心率。

3.病态窦房结综合征

控制病因,M 受体拮抗剂或 β 肾上腺素受体激动剂药物治疗以及心脏起搏治疗。

(四)护理

1.护理评估

(1)身体评估:评估患者意识状态,观察脉搏、呼吸、血压有无异常。询问患者饮食习惯与嗜好、饮食量和种类。评估患者有无水肿,水肿部位、程度;评估患者皮肤有无破溃、压疮、手术伤口及外伤等。

(2)病史评估:

①评估患者窦性心律失常的类型、发作频率、持续时间等;询问患者有无心悸、胸闷、乏力、头晕、晕厥等伴随症状。

②评估患者此次发病有无明显诱因:体力活动、情绪激动、饮茶、喝咖啡、饮酒、吸烟,应用肾上腺素、阿托品等药物。

③评估患者有无引起窦性心律失常的基础疾病。甲状腺功能亢进症、贫血、心肌缺血、心力衰竭等可引起窦性心动过速;甲状腺功能减退症、严重缺氧、颅内疾患等可引起窦性心动过缓;窦房结周围神经和心房肌的病变、窦房结动脉供血减少、迷走神经张力增高等可导致窦房

结功能障碍。

④查看患者当前实验室检查结果以及心电图、24小时动态心电图。

⑤询问患者目前服用药物的名称、剂量及用法,评估患者有无药物不良反应,询问患者有无明确药物过敏史。

⑥评估患者既往史及家族史。

⑦询问患者有无跌倒史。

⑧心理-社会状况:评估患者对疾病知识的了解程度、对治疗及护理的配合程度、经济状况等,采用综合医院焦虑抑郁量表(HADS)评估患者焦虑、抑郁程度。

2.护理措施

(1)一般护理:

①保证休息:嘱患者心律失常发作时卧床休息,采取舒适体位,尽量避免左侧卧位,因左侧卧位时患者常能感觉到心脏的搏动而使不适感加重,注意保证充足的休息与睡眠。

②给氧:遵医嘱给予患者氧气吸入,将安全用氧温馨提示牌挂于患者床头,告知患者不可自行调节氧气流量。

③预防跌倒:病态窦房结综合征的患者可出现与心动过缓有关的心、脑等脏器供血不足的症状,严重者可发生晕厥,属于跌倒高危患者。在跌倒高危患者床头悬挂跌倒高危标识,每周两次评估患者跌倒的危险程度,调低病床高度。定时巡视患者,将呼叫器置于患者随手可及之处,协助完成生活护理。嘱患者避免剧烈运动、情绪激动、快速变换体位等,患者外出检查时应有专人(家属、护工)陪伴。

(2)病情观察:严密监测患者的心律、心率、脉搏及血压的变化。测量心率、脉搏时应连续测定1分钟。患者心率小于60次/分或者大于100次/分或出现胸闷、心悸、心慌、头晕、乏力等症状时应及时通知医生,配合处理。

(3)用药护理:严格遵医嘱按时按量给予抗心律失常药物,静脉给药时应严格控制输液速度。观察患者意识和生命体征,必要时监测心电图变化,注意用药前、用药过程中及用药后的心率、心律、P-R间期、Q-T间期等的变化,以判断疗效和有无不良反应。

(4)辅助检查护理:

①心电图检查:心电监护发现心律失常或患者有不适主诉时,遵医嘱进行心电图检查。告知患者检查时的注意事项,检查过程中注意保暖及隐私保护。

②24小时动态心电图检查:告知患者在行此项检查期间不要淋浴,向患者强调如出现不适症状需记录发生的时间、当时的情况及不适症状。

(5)心理护理:采用综合医院焦虑抑郁量表(HADS)评估患者焦虑、抑郁状况。指导患者避免引起或加重窦性心律失常的因素,保持良好心态。情绪激动时交感神经兴奋可使心率增快,激发各种类型的心律失常;反之,情绪重度低迷时,迷走神经兴奋可使心率减慢,出现心动过缓或停搏。

(6)行起搏器植入术患者的护理:有症状的病态窦房结综合征的患者应接受起搏器治疗。

(7)健康宣教:

①饮食指导:告知患者应少食多餐,避免过饱。饮食过饱会加重心脏负担,加重原有的心

律失常。告知患者禁烟酒、浓茶,少食咖啡及辛辣食物。

②活动指导:存在明显症状的患者,应卧床休息,尽量减少机体耗氧;偶发、无器质性心脏病的心律失常者,不需卧床休息,可做适当活动,注意劳逸结合;有血流动力学改变的心律失常患者应适当休息,避免劳累;严重心律失常患者应绝对卧床休息,至病情好转后再逐渐起床活动。

③用药指导:告知患者服药方法、时间及剂量,嘱患者按时服药。告知患者用药后可能出现的不良反应,一旦发生,应及时就诊。

④教会患者及其家属自测脉搏的方法,嘱患者出院后如有不适及时就诊。

三、房性心律失常

房性心律失常主要包括房性期前收缩、房性心动过速、心房扑动及心房颤动,是常见的快速性心律失常。

(一)临床表现

1.房性期前收缩

部分患者无明显症状,频发者胸闷、心悸、心慌是其常见症状。心脏听诊可闻及心律不齐,提前出现的心搏伴有第一心音增强,之后可出现代偿间歇。

2.房性心动过速

房性心动过速简称房速,患者可有阵发性心悸、胸闷,发作呈短暂、间歇或持续性。严重者可引起心绞痛,诱发或加重心功能不全。

3.心房扑动

心房扑动简称房扑,其临床表现取决于房扑持续时间和心室率快慢,以及是否存在器质性心脏病。房扑心室率不快时,患者可无症状;房扑伴极快的心室率,并存器质性心脏病时可诱发心绞痛与心力衰竭。

4.心房颤动

心房颤动简称房颤,其临床表现与其发作的类型、心室率快慢、心脏结构和功能状态,以及是否形成心房附壁血栓有关。心房颤动症状的轻重受心室率快慢的影响。心室率不快时可无症状,但多数患者有心悸、胸闷,心室率超过150次/分时可诱发心绞痛或心力衰竭。房颤合并体循环栓塞的危险性甚大,栓子来自左心房,多在左心耳部。二尖瓣狭窄或二尖瓣脱垂合并房颤时,脑栓塞的发生率更高。心脏听诊第一心音强弱不等、心律绝对不齐,常有脉搏短绌。

(二)辅助检查

1.房性期前收缩心电图特点

(1)房性期前收缩的P波提前发生,与窦性P波形态不同。

(2)其后多见不完全性代偿间歇。

(3)下传的QRS波群形态通常正常,少数房早未下传则无QRS波群发生,伴差异性传导则出现宽大畸形的QRS波群。

2.房性心动过速心电图特点

房速 P 波的形态异于窦性 P 波,频率多为 150～200 次/分,常出现二度Ⅰ型或Ⅱ型房室传导阻滞,P 波之间的等电线仍存在,刺激迷走神经不能终止心动过速,仅加重房室传导阻滞,发作开始时心率逐渐加速。

3.心房扑动心电图特点

(1)典型房扑心电图表现为窦性 P 波消失,代之以振幅、间期较恒定的房扑波,频率为 250～350 次/分,多数患者为 300 次/分左右,房扑波首尾相连,呈锯齿状,房扑波之间无等电位线。

(2)心室律规则或不规则,取决于房室传导是否恒定,不规则的心室律系由于传导比率发生变化所致。

(3)QRS 波群形态正常,伴有室内差异传导或原有束支传导阻滞者 QRS 波群可增宽、形态异常。

4.心房颤动心电图特点

(1)P 波消失,代之以大小不等、形态不一、间隔不匀的 f 波,频率为 350～600 次/分。

(2)心室率通常在 100～160 次/分,心室律极不规则。

(3)QRS 波群形态一般正常,当心室率过快,伴有室内差异性传导时 QRS 波群增宽变形。

(三)诊断

1.房性期前收缩

心慌、心悸伴有心搏停顿者应疑诊为房性期前收缩,心电图表现是确诊的可靠依据。

2.房性心动过速

根据房性心动过速的临床表现和心电图特点可明确诊断。

3.心房扑动

房扑的诊断应根据临床表现和心电图特点。部分短阵发作者需行动态心电图记录以协助诊断。

4.心房颤动

根据心房颤动症状和心脏听诊可以拟诊心房颤动,心电图表现是确诊的依据。

(四)治疗

1.房性期前收缩

应重视病因治疗和消除诱因,症状明显、房性期前收缩较多或诱发房性心动过速甚至心房颤动者,可使用Ⅰ类或Ⅲ类抗心律失常药物治疗。

2.房性心动过速

(1)房速发作期:对于心脏结构和功能正常的患者,可选择胺碘酮或普罗帕酮静脉注射,继之静脉滴注维持治疗,也可选择维拉帕米或地尔硫草静脉注射。伴有心功能不全的房速或多源性房速,应选择胺碘酮或洋地黄类药物静脉注射,以减慢心室率或转复为窦性心律。

(2)预防房速复发:在病因治疗和消除诱因的基础上,对房速发作频繁的患者,可选择Ⅰa类、Ⅰc类、Ⅲ类或Ⅳ类抗心律失常药物口服治疗。

(3)射频消融治疗。

3.**心房扑动**

(1)控制心室率:对并发心功能不全的患者应选择洋地黄类药物来控制心室率和改善心功能。

(2)转复窦性心律:病情稳定或房扑心室率得到有效控制的患者,可选择静脉或口服Ⅲ类、Ⅰa和Ⅰc类药物来转复,Ⅲ类药物中胺碘酮最常用,静脉注射伊布利特转复为窦性心律成功率较高。对于房扑1∶1传导或并存心室预激者,心室率极快,易引起急性肺水肿或心源性休克而危及患者生命,此时首选体外同步心脏电复律。

(3)射频消融治疗。

(4)预防血栓栓塞:可选择口服阿司匹林或华法林预防。

4.**心房颤动**

在控制相关疾病和改善心功能的基础上控制心室率、转复和维持窦性心律、预防血栓栓塞是心房颤动的治疗原则。

(五)护理措施

1.护理评估

(1)身体评估:评估患者意识状态,有无嗜睡、意识模糊、谵妄、昏睡及昏迷;观察脉搏、呼吸、血压有无异常及其异常程度;心房颤动患者评估有无脉搏短绌的发生;询问患者饮食习惯、饮食量和种类;评估患者皮肤色泽,有无皮下出血、瘀紫、瘀斑及皮疹等;评估患者有无牙龈出血、鼻出血等;评估患者皮肤有无破溃、压疮、手术伤口及外伤等;评估患者出、凝血时间。

(2)病史评估:

①评估患者房性心律失常的类型、发作频率、心室率、心房率及持续时间等;询问患者有无心悸、胸闷等伴随症状;评估患者有无心绞痛及心力衰竭的临床表现。

②评估患者此次发病有无明显诱因,如情绪激动、运动或酒精中毒等。

③评估患者有无引起房性心律失常的基础疾病,如各种器质性心脏病患者均可发生房性期前收缩;心肌梗死、慢性阻塞性肺疾病、代谢障碍、洋地黄中毒特别是在低血钾发生时易发生房性心动过速;风湿性心脏病、冠心病、高血压性心脏病、心肌病等可发生心房扑动及心房颤动。

④实验室及其他检查结果:查看患者当前实验室检查结果;查看心电图、24小时动态心电图检查结果。

⑤目前服药情况:询问患者目前服用药物的名称、剂量及用法,评估患者服药依从性及有无药物不良反应发生,询问患者有无明确药物过敏史。

⑥出血及栓塞风险评估:采用HAS-BLED出血风险评分评估心房颤动患者出血风险,采用CHA2DS2-VASc积分评估心房颤动患者卒中及血栓栓塞风险。

⑦评估患者既往史、家族史。

⑧心理-社会状况评估:评估患者对疾病知识的了解程度(治疗、护理、预防与预后等)、对治疗及护理的配合程度、经济状况等,评估患者心理状态(有无焦虑、恐惧、悲观等表现),可采用综合医院焦虑抑郁量表(HADS)评估患者焦虑、抑郁程度。

2.护理措施

（1）一般护理：

①休息：嘱患者心律失常发作时卧床休息，采取舒适体位，尽量避免左侧卧位，因左侧卧位时患者常能感觉到心脏的搏动而使不适感加重，注意保证充足的休息与睡眠。

②给氧：遵医嘱给予患者氧气吸入，将安全用氧温馨提示牌挂于患者床头，告知患者不可自行调节氧气流量。

（2）病情观察：每日应由两人同时为患者分别测量心率及脉率1分钟，并随时监测患者血压及心律的变化。出现胸闷、心悸等症状时应及时通知医生，进行心电图检查，必要时连接心电监护监测患者心律及心率的变化。

（3）用药护理：

①抗凝药物：

a.应用华法林的护理：慢性房颤患者若既往有栓塞病史、瓣膜病、高血压、糖尿病等，或是老年患者均应接受长期抗凝治疗。华法林存在治疗窗窄，个体反应差异大，受食物、药物影响，容易发生出血或栓塞等缺点，因此在使用华法林过程中要做到定时服用药物；定期监测凝血酶原时间国际标准化比值（INR），并根据结果来调节药物剂量；告知患者药物的不良反应及食物、药物对华法林抗凝效果的影响。患者如出现华法林的漏服，应及时通知医生，如漏服时间在4小时之内，可遵医嘱即刻补服，如漏服时间超过4小时，应复查INR，根据结果调整药物剂量。具体服药注意事项见表4-4-3。

表4-4-3　服用华法林注意事项

适应证	房性心律失常、血栓栓塞的预防、瓣膜病和瓣膜置换术后的抗凝治疗
优点	口服有效，作用时间长
缺点	起效慢，作用过于持久，不易控制。对需快速抗凝者则应先用肝素发挥治疗作用后，再用华法林维持疗效
具体方法	用药期间必须测定INR，维持在2.0～3.0。住院患者每天或隔日监测INR直至达标，以后每1～2周监测1次，稳定后每4周监测1次
不良反应	可能导致各种出血，患者可出现瘀斑、牙龈出血、鼻出血、血尿等。刷牙出血是最早、最常见的出血表现。出血可发生在任何部位，特别是泌尿道和消化道，最严重的是颅内出血
药物对抗凝效果的影响	增强华法林药物作用：阿司匹林、奎尼丁、广谱抗生素等 减弱华法林药物作用：催眠药、雌激素和口服避孕药等
华法林与饮食的关系	酗酒可增加患者的出血发生率，嘱咐患者戒酒 指导患者保持稳定的膳食结构，某些富含维生素K的食物虽能降低抗凝药效，但只要平衡饮食，不必特意偏食或禁食此类食物

由于华法林药理作用比较特殊，不良反应及注意事项较多，所以患者开始口服华法林后，责任护士与药剂师协作，共同完成患者的健康宣教工作。

b.应用达比加群酯的护理：达比加群酯是新一代口服抗凝药物，可提供有效的、可预测的、稳定的抗凝效果，同时较少发生药物相互作用，无须常规进行凝血功能监测或剂量调整。如患者发生漏服,不建议剂量加倍,对于每天一次给药的患者如发现漏服距下次服药时间长于 12 小时,补服一次剂量;如果发现漏服时间距下次服药时间短于 12 小时,按下次服药时间服用。对于每天两次给药的患者发现漏服距下次服药时间长于 6 小时,补服一次;发现漏服距下次服药时间短于 6 小时,按下次服药时间服用。如患者不确定是否服药:对于每天一次给药的患者,服用当日剂量,次日按原计划服用;对于每天两次给药的患者,按下次服药时间给药。药物过量可导致患者出血风险增加,首先评估患者是否有出血,并监测凝血指标。

②转复药物:

a.胺碘酮:为Ⅲ类抗心律失常药物,具有钠通道、钙通道、钾通道阻滞及非竞争性 α 和 β 受体拮抗作用。对心脏的不良反应最小,是目前常用的维持窦性心律药物。适应证:室性心律失常(血流动力学稳定的单形性室性心动过速、不伴 QT 间期延长的多形性室性心动过速);心房颤动/心房扑动、房性心动过速;心肺复苏。不良反应:低血压、心动过缓、静脉炎、肝功能损害等。注意事项:如患者无入量限制,配制维持液时尽量稀释,选择上肢粗大血管穿刺,用药后立即给予水胶体透明敷料保护穿刺血管,预防静脉炎的发生。每小时观察患者穿刺部位有无红肿,询问患者有无穿刺部位疼痛,一旦发生静脉炎立即更换穿刺部位并给予硫酸镁湿敷贴外敷。

b.伊布利特:为Ⅲ类抗心律失常药物,具有抑制延迟性整流钾电流,促进平台期钠及钙内流的作用。适应证:近期发作的心房颤动/心房扑动。不良反应:室性心律失常,特别是致Q-T延长的尖端扭转型室性心动过速。注意事项:用药前连接心电监护,监测患者心律。静脉注射时应稀释,推注时间>10 分钟,心房颤动终止立即遵医嘱停止用药。发生尖端扭转型室性心动过速的风险随着 Q-T 间期延长而逐渐增加,并且低血钾可加大这种风险,遵医嘱进行心电图检查,注意患者有无 Q-T 间期延长;监测电解质,注意有无低血钾表现。

③控制心室率药物:常用药物为 β 受体拮抗剂,主要包括美托洛尔及艾司洛尔。a.β 受体拮抗剂为Ⅱ类抗心律失常药物,可降低心率、房室结传导速度和血压,有负性肌力作用。b.适应证:窄 QRS 心动过速;控制心房颤动/心房扑动心室率;多形性室性心动过速、反复发作单形性室性心动过速。c.不良反应:低血压、心动过缓、诱发或加重心力衰竭。d.注意事项:严格遵医嘱用药,高浓度给药(>10mg/mL)会造成严重的静脉反应,如血栓性静脉炎。给药前选择粗大血管穿刺,并注意观察有无静脉炎表现。用药期间注意监测患者心率及血压变化,发现异常及时通知医生并配合处理。

(4)电复律护理:最有效的终止心房扑动方法为同步直流电复律,房颤患者也可通过电复律恢复窦性心律。

(5)辅助检查护理:

①心电图检查:心电监护发现心律失常及患者自觉不适时,遵医嘱进行心电图检查。告知患者检查时的注意事项,检查过程中注意保暖及保护隐私。

②24 小时动态心电图检查:告知患者在行此项检查期间不要淋浴,向患者强调如出现不适需记录发生的时间、活动内容及不适症状。

(6)并发症的护理:

①血栓栓塞:房颤合并体循环栓塞的危险性甚大,二尖瓣狭窄或二尖瓣脱垂合并房颤时,脑栓塞的发生率更高。对于非瓣膜性房颤采用 CHA2DS2-VASc 积分评估心房颤动患者卒

中及血栓栓塞风险,对于积分≥2分,表明患者卒中及血栓栓塞风险较高,密切观察患者神志、肢体活动、语言功能,发现异常及时通知医生,做好脑部 CT 准备。指导患者按时服用抗凝药,及时复查 INR。

②心力衰竭:心房扑动与心房颤动伴极快的心室率(>150次/分)时可诱发心力衰竭。责任护士应密切观察患者有无胸闷、憋气、呼吸困难等症状,记录 24 小时出入量,监测患者体重,警惕心力衰竭的发生。

③心室颤动:预激综合征并发快速性房性心律失常,尤其是房扑或房颤,心室率极快,可诱发心功能不全、心源性晕厥,甚至发展为心室颤动而危及患者的生命。责任护士应注意监测患者心率、心律、血压变化,当发现患者出现心房扑动与心房颤动时,警惕心室颤动的发生,立即通知医生,同时将除颤器推至患者床旁,如患者伴有晕厥或低血压时,应立即配合医生电复律。

(7)心理护理:采用综合医院焦虑抑郁量表(HADS)评估患者焦虑、抑郁状况,指导患者避免引起或加重窦性心律失常的因素,保持良好心态。情绪激动时交感神经兴奋可使心率增快,激发各种类型的心律失常;反之,情绪重度忧虑,迷走神经兴奋可使心率减慢,出现心动过缓或停搏。

(8)健康宣教:

①向患者及其家属讲解房性心律失常的常见病因、诱因及防治知识,说明遵医嘱服药的重要性,嘱患者不可自行减量、停药或擅自改用其他药物。告诉患者药物可能出现的不良反应,并嘱其有异常时及时就诊。

②嘱患者劳逸结合、生活规律,保证充足的休息与睡眠;保持乐观、稳定的情绪;戒烟酒,避免摄入刺激性食物如咖啡、浓茶等,避免饱餐,避免劳累、感染,防止诱发心力衰竭。

③嘱患者多食纤维素丰富的食物,保持大便通畅。指导患者保持稳定的膳食结构,某些富含维生素 K 的食物,虽能降低抗凝药效果,但只要平衡饮食,不必特意偏食或禁食此类食物。

④教会患者自测脉搏的方法以便自我监测病情。

⑤若需随访,告知患者随访的具体时间。

四、房室交界性心律失常

房室交界性心律失常包括房室交界性期前收缩、房室交界性逸搏和逸搏心律、非阵发性房室交界性心动过速、房室结折返性心动过速。

(一)临床表现

1.房室交界性期前收缩

除原发病相关的表现外,一般无明显症状,偶尔有心悸。

2.房室交界性逸搏和逸搏心律

严重缓慢性心律失常(窦性心动过缓和高度或完全性房室传导阻滞)时出现的延迟搏动或缓慢性心律,是房室交界区次级节律点对心动过缓或停搏的代替反应,常不独立存在。患者可有心动过缓的相关症状和体征。

3.非阵发性房室交界性心动过速

心动过速发作时心率逐渐增快,终止时心率逐渐减慢,不同于阵发性心动过速。心率70～130次/分,节律相对规则,心率快慢受自主神经张力变化的影响明显。心动过速很少引起明显的血流动力学改变,患者多无症状,少数人可有心悸表现。

4.房室结折返性心动过速(AVNRT)

心动过速呈有规律的、突发突止的特点,持续时间长短不一。症状的严重程度取决于发作时的心室率及持续时间以及有无器质性心脏病。阵发性心悸是主要的临床表现,其他表现包括胸闷、无力、头晕、恶心、呼吸困难等。心脏听诊时第一心音强弱恒定,心律绝对规整。

(二)辅助检查

1.房室交界性期前收缩心电图特点

提前出现逆行 P 波并可引起 QRS 波群,逆行 P 波可位于 QRS 波群之前(P－R 间期＜0.12 秒)、之中或之后(R－P 间期＜0.20 秒)。QRS 波群形态正常,当发生室内差异性传导时,QRS 波群形态可有变化。

2.房室交界性逸搏心电图特点

多表现为窦性停搏或阻滞的长间歇后,出现一个正常的 QRS 波群,P 波可缺如或有逆行性 P 波,位于 QRS 波群之前或之后。房室交界性逸搏心律的频率一般为 40～60 次/分,QRS 波群形态正常,其前后可有逆行的 P 波,或窦性 P 波频率慢于心室率,形成房室分离。

3.非阵发性房室交界性心动过速心电图特点

心率在 70～130 次/分,节律规整,QRS 波群形态正常,逆行 P′波可出现在 QRS 波群之前,此时 P′－R 间期＜0.12 秒,但多重叠在 QRS 波群之中或出现在 QRS 波群之后,此时 P′－R 间期＜0.20 秒。当心动过速频率与窦性心律接近时,由于心室的激动可受到交界区或窦房结心律的交替控制,可发生干扰性房室分离。

4.房室结折返性心动过速心电图特点

(1)心动过速多由房性或交界性期前收缩诱发,其下传的 P－R 间期显著延长,随之引起心动过速。

(2)R－R 周期规则,心率在 150～240 次/分。

(3)QRS 波群形态和时限多正常,少数因发生功能性束支传导阻滞而使 QRS 波群宽大畸形。

(4)P′波呈逆行性(Ⅱ、Ⅲ、aVF 导联倒置),慢-快型 AVNRT 其 P′波多埋藏在 QRS 波群中无法辨认,少数位于 QRS 波群终末部分,P′波与 QRS 波关系固定,R－P′间期＜70ms,R－P′间期＜P′－R 间期;快-慢型 AVNRT 其 P′波位于下一 QRS 波之前,R－P′间期＞P′－R 间期;慢-慢型 AVNRT 其 P′波位于 QRS 波群之后,R－P′间期＜P′－R 间期,但 R－P′间期＞70ms。

(5)迷走神经刺激可使心动过速终止。

(三)治疗

1.房室交界性期前收缩

针对病因或诱因,症状明显者可口服 β 受体拮抗剂或钙通道阻滞剂治疗。

2.房室交界性逸搏和逸搏心律

针对病因和原发的缓慢性心律失常治疗。

3.非阵发性房室交界性心动过速

由于不会引起明显的血流动力学异常,且通常能自行终止,非阵发性房室交界性心动过速本身不需要特殊处理,治疗上主要是针对基本病因。洋地黄中毒引起者,应立即停用洋地黄药物,同时给予氯化钾。

4.房室结折返性心动过速

其治疗主要包括复律治疗、根治治疗。

(四)护理

1.护理评估

(1)身体评估:评估患者意识状态,观察生命体征有无异常及异常程度;询问患者饮食习惯与嗜好。

(2)病史评估:评估患者心律失常发作频率、心室率、持续时间,是否突发突止,有无阵发性心悸、胸闷、头晕、恶心、呼吸困难等症状;评估患者本次发病有无明显诱因;评估患者既往心律失常发作情况以及对心动过速的耐受程度;评估患者是否知晓迷走神经刺激方法终止心动过速;询问患者目前服用药物的名称、剂量及用法,评估患者服药依从性及有无药物不良反应发生;询问患者有无明确药物过敏史;采用综合医院焦虑抑郁量表(HADS)评估患者焦虑、抑郁程度。

2.护理措施

(1)一般护理:患者心率增快时,嘱其立即卧床休息,减少活动,降低心肌耗氧量。连接心电监护,行心电图检查,开放静脉通路,并遵医嘱给氧、应用抗心律失常药物,准备好除颤器、急救车等抢救用物。

(2)病情观察:观察患者有无胸闷、头晕、心悸等症状。对房室结折返性心动过速的患者行心电监护,密切观察患者的神志、面色、心率、心律、血氧饱和度、血压变化。心率及心律变化时,遵医嘱进行行心电图检查。如患者出现面色苍白、皮肤湿冷、晕厥、血压下降,应立即报告医生并做好抢救准备。

(3)刺激迷走神经的护理:对心功能和血压正常的房室结折返性心动过速患者,协助医生指导患者尝试应用刺激迷走神经的方法来终止心动过速的发作。目前临床多采用两种方法,一种是嘱患者深吸气后屏气同时用力呼气(Valsalva动作),另一种是用压舌板等刺激患者咽喉部使其产生恶心感,压迫眼球法及按摩颈动脉窦法现已少用。刺激迷走神经过程中,连接心电监护,监测患者心律及心率变化。

(4)用药护理:血流动力学稳定的房室结折返性心动过速患者可选用静脉抗心律失常药。严格遵医嘱用药,注意观察患者的意识及用药过程中和用药后的心率、心律、P-R间期、Q-T间期、血压等的变化,以观察疗效和有无不良反应。临床常用维拉帕米及盐酸普罗帕酮终止心动过速,腺苷也可用于终止室上性心动过速。终止心动过速的治疗,有可能会出现窦性停搏、房室传导阻滞、窦性心动过缓等严重心律失常现象,责任护士给药前连接好心电监护,给药的同时观察患者心率、心律、血压变化,并备好抢救药物及器械。恢复窦性心律后,立即遵医嘱改用其他药物,并复查心电图。

①盐酸普罗帕酮:为钠通道阻滞剂,属于Ⅰc类抗心律失常药物。a.适应证:室上性心动过速。b.不良反应:室内传导障碍加重,QRS波增宽;诱发或使原有心力衰竭加重;口干,舌唇麻木,头痛、头晕、恶心等。c.注意事项:盐酸普罗帕酮70mg稀释后缓慢静脉推注,若无效,10~15分钟后重复。在静脉注射过程中,注意监测患者血压、心率及心律变化,一旦转为窦性心律,立即停止注射。

②维拉帕米:为非二氢吡啶类钙拮抗剂,属于Ⅳ类抗心律失常药物。a.适应证:控制心房颤动/心房扑动心室率;室上性心动过速;特发性室性心动过速。b.不良反应:低血压、心动过缓、诱发或加重心力衰竭。c.注意事项:维拉帕米2.5~5.0mg稀释后缓慢静脉注射(注射时间不少于2分钟),密切监测患者血压、心率及心律变化,心动过速停止后即刻停止注射。

③腺苷:可短暂抑制窦房结频率、抑制房室结传导。a.适应证:室上性心动过速;稳定的单形性宽QRS心动过速的鉴别诊断及治疗。b.不良反应:颜面潮红、头痛、恶心、呕吐、咳嗽、胸闷等,但均在数分钟内消失,不影响反复用药;窦性停搏、房室传导阻滞等;支气管痉挛。c.注意事项:给药前备好除颤器及急救药物;告知患者腺苷起效快,半衰期短(小于6秒),用药过程中出现的药物不良反应很快会消失;腺苷稀释后应快速静脉注射,如无效,遵医嘱间隔2分钟可再次注射;用药过程中观察患者心率及心律变化,尤其注意患者有无窦性停搏的发生。

(5)电转复护理:患者一旦出现明显低血压和严重心功能不全,应立即给予同步电转复。

(6)射频消融术护理:射频消融术为根治心动过速的安全、有效的方法。

(7)经食管心房调搏术的护理:食管心房调搏可用于所有房室结折返性心动过速患者,特别适用于因各种原因无法用药物转复者,如有心动过缓病史的患者。

①术前护理:告知患者术前保持情绪稳定,避免紧张、焦虑等不良情绪引起交感神经系统兴奋,使心脏窦房结及异位节律点自律性增高。告知患者经食管心房调搏术的过程、术中可能出现的不适及配合方法,取得患者理解与配合。

②术中护理:如患者在床旁行经食管心房调搏术,术前备好急救药物及仪器,开放静脉通路。协助患者平卧,连接心电监护。备好消毒液状石蜡,便于医生润滑电极导管。当导管尖端抵达会厌时,嘱其做吞咽动作。如患者发生恶心、呛咳,协助其头偏向一侧,以防窒息。起搏刺激时因患者的敏感度不同,部分患者有胸骨下端烧灼不适感及胸闷、气促等。告知患者一旦发生,应及时通知医护人员,嘱患者平静呼吸,予以安慰分散其注意力。密切观察患者神志、心率、心律、血压变化,发现异常及时通知医生并配合处理。

③术后护理:协助患者取舒适卧位,继续心电监护24小时。

(8)并发症护理:房室结折返性心动过速发作时,因心率增快,可致心排血量减少,极易出现低血压。责任护士应密切监测患者血压变化,预防跌倒、坠床的发生。患者一旦发生低血压,应协助患者卧床休息,立即通知医生,遵医嘱给药。在使用血管活性药物升压时,注意观察患者有无药物渗出及静脉炎的发生,并注意监测血压变化,遵医嘱及时调整药物剂量并记录。

(9)心理护理:耐心向患者或其家属讲解病情,讲解发生心律失常的诱因、常见病因及预防知识,使患者对疾病有正确认识,并给予患者安慰和鼓励,使患者精神上得到支持,树立战胜疾病的信心,以积极的态度去面对疾病。

(10)健康宣教:嘱患者注意劳逸结合、生活规律,保证充足的休息与睡眠,保持乐观、稳定的情绪。教会患者几种兴奋迷走神经而终止心动过速的方法,如 Valsaval 动作、咽喉刺激诱发恶心、冷水浸面等。指导患者自测脉搏的方法以利于自我监测病情,心律失常突发时要保持冷静,绝对就地休息,及时拨打急救电话。

五、室性心律失常

室性心律失常主要表现为快速性心律失常,包括室性期前收缩、室性心动过速、心室扑动和心室颤动。缓慢性室性心律失常不独立发生,如室性逸搏或室性逸搏心律,主要并存于严重窦性心动过缓或心脏停搏,以及高度或完全性房室传导阻滞。

(一)临床表现

1.室性期前收缩

患者可无症状,或有心悸、心前区不适和乏力等。听诊时,室性期前收缩的第二心音减弱或听不到,第一心音后出现较长的停顿。患者是否有症状及症状的严重程度与期前收缩的频发程度常常不直接相关。频发性、成对出现、多源性、R-on-T 现象的室性期前收缩,因有进一步发展为室速甚至室颤的可能,又称为危险性室性期前收缩,应引起重视。

2.室性心动过速

临床症状的轻重与室速发作时的心室率、持续时间、基础心脏病变和心功能状况有关。发作时间<30 秒、能自行终止的非持续性室速的患者常无症状。持续性室速(发作时间>30 秒,需药物或电复律方能终止)常伴血流动力学障碍和心肌缺血,患者可有血压下降、少尿、晕厥、心绞痛等症状。听诊时心率轻度不规则,第一、二心音分裂。

3.心室扑动和心室颤动

包括抽搐、意识丧失、呼吸停顿甚至死亡。听诊心音消失,测不到脉搏及血压。无泵衰竭或心源性休克的急性心肌梗死患者出现的原发性室颤,预后较佳,抢救成功率较高,复发率很低。反之,非伴随急性心肌梗死的室颤,1 年内复发率高达 20%~30%。

(二)辅助检查

1.心电图

(1)室性期前收缩:

①室性期前收缩的心电图典型特征为提前出现的宽大畸形的 QRS 波群,时限多超过 0.12 秒,其前没有相关的 P 波,ST 段和 T 波常与 QRS 波群主波方向相反,代偿间歇完全。

②频发室性期前收缩的心电图特征常呈联律出现,最多见的表现为二联律,即每个窦性心搏后出现一个室性期前收缩,也可为三联律或四联律,即表现 2 个或 3 个窦性心搏后出现一个室性期前收缩。室性期前收缩可单个出现,也可连续两个出现,称为成对或连发室性期前收缩。室性期前收缩的 R 波落在前一个 QRS-T 波群的 T 波上称 R-on-T 现象。起源于相同部位的室性期前收缩在同一导联上形态相同,称为单形性或单源性室性期前收缩,同一导联形态不同者提示室性期前收缩为多源性或称为多形性室性期前收缩。

（2）室性心动过速：室速频率多为 100～250 次/分，节律规则或轻度不齐。QRS 波群宽大畸形，时限≥0.12 秒，ST 段和 T 波常融为一体，T 波多与 QRS 波群主波相反。

（3）心室扑动：呈正弦波图形，波幅大而规则，频率为 150～300 次/分。

（4）心室颤动：波形、振幅及频率均极不规则，无法辨认 QRS 波群、ST 段与 T 波。

2.动态心电图

动态心电图可客观评价室性期前收缩的数量、表现形式，是否触发心动过速，以及与患者临床症状的关系。

（三）诊断

心电图表现是确诊依据。部分偶发或间断发作的室性期前收缩，需记录动态心电图以协助诊断。心室扑动和心室颤动根据临床表现即可诊断，应立即实施救治。

（四）治疗

1.室性期前收缩的治疗

应考虑有无器质性心脏病，是否影响心排血量以及发展为严重心律失常的可能性来决定治疗原则。

（1）无器质性心脏病：如无明显症状常无须用药治疗。如症状明显，宜做好解释，说明良性预后，消除顾虑；避免诱因如情绪紧张、劳累、吸烟、饮咖啡等。药物可选用镇静剂、β 受体阻滞剂、普罗帕酮、美西律等。

（2）急性心肌缺血：急性心肌梗死初期一旦出现室性期前收缩与室性心动过速，应立即静脉使用利多卡因，以防室颤发生；若患者发生窦性心动过速与室性期前收缩，早期应用 β 受体阻滞剂也可能减少室颤的危险。但室颤与室性期前收缩之间并无必然联系，无须预防性使用抗心律失常药。

（3）慢性心脏病变：心肌梗死后与心肌病患者常伴室性期前收缩，若无禁忌证，可用 β 受体阻滞剂或胺碘酮治疗。

2.室性心动过速的治疗

治疗原则为有器质性心脏病或有明确诱因者首先给予针对性治疗；无器质性心脏病者发生非持续性室速，如无症状或无血流动力学障碍，处理原则同室性期前收缩。持续性室速发作者，无论有无器质性心脏病，都应给予治疗。兴奋迷走神经的方式大多不能终止室速的发作。

（1）急性发作期的处理：急性发作期的处理原则为终止室速发作。

①同步直流电复律：已出现低血压、休克、心绞痛、充血性心力衰竭或脑血流灌注不良等症状，应首选迅速施行电复律，但洋地黄中毒引起者不宜用电复律。

②药物治疗：血流动力学尚稳定时，可先用抗心律失常药物治疗，无效再行电复律。首选利多卡因，其他药物可选用：普罗帕酮、胺碘酮、普鲁卡因胺等。

（2）预防复发：治疗原则包括治疗基础疾病和消除诱因、抗心律失常药物治疗（如 β 受体阻滞剂、胺碘酮、普罗帕酮等）、外科治疗、射频消融治疗及植入式心脏复律除颤仪（ICD）治疗等。

3.心室扑动和心室颤动的治疗

院外发生时，目击者应立即实施徒手心肺复苏；住院发生时，应立即行非同步电除颤和心肺复苏。心肺复苏成功的患者，应积极治疗原发病和改善心功能，并考虑植入埋藏式心脏复律除颤器(ICD)以预防心脏性猝死的发生。

(五)护理

1.护理评估

(1)身体评估:评估患者意识状态及精神状态;评估患者心率、心律、血压、血氧饱和度有无异常;评估患者皮肤完整性,有无破溃、外伤等。

(2)病史评估:据心电图检查结果,评估患者心律失常类型、发作频率、持续时间;评估患者有无心慌、心悸、心搏停顿等症状,有无心功能不全、急性肺水肿、心源性休克、急性心肌缺血或梗死等临床表现,有无器质性心脏病、电解质紊乱、暂时性意识丧失、晕厥、阿-斯综合征病史;评估患者有无跌倒史;本次发病有无明显诱因;询问患者既往病史及家族史,有无活动耐力下降;询问患者目前服用药物的名称、剂量及用法,评估患者服药依从性及有无药物不良反应发生,询问患者有无明确药物过敏史。

2.护理措施

(1)一般护理:

①休息:室性心动过速的患者应卧床休息,以减少心肌耗氧量,加强卧床期间的生活护理,减轻患者卧床的不适感。

②给氧:遵医嘱给予吸氧,告知患者吸氧的必要性,取得配合。

③开放静脉通路:对室性心律失常的患者,应开放静脉通路,备好急救车、除颤器等抢救仪器及物品。

④饮食护理:按照患者有无基础疾病和诱因制订饮食计划,如患者有心肌梗死应给予低盐、低脂饮食;心衰患者应注意钠和水的摄入;电解质紊乱的患者应定期复查电解质情况,并适时调整饮食。

(2)病情观察:给予心电监护并密切监测患者心律、心率、血压、血氧饱和度的变化。发现频发、多源性、多形性或呈 R-on-T 现象的室性期前收缩、室性心动过速时应立即通知医生。遵医嘱每日或病情变化时描记心电图。遵医嘱定期监测患者电解质和酸碱平衡情况,配合治疗,纠正诱因。

(3)药物护理:对于血流动力学稳定的室性心动过速,首先考虑应用抗心律失常药物控制心室率和终止心动过速,如胺碘酮、利多卡因、维拉帕米、盐酸普罗帕酮等。尖端扭转型室性心动过速患者在病因治疗的同时可静脉注射硫酸镁、β受体拮抗剂等。

①胺碘酮:为Ⅲ类抗心律失常药物,具有钠通道、钙通道、钾通道阻滞及非竞争性 α 和 β 受体拮抗作用。a.适应证:室性心律失常(血流动力学稳定的单形性室性心动过速,不伴 Q-T 间期延长的多形性室性心动过速);心房颤动/心房扑动、房性心动过速。b.不良反应:低血压、心动过缓、静脉炎、肝功能损害等。c.注意事项:如患者无入量限制,配制维持液时应尽量稀释,可选择上肢粗大血管穿刺,用药后立即给予水胶体透明敷料保护穿刺血管,以预防静脉炎的发生。每小时观察患者穿刺部位有无红肿,询问患者有无穿刺部位疼痛,一旦发生静脉炎立即更换输液部位,应用硫酸镁湿敷贴外敷。

②利多卡因:为Ⅰ类抗心律失常药物,具有钠通道阻断作用。a.适应证:血流动力学稳定的室性心动过速(不做首选)、心室颤动、无脉室性心动过速(不做首选)。b.不良反应:言语不

清、意识改变、肌肉抽动、眩晕、心动过缓、低血压、舌麻木等。c.注意事项:遵医嘱用药,静脉注射时2～3分钟内推注,用输液泵控制输液速度,用药期间观察患者心率、心律、血压变化,尤其注意观察有无用药不良反应发生。

③硫酸镁:细胞内钾转运的辅助因子。a.适应证:伴有Q-T间期延长的多形性室性心动过速。b.不良反应:低血压、中枢神经系统毒性、呼吸抑制等。c.注意事项:稀释后用药,用药时需监测血镁水平。

④β受体阻滞剂:为Ⅱ类抗心律失常药物,可降低心率、房室结传导速度和血压,有负性肌力作用。a.适应证:窄QRS心动过速;控制心房颤动、心房扑动心室率;多形性室性心动过速、反复发作单形性室性心动过速。b.不良反应:低血压、心动过缓、诱发或加重心力衰竭。c.注意事项:严格遵医嘱用药,高浓度给药(>10mg/mL)会造成严重的静脉反应,如血栓性静脉炎,给药前应选择粗大血管穿刺,并随时注意观察有无静脉炎表现。用药期间注意监测患者心率及血压变化,发现异常及时通知医生并配合处理。

⑤肾上腺素:具有α、β受体兴奋作用。a.适应证:心肺复苏;用于阿托品无效或不适用的症状性心动过缓患者,也可用于起搏治疗前的过渡。b.不良反应:心悸、胸痛、血压升高、心律失常。c.注意事项:用于心肺复苏时应快速静脉注射,用药过程中密切观察患者心率、血压变化,注意有无心律失常发生。如药物渗出可引起局部组织缺血坏死,给药前确保静脉通路通畅。

(4)心室扑动、心室颤动及无脉性室性心动过速的护理:如发现患者意识突然丧失,呼叫无反应时,应立即呼叫医生同时给予心肺复苏,准备除颤器,判断发生心室扑动、心室颤动、无脉性室性心动过速立即协助电除颤和抢救。

(5)并发症护理:心脏性猝死。严重心律失常患者,应持续心电监护,严密监测心率、心律、生命体征、血氧饱和度变化,每日或病情变化时及时描记心电图。发现恶性心律失常先兆表现时立即报告医生,同时开放静脉通路,备好急救物品及药品。一旦发生心脏性猝死,立即配合抢救。

(6)心理护理:耐心向患者或其家属讲解病情,讲解发生心律失常的诱因、常见病因及预防知识,使患者对疾病有正确认识,并给予患者安慰和鼓励,使患者精神上得到支持,树立战胜疾病的信心,以积极的态度去面对疾病。

(7)健康宣教:嘱患者注意劳逸结合、生活规律,保证充足的休息与睡眠,保持乐观、稳定的情绪。指导患者自测脉搏的方法以利于自我监测病情,心律失常突发时要保持冷静,就地休息,及时拨打急救电话。

六、房室传导阻滞

房室传导阻滞(AVB)是指房室传导系统中出现房室间传导延迟或传导阻断的现象,房室结、希氏束及束支均可发生阻滞,可为单一部位的阻滞,也可为多部位的阻滞。

(一)病因和发病机制

房室传导阻滞可为一过性、间歇性或持久性存在。一过性或间歇性房室传导阻滞可见于迷走神经张力增高、药物中毒、电解质紊乱、缺氧以及老年人房室传导系统退行性病变等,当然也可见于器质性病变。持续存在的房室传导阻滞多提示存在器质性病变或传导束损伤,比如急性风湿性、细菌性或病毒性心肌炎,急性心肌梗死引起缺血缺氧,传导系统或心肌退行性变,心脏手术引起的损伤性改变,以及某些先天性心脏传导系统缺损。

(二)诊断要点

房室传导阻滞主要分为一度房室传导阻滞、二度房室传导阻滞(Ⅰ型、Ⅱ型)、三度房室传导阻滞,其中二度Ⅱ型房室传导阻滞呈3∶1或3∶1以上比例称为高度房室传导阻滞。临床表现与传导阻滞程度相关,重者可发生晕厥甚至猝死。诊断主要依赖于其各自心电图特征。

1.一度房室传导阻滞

(1)P－R间期≥0.20秒,14岁以下儿童≥0.18秒。

(2)P－R间期超出心率范围允许的最高值。

(3)在心率无明显变化时,P－R间期动态变化>0.04秒。

2.二度房室传导阻滞

(1)二度Ⅰ型房室传导阻滞:①窦性P－P基本规则;②P－R间期每搏逐渐延长,直至一次QRS波群脱落;③P－R间期增量每搏呈递减,R－R间期每搏逐渐缩短,直至一次长R－R间歇;④长R－R间歇小于最短窦性周期的2倍。

(2)二度Ⅱ型房室传导阻滞:①P－P间距规则,部分P波后无QRS波群,房室传导比例为3∶2、4∶3或2∶1不等,当呈2∶1下传时,R－R间期正常,QRS波群呈束支传导阻滞,是Ⅱ型的特点;②P－R间期固定,QRS波群呈室上型,常提示阻滞部位在束支或分支水平。

3.三度房室传导阻滞

①P－P间期规则,R－R间期多数也规则,P波与QRS波群无关,P波频率大于QRS波群频率,呈完全性房室分离;②心房由窦房结或心房形成的起搏点控制,心室由交界区或心室异位起搏点控制。当阻滞发生在房室结或希氏束上端时,QRS波群形态正常,频率40～60次/分,为交界性逸搏心律;如阻滞发生在希氏束下端或束支水平,则QRS波群宽大畸形,频率在20～40次/分之间,为室性逸搏心律。

(三)治疗

根据传导阻滞的发病急缓及阻滞程度不同,治疗策略侧重不同。对于急性发生的房室传导阻滞,病因治疗非常关键,多数情况下去除病因传导阻滞多可恢复,如急性心肌梗死及时开通血运重建,急性心肌炎激素冲击治疗等,若心率偏慢可加用阿托品、异丙肾上腺素等药物辅助治疗;若心室率<40次/分,QRS波宽大畸形,患者出现临床症状,需植入临时起搏器观察;若治疗效果不佳,患者持续出现二度Ⅱ型及三度房室传导阻滞,伴血流动力学改变,需植入永久起搏器。

对于慢性房室传导阻滞患者,无症状的一度及二度Ⅰ型一般无特殊治疗,定期随访心电图。对于二度Ⅱ型及Ⅲ度房室传导阻滞患者,因阻滞部位低,心室率慢,易发生心源性晕厥,建议及早植入永久起搏器。

（四）护理措施

1.休息与活动

影响心功能的心律失常患者应绝对卧床休息,以减少心肌耗氧量和对交感神经的刺激。协助做好生活护理,保持大便通畅,减少和避免任何不良刺激,以利于身心休息。对于伴有呼吸困难、发绀等症状时,给予氧气吸入。

功能性和轻度器质性心律失常血流动力学改变不大的患者,应注意劳逸结合,避免感染,可维持正常工作和生活,积极参加体育运动,改善自主神经功能。

2.心理护理

给予必要的解释和安慰,加强巡视,给予必要的生活护理,增加患者的安全感。

3.饮食护理

给予低脂、易消化、营养饮食,不宜饱食,少量多餐,避免吸烟、酗酒、进刺激性饮料和食物。

4.病情观察

(1)观察生命体征:密切观察脉搏、呼吸、血压、心率、心律,以及神志、面色等变化,同时应注意患者的电解质及酸碱平衡情况变化。

(2)心电监护:严重心律失常患者应实行心电监护,注意有无引起猝死的危险征兆,如心律失常频发性、多源性、成联律、R-on-T室性期前收缩、阵发性室上性心动过速、房颤、二度Ⅱ型及三度房室传导阻滞等。如发现上述情况,立即报告医生进行处理,同时做好抢救,如吸氧、开放静脉通道,以及准备抗心律失常药物、除颤器、临时起搏器等。

5.用药护理

(1)正确使用抗心律失常药物:口服药应按时按量服用,静脉注射及静脉滴注药物速度要严格按医嘱执行,用药过程及用药后要注意观察患者心律、心率、血压、脉搏、呼吸和意识,必要时行心电监测,判断疗效和有无不良反应。

(2)观察药物不良反应:对于心力衰竭、肝肾功能不全、酸中毒、老年患者,利多卡因药物半衰期明显延长,应用时须注意减量。另外静脉注射利多卡因不可过快、过量,以免导致中枢神经系统毒性反应,如嗜睡、感觉异常、眩晕、视物模糊,甚至谵妄、昏迷等。还可以引起心血管系统不良反应,如传导阻滞、低血压、抽搐,甚至呼吸抑制和心脏停搏。

奎尼丁药物有较强的心脏毒性作用,使用前测血压、心率,用药期间应观察血压、心电图变化,如有明显血压下降、心率减慢或不规则,心电图示Q-T间期延长时,须暂停给药,并给予处理。

胺碘酮对心外毒性最严重的为肺纤维化,应严密观察患者的呼吸状态,及早发现肺损伤的情况。

6.健康指导

(1)向患者及其家属讲明心律失常的病因、诱因和防治知识。

(2)注意休息,劳逸结合,防止增加心脏负担。无器质性心脏病的患者应积极参加体育运动,改善自主神经功能;器质性心脏病患者可根据心功能适当活动和休息。

(3)积极治疗原发病,避免诱因如发热、寒冷、睡眠不足等。

(4)按医嘱服用抗心律失常药物,不可自行增减和撤换药物,注意药物不良反应,如有不良反应及时就医。

(5)饮食应选择低脂、易消化、富营养,少量多餐。应避免吸烟、酗酒、饱食、刺激性饮食、饮含咖啡因饮料,以免引起心律失常。

(6)教会患者及其家属测量脉搏和心率的方法,每天至少1次,每次至少1分钟。对于反复发生严重心律失常的患者家属,要教会其心肺复苏术以备急救。

(7)对于有晕厥史的患者要避免从事驾驶、高空作业等危险工作,当出现头晕、黑蒙时,立即平卧,以免晕厥发作时摔倒。

(8)定期门诊随访,复查心电图。

第五节 心脏瓣膜病

心脏瓣膜病是由于炎症、黏液样变性、退行性改变、先天性畸形、缺血性坏死、创伤等原因引起的单个或多个瓣膜结构(包括瓣叶、瓣环、腱索或乳头肌)的结构异常或功能障碍,导致瓣口狭窄和(或)关闭不全。心室和主、肺动脉根部严重扩张也可产生相应房室瓣和半月瓣的相对性关闭不全。二尖瓣最常受累,其次为主动脉瓣。随着经济和生活水平的提高,风湿性心瓣膜病发生率在逐年下降,但是由衰老所致的退行性瓣膜病变发生率在逐渐升高,其中又以主动脉瓣狭窄最为多见。

一、二尖瓣狭窄

(一)病因和病理

虽然青霉素在预防链球菌感染的应用,使风湿热和风湿性心瓣膜病的发病率有所下降,但风湿性二尖瓣狭窄仍是我国主要的瓣膜病。二尖瓣狭窄的最常见病因为风湿热。2/3的患者为女性。约半数患者无急性风湿热史,但多有反复链球菌性扁桃体炎或咽峡炎病史。急性风湿热后,至少需2年始形成明显二尖瓣狭窄,多次发作急性风湿热较一次发作出现二尖瓣狭窄早。单纯二尖瓣狭窄占风心病的25%,二尖瓣狭窄伴有二尖瓣关闭不全占40%,主动脉瓣常同时受累。

先天性畸形或结缔组织病,如系统性红斑狼疮心内膜炎为二尖瓣狭窄的罕见病因。风湿热导致二尖瓣装置不同部位的粘连融合,致使二尖瓣狭窄:①瓣膜交界处粘连;②瓣叶游离缘粘连约占15%;③腱索粘连融合占10%;④余为以上部位的复合病变。上述病变导致二尖瓣开放受限,瓣口截面积减小。狭窄的二尖瓣呈漏斗状,瓣口常呈"鱼口"状。瓣叶钙化沉积有时可延展累及瓣环,使瓣环显著增厚。如果风湿热主要导致腱索的挛缩和粘连,而瓣膜交界处的粘连很轻,则主要出现二尖瓣关闭不全。

慢性二尖瓣狭窄可导致左心房扩大及左心房壁钙化,尤其在合并房颤时左心耳及左心房内可形成附壁血栓。

(二)病理生理

正常人的二尖瓣口面积为$4\sim6cm^2$,当瓣口面积减小一半即对跨瓣血流产生影响而定义为狭窄。瓣口面积 1.5cm² 以上为轻度、1～1.5cm² 为中度、小于 1cm² 为重度狭窄。重度二尖瓣狭窄时跨瓣压差显著增加,可达 20mmHg。测量跨瓣压差可判断二尖瓣狭窄程度。当严重狭窄时,左房压高达 25mmHg 才能使血流通过狭窄的瓣口充盈左室以维持正常的心排血量。

左房压升高致肺静脉压升高,肺顺应性减低,从而发生劳力性呼吸困难。心率增快时舒张期缩短,左房压更高,故任何增加心率的诱因均可促使急性肺水肿的发生,如房颤、妊娠、感染或贫血等。

由于左房压和肺静脉压升高,引起肺小动脉反应性收缩,最终导致肺小动脉硬化,肺血管阻力增高,肺动脉压力升高。重度肺动脉高压可引起右室肥厚、三尖瓣和肺动脉瓣关闭不全和右心衰竭。

二尖瓣狭窄患者的肺动脉高压产生于:①升高的左心房压的被动后向传递;②左心房和肺静脉高压触发肺小动脉收缩(反应性肺动脉高压);③长期严重的二尖瓣狭窄,持续的肺小动脉收缩,最终导致肺血管床的器质性闭塞性改变。

(三)临床表现

1.症状

一般在二尖瓣中度狭窄(瓣口面积＜1.5cm²)时方有明显症状。

(1)呼吸困难。为最常见的早期症状。患者首次呼吸困难发作常以运动、精神紧张、性交、感染、妊娠或心房颤动为诱因,并多先有劳力性呼吸困难,随狭窄加重,出现静息时呼吸困难、端坐呼吸和阵发性夜间呼吸困难,甚至发生急性肺水肿。

(2)咯血。有以下几种情况:①突然咯大量鲜血,通常见于严重二尖瓣狭窄,可为首发症状。支气管静脉同时回流入体循环静脉和肺静脉,当肺静脉压突然升高时,黏膜下淤血、扩张而壁薄的支气管静脉破裂引起大咯血,咯血后肺静脉压降低,咯血可自止。多年后支气管静脉壁增厚,而以后随病情进展肺血管阻力增加及右心功能不全使咯血减少。②阵发性夜间呼吸困难或咳嗽时的血性痰或带血丝痰。③急性肺水肿时咳大量粉红色泡沫状痰。④肺梗死伴咯血,为本症晚期并发慢性心力衰竭时少见的情况。

(3)咳嗽。常见,尤其在冬季明显,有的患者在平卧时干咳,可能与支气管黏膜淤血水肿易患支气管炎或左心房增大压迫左主支气管有关。

(4)声嘶。较少见,由于扩大的左心房和肺动脉压迫左喉返神经所致。

2.体征

重度二尖瓣狭窄常有"二尖瓣面容",双颧绀红。

(1)二尖瓣狭窄的心脏体征。有以下几种情况:①心尖搏动正常或不明显。②心尖区可闻第一心音亢进和开瓣音,提示前叶柔顺、活动度好;如瓣叶钙化僵硬,则第一心音减弱,开瓣音消失。③心尖区有隆隆样舒张中晚期杂音,局限,不传导。常可触及舒张期震颤。窦性心律时,由于舒张晚期心房收缩促使血流加速,使杂音相应增强;心房颤动时,由于无有效的心房收缩,故不再有杂音的舒张晚期加强。

(2)肺动脉高压和右心室扩大的心脏体征。右心室扩大时可见心前区心尖搏动弥散,肺动脉高压时肺动脉瓣区第二心音亢进或伴分裂。当肺动脉扩张引起相对性肺动脉瓣关闭不全时,可在胸骨左缘第 2 肋间闻及舒张早期吹风样杂音,称 Graham - Steell 杂音。右心室扩大伴相对性三尖瓣关闭不全时,在三尖瓣区闻及全收缩期吹风样杂音,吸气时增强。

(四)实验室和其他检查

1.X 线检查

左心房增大,后前位见左心缘变直,右心缘有双心房影,左前斜位可见左心房使左主支气管上抬。其他 X 线征象包括右心室增大、主动脉结缩小、肺动脉干和次级肺动脉扩张、肺淤血、间质肺水肿(如 Kerley B 线)和含铁血黄素沉着等征象。

2.心电图

重度二尖瓣狭窄可有"二尖瓣型 P 波",P 波宽度>0.12 秒,伴切迹,P_{V_1} 终末负性向量增大。QRS 波群示电轴右偏和右心室肥厚表现。

3.超声心动图

为明确和量化诊断二尖瓣狭窄的可靠方法。M 型示二尖瓣城墙样改变(EF 斜率降低,A 峰消失),后叶向前移动及瓣叶增厚。二维超声心动图可显示狭窄瓣膜的形态和活动度,测绘二尖瓣口面积。典型者为舒张期前叶呈圆拱状,后叶活动度减少,交界处粘连融合,瓣叶增厚和瓣口面积缩小。用连续多普勒测得的二尖瓣血流速度计算跨瓣压差和瓣叶面积与心导管法相关良好。彩色多普勒血流显像可实时观察二尖瓣狭窄的射流,有助于连续多普勒测定的正确定向。经食管超声有利于左心耳及左心房附壁血栓的检出。超声心动图还可提供房室大小、室壁厚度和运动、心室功能、肺动脉压、其他瓣膜异常和先天畸形等方面的信息。当经胸超声心动图检查不能够提供二尖瓣狭窄患者充分的临床数据时,应行经食道超声心动图检查,评估二尖瓣形态和血流动力学情况。

4.心导管检查

如症状、体征与超声心动图测定和计算二尖瓣口面积不一致,在考虑介入或手术治疗时,应经心导管检查同步测定肺毛细血管压和左心室压以确定跨瓣压差和计算瓣口面积,正确判断狭窄程度。

(五)治疗

1.一般治疗

有风湿活动者应给予抗风湿治疗,最重要的是预防风湿热复发;预防感染性心内膜炎;避免剧烈体力活动,定期复诊;呼吸困难者限制液体和钠盐摄入;尽可能避免感染、贫血等诱发急性肺水肿的因素。

2.并发症的治疗

急性肺水肿的处理原则与急性左心衰竭所致的肺水肿相似;发生心房颤动时要控制心室率,争取恢复和保持窦性心律;抗凝治疗预防血栓栓塞。

3.介入和手术治疗

中、重度二尖瓣狭窄患者伴症状进行性加重时,可考虑行介入或心外科手术,包括经皮球囊二尖瓣成形术、二尖瓣分离术、人工瓣膜置换术等。

二、二尖瓣关闭不全

(一)病因和病理

收缩期二尖瓣关闭依赖二尖瓣装置(瓣叶、瓣环、腱索、乳头肌)和左心室的结构与功能的完整性,其中任何部分的异常均可致二尖瓣关闭不全。

1.瓣叶

(1)风湿性损害最为常见,占二尖瓣关闭不全的1/3,女性为多。风湿性病变使瓣膜僵硬、变性、瓣缘卷缩、连接处融合以及腱索融合缩短。

(2)二尖瓣脱垂多为二尖瓣原发性黏液性变使瓣叶宽松膨大或伴腱索过长,心脏收缩时瓣叶向上超越了瓣环水平进入左心房影响二尖瓣关闭。部分二尖瓣脱垂为其他遗传性结缔组织病[如马方(Marfan)综合征(MFS)]的临床表现之一。

(3)感染性心内膜炎破坏瓣叶。

(4)肥厚型心肌病收缩期二尖瓣前叶向前运动导致二尖瓣关闭不全。

(5)先天性心脏病,心内膜垫缺损常合并二尖瓣前叶裂导致关闭不全。

2.瓣环扩大

(1)任何病因引起左室增大或伴左心衰竭都可造成二尖瓣瓣环扩大而导致二尖瓣相对关闭不全。若心脏缩小,心功能改善,二尖瓣关闭不全可改善。

(2)二尖瓣瓣环退行性变和瓣环钙化,多见于老年女性。尸检发现70岁以上女性,二尖瓣瓣环钙化的发生率为12%。严重二尖瓣瓣环钙化者,50%合并主动脉瓣环钙化,大约50%的二尖瓣瓣环钙化累及传导系统,引起不同程度的房室或室内传导阻滞。

3.腱索

先天性或获得性的腱索病变,如腱索过长、断裂、缩短和融合。

4.乳头肌

乳头肌的血供来自冠状动脉终末分支,冠状动脉灌注不足可引起乳头肌功能失调。若乳头肌缺血短暂,可出现短暂的二尖瓣关闭不全;若急性心肌梗死发生乳头肌坏死,则产生永久性二尖瓣关闭不全,乳头肌坏死是心肌梗死的常见并发症,而乳头肌断裂在心肌梗死的发生率低于1%,乳头肌完全断裂可发生严重致命的二尖瓣关闭不全。其他少见的疾病为先天性乳头肌畸形,如一侧乳头肌缺如,称降落伞样二尖瓣;罕见的乳头肌脓肿、肉芽肿、淀粉样变和结节病等。

瓣叶穿孔如发生在感染性心内膜炎时、创伤损伤二尖瓣结构或人工瓣损坏等可发生急性二尖瓣关闭不全。

(二)病理生理

1.急性

收缩期左心室射出的部分血流经关闭不全的二尖瓣口反流至左心房,与肺静脉回流至左心房的血流汇总,在舒张期充盈左心室,致左心房和左心室容量负荷骤增,左心室来不及代偿,其急性扩张能力有限,左心室舒张末压急剧上升。左心房压也急剧升高,导致肺淤血,甚至肺水肿,之后可致肺动脉高压和右心衰竭。

由于左心室扩张程度有限,即使左心室收缩正常或增加,左心室总的心搏量增加不足以代偿向左心房的反流,前向心搏量和心排血量明显减少。

2.慢性

左心室对慢性容量负荷过度的代偿为左心室舒张末期容量增大,根据 Frank - Starling 机制使左心室心搏量增加。加上代偿性离心性肥大,并且左心室收缩期将部分血排入低压的左心房,室壁应力下降快,利于左心室排空。因此,在代偿期左心室总的心搏量明显增加,射血分数可完全正常。二尖瓣关闭不全通过收缩期左室完全排空来实现代偿可维持正常心搏量多年,但如果二尖瓣关闭不全持续存在并继续加重,使左室舒张末期容量进行性增加,左室功能恶化,当心排血量降低时可出现症状。

二尖瓣关闭不全时,左心房的顺应性增加,左心房扩大。在较长的代偿期,同时扩大的左心房和左心室可适应容量负荷增加,左心房压和左心室舒张末压不致明显上升,肺淤血也暂不会出现。

持续严重的过度容量负荷终致左心衰竭,左心房压和左心室舒张末压明显上升,导致肺淤血、肺动脉高压,持续肺动脉高压又必然导致右心衰竭。

因此,二尖瓣关闭不全首先累及左心房、左心室,继之影响右心,最终为全心衰竭。

(三)临床表现

1.症状

(1)急性:轻度二尖瓣反流仅有轻微劳力性呼吸困难;严重反流(如乳头肌断裂)很快发生急性左心衰竭,甚至出现急性肺水肿或心源性休克。

(2)慢性:轻度二尖瓣关闭不全可终身无症状。严重反流有心排血量减少,首先出现的症状是疲乏无力,肺淤血的症状如呼吸困难出现较晚。

①风心病。从首次风湿热后,无症状期远较二尖瓣狭窄长,常超过 20 年。一旦出现明显症状,多已有不可逆的心功能损害。急性肺水肿和咯血较二尖瓣狭窄少见。

②二尖瓣脱垂。一般二尖瓣关闭不全较轻,多无症状,或仅有不典型胸痛、心悸、乏力、头晕、体位性晕厥和焦虑等,可能与自主神经功能紊乱有关。严重的二尖瓣关闭不全晚期出现左心衰竭。

2.体征

(1)急性:心尖搏动为高动力型。肺动脉瓣区第二心音亢进。非扩张的左心房强有力收缩所致心尖区第四心音常可闻及。由于收缩末左房室压差减小,心尖区反流性杂音于第二心音前终止;而非全收缩期杂音,低调,呈递减型,不如慢性者响。严重反流也可出现心尖区第三心音和短促舒张期隆隆样杂音。

(2)慢性:

①心尖搏动。呈高动力型,左心室增大时向左下移位。

②心音。风心病时瓣叶缩短,导致重度关闭不全时,第一心音减弱;二尖瓣脱垂和冠心病时第一心音多正常。由于左心室射血时间缩短,主动脉瓣部分(A_2)提前,第二心音分裂增宽。严重反流时心尖区可闻及第三心音。二尖瓣脱垂时可有收缩中期喀喇音。

③心脏杂音。瓣叶挛缩所致(如风心病),有自第一心音后立即开始、与第二心音同时终止的全收缩期吹风样高调一贯型杂音,在心尖区最响。杂音可向左腋下和左肩胛下区传导。后叶异常时,如后叶脱垂、后内乳头肌功能异常、后叶腱索断裂,杂音则向胸骨左缘和心底部传导。在典型的二尖瓣脱垂为随喀喇音之后的收缩期杂音。冠心病乳头肌功能失常时可有收缩早期、中期、晚期或全收缩期杂音。腱索断裂时杂音可似海鸥鸣或乐音性。反流严重时,心尖区可闻及紧随第三心音后的短促舒张期隆隆样杂音。

(四)实验室和其他检查

1.X 线检查

急性者心影正常或左心房轻度增大伴明显肺淤血,甚至肺水肿征。慢性重度反流常见左心房、左心室增大,左心室衰竭时可见肺淤血和间质性肺水肿征。二尖瓣瓣环钙化为致密而粗的 C 形阴影,在左侧位或右前斜位可见。

2.心电图

急性者心电图正常,窦性心动过速常见。慢性重度二尖瓣关闭不全主要为左心房增大,部分有左心室肥厚和非特异性 ST－T 改变,少数有心室肥厚征,心房颤动常见。

3.超声心动图

M 型和二维超声心动图不能确定二尖瓣关闭不全。脉冲式多普勒超声和彩色多普勒血流显像可于二尖瓣心房侧和左心房内探及收缩期反流束,诊断二尖瓣关闭不全的敏感性几乎达到 100%,且可半定量反流程度。后者测定的左心房内最大反流束面积,$<4cm^2$ 为轻度反流,$4\sim8cm^2$ 为中度反流,$>8cm^2$ 为重度反流。二维超声可显示二尖瓣装置的形态特征,如瓣叶和瓣下结构增厚、融合、缩短和钙化,瓣叶冗长脱垂,连枷样瓣叶,瓣环扩大或钙化,赘生物,左室扩大和室壁矛盾运动等,有助于明确病因。超声心动图还可提供心腔大小、心功能和合并其他瓣膜损害的资料。

4.心导管检查

心导管检查的适应证:

(1)无创检查不能确定二尖瓣反流严重程度、左心室功能或判断是否需要外科治疗时,有指征做左心室造影和血流动力学测定。

(2)无创评估显示肺动脉高压与严重二尖瓣反流不成比例时,有指征行血流动力学检查。

(3)对于判定严重二尖瓣反流程度,临床表现与无创结果不符时,有指征行左心室造影和血流动力学测定。

(4)冠状动脉疾病高危患者,施行二尖瓣修复术或二尖瓣替换术前,有指征行冠状动脉造影术。

5.放射性核素心室造影

可测定左心室收缩、舒张末容量和静息、运动时射血分数,以判断左心室收缩功能。通过左心室与右心室心搏量之比值评估反流程度,该比值＞2.5 提示严重反流。经注射造影剂行左心室造影,观察收缩期造影剂反流入左心房的量,为半定量反流程度的"金标准"。

(五)治疗

内科治疗一般为术前过渡措施,外科治疗为根本措施。内科治疗包括预防风湿活动、感染性心内膜炎,针对并发症治疗;外科手术治疗包括瓣膜修补术和人工瓣膜置换术。

三、主动脉瓣狭窄

（一）病因和病理

随着人口老龄化的发展,在一些发达国家,主动脉瓣狭窄成了主要的心瓣膜病,其主要病因是退行性老年钙化性主动脉瓣狭窄,其次是先天性畸形,风湿性心脏病引起的主动脉狭窄则很少,我国仍以风心病引起的主动脉瓣膜病变多见。

1.风心病

风湿性炎症导致瓣膜交界处粘连融合,瓣叶纤维化、僵硬、钙化和挛缩畸形,因而瓣口狭窄。几乎无单纯的风湿性主动脉瓣狭窄,大多伴有关闭不全和二尖瓣损害。

2.先天性畸形

先天性二叶瓣畸形为最常见的先天性主动脉瓣狭窄的病因。先天性二叶瓣畸形见于1‰～2‰的人群,男性多于女性。出生时多无交界处融合和狭窄。由于瓣叶结构的异常,即使正常的血流动力学也可引起瓣膜增厚、钙化、僵硬及瓣口狭窄,约1/3发生狭窄。成年期形成椭圆或窄缝形狭窄瓣口,为成人孤立性主动脉瓣狭窄的常见原因。主动脉瓣二叶瓣畸形易并发感染性心内膜炎,而主动脉瓣的感染性心内膜炎中,最多见的基础心脏病为二叶瓣畸形。单叶、四叶主动脉瓣畸形偶有发生。

3.退行性老年钙化性主动脉瓣狭窄

为65岁以上老年人单纯性主动脉瓣狭窄的常见原因。无交界处融合,瓣叶主动脉面有钙化结节限制瓣叶活动。常伴有二尖瓣瓣环钙化。

（二）病理生理

成人主动脉瓣口≥3.0cm²。当瓣口面积减小一半时,收缩期仍无明显跨瓣压差。瓣口面积≤1.0cm²时,左心室收缩压明显升高,跨瓣压差显著。根据瓣膜面积、跨瓣压、射血速率可以将主动脉瓣的狭窄程度分为轻、中、重三种。轻度狭窄,瓣膜面积＞1.5cm²,跨瓣压＜25mmHg,射血速率＜3.0m/s;中度狭窄,瓣膜面积为1.0～1.5cm²,跨瓣压为25～50mmHg,射血速率3.0～4.0m/s;重度狭窄,瓣膜面积＜1.0cm²,跨瓣压＞50mmHg,射血速率＞4.0m/s。

左心室对慢性主动脉瓣狭窄所致的压力负荷增加的主要代偿方式是通过进行性室壁向心性肥厚以平衡左心室收缩压升高,维持正常收缩期室壁应力和左心室心排血量。左心室肥厚使其顺应性降低,引起左心室舒张末压进行性升高,因而使左心房的后负荷增加,左心房代偿性肥厚。肥厚的左心房在舒张末期的强有力收缩有利于僵硬左心室的充盈,使左心室舒张末容量增加,达到左心室有效收缩时所需水平,以维持心搏量正常。左心房的有力收缩也使肺静脉和肺毛细血管压力免于持续升高。左心室舒张末容量直至失代偿的病程晚期才增加。最终由于室壁应力升高、心肌缺血和纤维化等导致左心室功能衰竭。

严重主动脉瓣狭窄引起心肌缺血。其机制为:①左心室壁增厚、心室收缩压升高和射血时间延长,增加心肌氧耗;②左心室肥厚,心肌毛细血管密度相对减少;③舒张期心腔内压力升高,压迫心内膜下冠状动脉;④左心室舒张末压升高致舒张期主动脉-左心室压差降低,冠状动脉灌注压降低。后二者减少冠状动脉血流。心肌耗氧增加、供血减少,如加上运动负荷将导致严重心肌缺血。

（三）临床表现

1.症状

出现较晚。呼吸困难、心绞痛和晕厥为典型主动脉瓣狭窄常见的三联征。

（1）呼吸困难。劳力性呼吸困难为晚期肺淤血引起的常见首发症状，见于90%的有症状患者。进而可发生阵发性夜间呼吸困难、端坐呼吸和急性肺水肿。

（2）心绞痛。见于60%的有症状患者。常由运动诱发，休息后缓解。主要由心肌缺血所致，极少数可由瓣膜的钙质栓塞冠状动脉引起。

（3）晕厥或接近晕厥。见于1/3的有症状患者。多发生于直立、运动中或运动后即刻，少数在休息时发生，由于脑缺血引起。其机制为：①运动时周围血管扩张，而狭窄的主动脉口限制心排血量的相应增加；②运动致心肌缺血加重，使左心室收缩功能降低，心排血量减少；③运动时左心室收缩压急剧上升，过度激活室内压力感受器通过迷走神经传入纤维兴奋血管减压反射，导致外周血管阻力降低；④运动后即刻发生者，为突然体循环静脉回流减少，影响心室充盈、左心室心搏量进一步减少；⑤休息时晕厥可由于心律失常（心房颤动、房室阻滞或心室颤动）导致心排血量骤减所致。以上均可引起体循环动脉压下降，脑循环灌注压降低，以致发生脑缺血。

2.体征

（1）心音。第一心音正常。若主动脉瓣钙化僵硬，则第二心音主动脉瓣成分减弱或消失。由于左心室射血时间延长，第二心音常为单一性，严重狭窄者呈逆分裂。肥厚的左心房强有力收缩产生明显的第四心音。先天性主动脉瓣狭窄或瓣叶活动度尚佳者，可在胸骨右、左缘和心尖区听到主动脉瓣喷射音，不随呼吸而改变，如瓣叶钙化僵硬，喷射音消失。

（2）收缩期喷射性杂音。在第一心音稍后或紧随喷射音开始，止于第二心音前，为吹风样、粗糙、递增-递减型，在胸骨右缘第2或左缘第3肋间最响，主要向颈动脉传导，常伴震颤。老年人钙化性主动脉瓣狭窄者，杂音在心底部粗糙，高调成分可传导至心尖区，呈乐音性，为钙化瓣叶震动所引起。狭窄越重，杂音越长。左心室衰竭或心排血量减少时，杂音消失或减弱。杂音强度随每搏输出量不同而改变，长舒张期之后，如在期前收缩后的长代偿间期或心房颤动时的长心动周期，心搏量增加，杂音增强。

（3）其他。动脉脉搏上升缓慢、细小而持续（细迟脉）。在晚期，收缩压和脉压均下降。但在轻度主动脉瓣狭窄合并主动脉瓣关闭不全的患者以及动脉床顺应性差的老年患者，收缩压和脉压可正常，甚至升高。在严重的主动脉瓣狭窄患者，同时触诊心尖部和颈动脉可发现颈动脉搏动明显延迟。心尖搏动相对局限、持续有力，如左心室扩大，可向左下移位。

（四）实验室和其他检查

1.X线检查

心影正常或左心室轻度增大，左心房可能轻度增大，升主动脉根部常见狭窄后扩张。在侧位透视下有时可见主动脉瓣钙化。晚期可有肺淤血征象。

2.心电图

重度狭窄患者有左心室肥厚伴ST-T继发性改变和左心房增大。可有房室阻滞、室内阻滞（左束支阻滞或左前分支阻滞）、心房颤动或室性心律失常。

3.超声心动图

为明确诊断和判定狭窄程度的重要方法。M型超声诊断本病不敏感和缺乏特异性。二维超声心动图探测主动脉瓣异常十分敏感,有助于显示瓣叶数目、大小、增厚、钙化、活动度、交界处融合、瓣口大小和形状及瓣环大小等瓣膜结构,有助于确定狭窄的病因,但不能准确定量狭窄程度。用连续彩色多普勒可测定通过主动脉瓣的最大血流速度,可计算出平均和峰跨膜压差以及瓣口面积,所得结果与心导管检查相关良好。超声心动图还提供心腔大小、左室肥厚及功能等多种信息。虽然经食道超声能够提供瓣膜的形态、瓣叶钙化程度等多种信息,目前临床上仍很少用到。严重主动脉瓣狭窄应每年一次超声心动图检查;中度主动脉瓣狭窄可1~2年一次;轻度主动脉瓣狭窄可每3~5年一次。

4.心导管检查

当超声心动图不能确定狭窄程度并考虑人工瓣膜置换时,应行心导管检查。常以左心室-主动脉收缩期压差判断狭窄程度,平均压差>50mmHg或峰压差>70mmHg为重度狭窄。

心导管检查的强适应证有:

(1)有冠状动脉疾病危险的主动脉瓣狭窄患者,主动脉瓣置换术前行冠状动脉造影术。

(2)有症状患者无创性检查结果不肯定,或无创性检查与临床结果判断主动脉瓣狭窄严重程度不符时,采用心导管检查测量血流动力学评估主动脉瓣狭窄的严重程度。

(3)主动脉瓣狭窄患者考虑做肺自体移植(Ross手术)并且无创性检查不能发现冠状动脉起源时,主动脉瓣置换术前做冠状动脉造影术。

5.其他

CT和MRI可帮助观察升主动脉的形态,多排CT可用于观察瓣膜钙化程度,初步研究表明利钠肽可用于预测无症状的主动脉狭窄患者的存活,然而仍需配合大量的研究资料来确定患者的最佳手术时间。

(五)治疗

1.内科治疗

目标为确定狭窄程度、观察狭窄进展情况,为有手术指征的患者选择合理的手术时间。治疗措施包括:预防感染性心内膜炎;频发房性期前收缩者应给予抗心律失常药物;发生心房颤动时应及时转复为窦性心律;心绞痛发作时可试用硝酸酯类药物;心力衰竭患者可选用洋地黄类药物或谨慎应用利尿剂。

2.介入和外科治疗

包括人工瓣膜置换术和经皮球囊主动脉瓣成形术。

四、主动脉瓣关闭不全

(一)病因

主动脉瓣关闭不全是由于主动脉瓣和(或)主动脉根部疾病所致。风湿性心脏病、感染性心内膜炎、先天性畸形、主动脉瓣脱垂、强直性脊柱炎、梅毒性主动脉炎、马方综合征、严重高血压等都可能造成主动脉瓣关闭不全。

（二）临床表现

1.症状

轻度者可多年无症状，甚至可耐受运动。一旦心功能失代偿，则病情常迅速恶化。最先的主诉为心排血量增加和心肌收缩力增强而发生心悸、心尖搏动增强、左胸不适、颈部和头部动脉强烈搏动感等。晚期出现左心衰竭表现。

2.体征

（1）心脏体征：心尖搏动向左下移位，呈抬举性搏动。第一心音减弱，第二心音减弱或缺如。胸骨左缘第3、4肋间可闻及与第二心音同时开始的高调叹气样递减型舒张早期杂音，向心尖部传导，坐位并前倾和深呼气时易听到，为特征性体征。轻度反流时，杂音限于舒张早期，音调高；中或重度反流时，杂音粗糙，为全舒张期隆隆样杂音（Austin Flint杂音）。杂音为音乐性（鸽叫声）时，提示瓣叶脱垂、撕裂或穿孔。

（2）血管：收缩压升高，舒张压降低，脉压增大。严重主动脉瓣关闭不全时可出现周围血管征：随心脏搏动的点头征、颈动脉和桡动脉扪及水冲脉、股动脉枪击音及毛细血管搏动征。主动脉根部扩大者，在胸骨右缘第2、3肋间可扪及收缩期搏动。

（三）辅助检查

1.X线检查

急性者心脏大小正常，慢性者左心室、左心房和右心室均可增大。

2.心电图

急性者常有窦性心动过速和非特异性ST-T改变，慢性者常有左心室肥厚及劳损。

3.超声心动图

对于监测疾病进展、掌握手术时机极为有用。

4.心导管检查

当无创技术不能确定反流程度、考虑外科手术治疗以及需要评价冠状动脉情况时，可行心导管检查。

（四）治疗

外科治疗（人工瓣膜置换术和主动脉瓣修复术）为根本措施；内科治疗参照主动脉瓣狭窄治疗。

五、心脏瓣膜病护理

（一）护理评估

1.身体评估

评估患者神志、意识状态、面色、生命体征、饮食及营养状况。有无口唇及双颧发绀，有无结节、红斑等。评估患者睡眠情况，睡眠时有无呼吸困难发作。

2.病史评估

重点了解患者年龄、性别、工作性质、家族史、生活方式；询问患者发病时间、病因、诱因、患者现存突出的临床症状及其特点，有无呼吸困难及其程度，发作时间，体位对呼吸困难的影响，有无咯血、肺部湿啰音及肺水肿等症状。评估乏力、心悸持续时间，心前区不适的部位等；了解当前的实验室检查结果，目前用药种类、剂量及用法，有无明确药物过敏史，评估出现并发症的风险等。

（二）护理措施

1.活动与休息

按心功能分级安排适当的活动,合并主动脉病变者应限制活动,风湿活动时卧床休息,活动时出现不适,应立即停止活动并给予吸氧 3～4L/min。

2.饮食护理

给予高热量、高蛋白、高维生素易消化饮食,以协助提高机体抵抗力。

3.病情观察

（1）体温观察:定时观测体温,注意热型,体温超过 38.5℃时给予物理降温,半小时后测量体温并记录降温效果。观察有无风湿活动的表现,如皮肤出现环形红斑、皮下结节、关节红肿疼痛等。

（2）心脏观察:观察有无心力衰竭的征象,监测生命体征和肺水肿、肝大的体征,观察有无呼吸困难、乏力、尿少、食欲减退等症状。

（3）评估栓塞:借助各项检查评估栓塞的危险因素,密切观察有无栓塞征象,一旦发生应立即报告医生,给予溶栓、抗凝治疗。

4.风湿的预防与护理

注意休息,病变关节应制动、保暖,避免受压和碰撞,可用局部热敷或按摩,减轻疼痛,必要时遵医嘱使用止痛药。

5.心力衰竭的预防与护理

避免诱因,积极预防呼吸道感染及风湿活动,纠正心律失常,避免劳累、情绪激动。严格控制入量及输液滴速,如发生心力衰竭置患者半卧位,给予吸氧,给予营养易消化饮食,少量多餐。保持大便通畅。

6.防止栓塞发生

（1）预防措施:鼓励与协助患者翻身,避免长时间蹲、坐,勤换体位,常活动下肢,经常按摩、用温水泡脚,以防发生下肢静脉血栓。

（2）有附壁血栓形成患者护理:应绝对卧床,避免剧烈运动或体位突然改变,以免血栓脱落,形成动脉栓塞。

（3）观察栓塞发生的征兆:脑栓塞可引起言语不清、肢体活动受限、偏瘫;四肢动脉栓塞可引起肢体剧烈疼痛、皮肤颜色及温度改变;肾动脉栓塞可引起剧烈腰痛;肺动脉栓塞可引起突然剧烈胸痛和呼吸困难、发绀、咯血、休克等。

7.亚急性感染性心内膜炎的护理

应做血培养以查明病原菌;注意观察体温、新出血点、栓塞等情况。注意休息,合理饮食,补充蛋白质和维生素,提高抗病能力。

8.用药护理

遵医嘱给予抗生素、抗风湿热药物、抗心律失常药物及抗凝治疗,观察药物疗效和不良反应,如阿司匹林导致的胃肠道反应、柏油样便、牙龈出血等不良反应;观察有无皮下出血、尿血等;注意观察,防止口腔黏膜及肺部二重感染;严密观察患者心率、心律变化,准确应用抗心律失常药物。

9.健康教育

(1)解释病情:告诉患者及其家属此病的病因和病程发展特点,将治疗的长期性和困难讲清楚,同时要给予患者鼓励,帮助其建立信心。对于有手术适应证的患者,要劝患者择期手术,提高生活质量。

(2)环境要求:居住环境要避免潮湿、阴暗等不良条件,保持室内空气流通,温暖干燥,阳光充足,防风湿复发。

(3)防止感染:在日常生活中要注意适当锻炼,注意保暖,加强营养,合理饮食,提高机体抵抗力,加强自我保健,避免呼吸道感染,一旦发生,应立即就诊、用药治疗。

(4)避免诱发因素:协助患者做好休息及活动的安排,避免重体力劳动、过度劳累和剧烈运动。要教育患者家属理解患者病情并给予照顾。

要劝告反复发生扁桃体炎患者,在风湿活动控制后 2～4 个月可手术摘除扁桃体。在拔牙、内镜检查、导尿、分娩、人工流产等手术前,应告诉医生自己有风心病史,便于预防性使用抗生素。

(5)妊娠:育龄妇女要在医生指导下,根据心功能情况,控制好妊娠与分娩时机。对于病情较重不能妊娠与分娩患者,做好患者及其配偶的心理工作,使其接受现实。

(6)提高患者依从性:告诉患者坚持按医嘱服药的重要性,提供相关健康教育资料。同时告诉患者定期门诊复诊,对于防止病情进展也是重要的。

第六节　心力衰竭

一、概述

心力衰竭是各种心脏结构或功能性疾病导致心室充盈及(或)射血能力受损而引起的一组临床综合征。大多数情况下是由于心室收缩能力下降,射血功能受损,心排血量不足以维持机体代谢需要,临床上以心排血量不足、器官和组织的血液灌注减少、肺循环和(或)体循环静脉系统淤血为特征,为收缩性心力衰竭。少数由于左室舒张功能障碍,左心室充盈受阻,引起左心室充盈压异常升高,使肺静脉回流受阻,肺循环淤血,为舒张性心力衰竭。

心力衰竭和心功能不全的概念基本上是一致的,但后者的含义更为广泛,包括已有心排血量减少但尚未出现临床症状的这一阶段。伴有临床症状的心功能不全称为心力衰竭。

(一)临床类型

1.按发展速度分类

按其发展速度可分为急性和慢性两种,以慢性居多。急性心力衰竭常因急性的严重心肌损害或突然心脏负荷加重,使心排血量在短时间内急剧下降,甚至丧失排血功能。临床以急性左心衰竭为常见,表现为急性肺水肿、心源性休克。慢性心力衰竭病程中常有代偿性心脏扩大、心肌肥厚和其他代偿机制参与的缓慢的发展过程。

2.按发生部位分类

按其发生的部位可分为左心、右心和全心衰竭。左心衰竭临床上较常见,是指左心室代偿功能不全而发生的,以肺循环淤血为特征的心力衰竭。右心衰竭是以体循环淤血为主要特征的心力衰竭,临床上多见于肺源性心脏病、先天性心脏病、高血压、冠心病等。全心衰竭常是左心衰竭使肺动脉压力升高,加重右心负荷,长此以往,右心功能下降、衰竭,即表现出全心功能衰竭症状。

3.按功能障碍分类

按有无舒缩功能障碍又可分为收缩性和心力衰竭舒张性心力衰竭。收缩性心力衰竭是指心肌收缩力下降,心排出量不能满足机体代谢的需要,器官、组织血液灌注不足,同时出现肺循环和(或)体循环淤血表现。舒张性心力衰竭见于心肌收缩力没有明显降低,可使心排血量正常维持,心室舒张功能障碍以致左心室充盈压升高,使肺静脉回流受阻,而导致肺循环淤血。

(二)分期

心力衰竭的分期可以从临床上分清心力衰竭的不同时期,从预防着手,在疾病源头上给予干预,减少和延缓心力衰竭的发生,减少心力衰竭的发展和死亡。

心力衰竭分期分为四期。

A期:心力衰竭高危期,无器质性心脏、心肌病变或心力衰竭症状,如患者有高血压、代谢综合征、心绞痛,服用心肌毒性药物等,均可发展为心力衰竭的高危因素。

B期:有器质性心脏病如心脏扩大、心肌肥厚、射血分数降低,但无心力衰竭症状。

C期:有器质性心脏,病程中有过心力衰竭的症状。

D期:需要特殊干预治疗的难治性心力衰竭。

心力衰竭的分期在病程中是不能逆转的,只能停留在某一期或向前发展,只有在A期对高危因素进行有效治疗,才能减少发生心力衰竭,在B期进行有效干预可以延缓发展到有临床症状心力衰竭。

(三)心脏功能分级

1.根据患者主观症状和活动能力,心功能分为四级

Ⅰ级:日常活动无心力衰竭症状。

Ⅱ级:日常活动出现心力衰竭症状(呼吸困难、乏力)。

Ⅲ级:低于日常活动出现心力衰竭症状。

Ⅳ级:在休息时亦出现心力衰竭症状。

此分级方法多年来在临床应用,优点是简便易行,缺点是仅凭患者主观感觉,常有患者症状与客观检查有差距,患者个体之间差异比较大。

2.根据客观评价指标,心功能分为A、B、C、D级

A级:无心血管疾病的客观依据。

B级:有轻度心血管疾病的客观依据。

C级:有中度心血管疾病的客观依据。

D级:有重度心血管疾病的客观依据。

此分级方法对于轻、中、重度的标准没有具体的规定,需要临床医生主观判断。但结合第一个根据患者主观症状和活动能力进行分级的方案,是能弥补第一分级方案的主观症状与客观指标分离情况的。如患者心脏超声检查提示轻度主动脉瓣狭窄,但没有体力活动受限制的情况,联合分级定为Ⅰ级B。又如患者体力活动时有心悸、气急症状,但休息症状缓解,心脏超声检查提示左心室射血分数(LVEF)为<35%,联合分级定为Ⅱ级C。

3.6 分钟步行试验

要求患者6分钟之内在平直走廊尽可能地快走,测定其所步行的距离,若6分钟步行距离<150m,表明为重度心功能不全;150～425m为中度心功能不全;426～550m为轻度心功能不全。

此试验简单易行、安全、方便,用于评定慢性心力衰竭患者的运动耐力,评价心脏储备能力,也常用于评价心力衰竭治疗的效果。

二、慢性心力衰竭

慢性心力衰竭是多数心血管疾病的终末阶段,也是主要的死亡原因。心力衰竭是一种复杂的临床综合征,特定的症状是呼吸困难和乏力,特定的体征是水肿,这些情况可造成器官功能障碍,影响生活质量。主要表现为心脏收缩功能障碍患者的左心室射血分数下降,一般<40%;而心脏舒张功能障碍的患者左心室射血分数相对正常,通常心脏无明显扩大,但有心室充盈指标受损。

我国引起慢性心力衰竭的基础心脏病的构成比与过去有所不同,过去我国以风湿性心脏病为主,近10年来其所占比例趋于下降,而冠心病、高血压所占比例明显上升。

(一)病因及发病机制

1.病因

各种原因引起的心肌、心瓣膜、心包或冠状动脉、大血管的结构损害,导致心脏容量负荷或压力负荷过重均可造成慢性心力衰竭。

冠心病、高血压、瓣膜病和扩张性心肌病是主要的病因;心肌炎、肾炎、先天性心脏病是较常见的病因;而心包疾病、贫血、甲状腺功能亢进与减退症、脚气病、心房黏液瘤、动脉-静脉瘘、心脏肿瘤和结缔组织病、高原病及少见的内分泌病等,是比较少见且易被忽视的病因。

2.诱因

(1)感染:感染是最主要的诱因,最常见的呼吸道感染,其次是风湿热,在幼儿患者中风湿热则占首位。女性患者泌尿系统感染的诱发亦常见,感染性心内膜炎、全身感染均是诱发因素。

(2)心律失常:特别是快速心律失常,如房颤等。

(3)生理、心理压力过大:如劳累过度、情绪激动、精神紧张。

(4)血容量增加:液体摄入过多过快、高钠饮食。

(5)妊娠与分娩。

(6)其他:大量失血、贫血;各种原因引起的水、电解质、酸碱平衡紊乱;某些药物应用不当等。

3.发病机制

研究表明,心力衰竭的发生发展的基本机制就是心室重构。心室重构是在心脏扩大、心肌肥厚的过程中,心肌细胞、胞外基质、胶原纤维网等均有相应变化,左心室结构、形态、容积和功能发生一系列变化。由于基础病的不同,进展情况不同和各种代偿机制的复杂作用,有些患者心脏扩大、肥厚已很明显,但临床可无心力衰竭表现。但如基础病病因不能消除,随着时间的推移,心室重构的病理变化,可自身不断发展,心力衰竭必然会出现。

慢性心力衰竭的发病机制是很复杂的过程,心脏功能大致经过代偿期和失代偿期。

(1)心力衰竭代偿期:心脏受损初始引起机体短期的适应性和代偿性反应,启动了Frank-Starling机制,增加心脏的前负荷,使心回血量增加,心室舒张末容积增加,心室扩大,心肌收缩力增强,而维持心排血量的基本正常或相对正常。

机体的适应性和代偿性反应,激活交感神经体液系统,交感神经兴奋性增强,增强心肌收缩力并提高心率,以增加心排血量,但同时机体周围血管收缩,增加了心脏后负荷,心肌增厚,心率加快,心肌耗氧量加大。

心脏功能下降,心排血量降低、肾素-血管紧张素-醛固酮(RAAS)系统也被激活,代偿性增加血管阻力和潴留水、钠,以维持灌注压;交感神经兴奋性增加,同时激活神经内分泌细胞因子如心钠素、血管升压素、缓激肽等,参与调节血管舒缩,排钠利尿,对抗由于交感神经兴奋和肾素-血管紧张素-醛固酮系统激活造成的水钠潴留效应。在多因素作用下共同维持机体血压稳定,保证了重要脏器的灌注。

(2)心力衰竭失代偿期:长期、持续的交感神经和肾素-血管紧张素-醛固酮系统高兴奋性,多种内源性的神经激素和细胞因子的激活与失衡,又造成继发心肌损害,持续性心脏扩大、心肌肥厚,使心肌耗氧量增加,加重心肌的损伤。神经内分泌系统活性增加不断,加重血流动力学紊乱,损伤心肌细胞,导致心排血量不足,出现心力衰竭症状。

从代偿到失代偿,除了因为代偿能力限度、代偿机制中的负面作用外,心肌细胞的能量供应和利用障碍,导致心肌细胞坏死、纤维化也是重要因素。

心肌细胞的减少使心肌收缩力下降,又因纤维化的增加使心室的顺应性下降,心室重构更趋明显,最终导致不可逆的心肌损害和心力衰竭。

(二)临床表现

1.左心衰竭

以肺循环淤血及心排出量降低为主要表现。

(1)症状:

①不同程度的呼吸困难:a.劳力性呼吸困难:是左心衰竭最早出现的症状。因运动使回心血量增加,左心房压力升高,加重肺淤血。引起呼吸困难的运动量随心力衰竭(简称心衰)程度加重而减少。b.端坐呼吸:肺淤血达到一定程度时,患者不能平卧,因平卧时回心血量增多且横膈上抬,呼吸更为困难。高枕卧位、半卧位甚至端坐时方可好转。c.夜间阵发性呼吸困难:患者入睡后突然因憋气而惊醒,被迫取坐位,重者可有哮鸣音,称为"心源性哮喘"。多于端坐

休息后缓解。d.急性肺水肿:是"心源性哮喘"的进一步发展,是左心衰竭呼吸困难最严重的形式。

②咳嗽、咳痰、咯血:咳痰是肺泡和支气管黏膜淤血所致,开始常于夜间发生,坐位或立位时咳嗽可减轻,白色浆液性泡沫痰为其特点,偶可见痰中带血丝。长期慢性肺淤血肺静脉压力升高,导致肺循环和支气管血液循环之间在支气管黏膜下形成侧支。此种血管一旦破裂可引起大咯血。

③代谢症状:乏力、疲倦、运动耐量降低、头晕、心慌等器官、组织灌注不足及代偿性心率加快所致的症状。

④少尿及肾功能损害症状:严重的左心衰竭血液进行再分配时,肾血流量首先减少,可出现少尿。长期慢性的肾血流量减少可出现血尿素氮、肌酐升高并可有肾功能不全的相应症状。

(2)体征:

①肺部湿性啰音:由于肺毛细血管压升高,液体渗出到肺泡而出现湿性啰音。随着病情的加重,肺部啰音可从局限于肺底部直至全肺。侧卧位时下垂的一侧啰音较多。

②心脏体征:除基础心脏病的固有体征外,一般均有心脏扩大(单纯舒张性心衰除外)及相对性二尖瓣关闭不全的反流性杂音、肺动脉瓣区第二心音亢进及舒张期奔马律。

2.右心衰竭

以体循环淤血为主要表现。

(1)症状:

①消化道症状:胃肠道及肝淤血引起腹胀、食欲减退、恶心、呕吐等是右心衰竭最常见的症状。

②劳力性呼吸困难:继发于左心衰竭的右心衰竭呼吸困难已存在。单纯性右心衰竭为分流性先天性心脏病或肺部疾患所致,也均有明显的呼吸困难。

(2)体征:

①水肿:体静脉压力升高使软组织出现水肿,表现为始于身体低垂部位的对称性凹陷性水肿。也可表现为胸腔积液,以双侧多见,单侧者以右侧多见,可能与右膈下肝淤血有关。因胸膜静脉部分回流到肺静脉,故胸腔积液更多见于全心衰竭。

②颈静脉征:颈静脉搏动增强、充盈、怒张是右心衰竭时的主要体征,肝颈静脉反流征阳性则更具特征性。

③肝脏肿大:肝淤血肿大常伴压痛,持续慢性右心衰竭可致心源性肝硬化。

④心脏体征:除基础心脏病的相应体征外,可因右心室显著扩大而出现三尖瓣关闭不全的反流性杂音。

3.全心衰竭

右心衰竭继发于左心衰竭而形成全心衰竭。右心衰竭时右心排血量减少,因此阵发性呼吸困难等肺淤血症状反而有所减轻。扩张型心肌病等表现为左、右心室衰竭者,肺淤血症状往往不严重,左心衰竭的表现主要为心排血量减少的相关症状和体征(表4-6-1)。

表 4 - 6 - 1　心力衰竭的症状和体征

症状	体征
典型的	较特异的
气促	颈静脉压升高
端坐呼吸	肝颈静脉反流征
阵发性夜间呼吸困难	第三心音（奔马律）
运动耐力降低	心尖搏动向左侧移位
乏力、疲倦、运动后恢复时间延长	
踝部水肿	
不太典型的	不太特异的
夜间咳嗽	体重增加（＞2kg/w）
喘息	体重减轻（在严重心衰）
肿胀感	组织消耗（恶病质）
食欲减退	心脏杂音
精神不振（尤其是老年人）	外周水肿（踝部、骶部、阴囊）
抑郁	肺部啰音
心悸	肺底空气进入减少，叩诊浊音（胸腔积液）
头晕	心搏加快
昏厥	脉搏不规则
俯身呼吸困难	呼吸加快
	潮式呼吸
	肝大
	腹水
	四肢冷
	尿少
	脉压小

（三）治疗

1.慢性射血分数下降的心衰（HFrEF）的治疗

（1）一般治疗：

①生活方式调整与管理：

a.患者教育：教育内容包括健康的生活方式、平稳的情绪及平和的心态、适当的诱因规避、规范合理用药、定期的随访计划等。

b.营养和饮食调整与管理：限钠，心衰急性发作伴有容量负荷过重的患者，要限制钠摄入＜2g/d。一般不主张严格限制钠摄入和将限钠扩大到轻度或稳定期心衰患者。值得注意的是在使用强效排钠利尿剂时过分严格限盐可致低钠血症。限水,严重低钠血症(血钠＜130mmol/L)患者液体摄入量应＜2L/d。严重心衰患者液量限制在1.5～2.0L/d有助于减轻症状和充血。轻中度症状患者常规限制液体并无益处。戒烟。肥胖患者应降低体质量。严重心衰伴明显消瘦应给予营养支持。

c.体质量管理:监测体质量能简便直观反映患者液体潴留情况及当前利尿剂疗效,为临床调整用药方案及剂量提供参考。如在3天内体质量突然增加2kg以上,应考虑患者已有钠、水潴留(隐性水肿),需要利尿或加大利尿剂的剂量。部分严重心衰患者存在营养不良,若出现大量体脂丢失或干重减轻称为心源性恶病质,往往提示预后不良。

d.休息和适度运动:失代偿期需卧床休息,多做被动运动以预防深部静脉血栓形成。临床情况改善后在不引起症状的情况下,鼓励体力活动,以防止肌肉失用性萎缩。NYHAⅡ～Ⅲ级患者可在康复专业人员指导下进行运动训练,改善症状、提高生活质量。

e.心理和精神调整与管理:抑郁、焦虑和孤独在心衰恶化中发挥重要作用,也是心衰患者死亡的重要预后因素。综合性情感干预包括心理疏导可改善心功能,必要时酌情应用药物干预治疗。

②去除诱发因素:及时处理或纠正各种诱因。如各种感染特别是呼吸道感染、心律失常特别是房颤、电解质紊乱和酸碱失衡、贫血、肾功能损害、过量摄盐、过度静脉补液以及应用损害心肌或心功能的药物等均可引起心衰恶化。

(2)药物治疗:

①利尿剂:有液体潴留证据的所有心衰患者均应给予利尿剂。从小剂量开始,逐渐增加剂量直至尿量增加,体质量每天降低0.5～1.0kg为宜。一旦症状缓解、病情控制,即以最小有效剂量长期维持,并根据液体潴留的情况随时调整剂量。每天体质量的变化是最可靠的监测利尿剂效果和调整利尿剂剂量的指标。a.袢利尿剂:强效利尿剂,作用于髓袢升支粗段,排钠排钾,特别适用于有明显液体潴留或伴有肾功能受损的患者。呋塞米静脉注射后5～20分钟生效,0.5～1.5小时作用达高峰,持续4～6小时,每次20～40mg,每日1～2次;口服后20～30分钟生效,1～2小时作用达高峰,持续6～8小时,每次20～40mg,每日1～2次。b.噻嗪类利尿剂:作用于肾远曲小管近端和髓袢升支远端,仅适用于有轻度液体潴留、伴有高血压而肾功能正常的心衰患者。c.血管加压素 V_2 受体拮抗剂:托伐普坦具有仅排水不利钠的作用,伴顽固性水肿或低钠血症者疗效更显著。不良反应:电解质紊乱(如低钾血症、低钠血症、低氯血症、高钾血症)是利尿剂长期使用最常见的不良反应,特别是低钾血症和高钾血症可导致严重后果,使用利尿剂时应注意监测电解质水平,并根据结果及时调整用药方案和剂量。对于低钠血症要仔细区别缺钠性低钠血症(容量减少性)和稀释性低钠血症(难治性水肿)。缺钠性低钠血症者尿少而比重高,可予高渗盐水补充钠盐。稀释性低钠血症见于心衰进行性恶化患者,尿少而比重低,应严格限水,并按利尿剂抵抗处理,此时可尝试以下方法:静脉推注联合持续静脉滴注;两种及以上利尿剂联合使用;考虑应用增加肾血流的药物,如小剂量多巴胺或奈西立肽。如出现低血压和肾功能恶化,应区别是利尿剂不良反应,还是心衰恶化或低血容量的表现。

②血管紧张素转化酶抑制剂(ACEI):ACEI通过抑制血管紧张素转化酶减少血管紧张素Ⅱ(AngⅡ)生成而抑制RAAS;并通过抑制缓激肽降解而增强缓激肽活性及缓激肽介导的前

列腺素生成,发挥扩血管作用,改善血流动力学;通过降低神经-体液代偿机制的不利影响,改善心室重塑。是公认的治疗心衰的基石和首选药物。所有 LVEF 下降的心衰患者必须且终身使用,除非有禁忌证或不能耐受。阶段 A 为心衰高发危险人群,应考虑使用 ACEI 预防心衰。以小剂量起始,如能耐受则逐渐加量,开始用药后 1～2 周内监测肾功能与血钾,后定期复查,长期维持用药。必须注意的是出现血管性水肿、严重肾衰竭、ACEI 过敏史者及妊娠妇女禁用;双侧肾动脉狭窄,血肌酐＞265μmol/L,血钾＞5.5mmol/L,伴症状性低血压,左心室流出道梗阻等慎用。a.卡托普利:初始量 6.25mg,每日 3 次;可逐渐增量至 50mg,每日 3 次。b.依那普利:初始量 2.5mg;如无不良反应,逐渐增量至 10mg,每日 1～2 次。c.培哚普利:初始剂量 2mg,常规用量 4mg,每日 1 次。d.贝那普利:初始剂量 2.5mg,由于会出现首剂后血压急剧下降的危险,当患者第一次服用时需严密监视,常规用量 5mg,每日 1 次。不良反应:与血管紧张素 Ⅱ(Ang Ⅱ)抑制相关,如低血压、肾功能恶化、高钾血症,与缓激肽积聚相关:如咳嗽和血管性水肿。

③β 受体阻滞剂:β 受体阻滞剂可抑制交感神经激活对心衰代偿的不利作用,长期应用可减轻症状,改善预后,降低死亡率和住院率。适用于结构性心脏病,伴 LVEF 下降的无症状心衰患者。若无禁忌证或无法耐受,NYHA Ⅱ～Ⅲ 级、LVEF 下降、病情稳定的慢性心衰患者必须终身应用。NYHA Ⅳa 级心衰患者在严密监护和专科医生指导下也可应用。需要注意的是支气管痉挛性疾病(如 COPD、支气管哮喘)、严重心动过缓、二度及以上房室传导阻滞、严重周围血管病和重度急性心衰禁用。

选择性 β_1 受体阻滞剂琥珀酸美托洛尔、比索洛尔及非选择性肾上腺素能 α_1、β_1 和 β_2 受体拮抗剂卡维地洛均能改善患者预后。LVEF 下降的心衰患者一经诊断,症状较轻或得到改善后应尽快以小剂量起始应用 β 受体阻滞剂,一般为目标剂量的 1/8,每隔 2～4 周剂量递增一次,滴定的剂量及过程需个体化。静息心率是评估心脏 β 受体有效阻滞的指标之一,通常心率降至 55～60 次/分的剂量为 β 受体阻滞剂应用的目标剂量或最大可耐受剂量。如应用早期出现某些不严重的不良反应一般不需停药,可延迟加量直至不良反应消失。起始治疗时如引起液体潴留,应加大利尿剂用量,直至恢复治疗前体质量,再继续加量。另外,突然停用 β 受体阻滞剂可致临床症状恶化,应予避免。

④醛固酮受体拮抗剂:螺内酯等抗醛固酮制剂作为保钾利尿剂能阻断醛固酮效应,抑制心血管重塑,改善预后。但必须注意血钾监测,近期有肾功能不全、血肌酐升高或高钾血症者不宜使用。宜从小剂量起始,逐渐加量,尤其螺内酯不推荐用大剂量。螺内酯初始剂量 10～20mg qd,目标剂量 20mg qd;依普利酮初始剂量 12.5mg qd,目标剂量 25～50mg qd。

⑤血管紧张素受体拮抗剂(ARB):ARB 可阻断 AT Ⅱ 与 AT_1 受体结合,阻断 RAS 的效应,但无抑制缓激肽降解作用,因此干咳及血管性水肿较少见。当 ACEI 不能耐受时可改用 ARB。宜从小剂量起用,逐步将剂量增至目标推荐剂量或可耐受的最大剂量。

⑥地高辛:通过抑制 $Na^+ - K^+ - ATP$ 酶发挥药理作用,如正性肌力作用、电生理作用、迷走神经兴奋作用及作用于肾小管细胞减少钠的重吸收并抑制肾素分泌。适用于慢性 HFrEF 已应用利尿剂、ACEI/ARB、β 受体阻滞剂和醛固酮受体拮抗剂,LVEF≤45%,仍持续有症状的患者,伴有快速心室率的房颤患者尤为适合。常以 0.125～0.25mg/d 起始并维持,老年或肾

功能受损者剂量减半。控制房颤的快速心室率,剂量可增加至 $0.375\sim0.50\mathrm{mg/d}$。应严格监测地高辛中毒等不良反应及药物浓度。

下列情况疗效差或不宜应用:a.继发于甲亢、严重贫血和维生素 B_1 缺乏症的高输出量心力衰竭;b.肺源性心脏病、活动性心肌炎或严重的心肌损伤引起的心力衰竭;c.重度二尖瓣狭窄、缩窄性心包炎或大量心包积液所致的心力衰竭,应用洋地黄无效甚或加重病情;d.肥厚型心肌病引起的心力衰竭主要是心肌舒张功能障碍,禁用洋地黄,因其正性肌力作用可加重左室流出道的狭窄。

洋地黄中毒及处理:a.中毒表现:洋地黄中毒最重要的表现为各类心律失常,快速房性心律失常伴传导阻滞是洋地黄中毒的特征性表现。胃肠道表现及神经系统症状则较少见。b.中毒处理:中毒后应立即停药。单发性室性期前收缩、一度房室传导阻滞等停药后常自行消失;对于快速性心律失常者,如血钾浓度低则可用静脉补钾,如血钾不低可用利多卡因或苯妥英钠。有传导阻滞及缓慢性心律失常者可予阿托品静脉注射。

⑦伊伐布雷定:伊伐布雷定是心脏窦房结起搏电流(If)的一种选择性特异性抑制剂,以剂量依赖性方式抑制 If 电流,降低窦房结发放冲动的频率,从而减慢心率。适用于窦性心律的 HFrEF 患者。使用 ACEI/ARB、β 受体阻滞剂、醛固酮受体拮抗剂,已达到推荐剂量或最大耐受剂量,心率仍然≥70 次/分,并持续有症状(NYHA Ⅱ～Ⅳ级)或不能耐受 β 受体阻滞剂、心率≥70 次/分的有症状患者。起始剂量 2.5mg bid,根据心率调整用量,最大剂量 7.5mg bid,患者静息心率宜控制在 60 次/分左右,不宜低于 55 次/分。

⑧神经内分泌抑制剂的联合应用:a.ACEI 与 β 受体阻滞剂联用:两药联用可产生相加或协同效应,俗称"黄金搭档"。为避免低血压,β 受体阻滞剂与 ACEI 可在 1 天中不同时间段服用。b.ACEI 与醛固酮受体拮抗剂联用:两药联合可进一步降低慢性心衰患者的病死率,需严密监测血钾水平,通常与排钾利尿剂合用以避免发生高钾血症。c.ACEI、β 受体阻滞剂与醛固酮受体拮抗剂联用:为慢性 HFrEF 的基本治疗方案,俗称"金三角"。d.ARB 与 β 受体阻滞剂或醛固酮受体拮抗剂联用:不能耐受 ACEI 患者,改用 ARB 代替。ARB 与 β 受体阻滞剂联用,类似于"黄金搭档",在此基础上再加用醛固酮受体拮抗剂,则类似于"金三角"。

(3)非药物治疗:

①CRT(心脏再同步化治疗):通过改善房室、室间和(或)室内收缩同步性增加心排量,改善症状,提高生活质量,降低住院率、死亡率。

②ICD(埋藏式心律转复除颤器)。

③LVAD(左心室辅助装置):适用于严重心脏事件后或准备行心脏移植患者的短期过渡治疗。

④心脏移植:治疗顽固性心衰的最终治疗方法。

2.慢性 HFpEF 的治疗

针对 HFpEF 的症状、并存疾病及危险因素,采用综合性治疗。

(四)护理评估

1.身体评估

神志与精神状况;生命体征,如体温、呼吸状况、脉率、脉律、有无交替脉和血压降低等;体位,是否采取半卧位或端坐位;水肿的部位及程度,有无胸腔积液、腹腔积液;营养及饮食情况;液体摄入量、尿量、近期体重变化;睡眠情况(有无呼吸困难的发生);皮肤完整性,有无发绀,有无压疮、破溃等;有无静脉通路、血液透析管路及心包、胸腔引流管等;穿刺的时间、维护情况、是否通畅、有无管路滑脱的可能。

2.病史评估

(1)评估患者本次发病的诱因、呼吸困难的程度,咳嗽、咳痰的情况,劳累及水肿的程度;评估消化系统症状如食欲减退、腹胀、恶心、呕吐、上腹痛;评估泌尿系统症状如夜尿增多、尿少、血肌酐升高等;评估有无发绀、心包积液、胸腔积液、腹腔积液等。

(2)评估既往发作情况,有无过敏史、家族史,有无烟酒嗜好。

(3)评估目前的检查结果、治疗情况及效果、用药情况及有无不良反应。

(4)心理-社会状况:评估患者的心理-社会状况及对疾病的认知状况,经济情况、合作程度,有无焦虑、悲观情绪。

(五)护理措施

1.环境与心理护理

保持环境安静、舒适,空气流通;限制探视,减少精神刺激;注意患者情绪变化,做好心理护理,要求患者家属要积极给予患者心理支持和治疗的协助,使患者心情放松、情绪稳定,减少机体耗氧量。

2.休息与活动

心功能Ⅰ级:不限制一般的体力活动,但避免剧烈运动和重体力劳动。心功能Ⅱ级:可适当做轻体力工作和家务劳动,强调下午多休息。心功能Ⅲ级:日常生活可以自理或在他人协助下自理,严格限制一般的体力活动。心功能Ⅳ级:绝对卧床休息,生活需要他人照顾,可在床上做肢体被动运动和翻身,逐步过渡到坐床边或下床活动。当病情好转后,鼓励患者尽早做适量的活动,防止因长期卧床导致的静脉血栓、肺栓塞、便秘和压疮的发生。在活动中要监测有无呼吸困难、胸痛、心悸、疲劳等症状,如有不适应停止活动,并以此作为限制最大活动量的指征。

3.病情观察

(1)观察水肿情况:注意观察水肿的消长情况,每日测量并记录体重,准确记录液体出入量。

(2)保持呼吸道通畅:监测患者呼吸困难的程度、发绀情况、肺部啰音的变化以及血气分析和血氧饱和度等变化,根据缺氧的轻重程度调节氧流量和给氧方式。

(3)注意水、电解质变化及酸碱平衡情况:低钾血症可出现乏力、腹胀、心悸、心电图出现 u 波增高及心律失常,并可诱发洋地黄中毒。少数因肾功能减退,补钾过多而致高血钾,严重者可引起心搏骤停。低钠血症表现为乏力、食欲减退、恶心、呕吐、嗜睡等症状。如出现上述症状,要及时通报医生及时给予检查、纠正。

4.保持大便通畅

患者常因精神因素使规律性排便活动受抑制,排便习惯改变,加之胃肠道淤血、进食减少、卧床过久影响肠蠕动,易致便秘。应帮助患者训练床上排便习惯,同时饮食中增加膳食纤维,如发生便秘,应用小剂量缓泻药和润肠药,病情许可时扶患者坐起使用便器,并注意观察患者的心率、反应,以防发生意外。

5.输液的护理

根据患者液体出入情况及用药要求,控制输液量和速度,以防诱发急性肺水肿。

6.饮食护理

给予高蛋白、高维生素的易消化清淡饮食,注意补充营养。少量多餐,避免过饱;限制水、钠摄入,每日食盐摄入量少于 5g,服利尿剂者可适当放宽。

7.用药护理

(1)使用利尿剂的护理:遵医嘱正确使用利尿剂,并注意有关不良反应的观察和预防。监测血钾及有无乏力、腹胀、肠鸣音减弱等低钾血症的表现,同时多补充含钾丰富的食物,必要时遵医嘱补充钾盐。口服补钾宜在饭后或将水剂与果汁同饮;静脉补钾时每 500mL 液体中氯化钾含量不宜超过 1.5g。

应用保钾利尿剂需注意有无胃肠道反应、嗜睡、乏力、皮疹、高血钾等副反应。

利尿剂的应用时间选择早晨或日间为宜,避免夜间排尿过频而影响患者的休息。

(2)使用洋地黄的护理:

①给药要求:严格遵医嘱给药,发药前要测量患者脉搏 1 分钟,当脉搏<60 次/分或节律不规则时,应暂停服药并通知医生。静脉给药时务必稀释后缓慢静脉注射,并同时监测心率、心律及心电图变化。

②遵守禁忌:注意不与奎尼丁、普罗帕酮(心律平)、维拉帕米(异搏定)、钙剂、胺碘酮等药物合用,以免降低洋地黄类药物肾脏排泄率,增加药物毒性。

③用药后观察:应严密观察患者用药后毒性反应,监测血清地高辛浓度。

④毒性反应的处理:立即停用洋地黄类药;停用排钾利尿剂;积极补充钾盐;快速纠正心律失常,血钾低者快速补钾,不低的可应用利多卡因等治疗,但一般禁用电复律,防止发生室颤;对缓慢心律失常,可使用阿托品 0.5～1mg 皮下或静脉注射治疗,一般不用安置临时起搏器。

(3)肾素-血管紧张素-醛固酮系统抑制剂使用的护理:应用 ACEI 时需预防直立性低血压、皮炎、蛋白尿、咳嗽、间质性肺炎等不良反应的发生。应用 ACEI 和(或)ARB 期间要注意观察血压、血钾的变化,同时注意要小剂量开始,逐渐加量。

8.并发症的预防与护理

(1)感染:室内空气流通,每日开窗通风 2 次,寒冷天气注意保暖,长期卧床者鼓励翻身,协助拍背,以防发生呼吸道感染和坠积性肺炎;加强口腔护理,以防发生由于药物治疗引起菌群失调导致的口腔黏膜感染。

(2)血栓形成:长期卧床和使用利尿剂引起的血流动力学改变,下肢静脉易形成血栓。应鼓励患者在床上活动下肢和做下肢肌肉收缩运动,协助患者做下肢肌肉按摩。每天用温水浸泡脚以加速血液循环,减少静脉血栓形成。当患者肢体远端出现局部肿胀时,提示有发生静脉血栓可能,应及早与医生联系。

(3)皮肤损伤:应保持床褥柔软、清洁、干燥,患者衣服柔软、宽松。对于长期卧床患者应加强皮肤护理,保持皮肤清洁、干燥,定时协助患者更换体位,按摩骨隆凸处,防止推、拉、扯强硬动作,以免皮肤完整性受损。如需使用热水袋取暖,水温不宜过高,40～50℃为宜,以免烫伤。

对于有阴囊水肿的男患者可用托带支托阴囊，保持会阴部皮肤清洁、干燥；水肿局部有液体外渗情况，要防止继发感染；注意观察皮肤有无发红、破溃等压疮发生，一旦发生压疮要积极给予减少受压、预防感染、促进愈合的护理措施。

9.健康指导

（1）治疗病因、预防诱因：指导患者积极治疗原发心血管疾病，注意避免各种诱发心力衰竭的因素，如呼吸道感染、过度劳累和情绪激动、钠盐摄入过多、输液过多过快等。育龄妇女注意避孕，要在医生的指导下妊娠和分娩。

（2）饮食要求：饮食要清淡、易消化、富营养，避免饮食过饱，少食多餐。戒烟、酒，多食蔬菜、水果，防止便秘。

（3）合理安排活动与休息：根据心功能的情况，安排适当体力活动，以利于提高心脏储备力，提高活动耐力，同时也帮助改善心理状态和生活质量。但避免重体力劳动，建议患者进行散步、打太极拳等运动，掌握活动量，以不出现心悸、气促为度，保证充分睡眠。

（4）服药要求：指导患者遵照医嘱按时服药，不要随意增减药物，告知患者所服药物的注意事项，如出现不良反应及时到医院就医。

（5）坚持诊治：慢性心力衰竭治疗过程是终身治疗，应嘱患者定期门诊随访，防止病情发展。

（6）家属教育：帮助家属认识疾病和目前治疗方法、帮助患者的护理措施和心理支持的技巧，教育其要给予患者积极心理支持和生活帮助，使患者树立战胜疾病的信心，保持情绪稳定。

三、急性心力衰竭

急性心力衰竭简称急性心衰，是指心力衰竭的症状和体征急性发作或急性加重，导致以急性肺水肿、心源性休克为主要表现的临床综合征。临床上以急性左心衰竭较为常见。急性心衰通常危及患者的生命，必须紧急实施抢救和治疗。

（一）病因及发病机制

急性心衰通常是由一定的诱因引起急性血流动力学变化。

1.心源性急性心衰

（1）急性弥散性心肌损害：急性冠状动脉综合征、急性心肌损害如急性重症心肌炎，使心肌收缩力明显降低，心排血量减少，肺静脉压升高，引起肺淤血、急性肺水肿。

（2）急性心脏后负荷过重：如动脉压显著升高、原有瓣膜狭窄、突然过度体力活动、急性心律失常（快速型心房颤动或心房扑动、室性心动过速）并发急性心衰，由于后负荷过重导致肺静脉压显著升高，发生急性肺水肿。

（3）急性容量负荷过重：如新发心脏瓣膜反流，使容量负荷过重导致心室舒张末期容积显著增加、肺静脉压升高，引起急性肺水肿。

2.非心源性急性心衰

无心脏病患者由于高心输出量状态（甲亢危象、贫血、败血症）、快速大量输液导致容量骤增、肺动脉压显著升高（哮喘、急性肺栓塞、房颤射频消融术后等），引起急性肺水肿。

(二)病因和诱因

1.常见病因

常见病因包括:①慢性心力衰竭急性加重;②急性心肌坏死和(或)损伤,如急性冠脉综合征、急性重症心肌炎、围生期心肌病、药物所致的心肌损伤与坏死等;③急性血流动力学障碍,如急性瓣膜反流或原有瓣膜反流加重、高血压危象、重度主动脉瓣或二尖瓣狭窄、主动脉夹层、心脏压塞等。

2.常见诱因

常见诱因包括:①感染:如呼吸道感染;②心律失常:快速性心律失常以及严重缓慢性心律失常均可诱发心衰;③血容量增加:如钠盐摄入过多,静脉输液量过多过快;④过度体力消耗或情绪激动精神紧张;⑤慢性心衰治疗不当:患者依从性差,不恰当使用或停用利尿剂、降压药等。

(三)诊断要点

1.急性左心衰竭

根据既往心脏病史,突发严重呼吸困难、剧烈咳嗽和咯粉红色泡沫样痰,典型心源性肺水肿的诊断并不困难。心脏杂音、舒张期奔马律、肺部湿啰音和发绀等体征,以及胸部X线检查对确诊肺水肿可提供重要佐证。

左心衰竭常出现夜间阵发性呼吸困难,可伴喘息,需与支气管哮喘相鉴别。心源性哮喘者,多有明确的冠心病、高血压或瓣膜病等既往史,发作时患者可咯泡沫血痰,除心脏体征外,双肺底可闻湿啰音;胸部X线检查可发现肺水肿征。

2.急性右心衰竭

多见于急性肺栓塞,发病突然、剧烈胸痛、呼吸困难等急性表现,结合心电图呈急性肺源性心脏病改变,胸部X线呈肺动脉高压表现,不难确诊。严重肺梗死常须与急性心肌梗死相鉴别,但急性心肌梗死心电图多出现特异性动态改变,且血清肌酸磷酸激酶、谷草转氨酶和乳酸脱氢酶均升高,此有别于急性肺梗死。

(四)治疗

1.临床评估和处理流程

临床评估:根据上述检查方法及病情变化做出临床评估,包括基础心血管疾病;急性心衰发生诱因;病情严重程度、分级及预后。动态多次进行评估以及时调整治疗方案,进行个体化治疗。

2.一般处理

(1)体位:患者取半卧位或端坐位,双腿下垂,以减少回心血量,降低心脏前负荷。

(2)吸氧:适用于低氧血症和呼吸困难明显,尤其$SaO_2 < 90\%$的患者。立即鼻导管给氧,低氧流量($1\sim2L/min$)开始,再根据动脉血气分析结果调整氧流量。伴呼吸性碱中毒患者可采用面罩吸氧。严重者采用无创呼吸机持续加压(CPAP)或双水平气道正压(BiPAP)给氧,增加肺泡内压,既可加强气体交换,又可对抗组织液向肺泡内渗透。必要时(指征为心肺复苏时、严重呼吸衰竭经常规治疗不能改善者,尤其是出现明显的呼吸性和代谢性酸中毒并影响到意识状态的患者)行气管插管和人工机械通气。

（3）抢救准备：开放静脉通道，必要时留置导尿管，予心电监护等监测。

3.药物治疗

（1）基础治疗：

①吗啡：吗啡 3～5mg 静脉注射可使患者镇静，减轻焦虑，消除烦躁不安情绪，亦可降低代谢率，减少氧消耗，降低呼吸中枢敏感性，中断反射性换气过度。还可使肌肉松弛，迅速扩张体静脉，减少回心静脉血量，从而降低静脉压，减轻心脏负荷。必要时每隔 15 分钟重复一次，共 2～3 次，老年患者可减量或改为肌内注射。应用吗啡须密切观察疗效和呼吸抑制的不良反应。伴明显和持续低血压、休克、意识障碍、COPD 等患者禁用。

②洋地黄类药物：能轻度增加心输出量、降低左心室充盈压和改善症状。毛花苷 C 最适用于有快速心室率的房颤并心室扩大伴左心室收缩功能不全者，可用 5% 葡萄糖注射液稀释后缓慢注射，首剂 0.4～0.6mg，以后每 2～4 小时可再给 0.2～0.4mg，总量 1～1.6mg。

（2）利尿剂：

①襻利尿剂：适用于急性心衰伴循环明显淤血及容量负荷过重的患者。可在短时间里迅速降低容量负荷，应首选并及早应用。常用呋塞米，宜先静脉注射 20～40mg，继以静脉滴注 5～40mg/h，其总剂量在起初 6 小时不超过 80mg，起初 24 小时不超过 160mg。如果平时使用襻利尿剂治疗，最初静脉剂量应等于或超过长期每日所用剂量。用药过程中要防止低血容量状态的出现。

②托伐普坦：选择性的血管加压素 V_2 受体拮抗剂，推荐用于充血性心衰、常规利尿剂治疗效果不佳、有低钠血症或有肾功能损害倾向患者，对心衰伴低钠的患者能降低心血管病所致病死率。建议剂量为 7.5～15.0mg/d 开始，疗效欠佳者逐渐加量至 30mg/d。

（3）血管扩张药物：急性肺水肿时，交感神经系统兴奋性增高，周围血管收缩，以致心脏后负荷增大，心肌收缩时氧耗增加，使心搏量进一步下降，左室舒张终末压与肺动脉楔压（PCWP）升高，肺水肿加剧。血管扩张可降低心脏排血阻力及心室舒张终末压，使心搏量增加，心脏功能得到改善。血管扩张药还可降低静脉的张力，使回心血量减少，左室舒张期末容量及 PCWP 降低，以利于纠正心衰。

此类药可用于急性心衰早期阶段。收缩压＞110mmHg 的患者通常可安全使用；收缩压在 90～110mmHg，应谨慎使用；收缩压＜90mmHg 或持续低血压伴症状，严重阻塞性心瓣膜疾病，禁用。此外，HFpEF 患者因对容量更加敏感，使用血管扩张剂应小心。

①硝酸酯类药物：扩张小静脉，降低回心血量，使左室舒张末期压（LVEDP）及肺血管压降低。在不减少每搏输出量和不增加心肌耗氧下能减轻肺淤血，特别适用于急性冠状动脉综合征伴心衰的患者。硝酸甘油静脉滴注起始剂量 5～10μg/min，每 5～10 分钟递增 5～10μg/min，最大剂量为 200μg/min；亦可每 10～15 分钟喷雾一次（400μg）或舌下含服 0.3～0.6mg/次。硝酸异山梨酯静脉滴注剂量 5～10mg/h。硝酸甘油及其他硝酸酯类药物长期应用均可能发生耐药。

②硝普钠：动、静脉血管扩张剂，适用于严重心衰、原有后负荷增加以及伴肺淤血或肺水肿患者。临床应用宜从小剂量 0.3μg/(kg·min) 开始，可酌情逐渐增加剂量至 5μg/(kg·min)，静脉滴注，通常疗程不要超过 72 小时。由于具强效降压作用，应用过程中要密切监测血压，根

据血压调整合适的维持剂量,使收缩压维持在 100mmHg 左右,对原有高血压者血压降低幅度(绝对值)以不超过 80mmHg 为宜。停药应逐渐减量,并加用口服血管扩张剂,以避免反跳现象。

③奈西立肽(重组人 BNP):兼具多重药理作用,包括扩张静脉和动脉(包括冠状动脉),降低前后负荷;一定的排钠和利尿作用;抑制 RAAS 和交感神经系统。可先予负荷剂量 1.5～2$\mu g/kg$ 静脉缓慢推注,继以 0.01$\mu g/(kg \cdot min)$ 静脉滴注;也可不用负荷剂量而直接静脉滴注。疗程一般 3 天。

(4)正性肌力药物:适用于低心排血量综合征,可缓解组织低灌注所致的症状,保证重要脏器血液供应。

①多巴胺:去甲肾上腺素前体。小剂量时[0.5～2$\mu g/(kg \cdot min)$]主要作用于多巴胺受体,有选择性扩张肾动脉、促进利尿的作用;小到中等剂量时[2～10$\mu g/(kg \cdot min)$]直接激动 β_1 受体及间接促使去甲肾上腺素自储藏部位释放,对心肌产生正性应力作用,使心肌收缩力及心搏量增加,最终使心排血量增加、收缩压升高、脉压可能增大,舒张压无变化或有轻度升高,外周总阻力常无改变,冠脉血流及耗氧改善;大剂量[＞10$\mu g/(kg \cdot min)$]激动 α 受体,导致周围血管阻力增加,肾血管收缩,肾血流量及尿量反而减少。由于心排血量及周围血管阻力增加,致使收缩压及舒张压均升高。一般从小剂量起始,逐渐增加剂量,短期应用。可引起低氧血症,应监测 SaO_2,必要时给氧。

②多巴酚丁胺:多巴胺衍生物。具有强的兴奋 β_1 受体作用,对 β_2 受体作用小,对 α 受体作用微弱。与多巴胺比较,增强心肌收缩力作用更强,而对心率、血压影响较小。短期应用可增加心输出量,改善外周灌注,缓解症状。对于重症心衰患者,连续静脉应用可增加死亡风险。予 2～20$\mu g/(kg \cdot min)$ 静脉滴注。使用时监测血压。正在应用 β 受体阻滞剂的患者不推荐应用多巴酚丁胺和多巴胺。

③磷酸二酯酶抑制剂:适用于对洋地黄、利尿剂、血管扩张剂治疗无效或效果欠佳的各种原因引起的急性顽固性充血性心力衰竭。米力农兼有正性肌力及降低外周血管阻力的作用,静脉注射:负荷量 25～75$\mu g/kg$,5～10 分钟缓慢静脉注射,以后每分钟 0.25～1.0$\mu g/kg$ 维持。每日最大剂量不超过 1.13mg/kg。常见不良反应有低血压和心律失常。

④左西孟旦:适用于传统治疗疗效不佳,并且需要增加心肌收缩力的急性失代偿心力衰竭的短期治疗。为钙增敏剂,以钙离子浓度依赖的方式与心肌肌钙蛋白 C 结合而产生正性肌力作用,增强心肌收缩力,但并不影响心室舒张;同时可通过使 ATP 敏感的钾通道(KATP)开放而产生血管舒张作用,使得冠状动脉阻力血管和静脉容量血管舒张,从而改善冠脉的血流供应,另外还可抑制磷酸二酯酶Ⅲ。在心衰患者中,左西孟旦的正性肌力和扩血管作用可以使心肌收缩力增强,降低前后负荷,而不影响其舒张功能。该药在缓解临床症状、改善预后等方面不劣于多巴酚丁胺,且使患者的 BNP 水平明显下降。冠心病患者应用不增加病死率。首剂予 12$\mu g/kg$ 静脉注射(＞10 分钟),继以 0.1$\mu g/(kg \cdot min)$ 静脉滴注,可酌情减半或加倍。对于收缩压＜100mmHg 的患者,不需负荷剂量,可直接用维持剂量,防止发生低血压。应用时需监测血压和心电图,避免血压过低和心律失常的发生。

(5)血管收缩药物:如去甲肾上腺素、肾上腺素等,用于尽管已经应用正性肌力药物仍出现心源性休克或合并显著低血压状态。

（6）抗凝治疗：建议用于深静脉血栓和肺栓塞发生风险较高，且无抗凝治疗禁忌证的患者。

（7）改善预后的药物：HFrEF 患者出现失代偿和心衰恶化，如无血流动力学不稳定或禁忌证，可继续原有的优化药物治疗方案。

4.非药物治疗

（1）主动脉内球囊反搏（IABP）：可有效改善心肌灌注，降低心肌耗氧量和增加心输出量。适用于：①急性心肌梗死或严重心肌缺血并发心源性休克，且不能由药物纠正；②伴血流动力学障碍的严重冠心病；③心肌缺血或急性重症心肌炎伴顽固性肺水肿；④作为左心室辅助装置（LVAD）或心脏移植前的过渡治疗。

（2）血液净化治疗：对急性心衰有益，但并非常规手段。出现下列情况之一时可考虑采用血液净化治疗：①高容量负荷且对利尿剂抵抗，低钠血症（血钠<110mmol/L）且有相应的临床症状；②肾功能进行性减退，血肌酐>500μmol/L 或符合急性血液透析指征的其他情况可行血液透析治疗。

（3）心室机械辅助装置：急性心衰经常规药物治疗无明显改善时，可考虑选择应用心室辅助装置，短期辅助心脏功能，也可作为心脏移植或心肺移植的过渡。如 ECMO（体外膜肺氧合）将体内的静脉血引出体外，经过特殊材质人工心肺旁路氧合后注入患者动脉或静脉系统，起到部分心肺替代作用，维持人体脏器组织氧合血供。

（五）护理评估

1.身体评估

评估患者神志、面色，是否有发绀、大汗、肢体湿冷等情况；评估体温、心率、呼吸、血压等生命体征变化情况；评估有无水肿及皮肤、出入量情况；评估患者有无静脉管路及其他引流管；评估患者睡眠及饮食营养状况。

2.病史评估

评估患者呼吸困难的程度、咳嗽、咳痰的情况；评估患者有无急性心衰的诱发因素，如输液过快、入量过多、感染等；评估患者的既往史、家族史、过敏史及相关疾病病史；了解目前治疗用药情况及其效果；评估患者的心理-社会状况，如经济情况、合作程度，有无焦虑、悲观、恐惧情绪等。

（六）护理措施

1.保证休息

立即协助患者取半卧位或坐位休息，双腿下垂，以减少回心血量，减轻心脏前负荷。注意加强皮肤护理，防止因被迫体位而发生的皮肤损伤。

2.吸氧

一般吸氧流量为 6～8L/min，加入 30%～50%乙醇湿化，使肺泡内的泡沫表面张力降低破裂，增加气体交换的面积，改善通气。要观察呼吸情况，随时评估呼吸困难改善的程度。

3.饮食

给予高营养、高热量、少盐、易消化清淡饮食，少量多餐，避免食用产气食物。

4.病情观察

(1)病情早期观察:注意早期心力衰竭表现,一旦出现劳力性呼吸困难或夜间阵发性呼吸困难,心率增快、失眠、烦躁、尿量减少等症状,应及时与医生联系,并加强观察。如迅速发生极度烦躁不安、大汗淋漓、口唇发绀等表现,同时胸闷、咳嗽、呼吸困难、发绀、咳大量白色或粉红色泡沫痰,应警惕急性肺水肿发生,立即配合抢救。

(2)保持呼吸道通畅:严密观察患者呼吸频率、深度,观察患者的咳嗽情况,痰液的性质和量,协助患者咳嗽、排痰,保持呼吸道通畅。

(3)防止心源性休克:观察患者意识、精神状态,观察患者血压、心率的变化及皮肤颜色、温度变化。

(4)防止病情发展:观察肺部啰音的变化,监测血气分析结果。控制静脉输液速度,一般为每分钟 20～30 滴。准确记录液体出入量。

(5)心理护理:患者常伴有濒死感、焦虑和恐惧,应加强床旁监护,给予安慰及心理支持,以增加战胜疾病信心。医护人员抢救时要保持镇静,表现出忙而不乱,操作熟练,以增加患者的信任和安全感。避免在患者面前议论病情,以免引起误会,加剧患者的恐惧。必要时可留亲属陪伴患者。

(6)用药护理:应用吗啡时注意有无呼吸抑制、心动过缓;用利尿剂要准确记录尿量,注意水、电解质和酸碱平衡情况;用血管扩张剂要注意输液速度、监测血压变化;用硝普钠应现用现配,避光滴注,有条件者可用输液泵控制滴速;洋地黄制剂静脉使用时要稀释,推注速度宜缓慢,同时观察心电图变化。

第七节　主动脉和周围血管疾病

一、主动脉夹层

主动脉夹层(AD)指主动脉腔内血液从主动脉内膜撕裂处进入主动脉中膜并使中膜分离,沿主动脉长轴方向扩展形成主动脉壁的二层分离状态,又称主动脉壁间动脉瘤或主动脉夹层动脉瘤。

本病少见,发病率为每年每百万人口 5～10 例,高峰年龄 50～70 岁,男女比例为(2～3)：1。其发病多急剧,65%～70%在急性期死于心脏压塞、心律失常等,故早期诊断和治疗非常必要。

(一)常见病因及发病机制、分型

1.易患因素

(1)高血压,主动脉粥样硬化。

(2)主动脉中层病变。

(3)内膜撕裂:二叶主动脉瓣、主动脉狭窄。

(4)妊娠、主动脉炎、创伤。

2.发病机制

(1)主动脉内膜的退行性变,内膜、中膜层撕裂后高压血流进入中膜层与外膜层之间,将血管中外膜层剥离,形成瘤样血管假腔。

(2)中层囊性坏死,中层滋养动脉破裂产生血肿后压力升高导致中膜层撕裂。

(3)撕裂口好发于主动脉应力最强部位。

3.分型

(1)DeBakey等根据病变部位和扩展范围将本病分为三型。

Ⅰ型:内膜破口位于升主动脉,扩展范围超越主动脉弓,直至腹主动脉,此型最为常见。

Ⅱ型:内膜破口位于升主动脉,扩展范围局限于升主动脉或主动脉弓。

Ⅲ型:内膜破口位于降主动脉峡部,扩展范围累及降主动脉或腹主动脉。

(2)Stanford分型:

A型:凡升主动脉受累者为A型(包括Ⅰ型和Ⅱ型),又称近端型。

B型:未累及升主动脉者为B型(相当于DeBakeyⅢ型),又称远端型。

(二)临床表现

1.疼痛

患者首发症状为突发性剧烈疼痛,可呈"撕裂样"或"刀割样"胸痛、腹部剧痛。疼痛的位置反映了主动脉的受累部位,疼痛有迁移的特征,提示夹层进展的途径。

2.休克与血压异常

患者多有在短时间内血压突然、异常升高史。不少患者原有高血压,起病后剧痛使血压更加升高。剧烈疼痛、瘤体破裂、血管内膜撕裂累及主动脉瓣膜撕裂导致心脏压塞,均可导致低血压,甚至休克。患者可有焦虑不安、大汗淋漓、面色苍白、心率加速等表现。

3.心血管系统

(1)主动脉瓣关闭不全:夹层血肿涉及主动脉瓣环或影响心瓣一叶的支撑时发生,故可突然在主动脉瓣区出现舒张期吹风样杂音,脉压增宽,急性主动脉瓣反流可以引起心力衰竭。

(2)脉搏改变:一般见于颈、肱或股动脉,一侧脉搏减弱或消失,反映主动脉的分支受压迫或内膜裂片堵塞其起源。

(3)胸锁关节处出现搏动或在胸骨上窝可触到搏动性肿块。

(4)可有心包摩擦音:夹层破裂入心包腔可引起心脏压塞。

(5)胸腔积液:夹层瘤破裂入胸膜腔内引起。

4.神经症状

当主动脉夹层沿无名动脉或颈总动脉向上扩展时或因发生休克,均可引起脑或脊髓急性供血不足,可出现头晕、意识模糊、定向力障碍、失语、嗜睡、晕厥、昏迷或对侧偏瘫、腱反射减弱或消失、病理反射(+)、同侧失明、眼底检查呈现视网膜苍白等。

5.压迫症状

主动脉夹层压迫腹腔动脉、肠系膜动脉时可引起恶心、呕吐、腹胀、腹泻、黑粪等症状;压迫颈交感神经节引起霍纳(Horner)综合征;压迫喉返神经致声嘶;压迫上腔静脉致上腔静脉综合征;撕裂累及肾动脉可有血尿、尿闭及肾缺血后血压升高。

（三）辅助检查

（1）主动脉造影术。

（2）食管超声心动图。

（3）CT、MRI、血管内超声。

（四）治疗原则

1.内科非手术治疗

减慢心率、镇静镇痛、控制血压。

2.外科手术治疗

根部替换、人工血管移植。

3.介入治疗

覆膜支架植入术。

（五）护理

1.护理评估

（1）评估疼痛部位、性质、时间程度。

（2）评估血压水平及降压治疗效果。

（3）评估患者心理状态。

（4）评估患者有无压迫症状，如头晕恶心、呕吐、声音嘶哑、脉搏改变等。

（5）知识缺乏：与缺乏有关疾病的信息来源有关。

2.护理要点及措施

（1）病情观察：

①严密观察疼痛的部位、性质、时间、程度。疼痛不缓解或进行性加重提示夹层进行性扩展。部分度过急性期的 Stanford 分型 B 型患者，夹层进行性扩展也可能无疼痛症状，此时仍要警惕夹层破裂。随着夹层瘤的进行性增大，破裂的风险愈发加剧，猝死风险增大。如遵医嘱使用镇痛药，则需根据临床表现判断夹层有无扩展，以免掩盖病情。

②严密监测心电、血压、心率、呼吸等生命体征变化。立即进行持续心电监护、血压监测。测量四肢血压。

③观察意识状态，判断定向力，观察面部、口角，肢体活动、运动状况。如发现异常，应观察瞳孔变化。

④观察有无头晕，恶心、呕吐、声音嘶哑、脉搏、上肢麻木等症状。准确记录出入量。新发的或进行性加重的头晕、肢体麻木、尿少等临床表现，提示夹层瘤有进行性撕裂可能。

（2）症状护理：

①疼痛护理：疼痛刺激导致交感神经张力增加，血压升高，加速夹层瘤体破裂。需认真倾听患者对疼痛的主诉，及时协助减少疼痛刺激。协助患者对舒适的需求。帮助选取舒适的姿势，保持病床单位整洁。必要时遵医嘱使用镇静镇痛药物。用药后观察疼痛是否改善。

②高血压护理：遵医嘱使用起效快的降压药物，血压应维持在 $90\sim120/60\sim90$ mmHg。尽可能在最短时间内将血压降至目标值。血压忽升、忽降会增加血流对破裂口的撕裂，应尽可能避免。应严格控制药物的输入速度，严谨调整药物输入浓度，严密观察血压变化。

③低血压的护理:患者出现低血压是急救的指征。如低血压伴休克表现,应立即呼叫医生,根据低血压发生的原因进行急救。如药物升压、心包穿刺等。如低血压不伴休克表现,需排除锁骨下动脉受累,应测量对侧肢体血压,进行确认。

④应严密观察有无呼吸困难、咳嗽、咯血,如发作呼吸困难,应立即给予吸氧,遵医嘱使用药物终止咳嗽。如有头痛、头晕、晕厥、偏瘫、失语、视物模糊、肢体麻木无力、大小便失禁、意识丧失等征象应按脑血管意外常规护理。定时观察双侧颈动脉、桡动脉、股动脉、足背动脉搏动情况。新发的异常,应通知患者制动,并立即报告医生,进行判断。

(3)一般护理:

①绝对卧床休息,严密监测心电、血压、心率、呼吸等生命体征变化。

②心理护理:因剧烈的疼痛,患者易产生烦躁不安、精神紧张、焦虑情绪,应加强心理护理,及时与患者沟通。

③避免剧烈咳嗽,饮食以清淡、易消化、富含维生素的流质或半流质食物为宜;做好口腔护理,鼓励患者多饮水,进食新鲜水果、蔬菜和低盐低脂的食物。

④协助患者采取舒适体位。定时协助患者床上翻身,翻身时动作应轻柔,尽量减少用力,以免加重病情。同时用软垫保护受压部位,预防压疮;适当增加粗纤维素的摄入,保持排便通畅,减少便秘,必要时给予通便药物,以减少因排便用力致血压骤升,导致夹层瘤体的破裂。

(4)用药护理:遵医嘱使用α、β受体拮抗剂。使用α受体拮抗剂,如血压较低,应测量中心静脉压,定期观察下肢有无水肿;患者使用β受体拮抗剂时应观察心率、心律的变化,及时发现传导阻滞等心律变化。目前国内尚多使用硝普钠控制血压,硝普钠遇光易分解变质,应注意避光使用,现用现配,超过6小时应重新配制;大剂量或使用时间长时应注意观察患者面色,有无恶心、呕吐、头痛、精神错乱、震颤、嗜睡、昏迷等不良反应。

3.健康教育

(1)按时休息,活动量要循序渐进,注意劳逸结合。

(2)嘱患者低盐低脂饮食,戒烟、酒,多食新鲜水果、蔬菜等富含粗纤维的食物,以保持排便通畅。

(3)按医嘱坚持服药,控制血压,不擅自调整药量,教会患者自测心率、脉搏、血压。

(4)指导患者学会自我调整心理状态,调控不良情绪,保持心情舒畅,避免情绪激动。

(5)定期门诊复查,若出现胸、腹、腰痛症状及时就诊。

二、动脉粥样硬化性周围血管病

外周动脉疾病(PAD)是指冠状动脉以外的动脉血管发生了病变,其主要原因是动脉发生了粥样硬化。粥样硬化累及脑动脉、肾动脉和肢体动脉等时,可使患者发生残疾,生活质量下降或日常生活不能自理,重者可导致死亡。

(一)病因和发病机制

动脉粥样硬化引起动脉管腔不同程度的狭窄和堵塞,使受阻动脉远端缺血、组织坏死,引起组织器官一系列的临床表现。如脑动脉的病变可导致脑组织供血不足而发生萎缩,严重者有智力减退甚至发生痴呆;肾动脉病灶导致的肾动脉供血不足可致肾血管性高血压;下肢动脉缺血时,患者会出现跛行等;锁骨下动脉缺血,会导致上肢无脉和(或)脑部供血不足。

动脉管腔狭窄或闭塞继发血栓形成时,血栓脱落会造成栓塞,如脑动脉粥样硬化斑块继发血栓形成可导致脑梗死(软化),肾动脉血栓形成造成肾组织梗死。

严重的粥样斑块部位血管萎缩,局部形成动脉瘤。如主动脉病灶可形成主动脉瘤。脑动脉病灶可形成小动脉瘤,在血压突然升高时并发脑出血。

导致动脉粥样硬化的临床因素主要有:血脂异常、高血压、糖尿病、早发冠心病史。代谢因素包括:高三酰甘油血症、凝血和纤溶功能异常、炎症反应、氧化应激、同型半胱氨酸和代谢综合征等。生活因素包括:导致动脉粥样硬化性饮食、吸烟、超重和肥胖、缺乏运动、心理社会因素、遗传影响、性别和年龄等。

(二)临床表现

1.肢体动脉缺血

下肢动脉发生粥样硬化斑块的概率高于上肢动脉。

(1)下肢动脉缺血的早期表现为患肢麻木,运动后易疲劳。局部皮肤温度较对侧偏凉。随着动脉管腔狭窄的加重,患者可出现间歇性跛行,是一种特征性的运动障碍。表现为运动(行走)时局部疼痛,停止运动(行走)即可缓解,再次运动(行走)疼痛可反复出现。为狭窄的血管腔内血流不能满足运动肌群的灌注需求所致。随着动脉管腔狭窄的进一步加重,患者会在静息状态下感到下肢局部疼痛、麻木、感觉异常,部分患者会出现夜间加重的静息痛。下肢动脉管腔完全堵塞而无法代偿时,可引起坏疽。

(2)上肢缺血多以上肢乏力、桡动脉搏动消失、双上肢血压明显不等为就诊原因。可伴有上肢皮肤温凉、上肢麻木、活动后上肢易疲劳等症状。如合并锁骨下动脉缺血,可有头晕、耳鸣、视力下降等症状。

2.肾动脉缺血

肾动脉狭窄可引起肾性高血压,患者可有头痛、头晕、视力减退等表现。患者血压升高进程较急骤,药物难以控制。肾区可闻及血管杂音。

3.腹主动脉瘤

动脉粥样硬化侵袭使动脉形成动脉瘤,腹主动脉瘤较常见。

腹主动脉瘤多为查体发现的腹部搏动性肿物,部分患者会有脐周及中上腹部的胀痛不适。由于动脉瘤瘤体的压迫或破裂会引起相关部位的疼痛、出血。粥样硬化斑块继发血栓形成,血栓脱落会引起斑块远端栓塞。如肠系膜动脉栓塞,患者会出现剧烈腹痛、腹胀。如肠壁组织缺血梗死引起便血和麻痹性肠梗阻。腹主动脉瘤的急性破裂可导致失血性休克。

(三)辅助检查

1.多普勒血管超声

通过描记动脉搏动血流的波形协助诊断。肢体动脉缺血时可通过描记动脉波形、测定肢体各部位的节段收缩压及计算踝/臂指数,判断下肢缺血程度。

2.血管彩色超声

通过探查动脉管径、管壁和粥样斑块大小帮助诊断。

3.血管造影

通过动脉插管注入造影剂,确认病变的部位、范围。为进一步的治疗方案提供依据。因腹主动脉瘤内常有血栓形成,故在一定条件下选择使用。

4.磁共振血流成像(MRA)

特异性和敏感性优于其他无创检查,精确性高。尤其适用于慢性肾功能不全,不能耐受造影剂的患者。

5.CT血管成像(CTA)

特异性和敏感性接近动脉造影,在血管疾病的诊断上应用较广泛。

6.肾图、超声波和肾显像、排泄性尿路造影、血浆肾素活性测定、肌丙素试验

可协助肾动脉狭窄的诊断。

7.腹部X线片

肿块较大、钙化明显时可辅助腹主动脉瘤的诊断。

(四)治疗原则

1.二级预防和药物治疗

(1)控制动脉硬化的危险因素:戒烟、调整饮食结构、降低血压、控制血糖、增加运动、控制体重。

(2)肢体动脉闭塞患者应使用抗凝血、扩血管药物,根据疼痛程度使用镇痛药物。常用药物有阿司匹林、硫酸氢氯吡格雷、华法林、低分子肝素、前列地尔等。

(3)腹主动脉瘤患者避免瘤体破裂。主要应注意:①控制血压,避免血压值的剧烈波动;②限制活动,避免腹部受到外力挤压;③控制情绪;④防止便秘;⑤减少导致腹压骤然升高的因素,如剧烈咳嗽等。

2.介入治疗

是局限性动脉狭窄的首选方法。锁骨下动脉狭窄、肾动脉等介入治疗技术已广泛应用于临床。方法为将造影导管送入狭窄部位,通过造影了解狭窄有关的信息后,沿指引导丝送入球囊导管,通过高压球囊的挤压作用在狭窄部位进行球囊扩张。扩张后如残余狭窄高于预期,则放置血管内支架。腹主动脉瘤则需行腔内隔绝术。

3.手术治疗

下肢动脉闭塞有严重的间歇跛行、静息痛、缺血性坏疽及长期不愈合的缺血性溃疡,应考虑血管重建,以挽救肢体。常见手术方式:动脉内膜剥脱术、人工血管旁路移植术或自体静脉旁路移植术、静脉动脉化。

肾动脉病变常见手术包括:肾动脉病变内膜剥脱术、肾动脉狭窄段切除吻合术、血管壁成形术、冠状动脉旁路移植术、脾肾动脉吻合术、自体肾移植。

腹主动脉瘤手术方法是切除肾动脉瘤的同时,进行人工血管重建腹主动脉。

(五)护理

1.评估

(1)健康史及相关因素:

①一般情况:患者的年龄、性别、职业、婚姻状况、营养。

②疼痛与运动:疼痛的部位、性质、程度、发作的诱因和持续时间,有无麻木、肢冷、针刺感,有无运动后肢体疲乏,有无间歇跛行及静息痛。了解跛行距离和跛行时间。静息痛有无夜间加重。

③既往史:a.吸烟史,应详细询问烟龄,每日吸烟量;b.生活史:是否长期在湿冷的环境中工作或生活;c.感染和外伤史。

(2)查体:①观察患者四肢皮肤颜色、温度、弹性,有无肌肉萎缩、坏疽、溃疡和感染并详细记录;②触摸双侧肱动脉、桡动脉、双侧胫后动脉、足背动脉搏动;③测量四肢血压并记录;④测量跛行距离和跛行时间;⑤肾动脉粥样狭窄患者听诊肾区有无血管杂音;⑥了解患者心理,家庭成员是否能给予足够支持。

(3)辅助检查:影像学提示动脉闭塞的部位、范围、性质、程度和侧支循环。

2.护理要点及措施

(1)饮食护理:控制饮食,给予清淡、易消化、低脂饮食。禁止酗酒,绝对禁烟。

(2)皮肤护理:①注意观察患肢的肤色及温差、远端动脉搏动情况,保持足部清洁干燥,避免足部受伤,注意肢体保温,禁止局部热敷或冷敷。未明确患肢局部无血栓形成时,不建议局部按摩,避免挤压患肢的按摩动作。②有坏疽或溃疡时,应制动。抬高患肢30°~50°密切观察溃疡伤口有无异味、创面有无出血及分泌物。保持伤口清洁干燥,及时清除坏死组织及分泌物,局部换药,1次/日。也可用过氧化氢溶液、生理盐水依次清洗,应用祛腐药及生肌药,必要时切开引流,注意伤口包扎不能过紧,避免软组织损伤。如发生干性坏疽,应每日换药时评估伤口,仔细修剪干痂,减少创面棱角,减少坏死物质吸收。

(3)活动与休息:及时消除患肢疼痛,因疼痛不能入睡或不思饮食,应选择药物镇痛。加强肢体活动,促进侧支循环。根据患者运动能力,以运动后无疼痛感觉为标准,指导合理运动。避免因疼痛引起的畏惧运动情绪。如怀疑合并局部血栓形成,则不宜增加患肢运动。

(4)一般护理:①合并糖尿病者,严格控制血糖,维持在 5～8mmol/L。需要行截肢手术的患者,术前空腹血糖应控制在<6.7mmol/L,术后血糖应控制在<10mmol/L。②积极控制血压,避免血压波动。③消除患者紧张情绪,促进患者积极配合治疗。④老年患者,合并有高血压、冠心病等疾病者,应警惕伴发的心脑血管意外。做好相应的观察护理。

(5)预防感染:控制局部及全身感染,预防合并全身感染。

(6)行介入术治疗或人工血管旁路移植术者,按相关术后护理常规护理。重点是严密观察生命体征,预防再灌注损伤。及时发现患肢疼痛、非凹陷性水肿、关节僵硬等并给予处理。严密观察术口渗血情况。注意观察远端动脉搏动恢复及肢体温度的变化,同时应注意观察患肢疼痛、肤色、感觉平面、足趾、距小腿关节活动等情况。及时发现下肢动脉旁路移植术后早期血栓形成等并发症的发生。

3.健康教育

(1)指导患者坚持遵医嘱服药,不能随意停用或漏服。嘱患者如服用华法林,定期复查凝血功能,以调整华法林的剂量。

(2)嘱患者坚持进低脂、清淡饮食,禁烟,降低血液黏度。

(3)加强身体锻炼,加速周围循环的血液流动,减少血栓的形成。

（4）防止坏疽肢体再损伤。教会患者选择正确体位，避免双膝交叠动作，加强患肢保暖，避免受凉，选择平底软布鞋、软布棉袜，勤换鞋袜，预防真菌感染。

（5）指导患者增强自我防护意识，如服用抗凝血药物则更应防止跌碰伤、摔伤，刷牙时用软毛刷，动作轻柔。不要抠鼻，减少黏膜受损。若有牙龈出血、鼻出血、便血、女性患者月经量过多等情况，应及时到医院复诊。

三、静脉血栓栓塞症

静脉血栓形成是静脉的一种急性非化脓性炎症，并伴有继发性血管腔内血栓形成，病变主要累及四肢浅表静脉或下肢深静脉。其临床特点为患者局部肿痛，皮下可扪及有压痛的条索状物或伴有病变远端浅表静脉曲张等静脉回流受阻现象。可因血栓脱落而造成肺栓塞。

（一）常见病因

静脉血栓是血管内的沉积物，由不同程度的纤维蛋白、红细胞和血小板构成，因血管系统、血液成分、血流动力学（Virchow 三联征）异常所导致。

1.静脉壁损伤

完整的静脉内膜是防止深静脉血栓形成的前提，内皮细胞表面的覆盖物中含有大量的肝素，具有良好的抗凝作用，并能防止血小板的黏附。薄弱内膜上发生极为微小的裂伤，会使血小板黏附，出现纤维蛋白沉积。

2.静脉血流缓慢

静脉血流缓慢时可因组织缺氧导致细胞代谢障碍，产生凝血酶积聚；并由于细胞的破坏而释出血清素和组胺，使血流中的血小板黏附其上，引起凝血物质的释放和激活。

3.异常的血液高凝状态

血细胞和血浆蛋白的改变，如血小板黏附性增强，血小板数量增加，血浆纤维蛋白原增加，有助于静脉血栓形成。

（二）临床表现

1.血栓性浅静脉炎

多发生于四肢浅表静脉，如大、小隐静脉，头静脉或贵要静脉。急性期时患肢局部疼痛、肿胀，沿受累静脉的行径可摸到一条有压痛的条索状物，其周围皮肤温度升高、稍红肿，一般无全身症状，1～3周及以后静脉炎症逐渐消退，局部遗留有硬条索状物和皮肤棕色色素沉着，经久不褪，本病有复发倾向。

2.深静脉血栓形成（DVT）

有些患者可全无症状，而以大块肺栓塞表现成为第一症状，其炎症和血栓形成多发生于小腿静脉或腘静脉内，局部疼痛，走路时加重。轻者仅有局部沉重感、站立式明显。患肢肿胀，小腿肌肉、腘窝、腹股沟内侧等处有压痛。

（三）辅助检查

（1）血栓性浅表静脉炎一般无须特殊实验室检查。

（2）深静脉血栓形成时可做下列检查：①血液检查；②静脉压测量；③非创伤性检查：放射

性核素检查、血管超声检查、体积描记法、皮肤温度测定；④X线静脉造影；⑤磁共振静脉显像；⑥螺旋CT非血管造影检查。

（四）治疗原则

1.血栓性浅表静脉炎的治疗

（1）一般治疗：卧床休息、抬高患肢，必要时可穿弹力袜。

（2）药物治疗：应用保泰松、阿司匹林。

2.深静脉血栓形成的治疗

（1）一般治疗：卧床休息1～2周，保持排便通畅，穿弹力袜。

（2）抗凝血治疗：应用阿司匹林、低分子肝素、华法林。

（3）溶栓治疗：应用链激酶、尿激酶。

（4）介入治疗：下腔静脉滤网置入。

（5）手术治疗：静脉血栓摘除术。

（五）护理

1.护理评估

（1）评估患者有无易患因素：年龄、近期卧床制动、手术史、外伤史、口服避孕药、中心静脉插管、静脉血栓史、恶性肿瘤。

（2）评估患者发生肿胀的时间、部位，肢体皮肤温度与色泽及脉搏的变化。

（3）评估抗凝治疗期间有无出血倾向，及时报告医生。

2.护理要点及措施

（1）病情观察。观察患者是否出现呼吸困难、胸痛、气促、心动过速、晕厥、发绀，如出现上述症状，立即给予平卧，避免剧烈咳嗽，给予心电监护，高浓度吸氧，观察生命体征和氧饱和度。测量肿胀肢体，并与对侧肢体对比，一般选膝关节上下各10cm处测量并记录，观察肢体皮肤颜色、温度的变化。

（2）症状护理。①心理护理：向患者宣教疾病相关知识，消除恐惧心理。②深静脉血栓形成急性期患者绝对卧床休息1～2周，床上活动避免动作幅度过大，患肢禁止热敷、按摩，抬高患肢高于心脏水平20～30cm，促进静脉回流。③抗凝血治疗期间，严密观察有无眼底、牙龈、胃肠道出血，皮肤紫癜，有创穿刺点按压止血时间要适当延长。

（3）一般护理。①严密观察患者呼吸、脉搏、心率、心律、血压及氧饱和度，并详细记录。②加强生活基础护理，保持床单位及患者衣服干净整洁。将呼叫器置于患者触手可及处，及时满足患者合理生活需要。加双床挡保护防止坠床。③粗纤维低脂饮食，适量饮水，保持排便通畅。④保持情绪稳定，适当床上运动。

3.健康教育

（1）保持良好心态，情绪稳定，告知患者禁烟的重要性，正确使用弹力袜，避免长距离行走及久站，当患肢不适时，及时卧床休息，抬高患肢高于心脏水平20～30cm。

（2）平衡膳食，饮食清淡，以低脂、高纤维素食物为主，保持排便通畅，多饮水，降低血液浓度，增加血流速度。

（3）严格遵医嘱按时服用抗凝药，切忌擅自停药、漏服。

（4）定期门诊复查凝血功能，下肢血管超声检查，如发现有牙龈出血、胃肠道出血症状，及时就诊。

第八节　常见先天性心血管病

一、房间隔缺损

房间隔缺损（ASD）是先心病中最常见的一种，占先心病总数的 15%～25%。根据缺损部位的不同，一般分为以下三种类型：①第二孔型缺损，占 90%～95%，缺损常较大；②第一孔型缺损，占 5%～10%；③房间隔缺如（或共同心房），极少见。左心房的压力一般略高于右心房，故有房间隔缺损时左心房的血流可经缺损而分流入右心房。分流量的多少与缺损的大小、左右室顺应性及阻力之比呈正相关。左向右分流的结果使右房、右室及肺循环的血流量明显增加而扩张。

（一）临床表现

轻症者可无症状；缺损较大或伴有心脏其他畸形者则多有气急、心悸、咳嗽、乏力及易患呼吸道感染。症状一般多在青年期后逐渐明显，壮年后或病程的后期可继发肺高压或心律失常而出现晕厥、咯血及心力衰竭。心脏浊音界扩大，心前区搏动增强。胸骨左缘第 2～3 肋间有 2～4 级喷射性收缩期杂音，多无震颤，第二心音（S_2）明显分裂及肺动脉瓣成分（P_2）亢进，此种分裂于吸气时不再增宽（称固定性分裂）。缺损在中度以上者，心前区可听到三尖瓣相对性狭窄的短促低调舒张期杂音，或伴有三尖瓣相对性关闭不全的收缩期反流性杂音。伴有重度肺高压者肺动脉瓣区的 S_1 分裂反而减轻，而 P_2 亢进显著，可听到有肺动脉瓣相对性关闭不全的舒张早期反流性杂音，脉搏常较细弱。

（二）辅助检查

1.心脏 X 线

右心房、右心室增大，肺动脉干膨出，肺动脉及其分支扩大，搏动增强；主动脉结较小。

2.心电图

多数（80%～90%）示不完全性或完全性右束支传导阻滞，部分病例为右心室肥大；P 波增大，心电轴右偏。

3.超声心动图

示右心房、右心室及肺动脉干内径增大；室间隔活动与后壁同向；三尖瓣活动速度增快、幅度增大；左心室、主动脉及二尖瓣活动幅度减低。缺损较大者可探查到房间隔回声波中断。多普勒超声示有左向右分流。

4.心导管检查

可查出心房间有左向右分流和（或）导管可通过缺损进入左心房及肺静脉。根据各心腔的压力及血氧含量可计算出其自左向右的分流量及肺循环阻力等血流动力学参数。

（三）预后

第二孔型的预后一般较佳，平均寿命可为 40～50 岁，少数轻型病例可达 70 岁以上，患者多能胜任一般工作，妇女多能耐受妊娠及生育而不发生心力衰竭。但在病程后期可并发严重肺高压、右侧心力衰竭及房性心律失常，进而导致死亡。

（四）治疗原则

凡有症状，X 线及心电图有明显的改变或右心导管检查示左向右分流达肺循环血流量的 20%～30% 者宜手术治疗。第二孔型手术的成功率高达 99%；第一孔型手术危险性较大。肺动脉压力及肺循环阻力显著增高者为手术禁忌。手术年龄以 6 岁以下为理想；若病情进展快，则应早期手术。

二、室间隔缺损

单纯性室间隔缺损（VSD）约占先心病总数的 20%，男性稍多见。

（一）病理解剖及病理生理改变

病理解剖一般可分为以下五型。①室上嵴上缺损：缺损位于室上嵴上方、肺动脉瓣下方，约占 10%。②室上嵴下缺损：位于室上嵴下方的膜部室间隔，占 60%～70%。③隔瓣后缺损：缺损的全部或部分位于三尖瓣隔瓣的后方，约占 20%。④肌部缺损：位于肌部室间隔，较少见。⑤共同心室：其室间隔缺如，少见。本病缺损大多为单发，亦可为多发，缺损直径大小不一，而以 1.0cm 左右为最常见。

本病经缺损的血液分流方向及大小，取决于缺损的大小、左右心室的压力及体肺循环的阻力之比。缺损小对血液分流的阻力大，故分流量少；反之，缺损大对血液分流的阻力小，故左向右分流量大，使左心室、右心室、肺循环血管及左心房的负荷增加而扩大。当肺循环压力升高而阻力无或仅轻度升高者，称动力性肺高压；若肺循环阻力亦升高至接近或超过体循环阻力而出现双向或右向左分流者，称阻塞性肺高压，即艾森门格综合征。

（二）临床表现

轻型缺损者多无自觉症状，于胸骨左缘第 3、4 肋间可听到响亮（3～4 级）的收缩期反流性杂音，持续时间长，可掩盖 S_2，多伴有震颤。中、重型缺损者常感劳累后心悸、气急、咳嗽、胸闷、乏力，易患呼吸道感染，发育较迟缓；严重者可有左侧心力衰竭。体检示心浊音界增大，心前区搏动增强，收缩期杂音的强度更响（4～5 级），多可扪及震颤，肺动脉瓣区的 S_2 分裂、P_2 亢进，心尖部有相对性二尖瓣狭窄的短暂、低调舒张期杂音。伴有重度肺高压时，肺充血的症状减轻，呼吸道感染的发生率降低，但心悸、胸闷、乏力的症状加重，且可有头晕、胸痛、咯血、心律失常及发绀等。体检示上述典型杂音的强度减轻或消失，脉动脉瓣区的 S_2 分裂亦较不明显，但 P_2 亢进显著，且有因肺动脉扩张所引起的收缩早期喷射音、相对性肺动脉瓣关闭不全的舒张早期杂音和（或）相对性三尖瓣关闭不全的收缩期杂音；严重者有发绀、杵状指（趾）、颈静脉怒张、肝大及水肿等。

（三）辅助检查

1.胸部 X 线检查

轻型者心影及肺血管影可无异常；中、重型者均有典型表现，即左心室或右心室增大，肺动脉干鼓出，两侧肺动脉及其分支扩大，搏动增强，主动脉结较小；伴重度肺高压者，肺动脉干及两侧肺动脉扩大更明显,但其分支则较纤细,肺纹理稀疏,肺野较清晰。

2.心电图

轻型者可无异常,中、重型者有左心室或左右心室肥大;伴阻塞性肺高压者则示右室肥大及劳损。

3.超声心动图

左室、左间隔回声波中断。多普勒超声能显示心室间的分流情况及分流部位。轻型缺损者可无异常。单心室者未能探查到室间隔回声波。

4.心导管

表现为心室水平有左向右分流;导管偶可通过缺损而进入左室。通过压力、心排血量、分流量及肺循环阻力等的测算,可了解其血流动力学改变情况。轻型缺损者可无异常发现。

（四）预后

轻型者预后较好,在儿童期中,缺损有自然闭合可能,但可合并感染性心内膜炎(IE)。重型缺损者可于1岁内死于心力衰竭或肺部感染;但若能存活至2岁以上者可继续有数年好转,很少并发感染性心内膜炎,生长及发育较差。并发肺高压者预后较差。

（五）治疗原则

中度以上缺损者应及时手术,手术的理想年龄为6岁以下。若左向右分流量大、婴儿期即出现心力衰竭者应及时手术矫治;若无条件可先做肺动脉环扎术,使肺充血及肺高压减轻,以防继发肺小动脉阻塞性病变,待长大至学龄前做缺损修补术。对无须手术、未手术及不适于手术者,需注意随访及防治并发症。

三、动脉导管未闭

动脉导管未闭(PDA)发病率占先天性心脏病总数的10%～15%,女性高于男性2～3倍。

（一）病理解剖及病理生理

胎儿期肺尚无呼吸功能,由上腔静脉流入右心房、右心室的血流绝大部分经由动脉导管而流入主动脉中。出生后,随着呼吸功能的进行,肺血管扩张,压力降低,动脉导管的功能即丧失而自行关闭,约95%婴儿在1岁内关闭,如仍开放即称为动脉导管未闭。未闭导管多呈管状型,亦可为漏斗型、窗型或动脉瘤型。

由于主动脉的收缩压及舒张压均明显高于肺动脉,故本病的主动脉血流在整个心动周期中均持续经未闭导管而分流入肺动脉中,使肺循环血管、左心房、左心室及升主动脉的血流增多及扩大。若继发肺动脉高压,肺循环阻力升高,则右心室压力负荷升高而肥大,使自左向右分流量减少,甚而呈双向分流或右向左分流而出现发绀。

（二）临床表现

轻型者可无症状,中、重型者多有心悸、气急、咳嗽、乏力,易患呼吸道感染,生长及发育迟缓。严重者可有左侧心力衰竭症状;继发重度肺动脉高压者可有发绀、胸痛、心律失常及咯血。本病发绀的特征为下肢较上肢明显,左上肢较右上肢明显。典型者胸骨左缘第1～2肋间有机械样连续性杂音(因整个心动周期中,主动脉的血流持续向肺动脉分流所产生的),响度2～4

级,多伴有收缩期或连续性震颤;P_2有不同程度亢进,但除伴有肺动脉高压者外多被淹没在杂音之中;血压升高,脉压增大;有周围血管征。

(三)辅助检查

1.胸部 X 线

轻型病例多无异常表现。中、重型者则有左心室及左心房增大,右心室稍大,肺动脉干鼓出,两侧肺动脉及其分支扩张、搏动增强;主动脉结多较增宽。伴有重度肺高压者,右心室、右心房增大,而肺充血反见减轻。

2.心电图

轻型者可无异常或示左心室肥大;中至重型者则示电轴左偏及左心室或左、右心室肥大;伴重度肺高压者则示右心室肥大、劳损及右心房肥大。

3.超声心动图

示左心室内径及二尖瓣活动速度增大。二维超声心动图可显示未闭导管的病理类型,多普勒超声可显示经未闭动脉导管的分流情况。

4.心导管及心血管造影

可见肺动脉血氧含量较右心室增高 0.006Vol(0.6 体积百分数)以上;肺动脉压力正常或有不同程度升高;未闭导管较粗大者,导管尖易自肺动脉通过而进入主动脉中。逆行性升主动脉造影可见在锁骨动脉下方,相当于动脉导管开口处的主动脉弓降部有突出的漏斗状未闭导管阴影与左肺动脉沟通,肺动脉及其分支亦同。

(四)预后

轻型而无并发症者预后尚佳。重型病例,在婴儿期即可有频发呼吸道感染而引起心力衰竭。伴重度肺高压出现右向左分流者预后较差。

(五)治疗原则

手术结扎或切断缝合未闭导管为目前公认的根治本病的方法,手术疗效较好,一般凡诊断确立后都应考虑手术治疗;年龄 35 岁以上者,若有症状亦应考虑手术矫治。并发感染性心内膜炎或心力衰竭者,于控制后亦应手术治疗。严重肺高压及有发绀者则为手术的禁忌。

介入性导管法治疗,即将特制的导管装置,使通过未闭动脉导管进行非外科手术的永久性封闭未闭动脉导管。对婴儿病例应用抗前列腺素药物(如吲哚美辛或水杨酸)治疗,可使未闭导管在 1～2 天闭合,

伴有连续性杂音的自左向右分流,病变中的其他主要病种有:主动脉窦动脉瘤穿破入右心,主、肺动脉隔缺损和冠状动脉瘘等。

四、肺动脉瓣狭窄

肺动脉瓣狭窄(PS)是由于各种原因致心脏肺动脉瓣结构改变,造成右心室收缩时,肺动脉瓣无法完全张开,导致心脏一系列病理、生理改变。

(一)病理解剖及病理生理

本病主要病理变化在肺动脉瓣及其上下,可分为三型。瓣膜型表现为瓣膜肥厚,瓣口狭

窄,重者瓣叶可融合成圆锥状;瓣下型为右心室流出道漏斗部肌肉肥厚造成梗阻;瓣上型指肺动脉主干或主要分支有单发或多发性狭窄,此型较少见。

主要的病理生理为右心室的排血受阻,右心室压力升高,右心室代偿性肥厚,最终右室扩大致衰竭。一般根据右室压力高低来判断病情轻重,如右心室收缩压<50mmHg 为轻型;>50mmHg 但未超过左心室收缩压者为中型;超过左心室收缩压者为重型。右心室压力越高表明肺动脉瓣狭窄越重,而狭窄上下压力阶差也必然越大。

(二)临床表现

(1)轻度狭窄可无症状,只在重体力劳动时出现心悸、气促等症状。

(2)狭窄程度较重者,日常体力劳动可引起呼吸困难、心悸、乏力、胸闷、咳嗽,偶有胸痛或晕厥。

(3)后期出现腹胀、食欲减退、双下肢水肿等。

(4)心界向左、上扩大,胸骨左缘第 2 肋间可触及收缩期震颤。

(5)胸骨左缘第 2 肋间有 2~5 级粗糙收缩期杂音,呈喷射性,向左锁骨下区传导,肺动脉瓣区第二心音减轻并分裂。

(三)辅助检查

1.X 线检查

胸部 X 线示肺血管影细小,整个肺野异常清晰,肺动脉总干弧凸出,右心室增大。

2.心电图

可有不完全性右束支传导阻滞、右心室肥大、右心室肥大伴心前区广泛性 T 波倒置。部分示 P 波增高。

3.超声心动图

肺动脉瓣回声曲线的 a 斜波加深(>10mm),可见肺动脉瓣狭窄、右心室肥大。

(四)治疗原则

1.对症治疗

纠正心力衰竭、减轻右心室负荷。

2.手术治疗

肺动脉瓣扩张术。

(五)用药原则

(1)早期轻型病例用药以口服异山梨酯(消心痛)、利尿剂为主。

(2)中期病例口服药物加静脉滴注呋塞米、硝酸甘油疗效较佳。

(3)晚期重症病例以静脉用药为主,另可给予少量洋地黄类强心药。

(4)本病主要且最有效的治疗手段是施行肺动脉瓣扩张术或瓣膜替换术。

五、常见先天性心血管病的护理

(一)护理评估

(1)病史。了解母亲妊娠史,在孕期最初 3 个月有无病毒感染、放射线接触和服用过影响胎儿发育的药物,孕母是否有代谢性疾病。患儿出生时有无缺氧、心脏杂音,出生后各阶段的生长发育状况以及是否有下列常见表现:喂养困难、哭声嘶哑、易气促、咳嗽、潜伏性青紫或持续性青紫,青紫的程度及与活动的关系,有无蹲踞现象和突发性晕厥,是否常有急性呼吸道感染或出现心功能不全等。

（2）身心状况。患儿的一般情况与心脏畸形的部位和严重程度有关。检查患儿是否有体格发育落后、皮肤发绀、眼结合膜充血、杵状指（趾）、脉搏增快、呼吸急促、鼻翼翕动和三凹征等。

（3）大多数先天性心脏病患儿均需要接受心导管检查及心脏手术,以确立诊断及治疗,这对患儿除造成组织的损伤外,对其生命、生长发育及情绪亦带来威胁。

（4）患儿住院处于陌生环境、检查治疗过程中的危险状况、难以预测的预后以及高额医疗费用对家庭经济造成的压力,都可使患儿及其家长感到恐慌、紧张和手足无措。

（5）辅助检查:了解并分析 X 线、心电图、超声心动图、心导管、血液等检查结果及临床意义。

（二）护理要点与措施

（1）制定合适的患儿活动量。轻型无症状者应与正常儿童一样生活;有症状患儿应限制活动,避免情绪激动和剧哭,以免加重心脏负担;重型患儿应卧床休息,给予妥善的生活照顾。

（2）预防感染。向患儿其及家长介绍防止感染的知识,应避免与感染性疾病患者接触。病室要空气新鲜,患儿穿着衣服冷热要适中,防止受凉。

（3）给予高蛋白质、高热量、高维生素饮食,以增强体质。适当限制食盐摄入,还要给予适量的蔬菜类粗纤维食品,以保证排便通畅。重型患儿喂养困难,应特别细心、耐心、少食多餐,以免导致呛咳、气促、呼吸困难等,必要时从静脉补充营养。

（4）观察病情变化,防止并发症发生。

①注意心率、心律、脉搏、呼吸、血压及心杂音变化,必要时使用监护仪监测。

②合并贫血者,可加重缺氧,导致心力衰竭,须及时纠正,饮食中宜补充含铁丰富的食物。

（5）做好心理护理。关心患儿,建立良好护患关系,充分理解患儿及其家长对检查、治疗、预后的期望心情,介绍疾病的有关知识、诊疗计划、检查过程、病室环境,消除恐惧心理,说服患儿及其家长主动配合各项检查和治疗,使诊疗工作顺利进行。

（三）健康教育

指导患儿及其家长根据病情建立合理的生活制度和活动量,维持营养,增强抵抗力,防止各种感染,掌握观察病情变化的知识。行扁桃体摘除术与拔牙时,给足量的抗生素。防止发生感染性心内膜炎。心功能较好者可按时预防接种。定期到医院就诊检查,使患儿能安全达到适合手术的年龄。

第五章 消化系统疾病的护理

第一节 胃 炎

胃炎是指任何病因引起的胃黏膜炎症,常伴有上皮损伤和细胞再生,是最常见的消化道疾病之一。按临床发病的缓急和病程的长短,可分为急性胃炎和慢性胃炎。

一、急性胃炎

急性胃炎是多种原因引起的急性胃黏膜炎症。临床常急性发病,可有明显上腹部症状,内镜检查可见胃黏膜充血、水肿、出血、糜烂、浅表溃疡等一过性的急性病变。急性胃炎主要包括:急性幽门螺杆菌(Hp)感染引起的急性胃炎、除幽门螺杆菌之外的病原体感染及其毒素对胃黏膜损害引起的急性胃炎和急性糜烂性胃炎。急性糜烂性胃炎是指由各种病因引起的,以胃黏膜多发性糜烂为特征的急性胃黏膜病变,常伴有胃黏膜出血和一过性浅溃疡形成。

(一)病因与发病机制

引起急性胃炎的常见病因有以下几种。

1.药物

常见的有非甾体类抗炎药(NSAIDs)如阿司匹林、吲哚美辛等,某些抗肿瘤药、口服氯化钾及铁剂等。

2.应激

严重创伤、大面积烧伤、大手术、颅内病变、败血症及其他严重脏器病变或多器官功能衰竭等均可使机体处于应激状态而引起急性胃黏膜损害。

3.乙醇

由乙醇引起的急性胃炎患者有明确的过量饮酒史,乙醇有亲脂性和溶脂能力,高浓度乙醇可直接破坏胃黏膜屏障,引起上皮细胞损害、黏膜出血和糜烂。

(二)临床表现

1.症状

急性糜烂性胃炎通常以上消化道出血为主要表现,一般出血量较少,呈间歇性,可自止,但也可发生大出血引起呕血和(或)黑粪。部分 Hp 感染引起的急性胃炎患者可表现为一过性的上腹部症状。不洁食物所致者通常起病较急,在进食污染食物后数小时至 24 小时发病,表现为上腹部不适、隐痛,以及食欲减退、恶心、呕吐等,伴发肠炎者有腹泻,常有发热。

2.体征

多无明显体征,个别患者可有上腹轻压痛。

(三)辅助检查

1.内镜检查

胃镜检查最具诊断价值,急性胃炎内镜下表现为胃黏膜局限性或弥散性充血、水肿、糜烂、表面覆有黏液和炎性渗出物,以出血为主要表现者常可见黏膜散在的点、片状糜烂,黏膜表面有新鲜出血或黑色血痂。

2.粪便隐血检查

以出血为主要表现者,粪便隐血试验阳性。

(四)治疗要点

(1)针对病因,积极治疗原发疾病。

(2)去除各种诱发因素。嗜酒者宜戒酒,如由非甾体类抗炎药引起,应立即终止服药并用抑制胃酸分泌药物来治疗,如患者必须长期使用这类药物,则宜同时服用抑制胃酸分泌药物。

(3)对症治疗:可用甲氧氯普胺(胃复安)或多潘立酮(吗丁啉)止吐,用抗酸药或 H_2 受体拮抗剂如西咪替丁、雷尼替丁或法莫替丁等以降低胃内酸度,减轻黏膜炎症。保护胃黏膜可用硫糖铝、胶体铋等。

(五)护理评估

1.健康史

询问患者有无严重创伤、大手术、多器官功能衰竭、败血症、大面积烧伤、颅脑病变、休克及不良精神刺激等应激因素;是否服用非甾体抗炎药(NSAIDs),如阿司匹林、吲哚美辛等,是否服用某些抗肿瘤药、铁剂和氯化钾口服液等,其中 NSAIDs 是最常引起胃黏膜炎症的药物;有无大量饮酒;有无放置鼻胃管、胃镜下止血以及大剂量放射线照射等创伤和物理因素;有无十二指肠-胃反流疾病病史,如上消化道动力异常、幽门括约肌功能不全等;有无肝性、肝前性门静脉高压导致的胃底静脉曲张等病史。

2.身体状况

主要表现为上腹痛、饱胀不适、恶心、呕吐和食欲减退等。重症可有呕血、黑粪、脱水、酸中毒或休克;轻症患者可无症状,仅在胃镜检查时发现。门静脉高压性胃病应有门静脉高压或慢性肝病的症状和体征。上腹部压痛是常见体征。

3.心理-社会状况

因起病急,上腹部不适,或有呕血和(或)黑粪,易使患者紧张不安,尤其是急性应激导致,出血时,患者及其家属常出现焦虑、恐惧等心理。

4.辅助检查

从以下两方面检查。

(1)粪便检查:粪便隐血试验阳性。

(2)胃镜检查:确诊依靠急诊胃镜检查。一般应在大出血后 24～48 小时内进行。镜下可见胃黏膜多发性糜烂、出血灶和浅表溃疡,表面附有黏液和炎性渗出物。一般应激所致的胃黏膜病损以胃体、胃底为主,而 NSAIDs 或乙醇所致者则以胃窦为主。

5.治疗要点

针对病因和原发疾病采取防治措施。药物引起者应立即停药。常用 H_2 受体拮抗剂、质子泵抵制剂抑制胃酸分泌,或硫糖铝和米索前列醇等保护胃黏膜。有急性应激者在积极治疗原发病的同时,可给予抑制胃酸分泌的药物。发生上消化道大出血时应采取综合性措施进行抢救。

6.常见护理诊断/问题

分为以下两种诊断。

(1)知识缺乏:缺乏胃病的病因及防治知识。

(2)潜在并发症:上消化道出血。

(六)护理措施

1.一般护理

从以下两方面护理。

(1)休息与活动:患者应注意休息,减少活动,急性应激引起者应卧床休息。

(2)饮食护理:进食应定时、有规律,忌暴饮暴食。一般可给予少渣、温凉、半流质饮食。如有少量出血可给予牛奶、米汤等以中和胃酸,有利于胃黏膜的修复。急性大出血或呕吐频繁时应禁食,可静脉补充营养。

2.病情观察

观察患者有无上腹痛、饱胀不适、恶心、呕吐和食欲减退等消化不良的表现。密切注意上消化道出血的征象,如有无呕血和(或)黑粪等,同时定期做粪便隐血检查,以便及时发现病情变化。

3.用药护理

指导患者正确使用阿司匹林、吲哚美辛等对胃黏膜有刺激的药物,必要时应用抑酸剂和胃黏膜保护剂预防疾病的发生。

4.心理护理

紧张、焦虑可使血管收缩,胃黏膜缺血,诱发或加重病情,所以护理人员应向患者耐心说明有关急性胃炎的基本知识,说明及时治疗和护理能获得满意疗效,帮助患者寻找并及时去除发病因素,控制病情进展,从而安心配合治疗,减轻紧张、焦虑情绪,利于疾病康复。

5.健康指导

向患者及其家属介绍急性胃炎的护理要点和预防方法。根据患者的具体情况进行指导,如避免使用对胃黏膜有刺激性的药物,必须使用时应同时服用制酸剂;嗜酒者应戒酒,因乙醇具有亲脂性和溶脂能力,高浓度乙醇可直接破坏黏膜屏障,引起上皮细胞损害、黏膜出血和糜烂;进食要有规律,避免过冷、过热、辛辣等刺激性食物及浓茶、咖啡等饮品;生活要有规律,保持轻松愉快的心情。

二、慢性胃炎

慢性胃炎系指不同病因引起的胃黏膜的慢性炎症或萎缩性病变,是一种十分常见的消化道疾病,占接受胃镜检查患者的 80%～90%,男性多于女性,随年龄增长发病率逐渐升高。根据病理组织学改变和病变在胃的分布部位,将慢性胃炎分为非萎缩性、萎缩性和特殊类型三大类。

(一)病因与发病机制

1.幽门螺杆菌(Hp)感染

目前认为 Hp 感染是慢性胃炎主要的病因。

2.饮食和环境因素

长期 Hp 感染增加了胃黏膜对环境因素损害的易感性;饮食中高盐和缺乏新鲜蔬菜及水果可导致胃黏膜萎缩、肠化生以及胃癌的发生。

3.自身免疫

胃体萎缩为主的慢性胃炎患者血清中常能检测出壁细胞抗体和内因子抗体,尤其是伴有恶性贫血的患者检出率相当高。

4.其他因素

机械性、温度性、化学性、放射性和生物性因子,如长期摄食粗糙性与刺激性食物、酗酒、高盐饮食、长期服用非甾体类抗炎药或其他损伤胃黏膜的药物、鼻咽部存在慢性感染灶等。

(二)临床表现

1.症状

大多数慢性胃炎患者无任何症状。有症状者主要表现为非特异性的消化不良症状,如上腹部隐痛、进食后上腹部饱胀、食欲减退、反酸、嗳气、呕吐等。少数患者有呕血与黑粪,自身免疫胃炎可出现明显厌食和体重减轻,常伴贫血。

2.体征

本病多无明显体征,有时可有上腹部轻压痛,胃体胃炎严重时可有舌炎和贫血的相应体征。

(三)辅助检查

1.胃镜及胃黏膜活组织检查

胃镜及胃黏膜活组织检查是最可靠的确诊方法,并常规做幽门螺杆菌检查。

2.幽门螺杆菌检测

包括侵入性(如快速尿素酶测定、组织学检查等)和非侵入性(如 ^{13}C -或 ^{14}C -尿素呼气试验等)方法检测幽门螺杆菌。

(四)治疗要点

1.消除或削弱攻击因子

(1)根除 Hp 治疗:目前根除方案很多,但可归纳为以胶体铋药为基础和以质子泵抑制剂为基础的两大类。

(2)抑酸或抗酸治疗:适用于有胃黏膜糜烂或以胃烧灼感、泛酸、上腹饥饿痛等症状为主者,根据病情或症状严重程度,选用抗酸药。

(3)针对胆汁反流、服用非甾体类抗炎药等做相关治疗处理。

2.增强胃黏膜防御

适用于有胃黏膜糜烂出血或症状明显者,药物包括兼有杀菌作用的胶体铋,兼有抗酸和吸收胆盐的硫糖铝等。

3.动力促进药

可加速胃排空,适用于上腹饱胀、早饱等症状为主者。

4.中医中药

辨证施治,可与西药联合应用。

5.其他

应用抗抑郁药、镇静药。适用于睡眠差、有精神因素者。

(五)护理评估

1.健康史

详细询问患者有无桥本氏甲状腺炎、白癜风等自身免疫性疾病;有无恶性贫血,家庭成员中有无萎缩性胃炎、低酸或无酸、维生素 B_{12} 吸收不良的患者;有无十二指肠液反流;是否长期摄食粗糙或刺激性食物、酗酒、高盐饮食;有无长期服用 NSAIDs 等药物;有无慢性右心衰竭、肝硬化门静脉高压症等引起的胃黏膜淤血缺氧的疾病。

2.身体状况

大多数患者无明显症状,有症状者主要表现为中上腹痛或不适,也可出现食欲减退、饱胀、嗳气、泛酸、恶心等消化不良症状。恶性贫血者常有全身衰弱、乏力、厌食、体重降低,一般消化道症状较少。体征多不明显,有时可有上腹轻压痛。

3.心理-社会状况

慢性胃炎因病程迁延,症状有时不明显,有时又持续存在,易使患者产生烦躁、焦虑等不良情绪。少数患者因出现明显畏食、贫血、体重降低及害怕癌变而存在恐惧心理。

4.辅助检查

分为以下几种检查。

(1)胃镜及胃黏膜活组织检查:是诊断慢性胃炎最可靠的方法。慢性非萎缩性胃炎可见红斑(点、片状或条状)、黏膜粗糙不平、出血点/斑;慢性萎缩性胃炎可见黏膜呈颗粒状,黏膜血管显露,色泽灰暗,皱襞细小。

(2)幽门螺杆菌检测:可通过侵入性(快速尿素酶试验、胃黏膜组织切片染色镜检等)和非侵入性(^{13}C-或^{14}C-尿素呼气试验等)进行检测。

(3)血清学检查:自身免疫性胃炎时,抗壁细胞抗体和抗内因子抗体可呈阳性;血清胃泌素水平明显升高。多灶萎缩性胃炎时,血清促胃泌素水平正常或偏低。

(4)胃液分析:自身免疫性胃炎时,胃酸缺乏;多灶萎缩性胃炎时,胃酸分泌正常或偏低。

5.治疗要点

慢性非萎缩性胃炎为生理性黏膜免疫反应,不需要药物治疗。如慢性胃炎波及黏膜全层或呈活动性,出现癌前状态时可给予短期或长期间歇治疗。幽门螺杆菌感染引起者常采用以质子泵抑制剂或胶体铋剂为基础加上两种抗菌药物组成的三联治疗方案。胆汁反流者,可用氢氧化铝凝胶吸附,或予以硫糖铝及胃动力药。NSAIDs 引起者,应停药并给予抗酸药;自身免疫性胃炎伴有恶性贫血者,可注射维生素 B_{12} 纠正。对药物不能逆转的局灶中、重度不典型增生,若无淋巴结转移,可在胃镜下行黏膜下剥离术;对药物不能逆转的灶性重度不典型增生伴有局部淋巴结肿大者应手术治疗。

(六)常见护理诊断/问题

1.疼痛:腹痛

与胃黏膜炎性病变有关。

2.营养失调:低于机体需要量

与畏食、消化吸收不良等因素有关。

(七)护理措施

1.一般护理

从以下两方面护理。

(1)休息与活动:急性发作或伴有消化道出血患者,应卧床休息。病情缓解后,可进行适当锻炼,避免过度劳累。

(2)饮食护理:

①饮食原则:急性发作期患者可给予无渣、半流质的温热饮食。呕吐剧烈、呕血的患者应禁食,进行静脉补充营养。恢复期给予高热量、高蛋白、高维生素及易消化的饮食,避免摄入过咸、过甜及过辣的刺激性食物。鼓励患者养成良好的饮食习惯,定时定量,少量多餐,细嚼慢咽。

②食物选择:向患者及其家属说明摄取足够营养素的重要性。指导患者及其家属根据病情选择易于消化的食物种类,如胃酸低者可酌情食用浓肉汤、鸡汤、山楂及食醋等刺激胃酸分泌;高胃酸者应避免进浓肉汤及酸性食品,可用牛奶、面包及菜泥等。改善烹饪技巧,增强患者食欲。

2.病情观察

观察患者腹痛的部位、性质,呕吐物和粪便的颜色、量及性状,用药前后患者症状是否改善,及时发现病情变化。

3.对症护理

腹痛患者应卧床休息,并可用转移注意力、做深呼吸等方法缓解疼痛。也可用热水袋热敷胃部,以减轻胃痉挛,减轻疼痛。

4.用药护理

遵医嘱应用根除幽门螺杆菌感染治疗时,应注意观察药物疗效及不良反应;硫糖铝在餐前1小时与睡前服用效果最好,如需同时需要抑酸药,抑酸药应在硫糖铝服前半小时或服后1小时给予。多潘立酮及西沙必利具有刺激胃窦蠕动,促进胃排空的作用,应在饭前服用,不宜与阿托品等解痉剂合用。

5.心理护理

向患者说明忧虑、焦急的情绪会诱发和加重病情。告知患者本病经过正规治疗是可以逆转的,对于胃黏膜异型增生者,经严密随访,即使有恶变,及时手术也可获得满意的疗效,帮助患者树立信心,消除焦虑、恐惧心理,配合治疗。

6.健康指导

从以下几方面指导。

(1)疾病知识指导:向患者及其家属介绍本病的有关病因和预后,指导患者避免诱发因素,保持良好的心理状态,日常生活要有规律,注意劳逸结合,合理安排工作和休息时间。坚持定期门诊复查。

(2)饮食指导:向患者及其家属说明饮食调理对预防慢性胃炎反复发作的意义,指导患者加强饮食卫生和饮食营养,切实遵循饮食治疗的计划和原则。

(3)用药指导:向患者及其家属介绍药物应用知识,如常用药物的名称、作用、服用的剂量、用法、不良反应及注意事项。指导患者遵医嘱服药,如有异常及时复诊。

第二节　消化性溃疡

消化性溃疡(PU)主要是指发生在胃和十二指肠的慢性溃疡,即胃溃疡(GU)和十二指肠溃疡(DU),溃疡的形成与胃酸/胃蛋白酶的消化作用有关。

本病是常见病,临床上十二指肠溃疡比胃溃疡多见,男性多于女性。十二指肠溃疡好发于青壮年,胃溃疡发病年龄较十二指肠溃疡约迟 10 年。消化性溃疡是自限性疾病,但易复发。多数消化性溃疡患者具有典型临床特点,即慢性、周期性、节律性上腹痛。秋冬和冬春之交是本病的好发季节。

一、病因与发病机制

消化性溃疡的病因和发病机制较为复杂,迄今尚未完全阐明。概括起来,是胃、十二指肠局部黏膜损害因素(致溃疡因素)和黏膜保护因素(黏膜抵抗因素)之间失去平衡所致,这是溃疡发生的基本原理。

(一)损害因素

1.幽门螺杆菌(Hp)感染

Hp 感染为消化性溃疡的一个重要发病原因。Hp 感染导致消化性溃疡的确切机制未明,可能的机制是 Hp 感染改变了黏膜侵袭因素与防御因素之间的平衡。Hp 凭借其毒力因子的作用,诱发局部炎症和免疫反应,损害局部黏膜的防御/修复机制。另一方面,Hp 感染可增加胃泌素和胃酸的分泌,增强了侵袭因素。这两方面的协同作用造成了胃十二指肠黏膜损害和溃疡形成。故消除 Hp 可降低消化性溃疡复发率。

2.胃酸和胃蛋白酶

在损害因素中,胃酸-胃蛋白酶,尤其是胃酸的作用占主导地位。此外,胃蛋白酶的蛋白水解作用与胃酸的腐蚀作用一样,是引起消化性溃疡形成的组织损伤的组成部分。胃酸加胃蛋白酶更具有侵袭力。DU 患者多存在胃酸分泌增高,因该类患者多为慢性胃窦炎,胃体黏膜未受损或轻微受损,仍保留旺盛的泌酸能力。

3.药物

NSAIDs 是消化性溃疡的另一个常见病因,引起的溃疡以 GU 多见。NSAIDs 除可直接损害胃黏膜外,更主要的是此类药物通过抑制环氧化酶(COX)而导致胃肠黏膜生理性前列腺素 E 合成不足,削弱前列腺素对胃及十二指肠的保护作用。NSAIDs 所致的溃疡形成与药物的种类、剂量、用药持续时间具有相关性,高龄、同时服用抗凝血药或肾上腺糖皮质激素等因素可加重或促发 NSAIDs 所致的溃疡及其并发症发生的危险性。NSAIDs 和幽门螺杆菌是引起消化性溃疡发病的两个独立因素,至于两者是否有协同作用则尚无定论。

4.饮食失调

粗糙和刺激性食物或饮料可引起黏膜的物理性和化学性损伤。不定时的饮食习惯会破坏胃酸分泌规律。饮料与烈酒除直接损伤黏膜外,还能促进胃酸分泌,咖啡也能刺激胃酸分泌。这些因素均可能与消化性溃疡的发生和复发有关。

5.精神因素

持久和过度精神紧张、情绪激动等精神因素可引起大脑皮质功能紊乱,使迷走神经兴奋和肾上腺皮质激素分泌增加,导致胃酸和胃蛋白酶分泌增多,促使溃疡形成。

6.吸烟

研究证明吸烟可使 GU 和 DU 的发病率升高,同时可影响溃疡的愈合,但机制尚不很清楚。

(二)保护因素

(1)胃黏液-黏膜屏障:该屏障可以阻碍胃腔内 H^+ 反弥散入黏膜。

(2)黏膜的血液循环和上皮细胞的更新:胃、十二指肠黏膜的良好血液循环和上皮细胞强大的再生力,对黏膜的完整性起着重要作用。

(3)前列腺素:前列腺素对黏膜细胞有保护作用,能促进黏膜的血液循环,促进胃黏膜细胞分泌黏液及 HCO_3^-,是增强黏膜上皮更新,维持黏膜完整性的一个重要因素。

(三)其他因素

1.遗传因素

研究发现,O 型血者比其他血型容易患 DU。家族中有患消化性溃疡倾向者,其亲属患病机会比没有家族倾向者高 3 倍。

2.全身疾病

慢性肾功能衰竭、类风湿性关节炎、肝硬化等疾病可能与消化性溃疡的发病有关。

在上述因素中,胃酸/胃蛋白酶在消化性溃疡发病中起决定性作用,因胃蛋白酶活性受到胃酸的制约,所以胃酸是溃疡形成的直接原因。但胃酸的这一损害作用一般只有在正常黏膜防御/修复功能遭受破坏时才能发生。GU 和 DU 的病因各有侧重,前者着重于保护因素的削弱,而后者则侧重于损害因素的增强。

十二指肠溃疡好发部位为十二指肠球部,发生在十二指肠降部的溃疡称为球后溃疡。胃溃疡的好发部位为胃角和胃窦小弯侧。与糜烂不同,溃疡的黏膜缺损超过黏膜肌层。一般为单个溃疡,2 个以上者称为多发性溃疡;溃疡形状多呈圆形或椭圆形,直径小于 10mm,GU 要比 DU 稍大,直径大于 2cm 的称为巨大溃疡。溃疡边缘光整、底部洁净,由肉芽组织构成,上面覆盖有灰白色或灰黄色纤维渗出物。活动期溃疡周围黏膜常有炎症水肿。溃疡浅者累及黏膜肌层,深者达肌层甚至浆膜层,溃破血管时引起出血,穿破浆膜层时引起穿孔。溃疡愈合时周围黏膜炎症、水肿消退,边缘上皮细胞增生覆盖溃疡面,其下的肉芽组织纤维转化,变为瘢痕,瘢痕收缩使周围黏膜皱襞向其集中。

二、临床表现

临床表现不一,少数可无症状,或以出血、穿孔等并发症为首发症状。典型的消化性溃疡有如下临床特点:①慢性过程,呈反复发作,病史可达数年至数十年。②周期性发作,发作与自发缓解相交替,反映了溃疡急性活动、逐渐愈合、形成瘢痕的病程周期。发作期可为数周或数月,缓解期亦长短不一,短者数周、长者数年,因患者的个体差异、溃疡的发展情况和治疗效果及自我护理措施而异。发作与下列诱因有关:季节(多在秋冬或冬春之交发病)、精神紧张、情绪波动、饮食不调或服用与发病有关的药物等,少数也可无明显诱因。③发作时上腹痛呈节律性,以 DU 更明显。

1.症状

(1)上腹痛:为本病的主要症状。多位于中上腹,可偏右或偏左。高位或前壁溃疡常向胸部放射,后壁溃疡则放射至脊柱旁的相应部位。性质多为灼痛,亦可为钝痛、胀痛、剧痛或饥饿样痛。一般为轻至中度持续性痛。可通过休息、进食、服制酸药物、以手按压疼痛部位、呕吐等方法而减轻或缓解。由于疼痛的发生与溃疡面接触胃酸和胃酸的酸度有关,而食物是引起胃液分泌的主要原因,因此,临床上疼痛常与饮食之间具有明显相关性,GU 与 DU 的疼痛各有特点。部分患者仅表现为无规律性的上腹隐痛不适。也可因并发症而发生疼痛性质及节律的改变。

(2)其他:可伴有泛酸、嗳气、上腹胀、恶心、呕吐等,患者可因疼痛而减食或为止痛而多餐。也可有自主神经功能失调表现,如失眠、多汗、脉缓等。

2.体征

溃疡缓解期无明显体征,活动期上腹部可有局限性轻压痛,胃溃疡压痛多在剑突下或左上腹,十二指肠溃疡压痛常偏右上腹。少数患者于背部第 6～12 胸椎棘突附近有压痛点(称 Boas 征)。应当注意胃与十二指肠是空腔内脏,体表的定位不能完全确切反映病灶的解剖部位。

3.特殊类型的消化性溃疡

(1)复合溃疡:指胃和十二指肠同时发生的溃疡。DU 往往先于 GU 出现。幽门梗阻发生率较高。

(2)幽门管溃疡:幽门管溃疡与 DU 相似,胃酸分泌一般较高。幽门管溃疡腹痛的节律性不明显,对药物治疗反应较差,呕吐较多见,较易发生幽门梗阻、出血和穿孔等并发症。

(3)球后溃疡:指发生在十二指肠球部以下的溃疡,多发生在十二指肠乳头的近端。具有 DU 的临床特点,但午夜痛及背部放射痛多见,对药物治疗反应较差,较易并发出血。

(4)巨大溃疡:指直径大于 2cm 的溃疡。对药物治疗反应较差、愈合时间较长,易发生慢性穿透或穿孔。胃的巨大溃疡注意与恶性溃疡鉴别。

(5)老年人消化性溃疡:近年老年人发生消化性溃疡的报道增多。多发生在胃,且多见于胃体部,胃溃疡直径常＞2.5cm。多发性溃疡和复合性溃疡在老年人均较常见。临床表现不典型,疼痛多无规律,食欲减退、恶心、呕吐、消瘦、贫血等症状突出,易误诊为胃癌。

（6）无症状性溃疡：约15％消化性溃疡患者可无症状，而以出血、穿孔等并发症为首发症状。可见于任何年龄，以老年人较多见；NSAIDs引起的溃疡近半数无症状。

4.并发症

（1）出血：出血是消化性溃疡最常见的并发症，也是上消化道大出血最常见的病因，发生于15％～25％的患者，DU比GU易发生。溃疡基底部穿破血管为出血的主要原因。一般出血前腹痛加剧，出血后疼痛会有所缓解。出血量与被侵蚀的血管大小有关，轻者粪便隐血阳性或黑便，重者呕血，超过1000mL可引起周围循环衰竭。

（2）穿孔：溃疡病灶穿透浆膜层则并发穿孔，见于2％～10％病例，是消化性溃疡最严重的并发症。十二指肠溃疡比胃溃疡多见。临床上可分为：①急性穿孔：最常见，溃疡病灶多位于十二指肠前壁或胃前壁，又称游离性穿孔。穿孔后胃肠内容物渗入腹膜腔而引起急性弥漫性腹膜炎。临床上可突然出现剧烈腹痛，腹肌高度强直，并有全腹压痛和反跳痛，肠鸣音减弱或消失，肝浊音界缩小或消失。②亚急性穿孔：邻近后壁的穿孔或游离穿孔较小，只引起局限性腹膜炎，症状较急性穿孔轻而体征较局限。③慢性穿孔：溃疡穿透并与邻近器官、组织粘连，穿孔时胃肠内容物不流入腹腔，又称穿透性溃疡。这种穿透性溃疡改变了腹痛规律，变得顽固而持续，疼痛常放射至背部。老年人消化性溃疡穿孔，腹痛及腹膜刺激征不明显。

（3）幽门梗阻：主要是由DU或幽门管溃疡引起，见于2％～4％的患者。溃疡急性发作时可因炎症水肿和幽门部痉挛而引起暂时性梗阻，可随炎症的好转而缓解，内科治疗有效，故称为功能性或内科性幽门梗阻。反之，由于溃疡愈合、瘢痕形成和瘢痕组织收缩或与周围组织粘连而阻塞幽门通道者，则属持久性，非经外科手术不能缓解，称为器质性或外科性幽门梗阻。幽门梗阻临床表现为：餐后上腹饱胀、上腹疼痛加重，伴有恶心、呕吐，大量呕吐后症状可以改善，呕吐物含发酵酸性宿食。严重呕吐可致失水和低氯低钾性碱中毒，发生营养不良和体重降低。体检可见胃型和胃蠕动波，空腹时胃有振水音。进一步做胃镜或X线钡剂检查可确诊。

（4）癌变：DU癌变者罕见，GU癌变率在1％以下，对胃溃疡应提高警惕。长期慢性GU病史、年龄在45岁以上、经严格内科治疗6～8周疼痛无好转，出现进行性消瘦，粪便隐血试验持续阳性者，应怀疑癌变，需进一步检查和定期随访。

三、辅助检查

1.内镜和胃黏膜组织活检

这是确诊消化性溃疡首选的检查方法。可直接观察溃疡部位、大小、性质、分期。胃的良、恶性溃疡鉴别必须由活组织检查来确定。胃镜下溃疡可分为活动期（A期）、愈合期（H期）和疤痕期（S期）。A期：溃疡灶周边炎症浸润，溃疡面白色苔。H期：溃疡周边炎症消失，黏膜新生，溃疡变浅变小。S期：溃疡灶内肉芽形成。

2.X线钡餐检查

此检查适用于对胃镜检查有禁忌或不愿接受胃镜检查者。龛影是直接征象，对溃疡诊断有重要价值。

3.幽门螺杆菌检测

这是消化性溃疡的常规检查项目,有无幽门螺杆菌感染决定治疗方案的选择。检测方法分为侵入性和非侵入性两大类。侵入性需通过胃镜取胃黏膜活检,主要包括快速尿素酶试验、组织学检查和幽门螺杆菌培养。快速尿素酶试验是侵入性检查的首选方法。非侵入性主要有血清学检查及^{13}C-或^{14}C-尿素呼气试验,可作为根除治疗后复查的首选方法。

4.胃液分析和血清胃泌素测定

此检查一般仅在疑有胃泌素瘤时做鉴别诊断之用。

5.大便隐血试验

阳性提示溃疡处于活动期,一般经治疗1~2周内可转阴,如持续阳性,应考虑癌变。

四、治疗

消化性溃疡以内科治疗为主,目的是消除病因、控制症状,促进溃疡愈合、防止复发和避免并发症的发生。目前根除Hp和抑制胃酸的药物是治疗溃疡病的主流,黏膜保护药物也起重要的作用。

(一)药物治疗

1.降低胃酸药物

包括抗酸药和抑制胃酸分泌药两类。

(1)抗酸药:为一类弱碱药物,口服后能与胃酸作用形成盐和水,能直接中和胃酸,并可使胃蛋白酶不被激活,迅速缓解溃疡的疼痛症状。常用药物有氢氧化铝凝胶、铝碳酸镁、复方氢氧化铝、乐得胃等。

(2)抑制胃酸分泌的药物:

①H_2受体拮抗剂(H_2RA):能阻止组胺与其H_2受体相结合,使壁细胞分泌胃酸减少。常用药物有西咪替丁、雷尼替丁和法莫替丁。不良反应较少,主要为乏力、头晕、嗜睡和腹泻。

②质子泵抑制剂(PPI):作用于壁细胞分泌胃酸终末步骤中的关键酶H^+-K^+-ATP酶(质子泵),使其不可逆失活,从而有效地减少胃酸分泌,其抑酸作用较H_2RA更强而持久,是已知的作用最强的胃酸分泌抑制剂。常用的药物有奥美拉唑、兰索拉唑、泮托拉唑、雷贝拉唑和埃索美拉唑等。

2.保护胃黏膜药物

(1)胶体次枸橼酸铋(CBS):在酸性环境中,通过与溃疡面渗出的蛋白质相结合,形成一层防止胃酸和胃蛋白酶侵袭的保护屏障。CBS还能促进上皮分泌黏液和HCO_3^-,并能促进前列腺素的合成;此外,CBS还具有抗Hp的作用。一般不良反应少,但服药能使粪便成黑色。为避免铋在体内过量的蓄积,不宜长期连续服用。

(2)硫糖铝:其抗溃疡作用与CBS相仿,但不能杀灭Hp。由于该药在酸性环境中作用强,故应在三餐前及睡前1小时服用,且不宜与制酸剂同服,不良反应轻,主要为便秘。

(3)米索前列醇:具有抑制胃酸分泌、增加胃十二指肠黏膜的黏液和碳酸氢盐分泌和增加黏膜血流等作用。常见不良反应为腹泻,因可引起子宫收缩,孕妇忌服。

3.根除幽门螺杆菌治疗

根除 Hp 可使大多数 Hp 相关性溃疡患者完全达到治疗目的。目前推荐以 PPI 或胶体铋为基础加上两种抗生素的三联治疗方案。疗程 1 周,Hp 根除率 90% 以上。对于三联疗法失败者,一般用 PPI＋铋剂＋两种抗生素组成的四联疗法。

(二)手术治疗

适用于伴有急性穿孔、幽门梗阻、大量出血经内科积极治疗无效者和恶性溃疡等并发症的消化性溃疡患者。

五、护理

(一)主要护理诊断/问题

1.疼痛

与胃肠黏膜炎症、溃疡及其并发症,或手术创伤有关。

2.营养失调,低于机体需要量

与溃疡疼痛导致摄食量减少、消化吸收障碍有关。

3.潜在并发症

上消化道出血、幽门梗阻、急性穿孔。

(二)护理措施

1.病情观察

观察腹痛的部位、性质、程度、发作规律及与饮食、服药的关系,以判断是胃溃疡还是十二指肠溃疡,为疾病的治疗提供依据。剧烈腹痛要警惕穿孔及上消化道出血。注意观察大便颜色,及早发现黑便。

2.起居护理

生活要有规律,避免过度劳累和精神紧张。对溃疡活动期、大便隐血试验阳性者应嘱其卧床休息,以促进溃疡愈合。

3.饮食护理

(1)进餐方式:指导患者定时进餐,细嚼慢咽,避免暴饮暴食,以维持正常消化活动的节律。在溃疡活动期,以少量多餐为宜,每天进餐 4～5 次,避免餐间零食和睡前进餐,使胃酸分泌有规律。一旦症状控制,应尽快恢复正常的饮食规律。饮食不宜过饱,以免胃窦部过度扩张而增加胃泌素的分泌。

(2)食物结构:选择营养丰富、易消化的食物,补充足够的热量、蛋白质、维生素。除并发出血或症状较重外,一般无须规定特殊食谱。主食最好以面食为主或以软饭、米粥为主。蛋白质食物具有中和胃酸的作用,可以促进溃疡的愈合和修复,但牛奶中的钙含量高,吸收后刺激胃酸分泌,故不宜多饮,可在两餐间适量摄取脱脂牛奶。脂肪到达十二指肠时虽能刺激小肠分泌肠抑胃素而抑制胃酸分泌,但同时又可引起胃排空减慢,胃窦扩张,致胃酸分泌增加,故脂肪摄取应适量。

(3)食物禁忌:避免食用生、冷、硬、油炸、辛辣食物和粗纤维多的蔬菜及水果,忌饮浓茶、咖啡。戒除烟酒嗜好。

4.用药护理

(1)抑制胃酸分泌药物:

①H_2受体拮抗剂(H_2RA):H_2受体拮抗剂能阻止组胺与H_2受体结合,使壁细胞胃酸分泌减少,促进溃疡的愈合。常用的药物有西咪替丁、雷尼替丁、法莫替丁等。服药时间宜在餐中、餐后或夜间睡前。如需同时服用抗酸药,两药应间隔1小时以上。药物可通过肾脏、母乳排泄。注意监测肾功能,哺乳期间禁用。西咪替丁对雄激素具有亲和力,使男性乳房发育、阳痿及性功能紊乱。长期服用有乏力、腹泻、粒细胞减少、皮疹等不良反应。静脉给药应注意控制速度,速度过快可引起低血压和心律失常。

②质子泵抑制剂(PPI):奥美拉唑(洛赛克)可引起头晕,应嘱患者在服药期间避免开车和从事需要注意力高度集中的工作。

(2)保护胃黏膜药:主要有三种,即硫糖铝、枸橼酸铋钾和前列腺素类药物如米索前列醇。硫糖铝:宜在进餐前1小时服药,主要不良反应为便秘。枸橼酸铋钾:为避免铋在体内积蓄,不宜长期服用。米索前列醇:主要不良反应为腹泻,可引起子宫收缩,孕妇忌用。

(3)抗生素:对有幽门螺杆菌感染的患者可应用克拉霉素、阿莫西林、甲硝唑等抗生素。

目前,临床上常用三联疗法治疗幽门螺杆菌感染,即三种抗生素中选用两种、PPI或胶体铋剂中选择一种。

(4)碱性抗酸药:氢氧化铝凝胶应在餐后1小时和睡前服用,片剂应嚼服,乳剂服时应摇匀。不良反应:阻碍磷的吸收,引起磷缺乏症,重者可引起骨质疏松;长期服用可引起便秘、代谢性碱中毒与钠潴留。为防止便秘,可与氢氧化镁交替服用。注意事项如下:不宜与酸性饮料和食物同服;避免与奶制品同服,因两者相互作用可形成结合物;在密闭凉处保存,但不得冷冻。

5.对症护理

(1)疼痛:疼痛较重时嘱患者卧床休息。详细了解疼痛的规律和程度,指导患者缓解疼痛的方法。如DU表现为空腹痛或午夜痛,指导患者在疼痛前或疼痛时进食碱性食物或服用碱性抗酸剂。轻度疼痛可采取局部热敷或压迫止痛。

(2)出血:当出现大出血时应嘱患者卧床休息,并立即配合医生进行抢救,给予紧急输血、补充血容量、吸氧、止血等处理。

(3)穿孔:若出现穿孔应早期发现病情,立即给予禁食、禁水、胃肠减压、静脉输液等处理,争取在穿孔后6~8小时内明确诊断,及早手术。

(4)幽门梗阻:如发生幽门梗阻,严重者应立即禁食,给予胃肠减压、静脉输液和补充电解质,以维持水、电解质及酸碱平衡,必要时可每晚睡前用3%盐水做胃灌洗,准确记录出入水量。完全性梗阻,需手术治疗时,应立即配合做好术前准备。

6.心理护理

不良的心理因素可诱发和加重病情,而消化性溃疡的患者因疼痛刺激或并发出血,易产生紧张、焦虑不良情绪,使胃黏膜保护因素减弱,损害因素增加,病情加重,故应为患者创造安静、舒适的环境,减少不良刺激;同时多与患者交谈,使患者了解本病的诱发因素、疾病过程和治疗效果,增强治疗信心,克服焦虑、紧张心理。

（三）健康教育

（1）帮助患者及其家属了解本病的主要病因,诱发和加重溃疡病的相关因素,建立合理的饮食习惯和食物结构。

（2）指导患者生活规律,劳逸结合,保持乐观情绪,避免精神过度紧张,注意季节转换对溃疡病的影响。

（3）指导患者按医嘱正确服药,学会观察药效及不良反应。慎用或勿用致溃疡的药物,如阿司匹林、咖啡因、泼尼松、利血平等。

（4）嘱患者按期复诊。平素注意观察上腹痛的节律性及大便颜色,若上腹疼痛节律发生变化或加剧,或出现黑便时,应及时就诊。

第三节　肝硬化

肝硬化是一种由不同病因长期、反复作用引起的肝脏慢性进行性弥漫性病变。病理特点为广泛的肝细胞变性坏死、再生结节形成、结缔组织增生,正常肝小叶结构破坏和假小叶形成,致使肝内血循环紊乱,加重肝细胞营养障碍。临床上以肝功能损害和门静脉高压为主要表现,并可出现多系统受累,晚期出现消化道出血、肝性脑病、继发感染等一系列严重并发症。

肝硬化是我国常见疾病和主要死亡病因之一,患者以青壮年男性多见,35～48 岁为发病高峰年龄,男女比例为(3.6～8)：1。据国外报道,肝硬化在总人口死因中位居第九,在35～54岁年龄组死因中位居第四;40～60 岁为发病高峰年龄,男女比例约为 2：1。

一、病因与发病机制

引起肝硬化的病因很多,目前在我国以慢性乙型肝炎为主,慢性丙型肝炎也占一定比例;欧、美国家则酒精性肝病居多;近年来,代谢综合征相关的非酒精性脂肪性肝炎（NASH）也逐渐成为肝硬化的重要病因。

1.肝炎病毒感染

主要是乙型肝炎病毒感染,其次为丙型或乙型加丁型重叠感染,其发病机制主要与肝炎病毒所造成的免疫损伤有关,经过慢性肝炎,尤其是慢性活动性肝炎演变而来。

2.慢性酒精中毒

长期大量饮酒者,由乙醇及其中间代谢产物（乙醛）直接损害肝细胞、长期酗酒所致的营养失调等所致,称为酒精性肝硬化。

3.药物或化学毒物

长期反复接触某些化学性毒物如磷、砷、四氯化碳等或长期服用某些药物如双醋酚丁、甲基多巴等,可引起中毒性肝炎,最终发展成为肝硬化。

4.血吸虫病感染

反复或长期感染血吸虫的患者,由于虫卵及其毒性产物在肝脏汇管区的刺激,引起汇管区结缔组织增生所致,称为血吸虫病性肝硬化。

5.胆汁淤积

持续性胆汁淤积于肝内胆管或肝外胆管时,高浓度的胆红素及胆汁酸对肝细胞的化学性损害,肝细胞发生变性坏死和结缔组织增生而导致肝硬化。

6.循环障碍

慢性充血性心力衰竭、缩窄性心包炎以及肝静脉或下腔静脉回流障碍导致肝脏长期淤血,肝细胞因缺氧而发生变性坏死和结缔组织增生,导致肝硬化。

7.遗传和代谢性疾病

由于遗传或代谢性疾病,某些物质或代谢产物沉积于肝脏,造成肝损害,并导致肝硬化,如肝豆状核变性、血色病、半乳糖血症和 α_1-抗胰蛋白酶缺乏症、糖原累积症等。

8.其他

造成肝硬化直接和间接的原因还有很多,如自身免疫性肝损害、缺血性肝病、营养不良等。少数患者病因不明,称为隐源性肝硬化。

二、病 理

上述各种病因长期作用于肝脏,其导致肝硬化的病理改变过程基本一致,即导致广泛的肝细胞变性坏死、再生结节形成和弥漫性结缔组织增生、假小叶形成。这些病理变化逐步发展,造成肝内血管受压、扭曲、变形、闭塞,致使肝血管床变小,肝内动、静脉小分支和门静脉之间发生异常吻合形成短路,致使肝内血循环障碍,形成了门脉高压的病理解剖基础,同时导致肝细胞的营养代谢障碍,促使肝硬化病变的进一步发展和肝脏功能的不断降低。

三、临床表现

肝硬化往往起病缓慢,症状隐匿。在肝硬化初期,患者的临床表现取决于原发疾病;患者的年龄和性别比例也因原发病不同而异,乙型肝炎肝硬化、酒精性肝硬化以中年以后的男性多见,自身免疫性肝炎所致的肝硬化以青年和中年女性多见,原发性胆汁淤积性肝硬化以中年和老年女性多见,遗传性病因导致的肝硬化以青少年多见。临床上根据患者肝脏功能的代偿状况将肝硬化分为肝功能代偿期和肝功能失代偿期。

(一)代偿期

许多患者无任何不适症状,部分患者以乏力、食欲减退为主要症状,可伴有低热、恶心、厌油腻、腹胀、腹泻及上腹不适等症状。症状常与劳累有关,休息和治疗后可缓解。男性可有性欲减退,女性可有月经减少或过早闭经。患者多有体重降低,肝脏可轻度肿大、质中等度硬,伴轻度压痛。脾脏亦可有轻、中度肿大。肝功能正常或轻度异常。

(二)失代偿期

失代偿期主要表现为肝功能减退和门静脉高压所致的症状和体征。肝功能减退主要表现为肝脏合成及代谢、排泄功能障碍;门脉高压主要表现食管-胃底静脉曲张及破裂出血;而肝性脑病、腹水及其相关并发症(自发性细菌性腹膜炎、肝肾综合征)等是由肝功能减退和门脉高压共同所致。

1.肝功能减退的临床表现

(1)全身症状与体征:一般状况和营养状况均较差,消瘦、乏力、精神不振,可有不规则低热、面色灰暗黝黑(肝病面容)、皮肤干枯粗糙、浮肿、口腔炎症及溃疡、夜盲等症,部分患者出现与病情活动或感染有关的不规则发热症状。

(2)消化道症状:食欲减退是最常见的症状,甚至厌食,食后饱胀不适,有时伴恶心、呕吐、腹泻。症状的产生与胃肠道淤血肿胀、消化吸收障碍和肠道菌群失调等因素有关。患者可出现腹胀、腹痛、肝区隐痛。腹胀可能与低钾血症、胃肠积气、肝脾肿大和腹水有关。腹痛、肝区隐痛常与肝肿大累及包膜有关。脾肿大、脾周围炎可引起左上腹疼痛。若肝细胞有进行性或广泛性坏死时可出现黄疸。

(3)出血倾向和贫血:患者常可发生鼻衄、牙龈出血、皮肤紫癜和胃肠出血,女性出现月经过多等。症状的产生与肝脏合成凝血因子减少、纤溶酶增加、脾功能亢进和毛细血管脆性增加导致的凝血障碍有关。患者常出现不同程度的贫血,贫血症状与营养不良、肠道吸收障碍、消化道慢性失血及脾功能亢进有关。

(4)内分泌失调:由于肝功能减退,对雌激素、醛固酮和抗利尿激素的灭活减少,患者体内的雌激素和醛固酮、抗利尿激素的水平升高。雌激素水平的升高可通过负反馈作用,致雄激素和肾上腺糖皮质激素分泌减少。可出现下述症状或体征:①肝掌和蜘蛛痣。②男性患者有性欲减退、睾丸萎缩、乳房发育和女性阴毛分布等;女性出现月经失调、停经、不孕和乳房萎缩等,发生原因与雌、雄激素比例失调有关。③糖耐量降低及糖尿病症状,发生原因与肝及外周靶细胞发生胰岛素抵抗有关。④水肿及腹水,由于体内醛固酮、抗利尿激素的增多引起。⑤皮肤色素沉着,好发于颜面部及其他暴露部位,与肾上腺皮质激素减少有关。

2.门静脉高压的表现

侧支循环的建立与开放,以及腹水、脾大是门静脉高压的三大临床表现,尤其侧支循环的开放,对门静脉高压的诊断有特征性意义。

(1)腹水:是失代偿期最显著的表现。腹水出现前,患者常有腹胀,以进餐后明显。大量腹水时,患者腹部膨隆,皮肤紧绷发亮,并因膈肌上移,出现呼吸困难、心悸。部分患者可出现胸水。腹水形成的主要因素有:①门静脉高压:其一可导致腹腔脏器毛细血管床静水压增高,组织间液回流减少而漏入腹腔;其二导致肝静脉回流受阻,使肝淋巴液生成增多,超过胸导管引流的能力而渗入腹腔;②低蛋白血症:使血浆胶体渗透压降低,血管内液外渗至组织间隙;③内分泌失调所致的抗利尿激素增多引起钠水潴留;④有效循环量不足导致肾血流量减少,肾小球滤过率降低,排钠和排尿量减少。

(2)侧支循环的建立与开放:门静脉高压时,来自消化器官和脾脏的回心血受阻,使门、腔静脉交通支扩张,血流量增加,建立起侧支循环。临床上重要的侧支循环有:①食管和胃底静脉曲张;②腹壁静脉曲张;③痔静脉曲张,痔核形成。

(3)脾大:门静脉高压可致脾脏淤血性肿大,多为轻、中度肿大,部分可达脐下。后期可出现脾功能亢进,表现为红细胞、白细胞和血小板均减少。

3.肝脏情况

早期肝脏肿大,表面尚平滑,质中等度硬;晚期肝脏缩小,可呈结节状,表面不光滑,质地坚硬,一般无疼痛。但当肝细胞进行性坏死或并发炎症时可有压痛、叩击痛。

(三)并发症

1.上消化道出血

上消化道出血为最常见的并发症。多由于食管下段与胃底静脉曲张破裂导致,部分出血为并发急性胃黏膜糜烂或消化性溃疡导致。以发生突然、大量呕血,伴黑便为特征,常诱发肝性脑病,是出血性休克甚至急性死亡直接原因之一。

2.感染

因门腔静脉侧支循环开放以及低蛋白血症和白细胞减少导致的机体抵抗力下降,增加了细菌入侵繁殖的机会,常并发感染,如肺炎、胆道感染、大肠杆菌性败血症、自发性腹膜炎等。自发性腹膜炎是指腹腔内无脏器穿孔的急性腹膜细菌性感染。其主要原因是肠道内细菌异常繁殖并经肠壁进入腹腔,以及带菌的淋巴液漏入腹腔引起感染。致病菌多为大肠杆菌及副大肠杆菌,厌氧菌也是致病菌之一。一般起病较急,主要表现为腹痛、腹胀、发热、腹水迅速增长,出现腹膜刺激征,严重者发生感染性休克。

3.肝性脑病

这是晚期肝硬化最严重的并发症和最常见的死亡原因。

4.原发性肝癌

原发性肝癌大部分在肝硬化基础上发生。患者短期内肝脏迅速增大、持续性肝区疼痛、腹水多呈血性、不明原因的发热,应警惕癌变的可能,需做进一步检查。

5.肝肾综合征

由于大量腹水致有效循环血量减少,肾血管收缩、肾血流量减少、肾小球滤过量下降引起。表现为少尿、无尿,稀释性低钠血症,低尿钠和氮质血症等,肾脏本身无器质性改变,故又称为功能性肾衰竭。上消化道出血、休克、大量的腹水和强烈利尿、内毒素血症和电解质、酸碱平衡紊乱等与并发症的发生密切相关。

6.电解质和酸碱平衡紊乱

肝硬化在腹水出现前一般已存在,出现腹水后,电解质和酸碱平衡紊乱更为严重。常见的有:①低钠血症,与长期摄入不足、长期利尿和大量放腹水使钠丢失增多以及水钠潴留所致的稀释性低钠血症有关;②低钾血症与代谢性碱中毒,与进食少、呕吐、腹泻、长期使用利尿剂或葡萄糖制剂、继发性醛固酮分泌增多等有关。

四、辅助检查

(一)实验室检查

1.血、尿常规

失代偿期时可有不同程度贫血,脾功能亢进时全血细胞计数减少;尿内可有蛋白、红细胞;黄疸时尿中检测胆红素阳性,尿胆原增加。

2.肝功能检查

代偿期肝功能正常或轻度异常,失代偿期则多有异常。

(1)转氨酶:轻、中度升高,以丙氨酸氨基转移酶(ALT)显著,肝细胞广泛大量坏死时则可能有天门冬氨酸氨基转移酶(AST)升高,AST活力大于ALT。

(2)血清蛋白:血清总蛋白正常、降低或升高,血清白蛋白降低,球蛋白却升高,白蛋白/球蛋白(A/G)的比值降低或倒置。

(3)凝血酶原时间:有不同程度的延长。

(4)血清蛋白电泳:白蛋白减少,γ球蛋白增多。

3.免疫功能检查

血清IgG、IgA、IgM升高,以IgG最显著;病毒性肝炎患者的病毒标志物呈阳性反应。

4.腹水检查

一般应为漏出液,若患者发生癌变、自发性腹膜炎等并发症时,腹水性质可发生改变。

(二)其他辅助检查

1.影像检查

常用的影像学手段如B超、X线、CT、核磁共振成像(MRI)等可以发现肝硬化和(或)门脉高压的征象。如肝包膜增厚、肝表面轮廓不规则、肝实质的回声不均匀增强或CT值升高或呈结节状,各肝叶比例改变,脾脏厚度增加及门静脉、脾静脉直径增宽等。食管静脉曲张时,食管X线吞钡检查可见食管下段虫蚀样或蚯蚓样充盈缺损,胃底静脉曲张时可见菊花样充盈缺损。

2.内镜检查

消化道内窥镜可直观静脉曲张的部位和程度,阳性率较X线检查高;并可在直视下对出血部位进行止血治疗。

3.肝组织病理学检查

在B超引导下采用自动穿刺针进行肝活检组织病理学检查,显示典型的肝硬化结节形成。肝活检可靠性及安全性很高,患者的痛苦也较小,但也有其局限性,如病变不均一有可能造成取样误差,且不可能对同一患者反复多次进行穿刺,因而不便于观察动态变化或治疗效果。

五、诊断要点

诊断肝硬化的主要依据有:有病毒性肝炎、长期酗酒等病史,有肝功能减退和门静脉高压症的临床表现,肝脏质硬有结节感,肝功能试验有阳性发现,活组织检查有假小叶形成。

六、治疗要点

目前尚无特效治疗方法。失代偿期的治疗主要是对症处理、改善肝功能及抢救并发症,有手术适应证者慎重选择时机进行手术治疗。

(一)抗纤维化

无特效药,平日可用维生素(如B族维生素、维生素C、维生素E)、保肝(如熊去氧胆酸、强力宁等)、抗纤维化(如秋水仙碱、肾上腺糖皮质激素等)或活血化瘀中药。

(二)腹水治疗

1.限水、限钠

限钠比限水更重要。

2.增加水钠排出

(1)使用利尿剂是最广泛的治疗腹水的方法。主张排钾和保钾利尿剂合用,加强疗效,减少不良反应。过猛的利尿会导致水、电解质紊乱,严重者可诱发肝性脑病和肝肾综合征。

(2)腹腔穿刺放液:大量腹水出现明显压迫症状时,可穿刺放液以减轻症状,但应严格控制每次放液量,一次放5000mL。

3.提高血浆胶体渗透压

定期输注血浆、新鲜血液或白蛋白,有利于促进腹水的消退,也可改善患者的一般状况。

4.自身腹水浓缩回输

放出的5000mL腹水浓缩至500mL后,回输至患者静脉内,可提高血浆白蛋白浓度和血浆胶体渗透压,增加血容量,改善肾血流灌注,从而起到利尿、减少腹水的作用,多用于难治性腹水患者的治疗。

5.增加腹水去路

如腹腔-颈静脉引流,是将腹水引入上腔静脉;胸导管-颈内静脉吻合术可使肝淋巴液顺利进入颈内静脉,从而减少肝淋巴液漏入腹腔,使腹水的来源减少。

(三)并发症的治疗

自发性腹膜炎常迅速加重肝损害,诱发肝肾综合征、肝性脑病等严重并发症,所以应早诊断、早治疗。应选择对肠道革兰氏阴性菌有效、腹水浓度高、肾毒性小的广谱抗生素,以头孢噻肟等第三代头孢菌素为首选,可联合半合成广谱青霉素与β-内酰胺酶抑制剂的混合物,静脉足量、足疗程给药。

(四)手术治疗

通过各种分流、断流和脾切除术等,降低门静脉压力和消除脾功能亢进。肝移植是近年来最新的治疗肝硬化的方法。

七、护理

(一)常用护理诊断/问题

1.营养失调,低于机体需要量

与严重肝功能损害、摄入量不足有关。

2.体液过多

与门静脉高压、血浆胶体渗透压下降等导致腹水有关。

3.有感染的危险

与营养障碍、白细胞减少等致机体抵抗力下降有关。

4.焦虑

与疾病需要漫长的治疗和复杂的自我照顾方式有关。

5.活动无耐力

与肝功能减退有关。

6.潜在并发症

上消化道出血、电解质紊乱。

(二)护理措施

1.休息与活动

肝功能代偿期患者可参加一般轻工作;肝功能失代偿期或有并发症者,须卧床休息,病室环境要安静、舒适;大量腹水患者可采取半卧位、坐位或取其自觉舒适的体位,使膈肌下降,以利于减轻呼吸困难;肢体水肿者,可抬高下肢,以利于静脉回流,减轻水肿。并告知患者休息有利于保证肝、肾血流量,避免加重肝脏负担,促进肝功能的恢复;卧床休息时使用床栏,防止坠床。

2.病情观察

(1)密切观察患者精神、表情、行为、言语、体温、脉搏、呼吸、血压的变化,以及有无扑翼样震颤,皮肤黏膜、胃肠道有无出血等,及时发现有无感染、出血征兆及肝性脑病先兆表现。

(2)观察患者的食欲、有无恶心呕吐、对饮食的偏好等;评估其营养状况,包括每日营养摄入量、体重、化验室检查的有关指标变化。

(3)观察腹水和皮下水肿的消长情况,准确记录出入液量、测量腹围及体重,在患者有进食量不足、呕吐、腹泻时,或遵医嘱使用利尿剂及放腹水后更应加强观察。

(4)及时送检各类标本,监测血常规、大便隐血、肝功能、电解质及血氨等的变化,尤其在使用利尿剂、抽腹水后和出现吐泻时应密切观察电解质的改变。

3.饮食护理

既保证饮食中的营养供给又必须遵守必要的饮食限制是改善肝功能、延缓肝硬化病情进展的基本措施。以高热量、高蛋白质、低脂、维生素与矿物质丰富而易消化的食物为原则,并根据病情变化及时调整,必要时遵医嘱给予静脉内营养补充。严禁饮酒。分述如下:

(1)总热量:充足的热量可减少对蛋白质的消耗,减轻肝脏负担,有利于组织蛋白的合成。肝硬化患者要有足够的热量,每日食物热量以 2500～2800J 较为适宜。按体重计,每日每千克体重需热量 35～40J。

(2)蛋白质:蛋白饮食对保护肝细胞、修复已损坏的肝细胞有重要意义,应适量供给,一般每日供给 100～120g。血浆蛋白减少时,则需大量补充蛋白质,可供1.5～2g/(kg·d),有腹水或使用糖皮质激素治疗者可增至每天 2～3g/(kg·d)。但在肝功能严重受损或出现肝昏迷先兆症状时,则要严格限制进食蛋白量,控制在 30g/d 左右,以减轻肝脏负担和降低血中氨的浓度。蛋白质主要来源以豆制品、鸡蛋、牛奶、鱼、瘦肉、鸡肉等为主,尤其是豆制品,因其所含的蛋氨酸、芳香氨基酸和产氨氨基酸较少,且含可溶性纤维,可避免诱发肝性脑病或防止便秘。

(3)糖类:供应要充足,每日以 300～500g 为宜。充足的糖类可保证肝脏合成并储存肝糖原,对防止毒素对肝细胞的损害是必要的。但是过多地进食糖类,不仅影响食欲,而且容易造成体内脂肪的积聚,诱发脂肪肝及动脉硬化等症,患者体重也会日渐增加,进一步加重肝脏的负担,导致肝功能日渐下降。

（4）脂肪：适量摄入可保证足够的总热量，也有助于增加患者的食欲，但不宜过多。肝硬化患者的肝脏胆汁合成及分泌均减少，使脂肪的消化和吸收受到严重影响。过多的脂肪在肝脏内沉积，不仅会诱发脂肪肝，而且会阻止肝糖原的合成，使肝功能进一步减退。一般来说，每日以 40～50g 为宜。禁用动物油，可采用少量植物油。

（5）维生素：维生素要全面而丰富。B 族维生素对促进消化、保护肝脏和防止脂肪肝有重要生理作用。维生素 C 可促进新陈代谢并具有解毒功能。脂溶性维生素 A、D、E 对肝都有不同程度的保护作用。新鲜蔬菜和水果含有丰富维生素，如苹果、柑橘、柚子等，日常食用可保证维生素的摄取。

（6）矿物质：肝硬化患者体内多有锌和镁离子的缺乏，在日常饮食中应适量摄取含锌和镁丰富的饮食，如瘦猪肉、牛肉、羊肉、鱼类以及绿叶蔬菜或乳制品等。

（7）盐和水：有腹水者，应予少盐或无盐饮食，大量腹水时，钠盐的摄入量限制在 0.6～1.2g/d。水的摄入量限制在 1500mL/d 以内。如血清钠小于 130mmol/L，每日摄水量应控制在 1000mL 以下。若有稀释性低钠血症，血清钠小于 125mmol/L，摄水量应限制在 300～500mL/d（由于 1g 钠约潴留 200mL 水，故限制钠的摄入比水更为重要）。要教会患者如何安排每日摄入的食盐量，并向患者介绍各种食物的成分，如含钠量高的食物有咸肉、咸鱼、酱菜、罐头食品及酱油、含钠味精等，应尽量减少食用；多食含钠较少的粮谷类和水果等。

（8）少食多餐：肝硬化患者的消化能力降低，每次进食不宜过量，以免加重肝脏负担。要少食多餐，尤其是在出现腹水时，更要注意减少进食量，以免增加饱胀不适的感觉。食谱应多样化，讲究色美味香及软烂可口、易消化，以增加患者的食欲。

（9）避免食物诱发上消化出血：有食管胃底静脉曲张者，应避免进食坚硬、粗糙的食物，以防止刺伤食道造成破裂出血。可指导患者进食菜泥、果泥、肉末、软饭、面食等，且进餐时应细嚼慢咽；服用片剂的药物应先磨成粉末再行服用。

4.对症护理

（1）上消化道出血。

（2）皮肤黏膜出血：①避免外力碰撞身体或肢体局部长时间束缚（如测血压、静脉穿刺扎止血带等），导致皮下出血。②做好口腔护理，保持口腔清洁和完整，避免感染和出血。指导患者选择合适的牙具，避免使用刷毛太硬的牙刷，切勿用牙签剔牙，以防牙龈损伤或出血。③有牙龈出血者，用软毛牙刷或含漱液清洁口腔。④避免用力擤鼻、挖鼻孔，鼻衄时，可以局部冰敷。

（3）腹水/水肿的皮肤护理：①选择宽松合适、柔软舒适的衣裤，以免衣物过紧影响肢体血液循环。②协助患者勤修剪指甲，告知勿搔抓皮肤以免破损感染。③每日温水擦身，动作宜轻柔，避免用力擦拭致破损或皮下出血，尤其是水肿部位。指导患者避免使用碱性香皂与沐浴液，并使用性质温和的护肤乳液，以减轻皮肤干燥及瘙痒症状。④长期卧床患者协助床上翻身，预防压疮的发生。⑤阴囊水肿明显时，可使用软垫或托带托起阴囊，以利于水肿消退和防止摩擦破损。

（4）腹腔穿刺放腹水护理：①协助医生准备穿刺用物及药品；②术前向患者说明穿刺的目的、注意事项，并测量体重、腹围、生命体征，嘱患者排空小便，以免误伤膀胱；③术中观察患者面色、脉搏、呼吸及有无不适反应；④术毕以无菌敷料覆盖穿刺部位，并以腹带加压收紧包扎，以免腹内压骤降致回心血量突然减少发生虚脱；⑤协助患者取侧卧位，以减轻穿刺点的表面张力，防止和（或）减轻溢液，术后至少卧床休息 12 小时；⑥及时送检腹水标本，记录抽出腹水的量、性质和颜色；⑦术后注意观察患者血压、脉搏、神志、尿量及不良反应，监测血电解质的变化；⑧观察穿刺部位敷料有无渗出，渗出液的量及色，及时更换浸湿敷料、腹带。

5.用药护理

①指导患者正确的服药方法、时间及有可能出现的不良反应，并观察服药后的效果，慎用安眠镇静剂。②使用利尿剂应注意：遵医嘱小剂量、间歇利尿；监测神志、体重、尿量及电解质，利尿治疗以每天减轻体重不超过 0.5kg 为宜，以免诱发肝性脑病、肝肾综合征；使用排钾利尿剂者应注意补钾；观察腹水，渐消退者可将利尿剂逐渐减量。③指导患者不可随意增减药量及擅自服用他药，以免加重肝功能损害。

6.心理护理

关心体贴患者，懂得去聆听其倾诉，了解其疾苦，排解其忧郁，消除其顾虑，以积极乐观的生活态度影响患者，增强患者战胜疾病，应对变化的信心、力量和能力。同时要让患者明白七情伤体的道理，自觉地克服不良情绪，而做到心境平和，气机调畅，提高机体的抗病力。

（三）健康教育

（1）向患者讲解与肝硬化预后相关的知识，使之掌握自我护理的方法，学会自我观察病情变化，要求患者及其家属掌握各种并发症的诱因及其主要表现，出现异常及时就诊。

（2）指导患者合理安排生活起居，注意休息，生活规律，保证充足的休息与睡眠；失代偿期更应多卧床休息，避免疲劳；指导患者学会自我观察大小便的色、质、量，学会自测并动态地观察体重、腹围、尿量；保持大便通畅，切忌怒责；便秘时可按医嘱服用乳果糖等调节排便；指导患者学会自我调摄，防止诸如上呼吸道、胃肠道、皮肤等各类感染。

（3）指导患者根据病情制订合理的饮食计划和营养搭配，切实落实饮食计划。饮食宜含有丰富维生素、蛋白质，高热量，易消化；禁止饮酒。忌粗糙、坚硬、肥厚、辛辣等刺激性食物及浓茶、咖啡等。

（4）指导患者了解常用的对肝脏有毒的药物，用药应遵医嘱，不能随意服用或更改剂量，以免加重肝脏损害，避免使用镇静安眠药。

（5）指导患者保持平和，防止郁怒伤肝。

第四节　上消化道出血

　　上消化道出血是指屈氏韧带以上的消化道，包括食管、胃、十二指肠和胰腺、胆道病变所引起的出血，以及胃空肠吻合术后的空肠病变所致的出血。上消化道大量出血一般指在数小时内失血量超过 1000mL 或循环血容量的 20%。主要表现为呕血和黑便，常伴循环血容量的减少而引起周围循环衰竭，重者出现休克，从而危及生命。

一、病因和诱因

上消化道出血的病因很多，其中最常见的是消化性溃疡、肝硬化所致的食管胃底静脉曲张、急性胃黏膜损害和胃癌。

（一）食管/胃肠道疾病

包括：食管疾病和损伤，如食管溃疡、食管贲门黏膜撕裂症、食管机械性或化学性损伤；胃、十二指肠疾病，如消化性溃疡、卓-艾氏综合征、急性出血糜烂性胃炎、胃癌等；空肠疾病，如胃肠吻合术后空肠溃疡、空肠克罗恩（Crohn）病。

（二）肝、胆、胰病变

肝硬化门脉高压引起的食管胃底静脉曲张破裂或门脉高压性胃病及胆道出血、壶腹癌、胰腺癌、急性出血坏死性胰腺炎等。

（三）全身性疾病

血液病，如白血病、血小板减少性紫癜、血友病、再生障碍性贫血等；肾脏病，如尿毒症等；应激性溃疡，如各种严重疾病（如烧伤、脑外伤等）引起的应激状态下产生的应激性溃疡，与因服用非甾体类抗炎药、乙醇等引起的急性糜烂性胃炎统称为应激相关胃黏膜损害；急性感染，如流行性出血热、钩端螺旋体病等。

二、临床表现

（一）呕血和黑便

这是其特征性表现。呕血一定有黑便，但黑便不一定有呕血。与其出血量的大小及部位有关。

呕血：颜色取决于出血的量和速度。少而缓慢的出血，呕出的血液常呈暗褐色或咖啡色，是因血液在胃内停留较久，经胃酸作用变成正铁血红蛋白所致；而出血量大且速度快时未经胃酸作用则呈鲜红色。出现呕血说明胃内储积血量至少达到 $250\sim300\text{mL}$。

黑便：出血量达 $50\sim70\text{mL}$ 时可产生黑便，黏稠而发亮，系血红蛋白中的铁质在肠道经硫化物作用形成黑色硫化亚铁所致。当出血量大，血液在肠内推进快时，粪便可呈暗红色甚至鲜红色，类似下消化道出血；相反，空肠、回肠出血量若不大，在肠内停留时间较久，也可表现为黑便，而被误认为上消化道出血。

（二）失血性周围循环衰竭

其轻重程度因出血量和失血速度而异。

组织缺血：可出现头昏、心悸、乏力、出汗、口渴、晕厥、心率加快、血压偏低等。

失血性休克：患者表现为烦躁不安、神志不清、面色苍白、四肢湿冷、口唇发绀、呼吸急促、尿量减少等，并出现血压下降（收缩压 $<80\text{mmHg}$；脉压差变小，$<25\sim30\text{mmHg}$）、心率加快（>120 次/分）。尿量减少，若补充血容量后仍少尿或无尿，应考虑急性肾衰竭。

老年人因器官功能储备低下，且常有脑动脉硬化、高血压、冠心病、COPD 等基础病变，即使出血量不大，也可引起多器官功能衰竭，导致死亡率升高。

（三）发热

多在 24 小时内发热,体温<38.5℃,可持续 3~5 天。若发热超过 38.5℃,时间超过 1 周,应考虑感染因素。发热是由于有效血容量急剧下降,周围循环衰竭,导致体温调节中枢功能障碍;失血性贫血也是影响因素之一。

（四）氮质血症

分为肠源性氮质血症、肾前性氮质血症和肾性氮质血症。

肠源性氮质血症:上消化道大出血后,肠道中血液的蛋白质消化产物被吸收,引起血尿素氮升高;血尿素氮在出血后数小时上升,24~48 小时达高峰,3~4 天恢复正常。

肾前性氮质血症:出血导致周围循环衰竭,使肾血流量和肾小球滤过率降低,以致氮质潴留,是血尿素氮升高的肾前性因素。

肾性氮质血症:如无活动性出血的证据,且血容量已基本补足而尿量仍少,血尿素氮不能降至正常,则应考虑是否因严重而持久的休克造成急性肾衰竭或失血加重了原有肾病的肾损害而发生肾衰竭。

（五）贫血

急性大量出血后均有失血性贫血,但在出血的早期,血红蛋白浓度、红细胞计数与血细胞比容可无明显变化。一般经 3~4 小时以上才出现贫血,出血后 24~72 小时,血液稀释到最大限度。急性出血者为正细胞正色素性贫血,慢性失血则呈小细胞低色素性贫血。

三、实验室检查

1.胃镜检查

为上消化道出血病因诊断首选检查方法。一般在上消化道出血后 24~48 小时急诊行内镜检查,不仅可明确病因,同时可做紧急止血治疗。

2.血、便检查

测血红蛋白、白细胞及血小板计数、网织红细胞、肝功能、肾功能、血尿素氮、大便隐血试验等,有助于确定病因、了解出血程度及出血是否停止。

3.X 线钡剂造影

目前主张 X 线钡剂检查应在出血已停止及病情基本稳定数天后进行,不宜作为首选病因诊断检查方法。

4.选择性动脉造影

适用于内镜检查无阳性发现或病情严重不宜做内镜检查者。

四、治疗

上消化道大量出血病情严重者可危及生命,应进行紧急抢救,抗休克、补充血容量是首位治疗措施。

（一）一般抢救措施

卧床休息,保持呼吸道通畅,避免呕血时误吸血液引起窒息。活动性出血期间应禁食。

（二）积极补充血容量

立即开放静脉、取血配血，迅速补充血容量，输液开始宜快，可用生理盐水、林格液、右旋糖酐、706 代血浆，必要时及早输入全血，以恢复有效血容量，保持血红蛋白在 90～100g/L 为佳。输液量可依据中心静脉压进行调节，尤其对原有心脏病、病情严重或老年患者。肝硬化患者需输新鲜血，库血含氨多易诱发肝性脑病。

（三）止血措施

1.消化性溃疡及其他病因所致上消化道大量出血的止血措施

（1）抑制胃酸分泌药物：常用药物包括西咪替丁（甲氰咪胍）、雷尼替丁、法莫替丁等 H_2 受体阻滞剂和奥美拉唑（洛赛克）等质子泵抑制剂。减少胃酸分泌，使pH＞6.0 时血液凝血系统才能有效发挥作用。

（2）内镜治疗：包括激光、热探头、高频电灼、微波及注射疗法。

（3）手术治疗：由于不同病因可采用相应手术。

（4）介入治疗：对不能进行内镜治疗及不能耐受手术者，可选择肠系膜动脉造影找到出血灶同时行血管栓塞治疗。

2.食管胃底静脉曲张破裂大出血的止血措施

（1）药物止血：垂体后叶素（即血管加压素）为常用药物，临床一般使用剂量为 10U 加入 5％葡萄糖液 200mL 中，在 20 分钟内缓慢静脉滴注，每日不超过 3 次为宜。对冠心病者禁用。近年来临床多将生长抑素用于治疗食管胃底静脉曲张破裂出血。其具有减少内脏血流量，降低门静脉压力、减少侧支循环的作用，不伴全身血流动力学改变，不良反应少，但价格较高。

（2）三腔气囊管压迫止血：适用于食管胃底静脉曲张破裂出血，此方法患者很痛苦，且易出现窒息、食管黏膜坏死等并发症，故不作为首选止血措施。

（3）内镜治疗：内镜直视下注射硬化剂，如无水乙醇、鱼肝油酸钠、高渗盐水等达曲张静脉部位，或用皮圈套扎曲张静脉，目前将内镜治疗作为食管胃底静脉曲张破裂出血治疗的重要手段。

（4）手术治疗：上述治疗方法无效时可做急诊外科手术。

五、护理

（一）主要护理诊断/问题

1.体液不足

与上消化道大出血、液体摄入不足有关。

2.潜在并发症

失血性休克。

3.活动无耐力

与失血性周围循环衰竭有关。

4.恐惧

与上消化道大出血，生命受到威胁有关。

5.有潜在受伤的危险

与三腔二囊管压迫止血的治疗有关。

（二）护理措施

1.一般护理

（1）体位：患者绝对卧床休息，取侧卧位或平卧位，头侧偏，双下肢略抬高。注意保暖。

（2）保持呼吸道通畅，及时清除口腔残留血块，必要时床旁备负压吸引器。

（3）氧疗：鼻导管中低流量持续或间断吸氧。

（4）非食管胃底静脉曲张出血者可留置胃管，便于观察和局部止血治疗。大失血昏迷者可留置导尿管，观察每小时尿量。

（5）加强基础护理，及时清除呕血或黑便后的血液或污物，减少不良刺激。

2.补充血容量及抗休克

（1）输液：立即用大号针头选择粗大且直的血管建立有效的输液通路，躁动不安者可采取留置针，按医嘱迅速补充血容量，进行各种止血治疗及用药等抢救措施。可先输平衡液或输葡萄糖盐水，开始快速输液。待血压有所回升后，输液速度和种类应根据中心静脉压或血压和每小时尿量而定。血管加压素滴注速度宜缓慢。肝病患者忌用吗啡、巴比妥类药物。

（2）配血：立即抽血采集血标本，进行交叉配血。

（3）输血：改善急性失血周围循环衰竭的关键是输足量全血，下列情况为紧急输血指征：①患者改变体位出现晕厥、血压下降和心率加快；②收缩压＜90mmHg（或较基础压下降25％）；③血红蛋白＜70g/L，或血细胞比容＜25％。

输血注意事项：①输血前必须仔细核对患者和供血者姓名、血型和交叉配合血单，并检查血袋是否渗漏，血液颜色有无异常。②除了生理盐水外，不可向全血或浓缩红细胞内加入任何药物，以免产生药物配伍禁忌或溶血。③输血速度需根据患者的具体情况来决定，成人一般调节在每分钟4～6mL，老年人或心脏病患者每分钟约1mL，小儿每分钟为10滴左右。大出血时输入速度宜快，可参照血压、中心静脉压、每小时尿量、患者的意识状态等调节输血的量和速度。④输血过程中要严密观察患者有无不良反应，注意观察体温、脉搏、血压及尿的颜色等。⑤输血完毕后，血袋应保留2小时，以便必要时进行化验复查。⑥对于肝硬化食管胃底静脉曲张破裂出血者，应注意输入新鲜血，且输血量适中，以免门静脉压力升高导致再出血，或诱发肝性脑病。

3.心理护理

大出血时陪伴患者，协助全部生活护理，及时清除污染物、血迹，以免加重心理恐慌。当患者有头晕心悸时，变化体位宜缓慢，如厕时要有人陪伴，以免发生晕厥意外。关心、安慰患者，消除患者紧张、恐惧心理，避免诱发和加重出血。

4.病情观察

（1）严密观察并记录生命体征、面色、神志变化、末梢循环状况，准确记录24小时出入量。大出血时根据病情，一般30分钟至1小时测量生命体征一次，有条件者进行心电、血压监护，测定中心静脉压（CVP）。可根据收缩压判断出血量：血压下降到90～100mmHg，出血量大约为总血量的1/5；血压下降到60～80mmHg，出血量大约为总血量的1/3；血压下降到40～50mmHg，出血量大约为总血量的1/2。如收缩压小于90mmHg、脉率大于120次/分，尿量小于30mL/h，CVP小于5cmH$_2$O，提示休克或低血容量状态。肝硬化患者大出血后易诱发肝性脑病，特别要注意有无嗜睡、昏睡或昏迷的意识障碍改变。

（2）估计出血量及程度：观察呕血与黑便的颜色、次数、量、性状，估计出血量及程度，大便隐血试验阳性提示每日出血量＞5mL；出现黑便提示出血量在50～70mL以上；胃内积血量达250～300mL可引起呕血；一次出血量不超过400mL时，体内循环血容量的减少可很快被肝脾所储藏的血液和组织液补充，一般不引起全身症状；如超过1000mL，临床即出现急性周围循环衰竭的表现，严重者引起失血性休克。

出血量的估计，主要根据血容量减少所致的周围循环衰竭表现，如果患者由平卧改为半卧位即出现脉搏增快、血压下降、头晕、出汗甚至晕厥，则表示出血量大，有紧急输血的指征。呕血与黑便的频度与量虽有助于估计出血量，但因呕血与黑便分别混有胃内容物及粪便，且出血停止后仍有部分血液贮留在胃肠道内，故不能据此对出血量做出精确的估计。此外，患者的血常规检验包括血红蛋白的测定、红细胞计数及红细胞比容并不能在急性失血后立即反映出来，且还受到出血前有无贫血存在的影响，因此也只能作为估计出血量的参考。

（3）定期复查血红蛋白浓度、红细胞计数、血细胞比容与血尿素氮。

（4）判断出血是否停止：患者脉搏、血压稳定在正常水平，大便转黄色，提示出血停止。如出现下述情况提示继续出血或再出血。

①反复呕血，甚至呕吐物由咖啡色转为鲜红色，黑便次数增多，粪质稀薄，色泽转为暗红色或鲜红色，伴肠鸣音亢进。

②周围循环衰竭的表现经足量补容后未见明显改善或好转后又恶化，血压波动，中心静脉压不稳定。

③红细胞计数与比容、血红蛋白测定不断下降，网织红细胞计数持续升高。

④足量补液、尿量正常的情况下，血尿素氮持续或再次升高。

⑤门脉高压的患者原有脾肿大，在出血后应暂时缩小，如不见脾恢复肿大亦提示出血未止。

5.饮食护理

（1）大量呕血伴恶心、呕吐者应禁食。少量出血无呕吐者，可进温凉、清淡流食，这对消化性溃疡患者尤为重要，因进食可减少胃收缩运动并可中和胃酸，促进溃疡愈合，有利于止血。出血停止后可逐渐改为营养丰富、易消化、无刺激性半流质软食，开始少量多餐，以后改为正常饮食。

（2）食管胃底静脉曲张破裂出血的患者，急性期应禁食，止血后1～2天渐进高热量、高维生素流食，限制钠和蛋白质摄入，避免诱发肝性脑病和加重腹水。饮食不当是诱发再出血的主要原因之一。避免粗糙、坚硬、刺激性食物，且应细嚼慢咽，防止损伤曲张静脉而再次出血。

（3）禁食期间应保持热量补充，静脉输液和高营养，补充电解质，维持水、电解质平衡，积极预防和纠正体液不足。

（三）健康教育

（1）帮助患者及其家属认识引起上消化道出血的病因和诱因，防治疾病的知识，以减少再度出血的危险。学会早期识别出血征象及应急措施：如出现头晕、心悸等不适，或呕血、黑便时，应立即卧床休息，保持安静，减少身体活动；呕吐时取侧卧位，以免误吸。

（2）合理饮食是避免上消化道出血诱因的重要环节。注意饮食规律和饮食卫生，避免过饥和暴饮暴食，避免粗糙和刺激性食物等，应戒烟、戒酒。

(3)指导患者注意生活起居要有规律,劳逸结合,保持乐观情绪,保证身心休息并在医生指导下用药,勿自我处置。避免长期精神紧张和过度劳累。

(4)慢性疾病引起出血者应定期门诊复查。

第五节 胃 癌

一、概述

胃癌是威胁我国居民健康的最常见的恶性肿瘤之一,也是癌症预防和控制策略的主要对象之一。据世界卫生组织国际癌症研究所(WHO/IARC)公布的统计数据显示,2012年全球胃癌新发病例95.2万,我国胃癌新发病例40.2万,占全球胃癌发病率的42.6%;全球范围内胃癌死亡病例72.3万,我国胃癌死亡例数32.5万,占全球死亡率的45%。

不同于日韩等国,我国的胃癌具有发病率和死亡率高、早期胃癌比例低(仅10%左右)、进展期胃癌为主要诊治对象等特点。另外,近年来新发胃癌患者呈现年轻化趋势,严重影响了社会劳动力和社会生产,给家庭和社会带来了很大危害。要降低胃癌的死亡率最有效的措施就是做到早发现、早治疗,因此不仅要加大宣传力度,提高居民对胃癌前期症状的重视,更重要的是加强人群尤其是高危人群的胃癌筛查工作,这对降低我国胃癌死亡率,提高全民健康水平具有重要意义。

二、胃癌的危险因素

(一)行为生活方式

1.膳食因素

(1)N-亚硝基化合物:国内外大量流行病学调查资料显示,在整个胃癌发病的过程中饮食因素为胃癌的主要危险因素,特别是通过不良饮食习惯或方式摄入某些致癌物质,其中最受重视的为N-亚硝基化合物的前体物,如亚硝胺、亚硝酸盐、硝酸盐类等,该类物质进入人体内可合成有强致癌性的N-亚硝基化合物,从而引发胃癌。硝酸盐和亚硝酸盐主要来源于腌制的蔬菜和腌肉。

(2)多环芳烃化合物(PAH)和杂环胺类化合物:PAH可污染食品或在食品加工过程中形成。食物在火上烟熏煎烤时,有机物高温分解和不完全燃烧形成PAH,PAH进入人体后经代谢活化成为高毒性的代谢产物,能不可逆损伤生物大分子,产生多种毒性效应,包括细胞毒性、遗传毒性、免疫毒性、致畸性和致癌性等。鱼、肉类食物在煎、炸过程中会产生杂环胺类物质,实验研究已证实杂环胺具有致基因突变和致癌作用。

(3)微囊藻毒素:微囊藻毒素是由广泛生长在世界各地水体中的某些蓝藻产生的,具有较强的肝毒性。研究表明,饮用水微囊藻毒素的暴露与男性消化道主要恶性肿瘤死亡率,尤其是胃癌死亡率的上升有关。

（4）微量元素：微量元素在体内主要通过形成结合蛋白、激素等而起作用，与机体免疫功能有一定关系。硒是人体生长发育、维持健康必需的微量元素，人体内不能储存硒，需定期通过食物或饮水来补充。研究表明，血液中硒的水平与肿瘤的发病率和死亡率呈负相关，提示低硒可能是肿瘤的危险因素之一。

（5）其他膳食因素：证据表明高盐食物可破坏胃黏膜的完整性，表现为黏膜变性坏死及糜烂灶形成，长期高盐饮食可使胃黏膜上皮呈现不同程度的异型增生，乃至癌变。此外，某些营养素（动物蛋白、维生素）的缺乏、抗氧化剂的减少及部分药物作用均是胃癌发病的重要危险因素。

2.吸烟、饮酒

吸烟是胃癌发生的危险因素之一。存在于烟草中的 3,4-苯并芘属多环芳烃类化合物，具有强烈的致癌作用。吸烟者将烟雾吞入胃中，3,4-苯并芘可直接与胃黏膜接触。1997 年，Tredaniel 等人用 Meta 分析发现吸烟者患胃癌危险增加 1.5～2.5 倍，他们认为 11% 的胃癌是由吸烟所致。2003 年，欧洲癌症与营养前瞻调查（EPIC）发现吸烟与胃癌发生密切相关，曾经吸烟、目前吸烟男性和目前吸烟女性患胃癌的危险度分别为 1.45、1.7 和 1.8，且危险度随着吸烟量的增加和持续时间的延长而增加。乙醇本身也可能是胃癌的危险因素之一，但目前研究没有发现饮酒与胃癌发生存在确切关联。

（二）生物病因

1.幽门螺杆菌（Hp）

自 1983 年 Marshall 和 Warren 首先从人胃黏膜组织中分离出 Hp 以来，Hp 在胃癌发病中的作用引起广泛的关注。Hp 感染是许多慢性胃病发生发展环节中的一个重要致病因子，在胃癌发病过程中发挥重要作用。一项前瞻性的研究表明 Hp 感染者患胃癌的危险性增加 2～3 倍，然而，高 Hp 感染率并不意味着高胃癌发病率，由此可见，Hp 感染只是促进胃癌发生的众多危险因素之一，宿主特定的基因型可能是 Hp 致癌的基础。

Hp 感染的致癌作用在不同解剖部位的胃癌也不尽相同，一些地区在 Hp 流行控制及胃窦癌发病率下降的同时贲门癌发病率却直线上升就说明了这个问题。一些研究发现 Hp 感染是非贲门部胃癌的危险因素，同时另外一些研究却提示 Hp 感染与食管贲门癌的发病呈负相关。推测其中原因，可能与 Hp 感染相伴随的萎缩性胃炎显著降低了胃食管反流的发病率有关。

许多研究表明，Hp 感染的致癌作用非常缓慢，需要超过 40 年的慢性暴露。目前认为，Hp 感染促进胃癌发生的机制，主要通过诱发胃黏膜炎症反应，导致胃黏膜上皮细胞再生，具有促癌作用。Hp 感染能导致胃酸分泌能力下降，胃中硝酸盐还原酶阳性菌增多，胃内亚硝酸盐含量增加，具有辅助致癌作用。

2.EB 病毒（EBV）

EBV 为疱疹病毒科嗜淋巴细胞属的成员。大多数罕见的淋巴上皮瘤样胃癌及少部分胃腺癌组织中可检测到 EBV。研究显示 EBV 感染能使原代培养的正常上皮细胞永生化，至少约 10% 的胃癌发生与 EBV 有关。

（三）环境理化因素

1.电离辐射

对第二次世界大战期间日本广岛和长崎原子弹爆炸后幸存者的一项前瞻性研究表明，80 000名遭到核辐射的幸存者中有2600名患胃癌。20世纪30～60年代接受消化性溃疡胃部辐射治疗的患者胃癌的发病率亦明显升高。

2.石棉

WHO已公认石棉为人类致癌物，致肺癌和间皮瘤已是不争的事实，但能否引起胃肠道肿瘤尚无定论。国内外一些有关石棉职业暴露的研究发现其与胃癌的发病危险存在一定的联系，但仍存在争议。

（四）机体因素

1.胃部疾病和手术史

WHO将胃溃疡、胃息肉、残胃、慢性萎缩性胃炎、胃黏膜异型增生及肠上皮化生等癌前慢性疾病和癌前病变列为胃癌前状态，这些癌前状态与胃癌的发病有关。此外，许多研究均发现胃部手术可增加胃癌发生的危险，这种危险主要发生于胃部手术后15年以上。

2.遗传易感性

A型血者胃癌发病率比其他人群高15%～20%，也有研究发现胃癌发病有家族聚集倾向，均提示胃癌发病可能与遗传因素有关。遗传性非息肉病性结直肠癌（HNPCC）、家族性腺瘤性息肉病（FAP）以及BRC42基因突变与结肠癌、胃癌有关。E-钙黏蛋白基因变异与遗传性弥漫型胃癌有关，基因变异导致E-钙黏蛋白表达下降，肿瘤细胞与基质分离，促进胃癌细胞的转移和浸润，研究发现弥漫型胃癌患者中有51%出现E-钙黏蛋白表达的下降。

3.肥胖

肥胖是贲门癌的一项重要危险因素。肥胖能加剧胃食管反流，导致Barrett食管，即一种胃食管连接处的癌前病变。瑞典的一项研究发现，人群中体重最重的1/4人口患贲门癌的风险是体重最轻的1/4人口的2.3倍。

4.基因改变

胃癌发生和发展是多阶段、多步骤的过程，出现了一系列基因改变，包括原癌基因激活、抑癌基因失活、细胞间黏附减弱、新生血管形成以及微卫星不稳定等。肠型和弥漫型胃癌的分子生物学改变不尽相同，抑癌基因p53和p16在肠型和弥漫型胃癌中均失活，而APC基因突变在肠型胃癌中更常见。细胞黏附分子E-钙黏蛋白在大约50%弥漫型胃癌中减低或缺失，而微卫星不稳定见于20%～30%的肠型胃癌。

三、胃癌的预防及筛查

（一）一级预防

胃癌的第一级预防也称为病因预防，主要是降低危险因素的暴露程度，增加保护因素的保护作用。

1.饮食因素

饮食因素在胃癌的第一级预防中占有重要地位，因此要养成良好的饮食习惯，细嚼慢咽，不吃烫食，少吃质硬、粗糙的食物。每天进食盐量应低于10g，尽量少吃或不吃腌渍、腊肉、熏鱼等,不吃霉变食物。冰箱的普遍使用,保持了食品的新鲜,减少了对化学方法保存食品的依赖,可望进一步降低胃癌的发病率。多吃新鲜蔬菜、水果,多饮绿茶。新鲜蔬菜、水果富含具有抗氧化作用的维生素 C、维生素 E 及 β 胡萝卜素,绿茶中的茶多酚对胃黏膜具有保护作用。有关通过补充维生素进行化学预防的研究结论并不一致。Blot 等在我国林县进行的随机对照研究发现,补充维生素 E、β 胡萝卜素及微量元素硒能使因胃癌而死亡的概率降低 21%。然而芬兰的研究却发现,维生素 E 及 β 胡萝卜素对中年吸烟者胃癌发病并无保护作用。

2.预防和治疗幽门螺杆菌感染

采取适当的公共卫生措施改善卫生条件是降低 Hp 感染流行的关键,治疗 Hp 感染是胃癌化学预防的潜在措施。已有证据显示,治疗 Hp 感染至少可以使其发生逆转。也有一些研究发现根治 Hp 感染可以降低胃癌的发病率。Wong 等人对我国胃癌高发区进行了一项 1630 人参加、长达 8 年的前瞻性随机安慰剂对照研究,认为根除 Hp 感染可以显著降低无癌前病变人群患胃癌的危险,但不能降低人群总的患病风险。日本研究显示,在早期胃癌的病例联合采用抗 Hp 疗法可以明显降低胃癌复发率。鉴于既往所有的试验对象针对的都是成年人,这些人可能已经感染 Hp 数十年,Hp 感染对胃黏膜损伤造成的分子改变在抗 Hp 干预试验中可能已无法恢复,因此有必要进行针对青少年的干预试验。三联疗法对 Hp 感染的治愈率接近 80%,然而在发展中国家再感染率很高。目前建议,至少应在一级亲属患有胃癌的人群中检测并治疗 Hp 感染。

3.环氧化酶抑制剂

环氧化酶-2(COX-2)在细胞增殖、凋亡和血管生成过程中具有重要作用,可能是诱发癌症过程中的重要介质。研究显示,萎缩性胃炎向肠上皮化生及胃腺癌发展过程中伴有细胞内 COX-2 活性升高,吸烟、酸性环境、Hp 感染均能诱导 COX-2 表达。McCarthy 等发现成功根治 Hp 感染后胃黏膜内 COX-2 表达下降。此外,阿司匹林及其他非甾体抗炎药(NSAIDs)能通过抑制 COX-2 来抑制肿瘤细胞增殖。一项 Meta 分析表明,使用 NSAIDs 与非贲门部胃癌的患病风险降低有关。

(二)二级预防

胃癌的第二级预防是指早期发现、早期诊断和早期治疗。第二级预防的主要措施是对高危人群进行筛查,以期早期发现,做到早诊断、早治疗,提高患者的生存率。在胃癌高发区进行筛查成效最为显著,日本即是此项工作的成功范例。

确定胃癌高危人群应考虑以下特征:①处于胃癌高发区,社会与经济地位低下,长期抽烟,喜食盐腌、烟熏、油炸食物;②年龄 40 岁以上,有上消化道症状;③有胃癌前状态者,如萎缩性胃炎、胃溃疡、胃息肉、手术后残胃;④有胃癌前病变,如不典型增生、肠上皮化生等;⑤有胃癌家族史。

胃癌筛查方法要求特异性强,敏感性强。选择合适的胃癌初筛方法能显著提高筛查的效率,Miki 通过 Meta 分析认为,测定血清 Ⅰ 型/Ⅱ 型胃蛋白酶原的比值作为初筛手段,其阳性预测值为 0.77%～1.25%,阴性预测值为 99.08%～99.90%,是极具临床价值的方法。初筛后进一步通过 X 线、纤维胃镜检查和胃黏膜活检,绝大多数胃癌均可获得确诊。

胃癌一经确诊,应及早争取手术治疗,术后根据病情进行恰当的综合治疗。随着肿瘤防治工作的深入开展,目前我国早期胃癌病例亦日益增多,占手术病例的 10%～20%。日本是世界上开展胃癌筛查最积极的国家,目前临床上约有 50% 的胃癌病例属无症状的早期胃癌,胃癌的死亡率自 20 世纪 70 年代以来降低了一半以上。

(三)三级预防

胃癌的第三级预防是指采取积极措施提高生存率,促进康复。对于早期胃癌可考虑行内镜下黏膜切除术、腹腔镜胃楔形切除术以及保留功能的胃切除手术等,提高术后生存质量。中期胃癌病例应积极施行根治手术,若无淋巴结转移可不做辅助化疗,对中、晚期胃癌应加强综合治疗,提高生存率。晚期病例要努力消除临床症状,延长患者生存期,提高生存质量。

四、解剖及病理

(一)胃的解剖及淋巴引流

1.胃的解剖

胃底、胃体、胃窦及幽门部。

胃前壁与肝、膈肌、腹壁相毗邻;胃后壁与胰腺、膈肌角、左肾上腺、左肾及脾相毗邻;胃小弯被肝左叶覆盖,此处癌肿易直接浸润肝左叶。

胃壁自内向外为黏膜层、黏膜下层、肌层和浆膜层。黏膜下层由疏松结缔组织形成,含有丰富的血管和淋巴管,癌肿侵及此层时,可发生淋巴转移。浆膜层包裹胃的前壁,有阻止癌肿向邻近脏器浸润的作用。

2.胃的淋巴引流

胃的淋巴引流走向与胃主要血管一致。依据距胃的距离,将引流胃的区域淋巴结分十六组三站。

第一站为胃旁淋巴结,按照贲门右、贲门左、胃小弯、胃大弯、幽门上、幽门下淋巴结的顺序编为 1～6 组。

7～16 组淋巴结原则上按照动脉分支排序分别为胃左动脉旁、肝总动脉旁、腹腔动脉旁、脾门、脾动脉旁、肝十二指肠韧带内、胰后、肠系膜上动脉旁、结肠中动脉旁、腹主动脉旁淋巴结。

胃癌第二站为 7～11 组,12～16 组为第三站。

3.胃癌扩散途径

直接侵犯、淋巴扩散、血行扩散、腹膜扩散、术中种植。

(1)近端胃癌直接侵犯:左膈、前腹壁、肝下面;向后可侵犯腹腔动脉、胰体(前上部)、大动脉、肋膈角。

(2)胃体胃癌直接侵犯:向前侵犯前腹壁或肝;侧面侵犯胃脾韧带或脾;向后侵犯胰体、尾;向上侵犯胃脾韧带或小网膜;向下侵犯横结肠、肠系膜或大网膜。

(3)远端胃癌直接侵犯:向后侵犯胰头或肝门结构;向下侵犯横结肠系膜和结肠。

(二)大体分型

1.早期胃癌

早期胃癌系指病变局限于黏膜层或黏膜下层,不论范围大小及有无淋巴结转移,此定义由日本内窥镜学会(现为日本消化内镜学会)于 1962 年提出,并沿用至今。

(1)早期胃癌的分型:早期胃癌的分型由日本内窥镜学会于 1962 年会议制定,目前已广泛应用于全球。Ⅰ型为隆起型,癌灶突向胃腔;Ⅱ型为浅表型,癌灶比较平坦,没有明显的隆起与凹陷;Ⅲ型为凹陷型,有较深的溃疡。Ⅱ型还可以分为三个亚型:Ⅱa 浅表隆起型、Ⅱb 浅表平坦型、Ⅱc 型浅表凹陷型。在实际应用中,病理学上常常以厚度为 0.5cm 来区分Ⅰ型与Ⅱa 型、Ⅱc 型与Ⅲ型。凡从胃黏膜表面隆起达 0.5cm 为Ⅰ型,不到 0.5cm 为Ⅱa 型;从表面凹陷达 0.5cm 为Ⅲ型,不到 0.5cm 为Ⅱc 型。如果同时有两种以上亚型时,面积最大的一种写在最前面,其他依次后排,如Ⅱc＋Ⅲ。

(2)早期胃癌浸润深度:癌组织的浸润深度直接影响早期胃癌的转移概率和预后,并决定了可供选择的治疗方式。一般可将浸润深度分为黏膜内(m)和黏膜下(Sm)。Sm 又可分为 Sm1 和 Sm2,前者指癌或肿瘤越过黏膜肌层不足 0.5mm,而后者则超过了 0.5mm。

(3)微小胃癌:为早期胃癌的始发阶段,体积很小。日本学者于 1978 年正式命名直径 0.5cm 以下的胃癌为微胃癌,直径 0.6~1.0cm 的胃癌为小胃癌,两者统称为微小胃癌。微小胃癌手术治疗预后极佳,10 年生存率可达 100%。

(4)一点癌:偶尔胃黏膜活检病理诊断为胃癌,而手术切除标本经节段性连续切片组织病理学检查未能再发现癌组织,临床上推断为一点癌。一般认为,这是微小胃癌的特殊表现,其原因可能为经钳取活检后残留胃癌组织被胃液消化脱落,或者受技术因素影响,残留癌组织被漏检所致。

(5)早期多发性胃癌:多发性胃癌是指在同一胃内发生的各自独立的 2 个及以上原发癌性病灶。判定多发性胃癌目前一般都按照 Warren 及 Cates 提出的标准:①各病灶肯定是恶性的;②各病灶间有正常的胃壁间隔;③必须严格除外一个癌灶有从另一个癌灶发展或转移而来的可能。早期多发性胃癌是早期胃癌的特殊类型,临床上并不罕见,治疗时往往须行全胃切除。

2.进展期胃癌

癌组织突破黏膜下层浸润肌层或浆膜层者称为进展期胃癌,此时肿瘤不仅可发生直接浸润性扩散,且多伴有淋巴、腹膜和(或)血行转移,故也称中晚期胃癌。进展期胃癌大体分型,主要根据肿瘤在黏膜面的形态和胃壁内浸润方式确定。目前国际上广泛采用 Borrmann 分型法,将进展期胃癌分为四型,以 Borrmann Ⅱ型和Ⅲ型最为常见。

(1)BorrmannⅠ型(结节蕈伞型):肿瘤主要向腔内生长,隆起呈结节、息肉状,表面可有溃疡,溃疡较浅,切面界线较清楚。该型病变局限,浸润倾向不大,转移发生较晚。

(2)BorrmannⅡ型(局限溃疡型):溃疡较深,边缘隆起,肿瘤较局限,周围浸润不明显。

(3)BorrmannⅢ型(浸润溃疡型):溃疡基底较大,边缘呈坡状,周围及深部浸润明显,切面界线不清。

(4)BorrmannⅣ型(弥漫浸润型):癌组织在胃壁内弥漫浸润性生长,主要是在黏膜下层、肌层及浆膜下浸润,病变胃壁增厚变硬,黏膜变平,皱襞消失,有时伴浅溃疡。若累及全胃,则形成所谓"皮革胃"。

（三）组织学分型

1.WHO 分类

2010 年 WHO 分类按照癌组织的主要成分将胃癌分为四个主要的组织学类型：管状腺癌、乳头状腺癌、黏液腺癌和松散型癌（包括印戒细胞癌），还包括罕见的病理变异类型。

（1）管状腺癌：最常见的早期胃癌组织学类型，组织学表现为不规则扩张、融合或分支出各种大小的小管，管腔内常有黏液、细胞核和炎症碎片。

（2）乳头状腺癌：常出现于早期胃癌的病理病变，多发于老年人，产生于胃近端，常伴有肝转移和淋巴结受累，组织学特点为有一个中央纤维血管核心支架的上皮突起。

（3）黏液腺癌：占胃癌的 10%，特点为细胞外黏液池占肿瘤体积至少 50%，肿瘤细胞可形成腺体结构和不规则细胞团，少量的印戒细胞漂浮在黏液池。

（4）印戒细胞癌和其他松散状癌：往往由印戒细胞和非印戒细胞混合组成，松散的非印戒肿瘤细胞形态类似组织细胞、淋巴细胞和浆细胞。这些肿瘤细胞可以形成不规则微小梁或花边状发育不全的腺体，在胃壁和严重凹陷或溃疡的表面常伴有明显的纤维组织增生，当肿瘤发生在幽门伴浆膜受累时，往往有淋巴管的浸润和淋巴结转移癌。

（5）其他少见的病理病变：腺鳞癌、鳞状细胞癌、肝样腺癌、淋巴基质癌、绒毛膜上皮癌、胃壁细胞癌、恶性横纹肌样瘤、黏液表皮样癌、未分化癌、混合腺神经内分泌癌、内胚窦瘤、胚胎癌、嗜酸细胞腺癌等。

2.Lauren 分型

（1）肠型：约占 53%，被认为来源于化生的上皮。肿瘤分化程度差别较大，分化较好的肿瘤细胞多呈柱状，且分泌黏液，常形成明显的腺体结构，分化较差的肿瘤则主要呈实性生长。肿瘤的间质中偶尔可见大量中性粒细胞和组织细胞浸润。

（2）弥漫型：约占 33%，印戒细胞癌即属于其中的一种。肿瘤细胞弥漫性浸润胃壁，很少或无腺体形成。细胞通常小而圆，呈单细胞或聚成不完整的花边状腺样或网状结构。核分裂象比肠型少。间质中可有少许黏液，结缔组织反应更明显，而炎症反应不如肠型。

上述两种类型在肿瘤中所占比例相等时称为混合型，肿瘤分化太差而不能归入任何一型者则成为未定型。Lauren 分型对临床流行病学研究和预后具有重要价值。肠型胃癌的发生与 Hp 感染有关，多见于老年男性，分化较好，恶性程度较低，预后较好；弥漫型胃癌发生通常与遗传性因素有关，受环境因素调节，多见于青壮年，分化较差，恶性程度较高，预后较差。

五、分　期

分期采用美国癌症联合委员会（AJCC）和国际抗癌联盟（UICC）于 2009 年联合制定的第 7 版 TNM 分期标准。

此分期适用于胃癌，并需经组织病理学确诊。

对于肿瘤中心位于食管胃交界处 5cm 内且向食管内扩展的肿瘤，以食管癌归类和分期。

其他肿瘤中心位于胃内且距食管胃交界处大于 5cm，或者肿瘤中心位于食管胃交界处 5cm 以内未向食管部扩展的肿瘤，均应以胃癌分期。

胃癌 TNM 分期的检查流程：

T 分期：体格检查、影像学检查、内镜检查和（或）手术探查。

N 分期：体格检查、影像学检查和（或）手术探查。

M 分期：体格检查、影像学检查和（或）手术探查。

胃部区域淋巴结包括：胃大弯及胃小弯周围的淋巴结；胃左动脉旁、肝总动脉旁、脾动脉旁、腹腔动脉旁及肝十二指肠韧带旁的淋巴结。

其他腹腔内淋巴结转移被视为远处转移，如胰后、肠系膜、腹主动脉旁淋巴结。

（一）TNM 分期

1.T：原发肿瘤

Tx：原发肿瘤不能评估。

T_0：没有原发肿瘤的证据。

Tis：原位癌，未侵及固有层的上皮内肿瘤、重度增生。

T_1：肿瘤侵及固有层、黏膜层或黏膜下层。

T_{1a}：肿瘤侵及固有层或者黏膜层。

T_{1b}：肿瘤侵及黏膜下层。

T_2：肿瘤侵及肌层。

T_3：肿瘤侵及浆膜下层。

T_4：肿瘤穿透浆膜层或者侵及邻近结构[1][2][3]。

T_{4a}：肿瘤穿透浆膜层。

T_{4b}：肿瘤侵及周围邻近结构[1][2][3]。

注：(1)胃的邻近结构包括脾、横结肠、肝脏、膈肌、胰腺、腹壁、肾上腺、肾脏、小肠及腹膜后间隙。

(2)透壁性浸润至十二指肠、食管(包括胃)的分期取决于其最大浸润的深度。

(3)肿瘤侵及胃结肠韧带、肝胃韧带、大网膜及小网膜且尚未穿透腹腔脏层者视为 T_3。

2.N：区域淋巴结

Nx：区域淋巴结转移无法确定。

N_0：无区域淋巴结转移。

N_1：1～2 个区域淋巴结转移。

N_2：3～6 个区域淋巴结转移。

N_3：7 个或 7 个以上区域淋巴结转移。

N_{3a}：7～15 个区域淋巴结转移。

N_{3b}：16 个或 16 个以上区域淋巴结转移。

注：pN_0—区域淋巴结切除标本的组织学检查，通常包括 16 个或更多淋巴结。如果淋巴结检测阴性，但是检查的淋巴结数目未达到要求，仍可归类为 pN_0 分期。

3.M：远处转移

M_0：无远处转移。

M_1：有远处转移。

注：远处转移包括腹腔种植、腹腔细胞学检测阳性及非持续性延伸的大网膜肿瘤。

（二）临床分期

胃癌的临床分期见表 5-5-1。

表 5-5-1 胃癌临床分期

临床分期	TNM
0 期	$TisN_0M_0$
Ⅰ A 期	$T_1N_0M_0$
Ⅰ B 期	$T_2N_0M_0$, $T_1N_1M_0$
Ⅱ A 期	$T_3N_0M_0$, $T_2N_1M_0$, $T_1N_2M_0$
Ⅱ B 期	$T_{4a}N_0M_0$, $T_3N_1M_0$, $T_2N_2M_0$, $T_1N_3M_0$
Ⅲ A 期	$T_{4a}N_1M_0$, $T_3N_2M_0$, $T_2N_3M_0$
Ⅲ B 期	$T_{4b}N_{0\sim1}M_0$, $T_{4a}N_2M_0$, $T_3N_3M_0$
Ⅲ C 期	$T_{4a}N_3M_0$, $T_{4b}N_{2\sim3}M_0$
Ⅳ 期	任何 T 任何 N M_1

六、临床表现

（一）症状

早期胃癌多无明显症状,甚至毫无症状,随着病情的进展,可逐渐出现非特异性、类似胃炎或胃溃疡的症状。上腹痛是最常见的症状,初起时可能仅为饱胀不适,胀痛或隐隐作痛,有时表现为节律性痛,给予相应治疗后症状也可暂时缓解。少数患者可出现恶心、呕吐、食欲减退,偶有呕血、黑便等。

进展期胃癌除上述症状比较明显外,尚可发生梗阻、上消化道出血及穿孔。若梗阻发生于贲门部,则可出现进食哽噎感和进行性吞咽困难。如病灶位于胃窦或幽门部,可出现幽门梗阻症状,表现为食后饱胀、呕吐宿食及脱水。上消化道出血多表现为贫血和大便隐血检查阳性,有时出血量较大,表现为呕血或黑粪。有大出血者并不一定意味着肿瘤已属晚期,因胃壁的黏膜下层有丰富的动脉血供,胃癌浸润破坏黏膜下动脉时可发生大出血。胃癌急性穿孔可导致弥漫性腹膜炎而出现相应的症状。约有 10% 的进展期胃癌患者出现腹泻,多为稀便,症状的出现常提示胃酸低下、缺乏或不全性幽门梗阻。多数进展期胃癌伴有食欲减退、消瘦、乏力等全身症状,晚期常伴有发热、贫血、下肢水肿、恶病质。

应当强调的是,临床上有相当一部分胃癌患者没有明显的症状或出现症状的时间很短,一经确诊病情即告中晚期。因此,临床医生应重视患者细微的主诉,对有非特异性上消化道症状者或不明原因贫血、消瘦、乏力的患者不应只给予对症治疗,而应及早进行针对性检查,以免延误胃癌的诊断。

（二）体征

多数胃癌患者无明显体征,部分患者可有上腹部轻度压痛。位于胃窦或胃体部的进展期胃癌有时可在上腹部扪及质硬肿块,常随呼吸上下移动。当肿瘤严重浸润邻近脏器或组织时,肿块可固定而不能推动，多提示肿瘤已无法手术切除。伴幽门梗阻者上腹部可见胃形，并可闻及振水声。胃癌发生肝转移时，有时能在肿大的肝脏中触及结节状肿块。癌穿孔导致弥漫性腹膜炎时出现腹部压痛、肌紧张、反跳痛等典型的腹膜炎"三联征"。肝十二指肠韧带、胰头后淋巴结转移或原发灶直接浸润压迫胆总管时，可发生梗阻性黄疸。胃癌经肝圆韧带转移至脐部时可在脐孔处扪及质硬的结节，经胸导管转移可出现左锁骨上淋巴结肿大。晚期胃癌腹膜广泛种植时，可出现腹腔积液，直肠指检于膀胱（子宫）直肠凹陷内常可扪及质硬的结节或肿块。肠管和（或）肠系膜广泛种植转移时，可导致部分或完全性肠梗阻而出现相应的体征。女性患者出现卵巢转移（Krukenberg瘤）时，双合诊常可扪及可推动的盆腔肿块。凡此种种大多提示肿瘤已属晚期，往往已丧失了治愈的机会。

七、诊断

1.X线钡餐检查

X线钡餐检查是胃癌检测的一项重要手段，具有无创、价廉、高效的特性，可以获得90%的诊断准确率。X线钡餐检查包括单重对比造影（充盈相和加压相）和双重对比造影。单重对比造影不需要患者太多的配合，适用于体质虚弱的患者，然而对胃癌诊断的敏感性相对较低，只有75%。气钡双重造影有助于产生清晰的胃黏膜影像，可以发现早期胃癌。低张、颗粒大小不同钡剂的双重造影，有利于充分显示胃小区。数字胃肠X线检查显著增加图像分辨率，能更清楚显示早期胃癌胃黏膜的改变，使得早期胃癌的诊断准确率进一步提高。数字胃肠X线检查的照射量明显降低，有利于胃癌的普查。

X线钡餐检查的优势在于可以完整地显示病胃的全貌，对胃癌病灶进行较为准确的定位，并可以动态观察胃收缩和蠕动等功能改变。其缺点是早期胃癌的显示受检查者使用的技术和经验的影响。

2.CT检查

高质量的腹部CT扫描不仅可以显示胃壁的解剖分层，而且有助于显示胃癌病变范围、浸润深度、淋巴结转移、腹腔和盆腔种植以及脏器转移，是目前胃癌术前分期的首选检查手段。CT扫描的质量和阅片者的经验是影响胃癌CT诊断准确率的关键因素。为保证扫描质量，原则上CT检查前患者应空腹，检查时应先服300~800mL的水将胃适当扩张，没有良好的扩张通常难以判断胃壁增厚的程度。传统的10mm层的上腹部非增强扫描，对胃壁解剖结构的分辨力较差，难以对胃癌的胃壁浸润深度做出准确判断。总的来说，CT通常会低估N分期。多层螺旋CT薄层增强扫描，配合适当的窗宽、窗位，可以显示更多较小淋巴结，判断淋巴结转移的敏感性和特异性明显提高。此外，CT对诊断胃癌腹膜种植和血行转移亦有较大价值。

从CT片可见，病变胃壁局限性不规则增厚，隆起型胃癌可表现为广基的分叶状软组织肿块突向胃腔；浸润型胃癌多表现为胃壁局限性或弥漫性增厚；溃疡型胃癌多表现为胃壁增厚伴溃疡形成。肿瘤密度较邻近胃壁高，与正常胃壁分界多清楚。肿瘤表面不规则，常见结节状隆起或溃疡。浆膜面光滑或毛糙，与肿瘤是否累及有关。动态增强扫描胃壁的强化特点与肿瘤分型、细胞分化以及微血管密度有关。多数病变动脉期病灶呈中度或显著强化，黏膜线中断，黏膜与黏膜下层分界消失。黏膜下层或肌层受累时,局部呈中度强化,密度低于相应部位的黏膜病灶。门静脉病灶多呈持续强化,程度与动脉期相仿,少数肿瘤强化程度可较动脉期有所增强或减弱。

CT 检查的优势在于能直接显示肿瘤浸润的深度和范围,明确肿瘤病灶与邻近脏器结构的关系,同时可以显示肿大的淋巴结,以及邻近和远处脏器的转移,是胃癌术前分期的首选检查手段。多种辅助软件的使用,可明显提高诊断和分期准确率。缺点是对炎性淋巴结与转移性淋巴结的鉴别困难。

3.MRI 检查

MRI 在检测胃癌原发病灶、淋巴结转移、远处转移等方面的价值与 CT 相类似。采用特殊检查序列,MRI 可显示胃壁黏膜层、黏膜下层、肌层、浆膜层以及胃周脂肪间隙。MRI 增强扫描可显示早期胃癌胃黏膜异常强化,并可判断胃癌累及胃壁的深度和范围。与 CT 相似,MRI 也是通过测定淋巴结大小作为判断胃癌淋巴结转移的依据。与 CT 不同的是,MRI 特异性对比剂的使用在鉴别转移肿大淋巴结和炎性肿大淋巴结方面有一定价值。Dux 报道采用 MRI 特异性对比剂诊断胃癌淋巴结转移的敏感性为 89%,特异性为 60%,准确率可达 80%。综合文献资料,MRI 对进展期胃癌诊断率为 88%～95%,较小的病灶或周围合并有炎症改变时诊断率较低。MRI 在判断胃癌 T、N、M 分期的准确率分别为 71.4%、57.1% 和 85.7%,总 TNM 分期的准确率为 64.3%。与 CT 扫描相似,MRI 检查也会低估 N 分期。因为读片习惯、费用等方面的原因,目前 MRI 仅作为 CT 检查的补充,主要适用于严重造影剂过敏及肾功能不全的胃癌患者。此外,MRI 检查还常用来判断 CT 不能确定性质的肝脏病灶。

MRI 检查的优势在于组织分辨率高,可直接显示胃黏膜层、黏膜下层、肌层和浆膜层,增强扫描时,肿瘤强化效果较 CT 显著,高分辨率 MRI 能清楚显示脂肪间隙,缺点在于检查序列复杂,胃蠕动影响成像质量,诊断经验积累较少。

4.PET 检查

正电子发射型计算机断层显像(PET)检查时通过探测人体内代谢功能的动态变化来诊断肿瘤性病变,通常采用氟代脱氧葡萄糖(FDG)作为示踪剂。初步研究显示,PET 检查可用于辅助胃癌的术前分期、随访复发、对治疗的反应以及判断预后。正常胃壁中等程度摄取 FDG,60%～90% 的胃癌原发灶能够在 PET 上显示。与其他基于解剖的影像学诊断技术不同,PET 最大的优点是检查结果反映的是代谢功能的改变,有助于判断病变良恶性。PET 与 CT 检测区域或远处淋巴结转移的准确率大体相当,CT 比 PET 敏感,PET 比 CT 特异。PET 在诊断肝、肺等远处转移方面更敏感,但对骨转移、腹膜转移和胸膜转移的诊断则不如 CT 敏感。

PET 检查的优势在于能够直接测定组织的代谢功能变化,有助于判断病变良恶性,用于肿瘤定性诊断的特异性较高。缺点是检查费用较为昂贵,2010 年《NCCN 胃癌临床实践指南》仅将 PET 列为术前可选择检查项目。

5.内镜检查

胃镜的发展经历了硬式胃镜、纤维胃镜、电子胃镜三个阶段。目前,胃镜检查已成为确诊胃癌的最重要手段,在我国大型综合性医院多已配备电子胃镜,基层卫生单位也多常规开展纤维胃镜检查。电子胃镜最大的特点是在纤维胃镜的头端安装了微型摄像系统,图像能够清晰显示在监视器的屏幕上,分辨率高,便于图像保存和交流。电子胃镜的诞生不仅极大地推动了胃镜检查的广泛开展,而且为开展内镜治疗铺平了道路。胃镜检查的优点在于不仅可以直接观察病变的部位和形态,而且可以取得活检组织,定性诊断准确率极高。目前胃镜观察胃腔内部已无盲区,胃镜联合活检诊断胃癌的敏感性和特异性分别为 93.8% 和 99.6%,诊断准确率可达 97.4%。

6. 超声内镜检查

1980 年,Dimagno 和 Green 首次应用内镜与超声组合在一起的电子线扫描超声胃镜做动物实验并获得成功,同年 Olympus 与 ALOKA 公司共同开发了反射镜旋转式超声扫描内镜(EUS)。目前,EUS 检查已成为胃癌特别是早期胃癌术前分期的重要手段之一。在 EUS 下,胃癌的浸润深度可由胃壁的正常层次结构破坏程度来判断,EUS 在判断肿瘤浸润深度方面明显优于 CT、MRI 等检查方法,对胃周围淋巴结转移的诊断准确率也很高。由于 EUS 探头的组织穿透力有限,限制了其对远处转移的检查。然而,EUS 判断不同类型早期胃癌浸润深度的准确率差异显著,对隆起型和平坦型早期胃癌浸润深度诊断的准确率接近 100%,而对凹陷型早期胃癌浸润深度判断的准确率仅 58.6%,鉴别黏膜内癌和黏膜下癌的准确率、高估率和低估率分别为 63.6%、33.3% 和 3.0%。EUS 对胃癌 N 分期的准确率约为 70%,Xi 等报道 EUS 诊断淋巴结转移的敏感性为 66%,特异性为 73%,因此准确鉴别胃周围淋巴结的性质仍是 EUS 面临的难题。在 EUS 定位下对可疑淋巴结做细针穿刺活检可以进一步提高胃癌 N 分期的准确率。

7. 腹腔镜检查

诊断性腹腔镜检查结合腹腔镜超声能够发现常规影像学检查无法显示的转移灶,为准确地进行术前分期特别是 M 分期提供有价值的信息。腹腔镜检查主要适用于其他影像学检查诊断为 T_3 以上或有明显淋巴结肿大的进展期胃癌。值得注意的是,单纯腹腔镜探查诊断腹腔种植转移存在一定的假阳性率,确诊依赖于病理学检查。

8. 肿瘤标记物

目前常用的胃癌血清肿瘤标记主要包括酶类标记和蛋白类标记两大类。胃蛋白酶原(PG)属酶类,为胃蛋白酶前体,依免疫原性不同分为 PG I 和 PG II。随着胃黏膜萎缩由幽门向贲门侧进展,血清 PG I 水平及 PG I/PG II 比值随之下降。以血清 PG I<70ng/mL 和 PG I/PG II 比值<3 为标准,诊断胃癌的敏感性为 77%,假阳性率为 27%。由此可见,血清 PG I 水平及 PG I/PG II 比值测定是一项很有价值的胃癌高危人群筛查指标。CEA、CA19-9、CA72-4、CA50、CA72-4、CA242、MG-Ag 等亦是胃癌常见的肿瘤标记物。

研究发现,几乎所有肿瘤标记均与胃癌 TNM 分期及预后有关。胃癌治疗有效时血清肿瘤标记水平下降,随访时血清水平升高常提示肿瘤复发或转移。上述肿瘤标记用于胃癌诊断的敏感性与特异性均不理想,单独检测某项指标不足以用来确定胃癌诊断,联合检测较单项检测意义更大。目前临床上多以 CEA、CA19-9、CA72-4 测定为基础,配合以 CA125、CA242、CA50、MG-Ag 等指标检测,主要用于判断预后和胃癌治疗后随访。此外,甲胎蛋白(AFP)阳性的胃癌多为胃肝样腺癌,易出现肝转移,预后较差。手术前后 AFP 水平变化与手术疗效呈正相关,因此术后 AFP 动态检测对判断此型胃癌的预后有重要意义。

八、治疗

(一)评估与手术指征

1.治疗前评估

主要包括肿瘤评估和全身状况评价两个方面。胃癌一经确诊即应进行肿瘤分期评估,准确分期有助于制订合理的治疗方案。在详细的病史询问和全面的体格检查基础之上,综合应用前述的各项检查,以明确肿瘤的部位、大小、浸润深度、病理类型,以及有无淋巴结转移、腹腔种植和远处转移,并对肿瘤做出初步的 TNM 分期。

腹部 CT 增强扫描不仅有助于肿瘤分期,还能有效发现腹腔积液及腹腔转移灶,应常规施行。女性患者应加行盆腔 CT 扫描,近端胃癌还应同时行胸部 CT 检查。EUS 有助于确定肿瘤 T 分期,对早期胃癌治疗方案的选择大有裨益。腹腔镜探查的最大优势在于能够发现 CT 无法显示的腹膜转移灶,从而避免部分不必要的开腹手术,尤其适用于疑有浆膜浸润者。此外,肿瘤评估尚应包括胃癌并发症的识别和评价。应对患者的营养状况、内环境稳态以及重要脏器功能状态等全身状况做出全面评估。

2.手术指征

凡胃癌诊断明确,术前检查无明显远处转移征象,各重要脏器无严重器质性病变,全身状况许可,估计能耐受手术者均应积极争取手术治疗。有时即使有远处转移,如锁骨上淋巴结、肝、肺等处孤立性转移者,经术前化疗等综合治疗后病灶缩小,患者全身情况尚能耐受手术时,亦应争取进行姑息性手术,以期缓解症状,减轻痛苦,提高综合治疗的疗效,延长患者的生存期。

(二)术式分类

传统上胃癌的术式分为三类:A 级根治、B 级根治和 C 级根治。A 级手术是指:①D>N,即手术清扫的淋巴结站别超越已有转移的淋巴结站别;②切除标本距离切缘 1cm 范围内无癌细胞浸润。有关 D>N 的问题,常以术后病理检查的淋巴结系数作为判断标准。淋巴结系数<0.2 可认定为 D>N。须注意,按照 UICC 分期要求胃癌根治术后送检淋巴结总数不得少于 15 个,否则无法确定肿瘤的 N 分期。医生普遍认为 D_2 根治性远端胃切除术清扫的淋巴结数应不少于 25 个。若术中清扫淋巴结站别与转移淋巴结的站别相等(D=N),或切除标本距离切缘 1cm 范围内有癌细胞浸润者则定义为 B 级手术,其疗效较 A 级手术为差。手术切除范围或淋巴结清除范围小于癌浸润或淋巴结转移的范围(D<N),无论是原发灶还是转移灶切除不够均为 C 级手术,本质上属于姑息性手术。

目前,将切除 2/3 以上胃的 D_2 根治术作为胃癌根治切除的标准术式,已为大多数学者所认同,并据此进一步将胃切除和(或)淋巴结清扫范围小于标准根治术的手术定义为缩小手术,反之则定义为扩大手术。缩小手术包括内镜下黏膜切除术(EMR)、内镜黏膜下剥离术(ESD)、经腹腔镜胃局部切除术、腹腔镜辅助胃部分切除术以及剖腹局限性手术。其中,剖腹局限性手术涵盖保留幽门的胃部分切除术、保留大网膜和网膜囊的远端胃切除术、胃楔形切除术、节段胃切除术、远端半胃切除术以及近端半胃切除术等多种术式。扩大手术则包括淋巴结清扫范围超过第 2 站的 D_2、D_3 根治术,以及各种类型的联合脏器切除术。

(三)早期胃癌的术式选择

目前,对早期胃癌的手术治疗正日益趋向缩小手术和微创手术,传统根治术的适应范围正逐渐缩小。临床上可根据患者的年龄、全身情况、肿瘤大小、病理类型、浸润深度、淋巴结转移状态以及术者的经验和技术条件确定手术方式。对于黏膜内癌和生物学行为良好的黏膜下癌,有条件的单位应首选内镜治疗,无条件或不宜施行 EMR、ESD 或腹腔镜胃局部切除的早期胃癌,可根据具体情况选择剖腹局限性手术或传统的胃癌根治手术(D_1 或 D_2 术),D_2 以上的根治手术仅适用于部分多灶性早期胃癌或伴有第 3 站淋巴结转移者。

(四)进展期胃癌的术式选择

迄今,手术治疗仍是治愈进展期胃癌的唯一有效方法。一般认为,ⅢA 期之前的进展期胃癌经手术为主的综合治疗后可获得治愈效果,而ⅢB 期和Ⅳ期患者多数只能施行姑息性手术。临床上应根据患者的全身情况、肿瘤分期和生物学特性选择合理的手术方式,对于有可能治愈的进展期胃癌应力争做到 A 级根治切除。

1.根治性手术的切缘

切缘无肿瘤残余是胃癌根治术的基本要求。切缘是否有癌累及与患者的预后密切相关,切缘阳性意味着更差的预后。无论采用何种手术方式,都应以保证上、下切缘无肿瘤残留为首要原则。有研究显示,胃癌术后吻合口瘘复发患者上切缘距肿瘤平均 3.5cm,无吻合口复发者为 6.5cm。因此,胃癌根治术中切缘通常距肿瘤边缘 5~6cm 以上。然而,肿瘤沿胃壁浸润的距离与肿瘤部位、病理类型以及生物学行为有关。幽门对胃癌的扩展可能具有屏障作用,因此幽门下 3cm 切断十二指肠通常能保证下切缘阴性,若肿瘤浸润或突破幽门,则应切除十二指肠 4~5cm;Borrmann Ⅰ、Ⅱ型癌沿胃壁的浸润多较局限,通常上切缘距肿瘤边缘 4~5cm 即可;而 BorrmannⅢ、Ⅳ型癌和印戒细胞癌、未分化癌上切缘距肿瘤边缘应在 6~8cm 以上;伴食管浸润的贲门癌食管切缘应距肿瘤边缘 6cm 以上。

2.胃切除范围

原则上应按肿瘤的部位、生物学特性以及需要清扫淋巴结的范围来确定胃的切除范围。肿瘤位于胃窦部时,施行根治性全胃切除或根治性胃大部切除术后的生存率无显著性差异,源自欧洲的两项多中心前瞻性随机对照研究证明了这个观点。意大利的 Bozzetti 等将 618 例胃窦癌患者随机分组,315 例接受胃大部切除术,303 例接受全胃切除术,5 年生存率分别为 65% 和 62%。两组的差别仅在于胃大部切除组的切缘阳性率稍高于全胃切除组。法国的研究也表明,胃癌术后生存率仅与淋巴结转移和浆膜受累有关,而与胃切除范围无关。与全胃切除相比,远端胃大部切除不仅相对安全,且通常具有更好的术后营养状况及生存质量。因此,在保证上切缘阴性的前提下 L 区癌更适合行远端胃大部切除;U 区进展期癌宜行全胃切除术,U区局限性癌若病灶较小,也可选择近端胃大部切除术;M 区进展期癌原则上应施行全胃切除术。凡肿瘤浸润范围达两个分区、皮革胃或有胃周围远隔淋巴结转移者,如贲门癌幽门上淋巴结转移、胃窦癌贲门旁淋巴结转移均为全胃切除的指征。

3.淋巴结清扫范围

有关进展期胃癌根治术中广泛淋巴结清扫的价值,东、西方国家的观点存在明显分歧。早在 1981 年,日本学者 Kodama 发表了 D_2 手术生存优于 D_1 手术的报道,这一结论受到众多日本学者的支持。大样本的回顾性研究也表明,根治性淋巴结清扫有助于提高进展期胃癌的无病生存率和总生存率,治愈率高达 50%～60%。目前,在日本 D_2 手术作为胃癌根治性切除的标准术式已广为接受。然而,日本关于 D_2 手术优于 D_1 手术的结论完全建立在回顾性研究基础之上,研究结果不可避免地受分期偏倚的影响。从循证医学的角度来看,日本研究的证据强度显然不足,而备受西方学者的质疑。

在西方国家,比较 D_1、D_2 手术的一些小型前瞻性研究并不支持 D_2 手术优于 D_1 手术的观点,研究病例数相对不足,影响了这些研究的可信度。为此,在英国和荷兰开展了两项大型多中心前瞻性临床对照研究,以比较 D_2 和 D_1 手术的效果。两项研究均显示,D_2 手术组术后并发症率、手术死亡率显著高于 D_1 手术组,而术后 5 年生存率无显著差异。由于荷兰和英国的研究都存在以下两个缺陷:①参与研究的外科医生缺乏足够的 D_2 手术经验;②D_2 手术的死亡率过高影响了结果的判断。考虑到以上因素,这两项研究也不足以做出 D_1、D_2 手术孰优孰劣的结论。深入分析这两项研究结果发现 D_2 手术的一些优势:荷兰研究中 D_1 组术后复发率显著高于 D_2 组(41%与 29%);D_2 手术为 T1 期以上的患者带来 32%的生存优势。2004 年,英国 Edwards 报道的前瞻性研究认为 D_2 手术优于 D_1 手术。该研究中 118 例患者随机分为两组,分别接受 D_1 或保留脾、胰的改良 D_2 手术,手术并发症率和死亡率相同,D_2 组术后 5 年生存率显著高于 D_1 组(59%与 32%)。

虽然目前尚无有力的证据结束争论,目前比较一致的观点认为,东、西方之间存在的人种、体态与技术差异影响了治疗结果。综合 11 项队列研究的 Meta 分析结果,在有经验的中心 D_2 手术的死亡率为 3.9%,总的 5 年生存率为 57.3%,T_3 期的 5 年生存率为 35.3%,而在非专业中心即使是 D_1 手术也有较高的手术死亡率和较低的生存率。

随着围手术处理的进步、D_2 手术的进一步推广,其手术并发症和死亡率将会明显下降。来自中国、日本和韩国的经验均证明了这一点。根据日本全国性的调查,75%的患者接受 D_2 或 D3 手术,手术死亡率低于 1%。D_2 淋巴结清扫作为胃癌根治手术的标准术式目前已趋向共识,进展期胃癌根治术中原则上应常规施行 D_2 淋巴结清扫。有关 D_2 以上淋巴结清扫的价值争议已久。

(五)根治性手术

1.远端胃大部切除术

此种术式主要适用于胃窦癌和部分早期局限性胃体癌。切除范围包括远端 2/3～4/5 的胃及部分十二指肠,胃窦癌的 D2 根治术要求彻底清扫第一站淋巴结及第二站淋巴结。

2.近端胃大部切除术

适用于贲门、胃底和胃体上部(胃上 1/3 部位)的早期局限型癌或肿瘤,切除的范围包括贲门、食管下段及胃底部,清扫第一站淋巴结及第二站淋巴结。

3.全胃切除术

手术适应证为全胃癌、多发性胃癌、胃体癌浸润型、胃窦癌侵及胃体等,胃上部癌除局限型进展期胃癌直径23cm以内,无淋巴结转移或仅有胃上中部淋巴结转移可行近端胃切除术外,其余均应行全胃切除术。切除的范围包括贲门及幽门在内的全部胃。全胃切除术根据肿瘤占据的部位不同,淋巴结清扫范围亦有所区别,肿瘤位于胃近端且胃体中部未受累者,No.12a淋巴结可不做常规清扫,其余均应做第一站淋巴结及第二站淋巴结的清扫。

全胃切除术后消化道重建方式种类繁多,理想的重建方式应满足以下要求:①重建消化道接近正常生理通道,以保持胃肠道神经-内分泌的稳态;②代胃能有较好的储存功能,以避免无胃状态下食糜排空过快;③最大限度地减少碱性反流性食管炎等术后并发症的发生;④手术操作简便,容易推广。为此,发展了60多种全胃切除术后消化道重建方式,但没有一种手术能很好满足上述要求。目前以经典的Roux-en-Y食管空肠吻合(R-Y吻合)和间置空肠代胃术最为常用。R-Y吻合的优点是手术简便,术后反流性食管炎发生率低。缺点是旷置了十二指肠,术后生理功能改变较大,同时代胃的单腔空肠容量小,食后易饱胀,且排空较快,不利于消化吸收。鉴于此,天津医科大学肿瘤医院以郝希山教授为首的研究小组在大量研究基础上,于20世纪90年代创立了功能性间置空肠代胃的重建方法,其优点是保留了十二指肠通道,保证消化道伸进传导的连续性,术后食物仍流经十二指肠,使食糜与胆汁、胰液充分混合,有利于消化吸收,更符合生理。

4.联合脏器切除

联合脏器切除的目的包括:①整块切除病胃及受浸润的邻近脏器;②彻底清扫转移淋巴结。当肿瘤浸润食管下端、横结肠、肝左叶、胰腺、脾等邻近脏器,但无转移征象,患者全身情况允许时,一般均主张联合切除受累脏器。局部晚期癌或肿瘤根治性联合脏器切除不仅能切除肿瘤原发灶,消除出血、梗阻等并发症,而且能够延长患者生存期,提高治愈率。

5.胃癌复发的再手术

手术切除是治疗胃癌术后复发最有效的方法,胃癌根治术后一旦证实为吻合口或残胃复发即使侵及邻近脏器,只要有可能切除,也应积极进行手术治疗。姑息性手术后复发或伴有明显远处转移者一般不考虑再次手术。手术方式为根治性残胃全切除术,包括淋巴结清扫及联合脏器切除。姑息性切除不仅能缓解症状,也能延长生存期。Yoo报道一组残胃复发癌病例,根治切除组平均生存时间21.6个月,姑息切除组为11.6个月,短路手术组为8.5个月。因此尽管残胃复发癌的切除率很低,还是应该持积极态度,力争手术,尽可能切除复发病灶。对于其他部位的局限、孤立性复发亦应积极予以切除。

6.残胃癌的手术治疗

残胃癌的定义存在一定的争议,一般认为包括两个方面:狭义残胃癌和广义残胃癌。狭义残胃癌指因胃十二指肠良性疾病施行胃切除术若干年后残胃内又发生的癌,即传统意义上的残胃癌;广义残胃癌则不论初始疾病性质与手术方式,凡施行过部分或大部胃切除者若干年后残胃内发生的癌即为残胃癌。后一种定义逐渐被大多数人接受。以往认为与普通胃癌相比,残胃癌确诊时病期多较晚、切除率低、预后差。鉴于胃大部切除术后残胃容量通常较小,除少数位于原胃肠吻合口附近的早期残胃癌可施行远端胃切除外,通常需行残胃全切除术。与普通胃癌相比,残胃癌病期相对较晚,淋巴结转移率较高。由此可见,彻底的淋巴结清扫对于提高残胃癌根治率和术后生存率具有重要作用。

（六）姑息性手术

约有 20％的胃癌因局部广泛浸润、腹膜播散、远处转移而丧失了根治性手术的机会,只能做姑息性手术。姑息性手术包括姑息性胃切除术、胃空肠吻合术、胃造瘘术、空肠造瘘术等。姑息性转流手术很少能真正缓解症状。胃空肠吻合虽能缓解部分患者的幽门梗阻症状,但不能延长生存期,仅适用于身体状况允许的幽门梗阻患者。理论上胃造瘘能使流出道梗阻需要持续引流胃液的患者受益,空肠造瘘可以通过肠内途径补充水、电解质和营养物质。但是由于胃造瘘和空肠造瘘术有相当高的手术并发症发生率,既不能很好地缓解症状,也不能延长生存,临床上较少采用。

（七）化疗与新靶点药物治疗

胃癌化疗经历了三个阶段,第一阶段是以 5-氟尿嘧啶为基础的化疗方案,第二阶段是紫杉类药物、奥沙利铂、使用更方便的氟尿嘧啶衍生物加入治疗,第三阶段是探索新靶点药物联合化疗的效果。但迄今为止,胃癌内科治疗并无本质突破,疗效尚不理想。

1.新辅助化疗

对无远处转移的进展期胃癌可先行术前化疗以提高 R_0 切除率和 D_2 淋巴结清扫率,采用两药或三药联合化疗,不建议单药,通常选择 ECF(表柔比星＋顺铂＋5-氟尿嘧啶)及其改良方案,时限一般不超过 3 个月。治疗过程中应及时评估疗效,能够手术的不宜拖延。

2.辅助化疗

术前化疗有效者,建议延续原方案治疗或根据患者的耐受性酌情调整。术后ⅠB 期以上者均应考虑辅助化疗,标准的化疗方案缺乏,一般采用氟尿嘧啶类和铂类药物两药联合。根据日本的 ACTS-GC 研究结果,对于Ⅱ期和ⅢA 期患者,术后单药替吉奥化疗已足够,ⅢB 期及以上患者可能仍应联合化疗。三药联合方案并不能提高生存率。辅助化疗一般在术后 3～4 周开始,正常联合化疗在 6 个月内完成,单药化疗不宜超过 1 年。

3.转移性或不适合行放疗的局部晚期胃癌化疗

顺铂和 5-氟尿嘧啶为基础,随后应用的多西紫杉醇、奥沙利铂和伊立替康提高了治疗有效率。卡培他滨和替吉奥的出现在保证疗效的前提下还提高了治疗的安全性,可作为 5-氟尿嘧啶的替代。一线治疗首选两药联合或单药方案,三药方案如 DCF(多西紫杉醇、顺铂和 5-氟尿嘧啶)、ECF 及其改良方案虽能提高有效率,但亦增加了毒副反应发生率,只适用于身体状况良好者。两药方案有氟尿嘧啶类(5-氟尿嘧啶或卡培他滨或替吉奥)＋顺铂、氟尿嘧啶类(5-氟尿嘧啶或卡培他滨)＋奥沙利铂、5-氟尿嘧啶或替吉奥＋伊立替康、伊立替康＋顺铂、多西紫杉醇＋替吉奥或多西紫杉醇＋顺铂,其反应率为 20％～50％。5-氟尿嘧啶、卡培他滨、替吉奥、多西紫杉醇或紫杉醇单药方案主要用于老年或体力状况较差者,反应率为 15％～40％。二线治疗方案的选择取决于之前的治疗方案及体力状况,原则上尽可能选用一线治疗未用过的药物,如吉西他滨、脂质体阿霉素、丝裂霉素和依托泊苷等药物,但一般效果均不理想。

常用化疗方案如下:

(1)CF(顺铂＋5-氟尿嘧啶):5-氟尿嘧啶,1000mg/(m² · d),持续静滴 24 小时,d1～5;顺铂,100mg/m²,静滴,d1。每 4 周重复。

(2)DCF/TCF(多西紫杉醇＋顺铂＋5-氟尿嘧啶):多西紫杉醇,75mg/m²,静滴 1 小时,

d1;顺铂,75mg/m²,静滴 1～3 小时,d1;5-氟尿嘧啶,750mg/m²,持续静滴,d1～5。每 3 周重复。或者多西紫杉醇,85mg/m²,静滴 1 小时,d1;顺铂,75mg/m²,静滴 4 小时,d1;5-氟尿嘧啶,300mg/m²,持续静滴,d1～14。每 3 周重复,最多 8 个周期。

(3)ECF(表柔比星＋顺铂＋5-氟尿嘧啶):表柔比星,50mg/m²,静脉注射,d1;顺铂,60mg/m²,静滴,d1;5-氟尿嘧啶,200mg/(m²·d),持续静滴 24 小时,d1～21。每 3 周重复,围手术期术前、术后各 3 个周期。

(4)EOX(表柔比星＋奥沙利铂＋卡培他滨):表柔比星,50mg/m²,静脉注射,d1;奥沙利铂,130mg/m²,静滴 2 小时,d1;卡培他滨,625mg/m²,口服,bid,d1～14。每 3 周重复。

(5)FLO(奥沙利铂＋亚叶酸钙＋5-氟尿嘧啶):奥沙利铂,130mg/m²,静滴 2 小时,d1;亚叶酸钙,200mg/m²,静滴 2 小时(5-氟尿嘧啶前),d1;5-氟尿嘧啶,2600mg/m²,持续静滴 24 小时,d1。每 2 周重复。

(6)ILF(伊立替康＋亚叶酸钙＋5-氟尿嘧啶):伊立替康,80mg/m²,静滴 30～90 分钟,d1;亚叶酸钙,500mg/m²,静滴 1～2 小时,d1;5-氟尿嘧啶,2000mg/m²,静滴 22～24 小时,d1。每周 1 次,共 6 周,中间间隔 1～2 周。

(7)TP(多西紫杉醇＋顺铂):多西紫杉醇,70～85mg/m²,静滴,d1;顺铂,70～75mg/m²,静滴,d1。每 3 周重复。

(8)奥沙利铂＋卡培他滨:奥沙利铂,130mg/m²,静滴,d1;卡培他滨,1000mg/m²,口服,bid,d1～14。每 3 周重复。

(9)多西紫杉醇单药:多西紫杉醇,75～100mg/m²,静滴,d1。每 3 周重复。

(10)卡培他滨单药:卡培他滨,1000mg/(m²·d),连续口服 14 天,每 3 周重复。

(11)替吉奥＋顺铂:替吉奥,40～60mg*,口服,bid,d1～21;顺铂,60mg/m²,静滴,d8。每 5 周重复。

注:* 根据患者的体表面积,<1.2m² 时 40mg/次,1.25～1.5m² 时 50mg/次,>1.5m² 时 60mg/次。

或者替吉奥,25mg/m²,口服,bid,d1～21;顺铂,75mg/m²,静滴 2 小时,d1。每 4 周重复。

(13)替吉奥单药:替吉奥,50～80mg/(m²·d),连续口服 14～21 天,每 3～4 周重复。

(14)紫杉醇单药:紫杉醇,135～175mg/m²,静滴 3 小时,d1。每 3 周重复。

4.新靶点药物治疗

胃癌有一定的 HER-2 阳性表达率,肠型胃癌的阳性率更高,可作为治疗的新靶点。ToGA 研究显示,594 名胃癌患者随机接受顺铂＋5-氟尿嘧啶/卡培他滨化疗或联合曲妥珠单抗治疗,两组的治疗反应率分别为 35％和 47％,中位生存期分别为 11.1 个月和 13.5 个月,联合治疗组中最常见的不良反应为中性粒细胞减少、腹泻、疲劳、贫血、上呼吸道感染、发热、黏膜炎和味觉障碍,曲妥珠单抗组和单独化疗组出现左室射血分数降低的概率分别为 4.6％和 1.1％。基于此结果,NCCN 推荐对于不可手术的局部晚期、复发或转移性胃/胃食管结合部腺癌患者,如 HER-2 过表达(免疫组化检测结果 3＋或 FISH 检测结果＋),曲妥珠单抗联合化疗可作为一线治疗,但考虑到可能会增加心脏不良事件发生率,不建议与蒽环类药物联用。具体用法为:初始剂量 8mg/kg 静滴 90 分钟以上,此后 6mg/kg 静滴 30～90 分钟以上,每 3 周 1 次;或初始剂量 6mg/kg 静滴 90 分钟以上,此后 4mg/kg 静滴 30～90 分钟以上,每 2 周 1 次。

最佳疗程目前尚不明确,上述研究中是用药直至疾病进展或患者出现不可耐受的毒副反应。贝伐珠单抗、西妥昔单抗、拉帕替尼联合化疗及厄洛替尼单药治疗也有研究,但效果不甚理想。

(八)放疗

1.术前放疗

用于局部晚期胃癌患者,有研究显示单独放疗无法提高生存率,故一般均同步 5-氟尿嘧啶化疗。NCCN 指南推荐剂量为 $45\sim50.4Gy/25\sim28f$,国内多采用 $40Gy/20f$,放疗 $2\sim4$ 周后手术。

2.术中放疗

主要用于胃癌术中无法完全切除照射残留病灶,或原发灶已切除,肿瘤浸润浆膜面或伴有周围组织浸润、胃周围淋巴结转移者的预防性照射。其优点是可给予单次较大剂量的照射,而其周围的正常组织可得到较好的保护。照射剂量通常以 $10\sim30Gy$ 为宜。但多数研究显示术中放疗仅可以减少局部复发,对 5 年生存率无益,且有可能增加手术并发症发生率。术中放疗技术和设备要求均较高,操作复杂,尚未在国内普遍推广。

3.术后放疗

除未取得 R_0 切除者必须放疗外,对于 $T_{3\sim4}$ 或 N+ 的患者也建议行放疗以降低局部复发率,同步化疗可提高疗效。在 SWOG9008/INT-0116 研究中,胃或食管接结合部的ⅠB~Ⅳ期(M_0)腺癌患者随机接受单独手术(275 例)或手术联合放化疗(281 例),术后分期约 68% 的患者属 $T_{3\sim4}$,85% 的患者为 N+;联合治疗组术后接受 45Gy 的放疗并同步 5-氟尿嘧啶+四氢叶酸化疗,结果显示局部复发在联合化放疗组明显降低(19% vs 29%),中位生存期明显延长(36 个月 vs 27 个月),3 年无复发生存率(48% vs 31%)和总生存率(50% vs 41%)显著提高。但上述研究中也存在争议之处,即 90% 的患者仅接受了 D_0/D_1 根治术,故区域淋巴结复发率高。亚洲国家以 D_2 根治术为主,术后放疗是否会改善 D_2 根治术后患者的远期生存有争议。韩国开展的一项研究中,患者在 D_2 根治术后分别接受放、化疗或观察,结果治疗组中各期患者的 5 年生存率都高于观察组。另一项研究则显示有淋巴结转移和肿瘤侵犯超过胃壁肌层的患者有较高复发风险,对这类患者进行术后放、化疗仍有助于提高生存率。复旦大学附属肿瘤医院对胃癌患者 D_2 根治术后复发规律的分析亦显示吻合口、瘤床区和区域淋巴结复发的比例仍较高,且术后病理提示有区域淋巴结转移者更易复发。考虑到我国胃癌患者多数就诊时病期较晚,且并非所有医院都能熟练开展 D_2 根治术,对 $T_{3\sim4}$ 或 N+ 术后的患者还是应给予放、化疗。放疗剂量多为国外 $45\sim50.4Gy/25\sim28f$,国内认为以 $50Gy/25f$ 为宜,在术后 $2\sim4$ 周开始,当肿瘤有残留时,在术中银夹标记的前提下可酌情推量至 $50\sim60Gy$,NCCN 推荐同步氟尿嘧啶类药物化疗,尚没有证据表明其他药物或多药联合同步化疗优于氟尿嘧啶类药物。

4.姑息性放疗

当病灶引起梗阻、出血和(或)疼痛,骨转移、脑转移有相关症状和体征时,可考虑姑息(减症)放疗。

5.照射技术

建议使用三维适形放疗或调强适形放疗,注意事项有:①定位前 3 小时最好禁食,口服或静脉造影有助于 CT 定位和靶区勾画;②建议三野及以上的多野照射。放射性粒子植入治疗不推荐常规应用。

6.放疗靶区

除原发灶或术后瘤床区外,对于近端胃或胃食管接合部肿瘤,照射野应该包括远端食管3～5cm、左半横膈膜和邻近的胰体部,高危淋巴结区包括邻近的食管周围、胃周、胰腺上、腹腔干淋巴结和脾门淋巴结区;对于胃体肿瘤应包括胰体部和胃周、胰腺上、腹腔干、脾门、肝门和胰十二指肠淋巴结;对于远端肿瘤应包括胰头、十二指肠第一和第二段(术后则为十二指肠残端3～5cm)、胃周、胰腺上、腹腔干、肝门和胰十二指肠淋巴结。

胃与肠道、肝脏、肾脏等脏器邻近,而这些脏器的放疗耐受量又比较低,因此医生和患者往往对放疗的副反应心存顾虑,但多数研究显示胃癌放疗还是比较安全的。Ajani等报道了43名胃癌患者术前接受同步放化疗,Ⅲ度及以上的急性消化道反应发生率为41%,中位随访21.6个月后,只有1例患者发生了Ⅲ度的远期食管黏膜炎。在Kassam等的研究中,82例胃癌患者术后接受放、化疗,Ⅲ度及以上的消化道反应发生率为34%,中位随访22.8个月后有3名患者发生晚期吻合口狭窄,仅1名患者发生小肠梗阻。中位随访时间已长达10年的SWOG9008/INT-0116研究表明,放化疗期间Ⅲ度以上胃肠道反应发生率为33%,而相比于对照组,治疗组并没有观察到严重的远期放疗不良反应。上述研究中放疗剂量都为45Gy,患者较少发生肝肾功能损害,有10%～20%的患者因放疗的急性反应(包括血液学毒性)而终止治疗。近年来随着放疗技术和化疗期间止吐措施的改善,胃癌患者在放化疗期间消化道反应发生率及程度已进一步下降。复旦大学附属肿瘤医院报道了45名胃癌患者接受术后放、化疗(放疗45～55Gy,化疗为5-氟尿嘧啶或卡培他滨),Ⅰ～Ⅱ度和Ⅲ度胃肠道反应发生率分别为56%和16%,只有2人因无法耐受副反应而终止治疗(1人为术后肠粘连,1人为Ⅲ度胃肠道反应)。

除血液学毒性外,放疗期间最多见的副反应即放射性胃炎(有残胃者)和肠炎,通常在剂量为30～40Gy时最严重。急性期症状是非特异性的,表现为纳差、恶心、呕吐、腹痛、腹泻,可以给予止吐药、抑酸药、胃肠动力药和胃黏膜保护剂,并辅以抗生素和激素;药物治疗效果不理想的胃黏膜出血可考虑内镜下电凝止血;除非放疗剂量过高,一般较少发生胃溃疡;放疗引起的大出血或穿孔更少见,基本都是在肿瘤本身并发的癌性溃疡基础上,放疗后期病灶消退后被破坏的胃壁产生缺损所致;十二指肠和空肠较回肠更易发生放射性损伤,在慢性期可出现溃疡及进行性纤维化,甚至出现肠腔狭窄或肠梗阻而需手术治疗。

(九)免疫治疗

免疫治疗是指通过调整机体对肿瘤的免疫反应而产生抗肿瘤效果的治疗方法。目前,用于胃癌临床的免疫治疗主要有非特异性生物反应调节治疗和过继免疫治疗两大类。

1.非特异性生物反应调节治疗

非特异性生物反应调节治疗的药物也称为免疫增强剂,是一类通过调动机体内在的防御机制,提高体内免疫活性分子的浓度和(或)增强免疫活性细胞的功能,从而增加对肿瘤的非特异免疫能力的物质。免疫增强剂多与放、化疗联合应用,在胃癌治疗中疗效较为肯定的有OK-432、香菇多糖、PS-K、卡介苗、IL-2、干扰素、胸腺肽、肿瘤坏死因子(TNF)等。

2.过继免疫治疗

过继免疫治疗包括淋巴因子激活的杀伤细胞(LAK)、肿瘤浸润淋巴细胞(TIL)和细胞毒性 T 淋巴细胞(CTL)。LAK 细胞具有广谱杀伤肿瘤活性,在 IL-2 诱导下能显著杀伤人体多种肿瘤细胞。TIL 细胞是从肿瘤组织中分离的淋巴细胞,具有较强的肿瘤特异性和肿瘤部位靶向性,其抗肿瘤效应是 LAK 细胞的 50～100 倍。CTL 细胞是由淋巴细胞与肿瘤细胞混合培养产生,能自动寻找并特异性杀伤自身肿瘤细胞,因而具有更强的抗肿瘤活性。Tsunoda 等应用 CTL 过继免疫治疗进展期胃肠道肿瘤 38 例,完全缓解 6 例,部分缓解 18 例,疗效十分明显。上述过继免疫治疗应用于胃癌的治疗已有多年,但迄今有关过继免疫治疗疗效的报道较少,其远期疗效尚不明确。

九、护理

胃癌在我国发病趋势呈连年增加,手术是目前唯一可治愈胃癌的方法。随着手术治疗的不断进展,护理人员必须提高对患者病情的观察能力和分析能力,对每一位患者的围术期做到主动、有序、规范的护理,是保证患者安全度过围术期的关键。

(一)术前护理

1.心理护理

胃癌术前的患者面对被诊断为癌症,即将进行手术、化疗等治疗的不确定感,极易产生恐惧、焦虑、抑郁等心理障碍,必要的心理干预能有效减轻胃癌患者焦虑、抑郁等不良情绪。①同患者建立良好的关系,详细向患者介绍病情,利用交谈与观察多角度、多层面了解、评估患者的病情及心理状态,找到患者心理问题的关键点,指导患者正确认识疾病,树立战胜疾病的信心;②介绍治疗成功的病例,有针对性地鼓励和引导患者积极面对,鼓励患者宣泄并帮助其认识负性情绪,逐步改变其不良认知;③取得家属的配合,向患者家属讲解疾病的发病机制及预后,使家属了解心理因素对疾病的重要影响,多给患者以积极的信息和支持,解除患者的不良情绪,使患者在愉快、平和的心理状态下接受治疗,以达到促进康复的目的;④加强心理健康教育,通过发放心理知识手册、举办集体讲座等形式,使患者学会日常的心理保健、自我调整,配合治疗,提高预后效果。

2.改善营养状况

胃癌患者尤其伴有幽门梗阻和出血者,术前可由于食欲减退、消耗增加、恶心呕吐等导致营养欠佳。主要表现为体重降低、低蛋白血症、贫血等。所以在患者入院时,必须科学地评估患者的营养状况,以及患者是否伴有糖尿病、高血压等疾病,为患者制定合理的食谱,并指导患者遵照执行。

一般患者营养状况良好,无进食障碍者可进清淡易消化的高蛋白、高热量饮食(如口服肠内营养制剂);对于营养失调甚至完全不能进食者,应及早遵医嘱静脉补充营养物质,纠正水、电解质的紊乱;对于胃癌伴急性或慢性失血等原因造成贫血者,应及时纠正患者的贫血状况,必要时输红细胞或全血;对于幽门梗阻且伴有胃潴留的患者,除了遵医嘱行胃肠外营养外,还应给予留置胃管行胃肠减压,清除胃内容物,术前 3 日开始给予温生理盐水洗胃,以保证手术的顺利进行。

3.呼吸道管理

肺部并发症是腹部手术后最常见的并发症,有资料显示上腹部手术后肺部并发症的发生率为 17%～76%。胃癌手术后肺部并发症明显高于其他腹部手术,所以术前做好呼吸道管理越来越受到重视。

(1)首先入院时对患者做好全身状况及生活习惯的评估,对吸烟者告知吸烟对疾病的危害及吸烟对术后康复的影响,劝其戒烟。并向患者讲解预防感冒,减少呼吸道感染的重要性。

(2)对于术前有肺部疾病,或合并肺功能受损的患者遵医嘱给予雾化吸入,并给予蛋白溶解药、支气管扩张药等药物进行治疗。

(3)呼吸功能锻炼,采取束腹胸式深呼吸训练方法,具体操作为使用腹带绑住患者腹部,松紧适宜,以制造术后生理状态,进行呼吸功能锻炼。同时训练患者学会双手保护切口以减轻咳嗽引起的疼痛。嘱患者反复练习,直至掌握以保证手术后做到有效的排痰以预防肺部并发症。

4.术前准备

贫血患者血红蛋白<70～80g/L 时可遵医嘱予以输血,以提高手术的耐受性;伴幽门梗阻者术前 3 天应以 3%高渗盐水洗胃,以减轻局部水肿。一般不常规肠道准备,可于术前一日服用缓泻剂清洁肠道。术日晨禁食 12 小时,禁饮 4 小时,术前 30 分钟留置胃管、营养管,遵医嘱静脉滴注预防性抗生素。

(二)手术后护理

1.一般护理

(1)生命体征的监测:持续心电监护,观察体温、脉搏、呼吸、血压和血氧饱和度的变化。保持呼吸道通畅,有效吸氧,使血氧饱和度最低保持在 90%以上。术后每 30 分钟测量生命体征一次,平稳后改为 1～2 小时一次。术后 2 天内,出现低热,属于"外科手术热",它是腹腔内少量渗液通过腹膜吸收后出现的一过性发热,但如果持续发热,甚至超过 38.5℃,应及时报告医生,明确是切口感染、肺部感染还是吻合口瘘等引起,及时进行处理。对年老、体弱、有心脏病史的患者,尤其加强心电图的观察,发现心房颤动、期前收缩、心率加快、心律失常时,应立即报告医生进行有效处理;对血压不稳定的患者,除了及时报告医生遵医嘱用药外,还应注意用药后效果,要严格根据血压来调节多巴胺或硝酸甘油等药物的滴速。对麻醉未清醒躁动的患者可用约束带保护性约束,防止意外受伤。

(2)患者体位:全身麻醉未清醒者取平卧位,头偏向一侧,麻醉清醒、生命体征平稳后取半卧位,以减轻腹壁张力,减轻伤口疼痛,利于正常呼吸和血液循环。术后 6 小时始协助患者活动下肢,做屈伸运动,4～6 次/天,每次 2～3 分钟,也可用间歇充气压力泵增加下肢的血液循环,预防下肢静脉血栓的发生。生命体征稳定的患者,术后及早下床活动,活动时间根据患者情况而定,早期活动可促进肠蠕动恢复,防止腹胀、便秘及肠粘连,有利于患者的康复。

(3)疼痛护理:术后患者常有不同程度的疼痛,以术后当天疼痛最为剧烈,24～48 小时疼痛会逐渐减轻。因为疼痛与伤口的大小、伤口的部位、体位和情绪及应用止痛泵等因素有关,所以控制疼痛的措施应包括取合适的体位、药物止痛和减轻焦虑,对执行的各种处理和操作要向患者进行解释,教导患者自我处理疼痛的方法等来缓解疼痛。

(4)保持胃管通畅,根据快速康复外科的理念,护士应认真评估患者的手术情况,尽量早期拔除胃管;对于需保留胃管的患者,应保持胃管的通畅,给予合理的胃肠减压(通常给予自然引流即可,对于引流量较多的患者给予负压引流),预防吻合口水肿及吻合口瘘。保持胃管通畅,用生理盐水定时冲洗胃管,2 次/天,每次不得超过 20mL,并相应抽出。冲洗胃管时避免压力过大、冲洗液过多,以免引起吻合口出血。注意胃液颜色、性质及量,详细记录,如有鲜红色血性液体流出应及时报告医生,胃管要固定牢固,防止滑出脱落。

(5)保留腹腔引流管通畅:腹腔引流的目的是引流腹腔内渗血、渗液,避免腹腔内液体积聚致继发感染和脓肿形成。护理时注意:麻醉清醒、血压平稳后,协助患者取半卧位,有利于腹腔引流;妥善固定引流管,避免引流管脱落;避免引流管受压、扭曲和折叠,确保有效自然引流或负压吸引,防止引流管堵塞;认真观察并记录引流液的量、颜色和性质;严格无菌操作,每日更换引流袋,防止感染。若术后数日腹腔引流液变浑浊并带有异味,同时伴有腹痛和体温升高,白细胞升高,应疑为腹腔内感染,需及时通知医生并配合给予引流液细菌培养及抗感染治疗等措施。

2.预防感染

(1)防治肺部感染:由于患者术前可能伴有慢性肺部疾病、肺功能减退等,手术可引起呼吸容量减少、呼吸增快变浅,再加上气管插管对呼吸道的刺激、术后患者由于惧怕切口疼痛而不敢咳嗽,均易导致肺部并发症的发生。术后第 1～2 天开始每日定时协助患者翻身、叩背,指导患者咳嗽、咳痰。如痰液浓稠不易咳出,应遵医嘱应用化痰药以促使痰液的排出。同时做好口腔护理,保持口腔清洁卫生,减少口腔内细菌的生长繁殖,以预防肺部并发症。

(2)预防腹腔感染:胃癌根治术创面大,渗出多,如果引流不通畅,腹腔积液量较多时可引起腹腔积液感染,妥善固定腹腔引流管并注意保持通畅,确保有效自然引流或负压吸引;密切观察并记录引流液的量、颜色和性质;每日更换引流袋并严格无菌操作,防止感染。

(3)预防导管的相关血流感染:因手术后几乎所有患者均需留置深静脉导管给予静脉高营养,加之肿瘤患者免疫力低和手术创伤,极易造成相关血流感染,因此护士在使用导管时应严格执行操作规程,预防感染。

(4)预防尿路感染:胃癌手术时间一般较长,术中为监测尿量需留置尿管。对留置导尿管的患者应注意观察排尿情况,每日清洁、消毒尿道口 1～2 次,操作时严格遵循无菌操作原则。术后尽早训练膀胱功能,在膀胱功能恢复的情况下尽早拔除尿管,防止尿路感染的发生。

3.合理的营养支持

(1)肠外营养支持:因胃肠减压期间引流出大量含有各种电解质如钾、钠、氯、碳酸盐等的胃肠液,加之患者禁食,易造成水、电解质和酸碱失衡和营养缺乏。因此术后需及时输液补充患者所需的水、电解质和营养物质,或静脉输入 TPN,以改善患者的营养状况,促进切口的愈合。同时应详细记录 24 小时出、入液量,为合理输液提供依据。

(2)早期肠内营养支持:根据患者的个体状况,合理制订营养支持方案。对术中放置空肠喂养管的胃癌根治术患者,术后早期经喂养管,实施肠内营养支持,对改善患者的全身营养状况、维护肠道屏障结构和功能、促进肠功能早期恢复、增强机体的免疫功能、促进伤口和肠吻合口的愈合等都有益处。护理时应注意:①喂养管的护理:妥善固定喂养管,防止滑脱、移动、扭曲、受压；保持喂养管的通畅，防止营养液的沉积堵塞导管，每次输入营养液前后用生理盐水或温开水 20～30mL 冲管，肠内营养输注过程中每 4 小时冲管一次。②控制输入营养液的温度、浓度和速度，营养液温度以接近体温为宜，温度偏低会刺激肠道引起肠痉挛，导致腹痛、腹泻；温度过高可灼伤肠道黏膜，甚至引起溃疡或出血；营养液浓度过高易诱发倾倒综合征。③观察有无恶心、呕吐、腹泻、腹胀、腹痛和水电解质紊乱等并发症的发生。

(3)饮食护理：胃癌手术对胃肠道造成了较大的创伤，消化道的重建改变了原有食物储存、走行的通道，胃肠道生理功能受到较大的影响，因此饮食护理是胃癌术后一项极为重要的护理内容。有效的饮食护理可为胃癌术后患者增加营养，提高患者机体免疫力，利于患者康复，提高患者的生活质量。术后 4～6 天肠蠕动基本恢复，吻合口基本吻合，如患者无腹痛、腹胀，肛门已排气，可拔除胃管给予患者饮水、进食流质，流质饮食以米汤、藕粉为宜；如无不适，3 天后可改为半流质饮食，如稀饭、面汤等，之后逐渐过渡到普通饮食，进普通饮食时，应少食产气食物，忌生、冷、硬和刺激性食物。注意少量多餐，开始时每日 5～6 餐，以后逐渐减少进餐次数并增加每次进餐量，逐步恢复正常饮食。全胃切除术后，肠管代胃容量较小，饮食过渡应更加缓慢，开始全流质饮食时宜少量、清淡；每次饮食后需观察患者有无腹部不适，以便随时协助患者调整饮食计划。

4.术后常见并发症的观察及护理

(1)术后出血：胃大部分切除术后，可有少许暗红色或咖啡色胃液自胃管抽出，一般 24 小时内不超过 300mL，且颜色逐渐变浅变清。若术后短期内从胃管不断引流出新鲜血液，24 小时后仍未停止，甚至出现呕血和黑便，则系术后出血。发生在术后 24 小时以内的出血，多属术中止血不确切；术后 4～6 天发生的出血，常为吻合口黏膜坏死脱落所致；术后 10～20 天发生的出血，与吻合口缝线处感染、腐蚀出血有关。患者手术后也可表现为腹腔出血，可见腹腔引流管引出新鲜血性液。出血后的临床表现与出血量的多少密切相关，出血较少时，患者生命体征及实验室检查常没有较大的改变，通过静脉输注止血药物、生长抑素等可有效止血；出血量多且伴有生命体征的改变，心率增快大于 120 次/分，收缩压低于 90mmHg，中心静脉压低于 5cmH_2O，甚至伴有面色苍白、四肢湿冷、烦躁不安或神志不清，此时，则已达到休克状态，需立即进行抢救。术后一旦出现出血先兆，应立即通知医生，建立静脉通道并确保畅通，必要时可双路或三路输入。遵医嘱及时补充血容量纠正水电解质酸碱失衡，及时输血，准确及时使用止血药及血管活性药物。嘱患者禁食，如果判定为胃出血，应行胃肠减压，可从胃管注入冰生理盐水。若经非手术疗法止血无效时，应积极配合医生完善术前准备。由于术后再出血往往容易造成患者恐慌，护士首先应保持镇静，同时安慰、鼓励患者，讲解配合治疗的方法和注意事项，尽量提高患者的认知和行为能力，稳定患者情绪，促使患者积极配合治疗。

(2)吻合口瘘/十二指肠残端破裂：吻合口瘘、十二指肠残端破裂，均是胃癌手术后早期最严重的并发症之一。其原因与以下因素相关：①术前营养状态欠佳；②手术操作缺陷；③吻合口张力过大，血运不佳；④吻合口周围引流不畅合并感染；⑤术后进食过早使无临床症状的微小渗漏发展扩大。通常发生于术后 1 周左右，其表现为上腹忽然剧烈疼痛及腹膜刺激征、高热、白细胞计数增加；自引流管排出胆汁样液体、混浊脓性液或混有肠液的恶臭浓稠液。护士应遵医嘱给予合理的抗感染治疗,对高热的患者给予物理或化学降温,严密观察引流液的性质与量,定时挤压引流管以保持引流管的通畅。尽量为患者取斜坡位(15°~30°)或半卧位,利于呼吸和引流。禁食水,胃肠减压,遵医嘱予以合理的营养支持,局部瘘口因肠液的侵蚀易致皮炎、过敏,应及时清理并保持清洁干燥,可用氧化锌软膏涂抹或使用保护贴、保护粉等保护瘘口周围皮肤防止皮肤破损。

(3)吻合口梗阻:分为机械性梗阻和胃吻合口排空障碍两种。

①机械性梗阻:表现为进食后上腹饱胀,呕吐,呕吐物为食物,不含胆汁,X线吞钡检查可见钡剂完全停留在胃内,需再次手术解除梗阻。

②胃吻合口排空障碍:多因自主神经功能紊乱而使残胃处于无张力状态。临床较多见,在术后 7~10 天后,已服流质情况良好的患者,在改进半流食或后突然发生呕吐,经禁食后轻者 3~4 天自愈,严重者呕吐频繁,可持续 20~30 天,应禁食、胃肠减压、输液、输血和 TPN 等治疗。5‰高渗温盐水洗胃,有助于吻合口水肿的消退。

(4)胃瘫:术后胃瘫综合征是一种比较严重的并发症,发病机制不清,目前认为与胃去神经化、消化道的重建、手术创伤、麻醉及镇痛、手术前基础疾病、术后进食、精神神经因素、胃肠激素的分泌及其功能的改变等多种因素有关。一般多发生在手术后 6~8 天开始进流质饮食后,或术后 10~12 天进半流质饮食后。发生胃瘫应给予禁食、持续有效地胃肠减压。保持胃管通畅,准确记录引流液的颜色、性质及量。待患者胃管引流液逐渐减少,经残胃造影证实胃蠕动功能好转,残胃功能恢复后,可带管进食少量流质饮食 2~3 天,观察患者无上腹部饱胀感、恶心、呕吐等症状后,方可拔除胃管。由于需长期禁食、胃肠减压,大量消化液丢失加上手术对机体的创伤,使机体对能量、蛋白质、水分及无机盐的需求明显增加,患者处于高代谢状态,营养支持不当可迅速出现酸碱平衡紊乱及重要脏器功能障碍,因此应 24 小时持续输注营养液,以纠正营养不良。同时加强心理护理,因本病是术后难以预料的一种并发症,且病程较长,患者及其家属易出现焦虑及恐惧情绪,甚至会对医护人员产生怀疑和责备。因此医护人员应向患者及其家属解释本病的特点,介绍治疗的目的、方法及注意事项,以取得患者的积极配合,使患者早日恢复健康。

(5)倾倒综合征:远端胃切除术后,由于幽门被切除,未消化的高渗性食物快速、大量进入小肠内,引起血管内细胞外液向肠管内移动,致使上端小肠扩张伸展。小肠黏膜内的嗜铬细胞向血中释放 5-羟色胺与其他体液因素和消化道激素等共同作用而出现一系列症状。多发生在进食后半小时内,患者循环系统症状主要表现为心悸、心动过速、出汗、全身无力、面色苍白和头晕等;胃肠道症状主要表现有腹部绞痛、腹胀、腹泻、恶心、呕吐等。出现上述情况后立即协助患者卧床休息 10~20 分钟后可自行缓解。护士应指导患者少食多餐,尽量摄取高蛋白、高脂肪、低糖食物,减少液体成分,以稠、固体食物为主。进餐后平卧 10~20 分钟,多数患者经饮食调整后,症状可以减轻或消失。

5.心理支持

胃癌的手术可导致患者生理及心理上产生较强烈的应激反应,尤其术后出现严重并发症、住院时间长、社会支持系统不良时,患者常常出现各种负性情绪状态,包括焦虑、抑郁、孤独等,其中严重的焦虑可表现为长吁短叹、愁眉不展、烦躁不安、失眠等,孤独、抑郁可表现为疲劳、不愿与人交流等。因此护理人员应做好病房的管理,为患者创造一个安静、优美的住院环境,在建立良好护患关系的基础上,评估患者的心理状况,积极同患者沟通,主动为患者提供关心及帮助,多应用倾听的技巧,即同感、理解、真诚、接纳、尊重患者,鼓励其表达自己的主观感受,并教给其放松的方式,如深呼吸、放松训练等;术后尽量让患者自理,增加其自我效能感,对患者微小的进步进行鼓励,以增加患者的自信。同时鼓励家属为患者提供更多的支持,增强其战胜疾病的信心,还可鼓励病室内患者之间的沟通与交流,消除患者住院期间的孤独和寂寞感。

6.健康教育

(1)合理饮食:养成定时、定量、细嚼慢咽的饮食卫生习惯,多食蔬菜及水果,少时过冷、过烫、过辣及油煎炸食物,同时应注意:①少食多餐:胃大部切除的患者宜少食多餐,每天进餐6~7次,定时进餐可以使胃内不空不充,也可以逐步适应残胃的消化功能,少食多餐是胃癌切除术后患者的重要饮食原则。②干稀分食:为使食物在胃内停留时间延长,进食时只吃较干食物,不喝水,可以在进餐30分钟以后喝水,从而避免食物被快速冲入小肠,引起早期倾倒综合征,促进食物进一步吸收。③限制碳水化合物摄入,预防晚期倾倒综合征的发生。④逐步增加进食量和食物种类,患者应从术后的流食、半流食逐步转为普通饮食,并根据患者的饮食习惯增加花样,提高患者的食欲,有助于患者的康复。⑤远端胃切术后患者进食后30分钟内应采取平卧位,以免食物快速进入小肠内,引起早期倾倒综合征,近端胃切除术后的患者,进食后30分钟内应采取半坐卧位,以减轻食物的反流。

(2)告知患者切勿酗酒、吸烟,注意养成劳逸结合、行为规律的健康生活方式。调整自我情绪,保持乐观进取的心境,积极参与社会活动,提高生活质量。

(3)胃癌手术后化疗患者应注意饮食,定期门诊随访检查血象、肝功能等,并注意预防感染。

(4)指导患者定期随诊,病史、体检、血常规、生化检查、肿瘤标志物等检查每3个月一次,共两年;以后每6个月一次,共3年。CT和(或)超声检查每6个月一次,并应于第1、3、5年行胃镜钡餐造影、PET等检查。

第六节 结直肠癌

一、概述

结直肠癌是世界男性第3位、女性第2位高发的恶性肿瘤。根据WHO报道,2012年全球男性结直肠癌新发病例为746 000例,占所有恶性肿瘤的10%;女性结直肠癌新发病例为614 000例,占所有恶性肿瘤的9.2%。在2012年诊断的全球1 361 000例结直肠癌中,中国结直肠癌的新发病例数达到253 000例,占全球结直肠癌新发病例的18.6%。作为全球结直肠癌每年新发病例最多的国家,开展积极的肿瘤防治,对降低中国结直肠癌的发病率和死亡率具有重要的意义。

迄今为止,外科手术仍然是结直肠肿瘤的主要治疗手段,术后辅助放、化疗能降低肿瘤局部复发风险。腹腔镜的临床应用也为结直肠癌的治疗提供了令人鼓舞的崭新手段。临床多学科综合治疗团队(MST)的出现,使结直肠癌在治疗理念方面发生了巨大的变化。MST 包括肿瘤外科、肿瘤内科、医学影像科、内镜科、病理科、放疗科、介入科、心理治疗科、造口治疗师及专科护士等多个工作团队,共同为结直肠癌患者提供最优化的治疗方案,提高治疗效果。

二、病因与预防

(一)病因

从流行病学的观点看,结直肠癌的发病与社会环境、生活方式(尤其是饮食习惯、缺乏体力活动)、遗传因素有关。年龄、结直肠息肉史、溃疡性结肠炎及胆囊切除史也是结直肠癌的高危因素。

1.饮食因素

尽管肿瘤受遗传因素影响,但 80%的肿瘤都与包括饮食在内的环境因素有关。合理的饮食习惯可以预防一定比例的癌症。流行病学调查与实验研究证实,饮食类型与营养习惯是对结直肠癌起决定性作用的重要因素。在西方人中,大约 50%的结直肠癌的发病可能与饮食因素有关。

大量研究表明,结肠癌的发病率与脂肪和红肉的消费,尤其是加工过的肉类和饱和动物脂肪有明显的相关性。大多数已发表的研究显示,大量摄入蔬菜(包括生的、绿色的和十字科植物蔬菜)和水果(特别是柠檬、葡萄、浆果类等)与结直肠癌的低危险性有关,或认为蔬菜和水果在结直肠癌发生过程中起保护剂作用。现在的研究认为,结直肠癌的发病率与总蛋白,尤其是动物蛋白呈正相关,与植物蛋白呈负相关。一些动物实验也发现大豆可以降低罹患结直肠癌的危险。而饮食中的其他营养素包括维生素 A、C、D 和钙等也是有益的因素。

2.肥胖、体力活动少与能量摄入过多

长年久坐办公室而很少从事体力活动是罹患结直肠癌的一个危险因素,而体力活动可以降低结直肠癌的危险性,是最重要的保护因素之一。体重指数(BMI)与结肠癌,尤其是男性结肠癌的危险性升高有关。流行病学证据显示,过量饮食也与结肠癌危险性升高有关,有研究结果显示能量摄入与结肠癌危险性呈正相关。

3.遗传因素

有结直肠癌家族史的人比一般人群罹患结直肠癌的危险性高,一级亲属患结直肠癌的人罹患该病的危险性比一般人群高 2 倍,而且患病年龄明显提前。家族遗传因素引发的结直肠癌在全部结直肠癌病例中占 10%~20%,这类结直肠癌具有常染色体显性遗传特性。遗传性结直肠癌大致分为息肉性(多发息肉)和非息肉性两类。这些遗传家系主要为家族性腺瘤性息肉病(FAP)、Gardner 综合征家系和遗传性非息肉性结肠癌(HNPCC)综合征家系。除了这些家系以外,还有部分散发性结直肠癌具有遗传背景。

4.疾病因素

结直肠息肉史、慢性结肠炎性疾病及胆囊切除史等也与结直肠癌的发生有关。慢性结直肠炎症,如溃疡性结肠炎患者发生肠癌的概率高于一般人群,炎症在增生性病变过程中,常伴有慢性溃疡或形成炎性息肉等,进而发生癌变。据统计,有结肠息肉的患者,其结肠癌发病率是无结肠息肉患者的 5 倍。故结直肠慢性炎性疾病(溃疡性结肠炎、克罗恩病)、胆囊切除术、结直肠息肉史、个人肿瘤史(如女性生殖系统癌症史)、感染和糖尿病均与结直肠癌发病相关。

5.其他因素

其他如吸烟、饮酒、石棉的职业暴露和放射线损害等均被证实增加了罹患结直肠癌的危险性。

(二)预防

虽然结直肠癌有一定的遗传倾向,但绝大多数散发性的结直肠癌与环境因素,特别是饮食因素密切相关,可采取相应的措施进行预防。

1.饮食因素

少吃煎烤后的棕色肉类,有助于减少结直肠癌的发生。纤维素能够增加粪便量,稀释结肠内的致癌剂,吸附胆汁酸盐,从而能减少结直肠癌的发生。因此在平时的饮食中,应该尽量多摄入蔬菜、水果、纤维素,合理饮食,减少结直肠癌的发生。膳食中的大蒜、洋葱、韭菜、葱、葡萄、草莓、苹果、胡萝卜、西瓜等都被认为是能够抑制抗原突变,具有抗癌作用的抗致癌原。研究表明,大蒜是具有最强保护作用而使人们免于罹患远端结肠癌的蔬菜。

2.生活方式的改变

肥胖尤其是腹型肥胖是独立的结直肠癌的危险因素,体力活动过少也是结直肠癌的危险因素。体力活动可以影响结肠的动力,刺激结肠蠕动,减少杂乱的非推进性节段活动,有利于粪便的排出,从而达到预防结直肠癌的作用。吸烟和饮酒是结直肠腺瘤的危险因素已经得到证实。酒精摄入量与结直肠癌的发生呈现正相关,酒精也是结直肠腺瘤的危险因素,减少酒精摄入量有利于预防结直肠癌。激素或生殖因素有可能影响结直肠癌的发生,美国有研究表明,未生育女性结直肠癌发病率高于生育女性。

3.药物因素

许多流行病学研究显示,长期服用阿司匹林及非甾体类抗炎药(NSAIDs)者,结直肠癌发病率降低。每个月服用 10~15 次小剂量阿司匹林,可以使结直肠癌的相对危险度下降 40%~50%。但应用于高危个体尚未付诸实践。

4.治疗癌前病变

结直肠腺瘤、溃疡性结肠炎患者,结直肠癌发病率明显增加。通过普查和随访,尽早切除腺瘤,治疗结肠炎,可降低结直肠癌的发病率、死亡率。尤其是对于有家族史者,通过遗传学检查,筛查出高危人群,进行结肠镜检查,是结直肠癌预防工作的重要方面。

(三)筛查

1.一般危险人群的普查

早期结直肠癌症状隐匿,或仅有腹痛、腹泻、便血、排便习惯改变等常见的肠道症状。患者本人以及临床医生容易受经验思维的影响,而将其误诊为菌痢、肠炎、痔疮等。因此应该对出现的肠道症状予以重视,临床医生思维要全面,减少漏诊、误诊的发生。此外,对于原因不明的贫血患者,亦应建议做钡灌肠或纤维结肠镜检查,排除结直肠癌的可能。

结直肠癌的一般危险人群,通常是指由无症状也没有结直肠癌高危因素个体组成的自然人群。既往研究显示,相对欧美等国家,亚洲、非洲等发病率较低的国家结直肠癌发病年龄明显提前,其平均发病年龄在 50 岁以下。同时,根据 2009 年全国肿瘤登记的数据显示,国内应该将结直肠癌普查年龄确定在 50 岁以上。

使用粪隐血试验作为结直肠癌的普查手段对无症状的一般危险人群进行普查,可明显提高早期结直肠癌的检出率,并且经济、有效、操作简便,具有良好的效价比。但由于化学法粪隐血试验假阳性率较高,许多国家都采用对粪隐血试验阳性者再行免疫法检测(即序贯隐血试验),结果阳性者行乙状结肠镜或全结肠镜检查。结肠镜检查不仅可以发现早期结直肠癌,而且利用结肠镜切除普查发现的结直肠腺瘤可明显降低结直肠癌的发病率。使用上述方法可能有 20% 左右的结直肠癌被漏诊。

世界卫生组织的一项普查意见为:鼓励 50 岁以上的一般危险人群,从 50 岁起每年进行一次粪隐血试验,并行硬式乙状镜检查,或每 3～5 年做一次纤维乙状镜检查,一旦粪隐血试验阳性,则应进行全结肠镜检查或乙状结肠镜加钡灌肠检查。结直肠癌患者的亲属应从 35～40 岁开始进行筛查,腺瘤患者亲属的普查应视腺瘤的大小和异型性而定。

2.高危人群的普查

结直肠癌的高危人群,通常认为包括:①本人患过结直肠癌或结直肠腺瘤;②本人患过女性生殖系统肿瘤,特别是接受过盆腔放疗者;③胆囊切除术后的患者;④本人患过重症溃疡性结肠炎,10 年以上未愈者;⑤直系亲属中 2 人以上或 1 人 50 岁以前患过结直肠癌;⑥疑本人属于家族性腺瘤性息肉病的家族成员;⑦疑本人属于遗传性非息肉性结肠癌家族成员。严格地说,上述前四种情况应属于监视随访的对象,而不是普查对象,对于后三种情况,则应视为高危人群进行普查。高危人群结直肠癌发病率比一般危险人群高 2～6 倍,并且其危险度随着亲属中结直肠癌患者数的增加而增加。因此,有必要对高危人群采用敏感性、特异性更强的方案进行普查。

目前对高危人群筛查方法如下:第 1 代或 2、3 代血缘亲属中有一个结直肠癌或结直肠腺瘤患者,应从 40 岁起每年进行一次粪隐血试验检查,每 3～5 年进行一次乙状结肠镜检查;如果有 2 个或有 1 个 50 岁以下的第 1 代血缘亲属患有结直肠癌,应直接进行结肠镜检查,并从 35 岁开始,每 5 年重复一次;如果有 3 个以上血缘亲属患结直肠癌,并且其中之一是另外 2 个的第 1 代直系亲属,则应高度怀疑该个体属于 FAP 或 HNPCC 家族成员,应对其进行教育性咨询,并调查其家族遗传特征,进行遗传学检查。结果阴性者,可初步排除遗传性癌综合征;结果阳性者,应立即进行结肠镜检查。

总之,通过普查早期诊断结直肠癌及癌前病变,可以提高结直肠癌的治疗效果,降低结直肠癌的发病率和死亡率。但是要寻找一种适用于各类型人群的普查方案是比较困难的,各国应从本国实际情况出发,探索出更适合的普查方案。

三、生理解剖

（一）结肠的解剖

结肠从回肠末端至直肠长1～1.5m，分为盲肠、升结肠、横结肠、降结肠和乙状结肠五部分。肠腔的内径由近端到远端逐渐变细，盲肠最粗，其内径为7～8cm，乙状结肠仅为2～5cm，临床上降结肠、乙状结肠肿瘤多表现为梗阻症状。结肠壁分为黏膜层、黏膜下层、肌层和浆膜层。其中，肌层分为内部的环形肌和外部的纵形肌。结肠有三个结构特征：结肠带、结肠袋和肠脂垂。结肠袋是结肠带之间的肠壁外凸，它们是由结肠带相对较短造成的。结肠袋被肠壁半月形皱襞分隔。肠脂垂是从浆膜表面突出的脂肪附件。升结肠、降结肠及结肠肝、脾曲位于腹膜后；而盲肠、横结肠和乙状结肠游离于腹腔。大网膜附着于横结肠的前上缘。

1.动脉供应

肠系膜上动脉起源于胰腺上缘第1腰椎水平的腹主动脉。在胰腺后下降，从十二指肠第3段前方通过。从主干右侧发出回结肠、右结肠和结肠中分支，供应盲肠、阑尾、升结肠和大部分横结肠血运。右结肠动脉的走行变异较多，可从回结肠发出或缺如。

肠系膜下动脉起源于腹主动脉左前方，在腹主动脉分叉上方3～4cm处向左下方进入盆腔。肠系膜下动脉在腹腔内分成左结肠动脉和2～6支乙状结肠动脉，越过左髂总动脉后移行为直肠上动脉。

肠系膜上、下动脉在结肠脾曲形成侧支循环。各结肠动脉经边缘动脉血管连接在一起。边缘动脉沿结肠系膜边缘走行直接营养整个结肠。Riolan弓是一条连接结肠中和左结肠动脉的交通支。其位置靠近结肠系膜根部，蜿蜒曲折，正常时不经常开放。而肠系膜上、下动脉中一支出现梗阻时，此动脉弓会明显增粗显见。由于良好的侧支循环，在结肠手术中根部结扎肠系膜下动脉时，一般不会影响降结肠、乙状结肠残端的血液供应。

2.静脉回流

除了肠系膜下静脉，结肠静脉回流基本和相应动脉伴行。肠系膜下静脉走行和结肠左动脉升支毗邻，向上于屈氏韧带右侧进入胰腺，最终汇入脾静脉。降结肠、乙状结肠和直肠上段的血液通过肠系膜下静脉进入门静脉。盲肠、升结肠和横结肠的血液汇入肠系膜上静脉。肠系膜上静脉和脾静脉汇合形成门静脉。

3.淋巴回流

来自结肠的淋巴回流分布和营养血管基本一致。结肠淋巴结分为四组：结肠上、结肠旁、中间淋巴结（结肠血管旁）和主淋巴结（肠系膜上、下血管根部）。淋巴液最后通过主动脉旁淋巴通道进入乳糜池。

4.神经支配

结肠由肠系膜上、下神经丛支配，该丛分别盘绕着肠系膜上、下血管，它们所含的交感神经纤维来自腰交感神经节，分布于全部结肠。迷走神经纤维仅分布于结肠脾曲以上的结肠，降结肠和乙状结肠则由骶2～4脊髓节的副交感神经分布。

（二）直肠和肛管的解剖

直肠肠壁分为黏膜层、黏膜下层和肌层，肌层又由内层的环形肌和外层的纵形肌构成。上端在第三骶椎平面,上接乙状结肠,在齿线处与肛管相连。长 12～15cm。直肠上端的大小似结肠,其下端扩大成直肠壶腹,是粪便排出前的暂存部位,最下端变细接肛管。直肠在盆腔内的位置与骶椎腹面关系密切,与骶椎有相同的曲度。直肠在额状面有向左、右方向凸出的弯曲,当行乙状结肠镜检查时,必须注意这些弯曲,以免损伤肠壁。腹膜外直肠前方是 Denonvilliers 筋膜,将直肠和前列腺、精囊腺或阴道分开。直肠侧韧带为直肠的支持结构之一。韧带内不含有大的血管,偶尔会有小的血管分支。手术分离时一般不会有大出血的危险。

肛管从肛直肠环到肛门长约 4cm。距肛缘 2cm 的齿状线为解剖学意义上的肛管上界。从上而下,直肠黏膜由柱状上皮移行为鳞状上皮。肛管周围有内、外括约肌包绕,共同完成肛门括约机制。内括约肌为平滑肌(不随意肌),休息时保持收缩状态。外括约肌是骨骼肌(随意肌),分为皮下、浅层和深层三部分。外括约肌和耻骨直肠肌协同作用可主动节制排便,但持续时间较短。肛提肌主要包括髂骨尾骨肌、耻骨尾骨肌和髂骨直肠肌,是盆底的主要组成部分。

1.动脉供应

来自肠系膜下动脉的直肠上动脉在乙状结肠系膜内下行,在第 3 骶椎水平分为左右两支,营养直肠的中上段。直肠下动脉供应直肠下段。此动脉是阴部内动脉段的分支。后者起源于髂内动脉。对于结肠中动脉的存在和作用仍有争议。此动脉可能是髂内或阴部内动脉的分支。

2.静脉回流

直肠上 2/3 血液通过直肠上静脉,经肠系膜下静脉回流进门静脉系统;直肠下段和肛管的血液回流至阴部静脉,通过髂内静脉进入下腔静脉。

3.淋巴回流

上 2/3 直肠淋巴回流到肠系膜下淋巴结,然后进入腹主动脉旁淋巴结。直肠下 1/3 不仅可向上进入直肠上和肠系膜下淋巴系统,而且可经结肠中血管回流到髂内淋巴结。肛管齿状线上通过直肠上淋巴系统进入肠系膜下淋巴结或髂内淋巴结。齿状线以下主要进入腹股沟淋巴结。

4.神经支配

上段直肠的交感神经来自第 1～3 腰椎。下段直肠由骶前神经支配。骶前神经是由主动脉神经丛和腰内脏神经融合而成。在骶岬前方形成下腹上神经丛。发出两条主要的下腹神经向下于直肠两侧进入盆腔神经丛。盆腔神经丛位于盆腔侧壁直肠下 1/3 水平,靠近直肠侧韧带。副交感神经来源于第 2～4 骶椎,其分支在直肠两侧形成勃起神经,并和下腹神经结合形成盆腔神经丛。混合神经纤维支配左半结肠、直肠和肛管。前列腺周神经丛是骨盆神经丛的一个分支,支配直肠、内括约肌、前列腺、膀胱等。在结、直肠手术中应注意各神经的走向和神经丛位置以避免神经损伤。

四、组织与病理学特点

根据肿瘤累及深度可将结直肠癌分为早期癌与进展期癌。

(一)肉眼(大体)类型

1.早期癌

(1)息肉隆起型:肿瘤呈息肉状向腔内突出。可分为有蒂与无蒂或广基型。

(2)扁平隆起型:肉眼观呈斑块状隆起,似钱币状。

(3)平坦型:肿瘤与周围黏膜持平,无隆起,也无凹陷。

(4)凹陷型:肿瘤局部呈浅的凹陷。

(5)扁平隆起伴凹陷型:呈盘状,边缘隆起,中央凹陷。

2.进展期癌

(1)隆起型:肿瘤主体向肠腔内突出呈结节状、息肉状或菜花状隆起,境界清楚,有蒂或广基。切面观,肿瘤与周围肠壁组织境界清楚,浸润通常较表浅局限。若肿瘤表面坏死,形成浅表溃疡,形如盘状,称盘状型亚型。

(2)溃疡型:肿瘤面有深在溃疡,深度达或超过肌层。根据肿瘤生长方式及溃疡外形又可分为两个亚型。

①局限溃疡型:肿瘤外观似火山口状,中央坏死,有不规则深溃疡形成。溃疡边缘肿瘤组织呈围堤状明显隆起于黏膜面。肿瘤底部向肠壁深层浸润,边界一般尚清楚。

②浸润溃疡型:肿瘤主要向肠壁深层呈浸润性生长,与周围组织分界不清。肿瘤中央坏死形成深溃疡。溃疡边缘围绕肠黏膜,略呈斜坡状抬起,无明显围堤状结构。溃疡型在结直肠癌最为常见,占 51.2%。

(3)浸润型:肿瘤在肠壁内呈弥漫性浸润,局部肠壁增厚,但无明显溃疡或向腔内隆起的肿块。肿瘤常累及肠管全周,并伴有明显纤维组织增生,肠管周径明显缩小,形成环状狭窄,其浆膜面常可见因纤维组织收缩而形成的缩窄环。本型约占 10%。组织学上多数为低分化腺癌。

(二)免疫组化、黏液组化

唾液酸黏液特别是含羟基氧乙酰化唾液酸黏液在结直肠癌早期已有明显增加。CEA 在80%～100%的腺癌中呈现阳性,而在腺瘤阳性率较低于腺癌。CEA 表达定位分析显示其在良性病变多定位于腺腔缘,而腺癌则出现于胞质、胞膜及间质。在多数结直肠癌中,分子技术检测到 p53 突变,少数结直肠癌中可以发现 ras 癌基因突变,尤其是在已经发生转移的病例中。在组织学和细胞学样本中经免疫组化检测可发现 ras 的表达。C-myc 癌基因表达的增强发生于大约 90%的结直肠癌中。

(三)播散和转移

1.局部扩散

肿瘤沿着肠壁局部扩散,或呈环形浸润,累及肠管全周形成环状狭窄,或向纵轴蔓延,沿黏膜下浸润。对距肛缘 4～6cm 的直肠下段高分化癌切除可采用保留肛门括约肌手术。肿瘤向管壁外直接浸润可累及邻近组织或器官。盲肠癌可累及右侧腹股沟及腹壁;横结肠癌可累及胃、胰、胆囊及脾;升结肠及降结肠癌可累及腹膜后组织;乙状结肠及直肠癌可累及盆腔脏器、膀胱、前列腺及阴道等。

2.淋巴道转移

结直肠癌淋巴道转移率为 40%～50%,其中早期癌转移率约为 10%。淋巴道转移率还与肿瘤的肉眼类型、分化程度及生长方式密切相关。隆起型及局限溃疡型、高分化及呈推进性生长方式者,其转移率明显低于浸润型及浸润溃疡型、低分化及浸润性生长者。淋巴道转移通常顺着淋巴流向累及相应区域淋巴结,而直肠旁淋巴结可不受累。跳跃式转移的发生率大约

10%。逆向转移系指癌转移至肿瘤下方肠管所引流的淋巴结内。通常是由上面淋巴管被癌阻塞所致。发生率在直肠癌为 3.5%～5%。

3.血道转移

肝为结直肠癌血道转移最常见的部位,其次为肺、肾上腺、卵巢、脑、肾及皮肤等。直肠下段癌通过两个静脉丛直接转移至骶骨及脊柱。此外,结直肠癌转移至睾丸、颌骨、鼻咽部、盆腔以及指(趾)骨等处也有少数病例报道。

4.种植性转移

盲肠、横结肠及乙状结肠癌容易穿透浆膜种植于腹膜面。种植转移可在直肠子宫陷窝或直肠膀胱窝,并形成直肠指诊时可触及的肿块。种植转移也可累及卵巢,形成库肯勃瘤。

(四)与预后有关的因素

与结直肠癌预后有关的因素很多,其中病理因素归纳起来包括肿瘤固有特点、宿主对癌反应的形态学表现以及肿瘤扩散程度的病理学标准等几个方面。在大多数研究中,结直肠癌治疗性切除后 5 年生存率在 40%～60%,手术失败的病例局部复发和(或)局部淋巴结转移的发生超过 90%,其中半数病例仅局限于这些部位。所有复发病例中,2 年内明显复发者 71%,5 年内为 91%。

(五)临床病理分期

临床和病理分期应用相同的标准。详见表 5-6-1。

表 5-6-1 临床病理分期

原发性肿瘤(T)	
Tx	原发性肿瘤无法评估
T$_0$	没有原发性肿瘤证据
Tis	原位癌:上皮内肿瘤未浸润固有膜*
T$_1$	肿瘤浸润黏膜下层
T$_2$	肿瘤浸润固有肌层
T$_3$	肿瘤通过固有肌层浸润浆膜下层,或没有腹膜被覆的结肠或直肠周围组织
T$_4$	肿瘤直接浸润其他器官或结构,和(或)穿透脏腹膜**
局部淋巴结(N)	
Nx	局部淋巴结无法评估
N$_0$	没有局部淋巴结转移
N$_1$	1～3 个局部淋巴结转移
N$_2$	4 个或 4 个以上局部淋巴结转移
远处转移(M)	
Mx	远处转移无法评估
M$_0$	没有远处转移
M$_1$	远处转移

注:*原位癌包括局限于腺体基底膜(上皮内)或固有层(黏膜内)的癌细胞,未穿过黏膜肌扩散至黏膜下层;**T$_4$ 的直接浸润包括通过浆膜层浸润大肠的其他部分,如盲肠癌浸润乙状结肠。然而,如果粘连处显微镜下没有肿瘤,应该归于 T$_3$。应该应用 V(血管)和 L(淋巴管)亚分期确定有无血管和淋巴管浸润。

早期大肠癌的预后与癌组织浸润的深度密切相关。将浸润深度分为六个级别：

M_1：癌组织位于黏膜固有层一半以内；

M_2：癌组织位于黏膜固有层一半以上；

M_3：癌组织深达黏膜肌层；

SM_1：癌组织深达黏膜下层的浅部；

SM_2：癌组织深达黏膜下层的中部；

SM_3：癌组织深达黏膜下层的深部接近固有肌层。

（六）腺癌病理类型

镜下：大肠腺癌主要由柱状细胞、黏液分泌细胞以及未分化细胞构成，肿瘤可含有少量神经内分泌细胞及潘氏细胞。根据肿瘤细胞的组成及其组织结构特点，大肠腺癌可分为以下类型。

1.乳头状腺癌

癌组织呈粗细不等的乳头状分枝状结构，乳头中心索为少量纤维血管间质，表面癌细胞呈柱状，具有不同程度异型性。深部肿瘤组织常呈小的乳头状囊腺癌结构，乳头一般较短。

2.管状腺癌

癌组织内出现管状排列结构。根据大肠腺癌的分化程度，可将其分为三级。

（1）高分化腺癌：癌细胞均排列成腺管状结构，腺管由单层癌细胞构成，胞核位于基底侧，异型性较轻。腺腔侧可见明显胞质带。

（2）中分化腺癌：癌细胞大多排列成腺管结构，部分癌细胞呈实性条索状或团块状结构。腺管内衬的细胞分化较差，细胞排列参差不齐，呈假复层，胞质较少，腺腔侧胞质带消失。

（3）低分化腺癌：癌细胞大多呈实性条索状或巢状结构，仅少数呈腺管状。癌细胞分化差，异型性明显，胞质很少。

3.黏液腺癌

本型以出现大量细胞外黏液为其特点，黏液可局限于囊状扩张的腺腔内，囊壁常衬以分化较好的黏液分泌上皮；黏液也可进入间质形成黏液湖，其中可见漂浮的癌细胞片段。所含黏液占肿瘤组织的 1/2 以上。

4.印戒细胞癌

肿瘤由弥漫成片的印戒细胞构成，无特殊排列结构。印戒细胞胞质可呈红染颗粒状，或呈细小空泡状，或呈大的黏液空泡；胞核一般呈不规则形，深染，偏于胞质一侧。

5.未分化癌

癌细胞弥漫成片或呈团块状、条索状排列，无腺管形成。癌细胞核大而明显，胞质少，无黏液分泌。

6.鳞状细胞癌

大肠鳞状细胞癌罕见。诊断鳞状细胞癌需排除其他部位恶性肿瘤如肺鳞癌的大肠转移，排除鳞状细胞上皮瘘管所引起的鳞状细胞癌，排除肛门鳞状细胞癌的蔓延。

7.腺鳞癌

大肠腺鳞癌罕见，占大肠癌的 0.025％～0.05％。腺鳞癌分布部位与普通型腺癌相同，约半数发生于直肠或乙状结肠，20％发生在盲肠，大体类型及临床表现与腺癌没有区别。组织学类型上,肿瘤由腺癌及鳞癌两种成分构成。鳞癌一般分化较差,侵袭性强;而腺癌与普通腺癌相同,分化一般较好。

8.小细胞癌

小细胞癌又称恶性类癌、燕麦细胞癌以及神经内分泌癌。发生于大肠的小细胞癌甚为罕见,约占大肠恶性肿瘤的 0.2%,以直肠和右半结肠多见,其次为盲肠、升结肠、横结肠、乙状结肠、脾曲。临床上,小细胞癌为一种高度恶性的肿瘤,早期出现血道转移,70%～75%有肝转移,64%的患者在 5 个月内死亡。

肉眼:多数呈溃疡型,少数呈隆起型或浸润型。

镜下:癌细胞常排列成片,没有特殊结构;癌细胞有两种形态,一种呈卵圆形或多边形,胞质量少,呈嗜双色性,胞核圆形或卵圆形,染色质分布较均匀,核仁不明显;另一种似肺燕麦细胞癌,胞质不明显,核呈纺锤形,深染,也无明显核仁。常有坏死。大约 21%伴有鳞状上皮化生,45%伴有腺瘤。

免疫组化:角蛋白单克隆抗体 AE1/AE3、抗肌内膜抗体(EMA)阳性;神经元特异性烯醇化酶(NSE)、神经元中丝蛋白(NF)阳性。

9.类癌

肠道类癌最常见于阑尾,其次为回肠,直肠居第三位,结肠较少。直肠类癌的发现率大约为每 2500 例直肠镜检查有 1 例。临床表现多无症状,多数为其他肠道病变做检查时被发现。年龄高峰为 41 岁,平均年龄 52 岁,男女之比为 1.7∶1。

肉眼:扁平或略凹陷的斑块,或呈息肉样病变。类癌最独特的特征之一是经过甲醛(福尔马林)固定后呈黄色。

镜下:小而一致的细胞于间质中浸润,呈彩带状分布,可伴有隐窝细胞微小增生灶。也存在少量产生黏蛋白的管状或腺泡细胞,亲银和嗜银反应常呈阴性。

免疫表型:NSE、嗜铬素、突触素、癌胚抗原(CEA)阳性;常表达生长抑素、胰高血糖素、P 物质和 YY 肽、人绒毛膜促性腺激素(HCG)以及前列腺酸性磷酸酶;少数表达胃泌素、降钙蛋白和胰多肽。

处理方法:小于 2cm 且局限于黏膜或黏膜下层的直肠类癌最好是局部切除。体积较大或表现为肌层浸润的类癌,需要根治性手术治疗。

10.类癌腺癌混合

多见于阑尾,也可发生于胃、小肠及大肠。肉眼和一般类癌相似。

镜下:癌细胞排列呈巢状、条索状、腺泡状或管状,由三种类型的细胞构成,一种为胞质呈空泡状,核位于基底部,类似于印戒细胞或杯状细胞,胞质内含有黏液;第二种细胞较大,胞质略呈嗜酸性,核居中,常可见亲银或嗜银颗粒,有时胞质内也有黏液并存;第三种为潘氏细胞,所有上述细胞胞核小而一致,染色质细颗粒状,核分裂罕见。

临床生物学行为介于一般类癌与腺癌之间。

11.其他

发生于大肠的其他罕见肿瘤还有多形性癌、透明细胞癌、内胚窦瘤、子宫内膜样癌及黏液囊腺癌等。在转移癌中,胃癌、乳腺癌及肺癌常可转移至大肠,肛管恶性黑色素瘤常累及直肠,在诊断时应当注意。

五、临床表现

(一)大肠癌的临床表现

目前,我国大肠癌每年新发病例高达 13 万～16 万人,大肠癌已成为发病率仅次于胃癌的消化道肿瘤。许多大肠癌流行病学的研究表明,大肠癌的发病与社会经济的发展、生活方式的改变,尤其是膳食结构的改变(高脂肪、低纤维素饮食摄入)密切相关,同时与环境、酒精摄入、吸烟、肥胖、遗传等其他因素也存在相关性。

大肠癌并非不可防治,实际上大肠癌是最易自我筛查的疾病之一;如能早期发现,其生存率及预后要较其他消化道肿瘤佳。但是在中国实际上很多患者确诊时已发展到中晚期,早期诊断率仅 10％～15％。这与大肠癌特有的临床属性有关。大肠癌早期症状并不明显,部分患者可以出现一些排便习惯的轻微改变,但经常被人忽视,有时偶然出现的结直肠出血也被误认为是痔疮而延误就医。往往随着癌肿体积增大和产生继发病变才出现消化系统的临床症状。疾病晚期肿瘤因转移、浸润可引起受累器官的局部改变,并伴有贫血、厌食、发热和消瘦等全身症状。

由于大肠癌的发生、发展是一个相对漫长的过程,从癌前病变到晚期浸润性癌,期间可能需要经过10～15 年的时间,因此如何尽早发现可疑的预警症状,从而早期发现大肠癌已成为提高大肠癌生存率的关键。

1.大肠癌的局部表现

大肠癌可以发生在结肠或直肠的任何部位,但以直肠、乙状结肠最为多见,其余依次见于盲肠、升结肠、降结肠及横结肠。基于胚胎发育、血液供应、解剖和功能等的差异,可将结直肠分为右半结肠(盲肠、升结肠和横结肠右半部)、左半结肠(横结肠左半部、降结肠和乙状结肠)和直肠。大肠癌由于发生部位不同,临床症状及体征也各异,应当注意鉴别。我们将按照右半结肠、左半结肠和直肠三个不同部位逐一分述。

(1)右半结肠癌:右半结肠癌多为髓样癌,癌肿多为溃疡型或突向肠腔的菜花状癌,很少有环状狭窄。肿瘤一般体积较大,但由于右半结肠肠腔管径较大,且粪便多为液体状,故较少引起梗阻,常常在肿瘤生长到较大体积时才出现相关症状。因此右半结肠癌症状往往较左侧出现更晚,这也是右半结肠癌确诊时,分期较晚的主要原因之一。但是由于癌肿常溃破出血,继发感染,伴有毒素吸收,所造成的全身症状反而比左侧更明显。

①腹痛不适:约75％的患者有腹部不适或隐痛,初期为间歇性,疼痛部位并不固定,有时为痉挛样疼痛,后期转为持续性,常位于右下腹部,临床症状与慢性阑尾炎发作较为相似。如肿瘤位于肝曲处而粪便又较干结时,也可出现绞痛,此时应注意与慢性胆囊炎相鉴别。

②大便改变:病变早期粪便稀薄,有脓血,排便次数增多,这可能与癌肿溃疡形成有关。随着肿瘤体积逐渐增大,影响粪便通过,可交替出现腹泻与便秘。髓样癌质地松软易溃烂出血,但出血量小的时候,血液随着结肠的蠕动与粪便充分混合,肉眼观大便颜色正常,但粪便隐血试验常为阳性。出血量较大的时候,也可以表现为血与粪便混合呈暗红或赤褐色便。

③腹块:就诊时半数以上患者可发现腹块。腹部肿块往往位于右下腹,体检所扪及的这种

肿块可能是癌肿本身,也可能是肠外浸润和粘连所形成的团块。前者形态较规则,轮廓清楚;后者由于腹腔内转移粘连,因此肿块形态不甚规则。腹部肿块一般质地较硬,一旦继发感染时移动受限,且有压痛。时隐时现的腹部肿块常常提示存在肠道不完全梗阻。

④贫血:约30%的患者因癌肿破溃持续出血而出现贫血,较长时间的慢性失血可引起贫血,产生低色素小细胞性贫血。既往报道提出升结肠癌以贫血为首发症状者可占15%。故对贫血原因不明的人要警惕结肠癌的可能。

⑤其他症状:部分患者还可伴有食欲减退、饱胀嗳气、恶心、呕吐,同时由于缺铁性贫血可表现为疲劳、乏力、气短等症状。随着病情逐渐发展,出现进行性消瘦、发热等全身恶病质现象。

(2)左半结肠癌:左半结肠癌多数为浸润型,常引起环状狭窄。左侧结肠肠腔管径较细,不如右侧宽大,较窄且有弯曲,而且在该处粪便已基本形成固体状态,水分也被吸收从而使粪便变得干硬,所以更容易引起完全或不完全性肠梗阻。肠梗阻部位常发生于乙状结肠和直肠。乙状结肠交接部位,临床上可以导致大便习惯改变,出现便秘、腹泻、腹痛、腹部痉挛、腹胀等。由于带有新鲜出血的大便更容易引起患者警觉,因此病期的确诊常早于右半结肠癌。此外左半结肠癌体积往往较小,又少有毒素吸收,故不易扪及肿块,也罕见贫血、消瘦、恶病质等现象。

①腹痛腹胀:左侧结肠癌较突出的临床表现为急、慢性肠梗阻,主要表现为腹痛、腹胀、肠鸣和便秘,而呕吐较轻或缺如。腹胀是慢性肠梗阻的突出症状,随着梗阻进展,腹胀逐渐加剧。不完全性肠梗阻有时持续数月才转变成完全性肠梗阻。

腹痛多为持续隐痛,伴阵发性绞痛,腹痛多出现在饭后,且常伴有排便习惯的改变。一旦发生完全性肠梗阻,则腹痛加剧,并可出现恶心、呕吐。患者以急性肠梗阻为首发症状就诊的现象并不少见,结肠发生完全性梗阻时,如果回盲瓣仍能防止结肠内容物的逆流,形成闭襻式肠梗阻,梗阻近侧结肠可出现高度膨胀,甚至可以出现穿孔。一旦出现肠壁坏死和穿孔则可并发弥漫性腹膜炎,出现腹膜刺激征。

②排便困难:半数患者有此症状,早期可出现便秘与排便次数增多、相互交替,此时常易误诊为单纯性便秘或肠功能紊乱。随着病程的进展,排便习惯改变更为明显,逐渐出现进展性便秘和顽固性便秘,亦可伴有排气受阻,这与肿瘤的体积增大导致的肠道梗阻密切相关。如癌肿位置较低,还可有排便不畅和里急后重的感觉。

粪便带血或黏液癌肿溃破可引起产生出血和黏液,由于左半结肠中的粪便渐趋成形,血液和黏液不与粪便相混,约25%患者的粪便中肉眼观察可见鲜血和黏液,有时甚至便鲜血。据上海肿瘤医院统计,左半结肠癌有黏液便者占40.5%,而右半结肠癌仅8.6%。

(3)直肠癌:直肠癌肿往往呈环状生长,易导致肠腔缩窄,因此早期表现为粪柱变形、变细,晚期则表现为不完全性梗阻。直肠癌由于癌肿部位较低,而在此处的粪块较硬,癌肿较易受粪块摩擦而引起出血,也经常被误诊为"痔"出血。由于病灶刺激和肿块溃疡的继发性感染,可以不断引起排便反射,也易被误诊为"肠炎"或"菌痢",临床上需要提高警惕,进行鉴别诊断。

①便血:大便带血往往是直肠癌最早出现的唯一症状,多为鲜红色或暗红色,不与成形粪便混合或附着于粪便表面。随着瘤体增大、糜烂,出血量增多并变成黏液脓血便,但少有大量出血者。

②排便习惯改变：主要表现为大便变细、变扁或有沟槽。排便次数增多，尤其是早晨。随着疾病进展，排便不尽感明显，可伴有肛门坠胀、里急后重等。

③疼痛：早期并无疼痛，随着病变浸润周围，可以出现不适，产生钝痛，晚期肿瘤侵及骶前神经丛时可出现骶部持续性剧痛并可放射到腰部和股部。低位直肠癌累及肛门括约肌亦可引起排便时剧痛。

④其他症状：直肠癌若累及膀胱、阴道、前列腺，则可出现尿痛、尿急、尿频、血尿及排尿不畅。如病灶穿透膀胱，患者排尿时可有气体逸出，尿液中带有粪汁。肿瘤穿通阴道壁而形成直肠-阴道瘘时，阴道内可有血性分泌物及粪渣排出。

2.直肠癌的全身表现

既往共识往往认为肿瘤是一种局部病变，但是最新研究成果不断提示，肿瘤的发生除肿瘤细胞自身存在众多的基因表达改变外，它更是全身性疾病的一个局部反应，是机体作为一个生物系统其整体平衡失调的结果。所有的肿瘤都应当被认为是全身性的疾病，所以我们也将肿瘤的临床表现相应分为局部表现和全身性表现两个方面。

（1）血液系统：血液系统的症状最常见。由于大肠肿瘤所产生的血液丢失在临床上表现不一，左半结肠往往出现便血，而右半结肠经常表现为无症状的贫血，有时只能从粪便隐血试验中发现端倪。大肠肿瘤造成的贫血往往是缺铁性的，即可出现典型的小细胞低色素性贫血。大肠肿瘤所致贫血的临床表现和普通缺铁性贫血一样，一般有疲乏、烦躁、心悸、气短、眩晕、全身不适，也可以造成一些已有的疾病比如缺血性心脏病的恶化。严重贫血时除了可以出现面色苍白、结膜苍白等贫血貌外，还可以有皮肤干燥皱缩，毛发干枯易脱落，甚至呈匙状甲。因此临床上遇见缺铁性贫血时，不能单纯认为是铁摄入不足，必须警惕有无肠道丢失铁的情况存在。值得注意的是，即使患者已经在上消化道发现了可以解释贫血的病变，也应当进行下消化道检查，因为上下消化道均出现病变的情况并不少见。

（2）结缔组织系统：临床上直肠癌患者常以消化道症状就诊，少数患者却以肠外罕见征象为首发。癌肿与结缔组织病的关系已引起国内外许多学者的关注。国内曾报道直肠癌分别以类风湿关节炎、皮肌炎等结缔组织疾病就诊，后经粪便隐血试验、钡剂灌肠检查确诊为直肠癌，并观察到上述肠外症状与直肠癌消长呈正相关，当癌肿切除，结缔组织系统症状可控制，癌肿失控或转移，则症状加剧。既往文献报道在 77 例癌肿伴结缔组织性疾病的病例中，18 例为类风湿关节炎，其中结肠癌占 2 例；而另据国外报道，皮肌炎易合并内脏肿瘤发生率为 7%～30%，随着年龄增大，皮肌炎合并癌症发生率升高，可能与机体免疫反应有关。

（3）除肠道之外的消化系统：直肠癌也有以顽固性呃逆为首要症状就诊的特例。呃逆由横膈的痉挛性收缩引起。横膈具有丰富的感受器，凡刺激迷走神经或骨盆神经所支配区域的任何部位，均可导致反射性呃逆。升结肠受迷走神经支配，位于升结肠的癌肿可以由于局部炎症、缺血坏死或近端不完全性肠梗阻等刺激了迷走神经，引起持久而顽固性呃逆。

大肠肿瘤同样可以引起上消化道的恶心、呕吐、饱胀等类似消化不良的症状，而在出现并发症的时候，此类症状会更为明显。比如慢性肿瘤浸润产生胃-结肠瘘时，甚至可以出现粪样呕吐。

（4）泌尿生殖系统：泌尿生殖系统的症状主要出现在疾病的晚期。由于解剖部位的相邻，更容易出现在直肠癌患者身上。肿瘤在累及泌尿系统诸如膀胱、前列腺时,可以造成反复的尿路感染和尿路刺激症状,临床上可以出现气尿症或粪尿症,肿瘤或转移的淋巴结压迫还可以造成肾积水。肿瘤在生殖系统最常见的侵犯表现就是造成直肠-阴道瘘,此时阴道内可有血性分泌物及粪渣排出。

(5)与结直肠癌相关的特殊感染:临床上可能出现一些特殊的感染状态,而这些不寻常的感染可能是与结直肠癌相关的,甚至于在某些情况下这些特殊感染是提醒临床医生患者存在恶性病变的唯一线索。

出现这些特殊感染的原因可能是靠近肿瘤的组织或器官受到浸润,或者是继发于肿瘤坏死产生的菌血症远处播散。Panwalker描述了一系列与结直肠癌相关的特殊感染,如心内膜炎(病原菌为牛链球菌)、脑膜炎(牛链球菌)、非创伤性气性坏疽(大肠杆菌)、脓胸(大肠杆菌、脆弱拟杆菌)、肝脓肿(梭状芽孢杆菌)、腹膜后脓肿(大肠杆菌、脆弱拟杆菌)、梭状芽孢杆菌败血症等。文献搜索同样被报道的还有腰肌脓肿、非创伤性蜂窝织炎、化脓性甲状腺炎、化脓性心包炎、阑尾炎、肺脓肿、化脓性关节炎和一些不明原因的发热。尽管这些特殊感染发生率并不高,但是值得临床医生警惕。

(6)全身非特异性表现:大部分肿瘤都可以出现体重降低、营养不良的表现。尤其常见于晚期病患,造成这些的原因可能是多因素的,不仅仅是营养摄取不足、肿瘤消耗过度,也可能是由于某些特殊因子(肿瘤的炎症细胞分泌的细胞因子)的作用。

(二)其他结直肠癌的临床表现

1.大肠腺瘤

大肠腺瘤与大肠癌关系密切,根据腺瘤成分不同可以分为管状腺瘤、混合性腺瘤和绒毛状腺瘤三种,临床上以管状腺瘤最为多见。研究认为至少80%的大肠癌由大肠腺瘤演变而来。积极诊治大肠腺瘤是控制、减少大肠癌的重要途径。

大肠腺瘤患者常无任何自觉症状,其临床表现往往与其大小及所处部位有关。小的腺瘤常无症状,较大腺瘤的症状可表现如下:

(1)便血:可出现间断性的便血或大便表面带血。便血程度不一,如出血量较少或腺瘤位于右半结肠时,常不易为肉眼觉察,大便潜血试验可能为阳性。如果继发感染时,也可出现较大量的黏液或黏液血便。

(2)肠道刺激症状:表现为腹泻或排便次数增多,或者便秘、腹泻交替。

(3)其他:患者可伴有腹部不适、隐痛或闷胀。较大的有蒂腺瘤可引起肠套叠或伴肠梗阻而致剧烈腹痛。位于直肠的较大腺瘤可以由异物刺激感引起大便次数增多或肛门下坠感,甚至在大便时较低位的腺瘤可以脱出肛外。

2.其他大肠良性肿瘤

大肠良性肿瘤相对少见,包括大肠脂肪瘤、平滑肌瘤、纤维瘤及血管瘤等,除血管瘤外,其余均有恶变可能。

(1)脂肪瘤:大肠脂肪瘤患者往往无明显临床表现。症状与瘤体的大小有关。一般而言,瘤体直径小于2cm的患者很少出现症状。半数以上的患者可在病灶大于2cm时出现不适反应,但症状往往是非特异性的。最常见的症状是腹痛。疼痛可能是由瘤体过大造成的不完全性肠梗阻所致,有时也因为间歇性肠套叠产生明显的绞痛,既往文献报道脂肪瘤是成人最常见的导致肠套叠的良性肿瘤。其次是消化道出血和大便习惯的改变,血便或黏液血便较常见,消化道大出血比较少见。病变位于直肠时可伴有里急后重。少数黏膜下脂肪瘤,因部分瘤体自行离断、脱落入肠腔,患者可自肛门排出黄色、团块状脂肪样组织,这是大肠脂肪瘤较为特征性的临床表现。查体较少能扪及肿块,扪及的肿块可能是脂肪瘤本身,或者是由于脂肪瘤堵塞而排泄不畅的大便或套叠的肠段。患者极少有全身性表现,个别患者可有贫血和消瘦。

(2)平滑肌瘤:平滑肌瘤在胃肠道发病率不高,一般胃和小肠发病率高于结肠,而直肠发病率又相对高于结肠。大肠平滑肌瘤可发生在任何年龄,但多在 40～60 岁之间,且年龄越大则恶变可能性越大,男女发病率无显著差异。

大肠平滑肌瘤有无症状、体征及严重程度与以下四个因素有关:①肿瘤的大小;②肿瘤是否有溃疡;③是否发生恶性变;④肿瘤的大体形态。大部分患者无任何症状,往往在直肠或直乙肠镜检查时被偶然发现。肿瘤直径超过 2cm 时,也可因部分性肠梗阻、完全性肠梗阻而有阵发性腹痛,肿瘤较大者可在腹部扪及肿块,有溃疡者可有肠道刺激症状,如腹泻、大便次数增多等,亦可为突发性的下消化道出血。肿瘤发生恶性变者可出现明显消瘦。肿块位于直肠者症状、体征出现较早,类似于直肠癌表现,更容易早期发现。

(3)纤维瘤:大肠纤维瘤常起源于黏膜下层,临床上相对少见。根据所含纤维成分的多少,可将纤维瘤分为硬纤维瘤和软纤维瘤。其临床症状与肿瘤的生长部位、大小有直接关系。肿瘤发生在结肠又突向肠腔者,常引起便秘、腹泻、腹痛、黏液便,随着瘤体不断增大,压迫肠壁,影响肠内容物通过,可出现肠梗阻症状。如发生在直肠远端,也可以出现下坠感、里急后重。发生在直肠远端的纤维瘤应用指诊及肛门镜检查,可查及硬性、光滑、有弹性、边缘清楚的肿物,但确诊需依靠病理检查。

(4)血管瘤:血管瘤是常见的血管性病变,一般认为是一种错构瘤,大多数在出生时即已存在,表现为胃、小肠或结肠的单发性或多发性病灶。大肠血管瘤的患者仅部分有症状,主要表现为消化道出血。可以反复出现血便,色鲜红和黑紫,有时混有血块,常发生在青年和幼年。毛细血管状血管瘤常呈持续性缓慢出血,以致贫血;海绵状血管瘤出血急骤,常发生于儿童时期。少数患者可发生肠套叠、肠梗阻或肠扭转,直肠血管瘤有时有里急后重、排便不净感。

由于本病缺乏特征性临床表现,但对于幼年起开始出现的慢性间歇性下消化道出血,且随着年龄增长而加重,伴有皮肤、黏膜血管瘤病变者应及早考虑本病。

3.其他大肠恶性肿瘤

(1)类癌:大肠类癌是一种少见的低度恶性肿瘤,呈局部性、浸润性生长,很少转移。胃肠道类癌中发现最多的是阑尾类癌,占所有阑尾肿瘤的 80% 以上,瘤体小,很少引起临床症状。瘤体较大时,易发生机械性阻塞,症状与急性阑尾炎相似。此外还可以分为以下两种:

①直肠类癌:直肠类癌占直肠恶性肿瘤的 2%～10%,可发生于直肠的任何部位,前壁多于后壁,瘤体直径从数毫米至数厘米不等。大部分的直肠类癌是无症状的。肿瘤体积增大和出现转移才开始造成临床症状。直肠类癌最常见的表现是直肠出血、便秘和排便习惯改变和直肠疼痛。其他少见的症状有里急后重、排便时的疼痛、肛周皮肤瘙痒、消瘦。少见穿孔。远处转移最常见部位是肝脏。直肠类癌较少伴有类癌综合征。

②结肠类癌:结肠类癌有48%分布在盲肠,16%发生于升结肠。90%的结肠类癌患者在初诊时已经出现症状。最常见的就诊症状有腹痛、全身乏力、厌食和消瘦。比较少见的包括腹泻、消化道出血、恶心和呕吐。罕见合并肠道梗阻。大约40%的患者可以在体检时摸到腹部肿块。晚期的患者86%可以出现局部或远处的转移。3%的结肠类癌患者可以出现类癌综合征。尤其是肠段中段病变者更容易出现类癌综合征。出现类癌综合征的患者最常见的是腹泻和潮红。呼吸困难和腹痛较为少见。罕见的类癌综合征表现为哮喘、近端肌肉病变、皮肤病、右心病变和关节病,也可以出现肝脏转移或广泛的淋巴结转移。

(2)淋巴瘤:一般认为消化道恶性淋巴瘤是起源于黏膜下层的淋巴组织,可能为原发,亦可能为全身恶性淋巴瘤的一部分。有时也可见于免疫功能缺陷疾病患者。

①非霍奇金淋巴瘤:大肠非霍奇金淋巴瘤少见,约占大肠恶性肿瘤的0.5%。好发于50岁以上人群。男性发病率高于女性。病变以盲肠最多见,其次为结肠。也有少数可弥漫累及整个大肠。由于症状非特异性,往往被医生或患者忽视。最常见的临床表现是腹痛(多为痉挛性疼痛,大约90%的患者会出现)、明显乏力和体重降低。之后是消化道出血和排便习惯改变。其他常见的症状还包括消化不良、发热、腹部胀满、呕吐、厌食和乏力。较少见的表现有阑尾炎、急性肠梗阻、肠套叠、中毒性巨结肠和肠道穿孔。在对患者进行体检时可能触及肿块,或有出血,肿块可伴有压痛。在HIV患者中急性下消化道出血最常见的第二原因即是淋巴瘤。

大肠淋巴瘤的诊断较为困难,其临床症状包括血性腹泻、发热和腹痛,往往被误诊为溃疡性结肠炎或克罗恩病。结肠镜的发现也容易和炎症性肠病相混淆以致误诊。往往直到发现外周淋巴结肿大才会使我们意识到淋巴瘤的诊断。

②继发性淋巴瘤:继发性淋巴瘤的分布与原发性不同,更容易影响左半结肠和直肠。尸检显示转移性的淋巴瘤累及结、直肠的概率是7%~24.5%。很多病例是在尸检中发现的而非临床诊断,提示大部分的继发性大肠淋巴瘤是无症状的。继发性大肠淋巴瘤从定义上讲,是晚期的淋巴瘤,比原发性肠道淋巴瘤预后更差。如果这种患者出现了消化道出血、梗阻或穿孔等并发症,预后极差。

(3)脂肪肉瘤:临床罕见,且预后不佳。大肠脂肪肉瘤患者多无明显症状。少数患者有慢性腹痛、便秘、腹泻、胀气及消化道出血等症状,但均无特异性。当病变较大并发肠套叠时,患者可出现阵发性剧痛并伴有出血。肿瘤较容易出现转移,受累脏器可以出现相应的临床表现。

(4)平滑肌肉瘤:平滑肌肉瘤是源于肠壁平滑肌、肠壁血管平滑肌或肠壁黏膜肌的恶性间叶组织肿瘤,占所有软组织肿瘤的5%~10%。以直肠平滑肌肉瘤最多见,约占大肠平滑肌肉瘤的85%。可发生在任何年龄组,男女发病也无明显差异。其他大肠内好发部位为乙状结肠,其次是横结肠。肿瘤生长方式各异,可向黏膜生长突入肠腔,也可在浆膜下向外生长,或向两侧生长呈哑铃状,在临床上与平滑肌瘤常不易鉴别。由于瘤体黏膜发生溃疡,瘤体内部也可引起出血坏死而产生消化道出血,但是出血量不多,一般表现为粪便隐血阳性或出现黑便。患者可以出现与病变所处位置相符的疼痛。体检可扪及肿块并不多见;如可扪及,一般为中等质地的实性肿块,界线清楚。晚期肿块溃疡合并感染或瘤体内出血坏死可产生发热、消瘦。直肠平滑肌肉瘤症状与直肠癌相似,可以伴有排便习惯改变、便血、黏液便等。

（5）黑色素瘤：黑色素瘤好发于直肠或肛管，少见且预后极差，具有很强的侵袭性和转移性。多发生于中年以上，男女发病率相同。疾病早期肿瘤体积较小时，其临床表现与痔疮相似，有的是息肉样突入肛管和突出肛门，呈紫黑色，与血栓外痔相似，早期较小，可自行回纳，后渐增大，约核桃大小，便后往往须以手助其还纳。有的是乳头状结节，表面有溃疡形成。肿瘤上方直肠黏膜有黑色斑点。肿瘤体积较大时可出现疼痛，并伴有直肠肛管刺激症状；肛门坠胀不适，排便习惯改变，排便不尽感，有时出现腹泻、便秘交替，甚至发生排便受阻。因肿瘤易受粪便摩擦或外伤所致，多排便带有脓血，或有暗褐色溢液，伴有恶臭味。晚期可出现腹股沟淋巴结转移而被扪及。

六、诊断

在最初诊断结直肠癌时，Ⅰ期患者仅占 15％，Ⅱ期占 20％～30％，Ⅲ期占 30％～40％，Ⅳ期占 20％～25％。检查应遵循由简到繁的步骤进行，常用方法包括以下几项。

（一）大便潜血试验

大便潜血试验是大规模普查或高危人群结直肠癌的初筛手段，阳性者需做进一步检查。

（二）肿瘤标志物

对结直肠癌诊断和术后检测有意义的肿瘤标志物是癌胚抗原（CEA），但用于早期诊断结直肠癌意义不大。血清 CEA 水平与 TNM 分期呈正相关，TNM Ⅰ期、Ⅱ期、Ⅲ期、Ⅳ期患者的血清 CEA 阳性率依次分别为 25％、45％、75％和 85％左右。CEA 主要用于监测复发，但对术前不伴有 CEA 升高的结直肠癌患者术后检测复发无重要意义。

（三）直肠指检

直肠指检是诊断直肠癌最重要的方法。我国直肠癌中约有 70％为低位直肠癌，大多数能在直肠指检中触及。因此，凡遇患者有便血、大便习惯改变、大便变形等症状均应行直肠指检。

（四）内镜检查

1.乙状结肠镜检查（FSIG）

乙状结肠镜检查是运用内镜技术直接检查远端结直肠的方法，通常进镜深度为 50～60cm。该操作需要进行肠道准备，通常患者会感到少许不适。有证据表明，非消化科医生、护士、技师和助理医生采用该技术进行肠道检查时，息肉检出率有较大的波动，说明操作质量是提高检查效果的关键。病例对照研究显示，乙状结肠镜检查作为筛查方法，可使发生在受检部位的结直肠癌死亡率降低 60％～80％。但由于乙状结肠镜的检查部位仅限于远端大肠（以脾曲为界），随着结直肠癌流行病学研究的进展，近端结直肠癌的漏诊问题越来越受到关注。因此，乙状结肠镜筛查结直肠癌的价值有待重新评估。

2.结肠镜检查

结肠镜检查可以对整个结直肠进行完整的观察，能够进行活检以及切除发现的息肉，因而作为筛检方法具有疗效好、易行、准确性高等优势，可以降低结直肠癌的发生率和死亡率。目前结肠镜检查应用较多，是结直肠癌筛查的金标准。结肠镜对早期结直肠癌的诊断技术与方法在下文中有进一步详细描述。

（五）早期结直肠癌的内镜下新型诊断技术

1.放大内镜

放大内镜除了具有普通内镜观察及取活检的功能外，在镜身前端置有一个放大装置，可将病灶放大 100～150 倍，从而能细致观察大肠黏膜腺管开口，即隐窝的形态。放大内镜在诊断结直肠癌时具有以下优点：首先，通过它能近距离地从正面、侧面或者中等距离甚至远距离观察病灶，以了解其肉眼形态、发育样式、有无凹陷、局部性状和范围；其次，可观察病灶的硬化程度和周围皱襞的集中情况，可利用空气量的变化使病灶形状发生改变，并以此判断病灶的黏膜下侵犯程度；最后，它能接近病灶有助于观察其微小构造并进行隐窝的具体分型，这一方法使肿瘤侵犯程度的判断准确率显著提高。放大内镜可在不做黏膜活检的条件下判断是否有肿瘤，并了解病灶的组织学类型。在做结直肠癌的切除治疗时，亦可通过对切除后病灶周围的放大观察确定是否已完整切除病灶，这对结直肠癌的治疗非常重要。

目前，放大内镜多与染色内镜或与窄带显像内镜相结合用于诊断大肠黏膜病变。

2.染色内镜

由于大肠黏膜色泽单一，病变颜色与正常黏膜色泽差异亦不大，因此，常规内镜下观察大肠黏膜无法呈现良好的对比，对微小病变及病变边缘、表面微细结构的显示均不理想。利用与黏膜颜色有良好对比的染色剂如 0.4％靛胭脂溶液或 0.5％亚甲蓝溶液进行黏膜染色后可更清晰地观察病变。靛胭脂溶液不能被黏膜上皮吸收，色素沉着在黏膜凹陷部，使病灶凹凸明显，显示隆起、平坦、凹陷的微小病灶的边界，从而可以观察到原来普通内镜不能观察到的病变；亚甲蓝溶液可被黏膜上皮吸收使其着色，而腺管开口不染色，这样可清楚显示腺管开口的形态，根据其形态变化可以帮助鉴别病灶的性质。染色方法结合放大内镜观察，可明显提高微小病变的识别率及观察肿瘤表面的腺管开口类型。日本学者 Kudo 等将大肠黏膜隐窝形态分为五型。Ⅰ型为圆形隐窝，排列比较整齐，无异型性，一般为正常腺管开口而非病变。Ⅱ型呈星芒状或乳头状，排列尚整齐，无异型性，腺管开口大小均匀，多为炎性或增生性病变而非腺瘤性。Ⅲ型分两个亚型：ⅢL 称为大腺管型，隐窝形态比正常大，排列规则，无结构异型性，为隆起性腺瘤的基本形态，其中约 86.7％ 为腺瘤，其余为黏膜癌；ⅢS 称为小腺管型，是比正常小的隐窝集聚而成，隐窝没有分支，为凹陷型肿瘤的基本形态，此型多见于高级别上皮内瘤变的腺瘤，也可见于黏膜癌（28.3％）。Ⅳ型为分支及脑回样，此型隐窝以隆起性病变多见，类似珊瑚样改变，是绒毛状腺瘤特征所见，黏膜内癌可占 37.2％。Ⅴ型包括ⅤA（不规则型）或ⅤN（无结构型），此型隐窝形态紊乱或结构消失，见于癌，黏膜下癌可占 62.5％。

Tamura 等研究发现，按隐窝形态分类标准对大肠黏膜病变进行诊断，染色放大内镜诊断与组织病理学诊断的一致性可达 90％。另一项研究也发现，染色放大内镜鉴别肿瘤性与非肿瘤性病变的敏感性为 98％，特异性为 92％。故认为染色放大内镜可与组织病理学相媲美。

染色内镜操作的注意事项及误区如下：①染色前必须将病变部位冲洗干净，一般应用温饮用水冲洗；②如病变部位已冲洗干净，可通过内镜活检孔道直接将染色剂喷洒至病变周围，喷洒时应尽量减少冲洗压力，因压力过大时，染色剂可能会在病变附近溅开，使病变附近形成很多小水泡或小水珠，影响观察，且对于肿瘤性病变，喷洒压力过大时，染色剂也会引起病变部位出血；③对于一些疑似平坦或凹陷型病变，不应为了省时省事、怕麻烦而未进行黏膜染色，对于此类可疑病变,操作者应有时刻进行黏膜染色的观念。

3.窄带显像技术

窄带显像技术(NBI)是一种利用窄带光波的成像技术,其原理是使用窄带光(415nm 的蓝光,540nm 的绿光)进行成像观察,只有窄带波段的蓝光和绿光可通过 NBI 滤片,生成 NBI 影像。由于消化道黏膜中血管内的血红蛋白对 415nm 蓝光及 540nm 绿光有很强的吸收,因而能清晰显示血管,黏膜表面血管显示为褐色,黏膜下层的血管显示为青色,另外,415nm 蓝光可在黏膜表面产生强反射,使黏膜表面的形态结构清晰鲜明,从而可显著强调黏膜的微细结构及病变的边界。因此,NBI 成像特点可概括为更好地显示黏膜血管及黏膜表面微细结构,有助于微小病变的发现及对肿瘤性质的判断。

目前常用的 NBI 分型有 Sano 分型和 Showa 分型。Sano 分型简单、实用,分为三型。Ⅰ型:黏膜表面结构呈规整的蜂巢样,血管网不可见;Ⅱ型:黏膜表面结构呈蜂巢样圆形,周围可见规整的血管网,血管管径均匀;Ⅲ型:围绕腺管开口周围的血管呈不规整分枝状中断,血管粗细不均。多项研究显示,NBI 放大内镜与染色放大内镜区分结直肠癌性和非肿瘤性病变的准确率相似。Su 等分别使用 NBI 放大内镜和色素放大内镜对 78 例患者进行检查,结果显示 NBI 内镜和染色内镜区分肿瘤性和非肿瘤性大肠息肉的敏感性、特异性和准确性相同。Hirata 等用 NBI 放大内镜和色素放大内镜做了对比研究,发现两者对腺管开口分型的诊断一致率为Ⅱ型 88%、ⅢS 型 100%、ⅢL 型 98%、Ⅳ型 88%、ⅤA 型 78%和ⅤN 型 100%。但与染色内镜相比,NBI 内镜检查仅需在两种光源间进行转换,无须喷洒色素,更方便、省时,并避免了色素对人体潜在的危害。

4.内镜智能分光比色技术

内镜智能分光比色技术(FICE)通过模拟色素内镜,可以再现黏膜表层细微结构及毛细血管走向。其通过电子分光技术将彩色 CCD 采集到的不同色彩元素进行分解、纯化,根据内镜主机预设置的参数,从白光显像的全部光谱信息中抽提出相应信息后进行图像再合成,不仅能形成以上波段的组合光谱,更可提供 400～600nm 间任意波长组合的图像处理模式,根据想要的波长进行图像重建,能清晰地观察组织表层结构和毛细血管走向,以及黏膜细微凹凸变化。与既往普通的色素内镜相比,FICE 无须染色便可清晰地观察黏膜腺管的形态,因此称之为电子染色。利用 FICE 技术可以更清晰地观察肠道黏膜腺管开口的形态与黏膜血管的形态。此外,FICE 还有放大模式,即 FICE 放大内镜。FICE 放大模式下可更清晰显示腺管开口形态及毛细血管结构,有助于提高病变诊断的准确率。FICE 放大内镜对腺管开口分型的诊断优于常规放大内镜,与染色内镜相似。由于血红蛋白吸收波长在 415nm 左右,FICE 放大内镜更易观察到浅表毛细血管形态。FICE 模式下肿瘤性血管较非肿瘤性血管颜色更深,直径粗大,伴有血管扭曲变形、结构紊乱,部分血管网的破坏。但该项技术在结直肠癌临床诊断方面的应用还有待进一步深入研究。

5.共聚焦激光显微内镜

共聚焦激光显微内镜是一种新型的内镜检查方法,是由实验室光学显微镜衍生来的。将激光扫描显微镜结合于内镜上,在内镜检查时可获得病变的组织学诊断。这种技术不仅可将镜下的图像放大 1000 倍,还可对黏膜进行一定深度的断层扫描成像,实时显示组织细胞的显微结构,从而有助于内镜下做出组织学诊断并指导靶向活检。在使用共聚焦激光显微内镜时,为了得到高对比性的图像,需要使用荧光对比剂。最常使用的是荧光素钠(10%)和盐酸吖啶黄素(0.05%)。二者联合应用可以更清晰地显示细胞和微血管结构,分析结肠隐窝的结构和杯状细胞的分布,对大多数患者的组织学诊断进行正确的预测。Sakashita 等在 2003 年首次提出了大肠高级别上皮内瘤变和癌症的共聚焦诊断标准,肿瘤性病变的特征是细胞核任何结构异常和清晰可见的存在,其预测结直肠癌性病变的敏感性为 60%。随后 Kiesslich 等研究发现,与病理诊断相比,共聚焦激光显微内镜诊断结直肠癌的敏感度为 97.4%,特异度为 99.4%,准确度为 99.2%。但目前该技术还未大规模应用,国内外仅有少数医院将其应用于临床,其对早期结直肠癌的诊断有效性有待进一步验证。

6.超声内镜

超声内镜具有普通内镜及超声显像的功能,目前应用于临床的超声内镜可分为两类:一类是内镜前端安装超声探头,对于肠道隆起较高的病变或肠腔外病变的诊断较适用,但在进行超声检查的同时无法进行内镜观察;另一类是通过内镜的活检孔插入细直径的超声小探头,主要适用于肠道表浅性病变的探查,其优点是插入容易,可以在内镜观察的同时实施超声检查,并可进行活检。超声内镜的优势是既可直接观察黏膜形态进行组织活检,又可超声扫描观察肠壁全层及邻近脏器的超声影像,对于癌变的浸润深度、邻近脏器的侵犯以及淋巴结转移进行准确的诊断并行 TNM 分期,这对结直肠癌的术前诊断、分期、选择治疗方案、术后监测、判断预后均有重大意义。Harewood 等前瞻性评估了 80 例直肠癌患者,手术前应用超声内镜检查,提示超声内镜对 T 分期和 N 分期的准确性分别为 91% 和 82%。

7.结肠胶囊内镜

由于常规结肠镜检查会引起疼痛,经常需要麻醉,故其广泛应用仍受到限制。近年来发展的结肠胶囊内镜技术,由于其良好的安全性和耐受性,可用于结肠镜检查不能耐受的受检者,尤其适用于合并有严重心、脑、肾多脏器疾病,难以承受有创性检查的老年患者。其可以用于结肠疾病如结肠癌、结肠息肉的诊断和筛查。

目前国外多中心的临床研究表明,结肠胶囊内镜的检查过程中患者无明显痛苦,病变的诊断率较高,具有很好的可行性与实用性。对于大肠病变的检出率,一项系统性综述表明,结肠胶囊内镜发现各类息肉的敏感性为 73%,特异性为 89%。对有意义的息肉(>6mm 的息肉或多于 3 个息肉且不论大小)其敏感性是 69%,特异性是 86%。然而现阶段的结肠胶囊内镜还局限于病变的诊断和检测,不能进行组织活检和治疗;并且,结肠胶囊内镜在肠道内的运动完全依靠消化道自身动力和重力作用,不能进行人为控制,限制了它对特定部位进行检查。近期一种具有爬行功能的微型机器人结肠镜正在研究中,将其从肛门塞入后能自行利用其双臂爬向回盲部,还能利用其"手臂"对病变部位进行活检,钳取病理组织。其他如基于磁力的胶囊内镜等或许亦能在未来提高结肠胶囊内镜的应用价值。

(六)影像学检查

1.钡剂灌肠

钡剂灌肠是结肠癌的重要检查方法,但对低位直肠癌的诊断意义不大。

2.腔内超声

用腔内超声探头可探测癌肿浸润肠壁的深度及是否侵犯邻近脏器。

3.CT

可以了解癌肿在直肠和盆腔内扩散情况,以及是否侵犯膀胱、子宫及盆壁,是术前常用的检查方法。也可判断肝、腹主动脉旁淋巴结是否有转移。

4.MRI

对直肠癌的T分期及术后盆腔、会阴部复发的诊断较CT优越。

七、治疗

(一)手术治疗

手术切除仍是结直肠癌的主要治疗方法。手术切除的范围原则上应包括肿瘤在内的足够的两端肠段,一般要求距肿瘤边缘10cm,还应包括切除区域的全部系膜。直肠癌切除的范围包括癌肿下缘下5cm的直肠系膜、周围淋巴结及受浸润的组织。由于近年来保留盆腔自主神经(PANP)、全结肠系膜切除术(TME)等新观念的融入,以及直肠癌浸润转移规律的重新认识和吻合器的广泛使用,使直肠癌手术得到了不断完善和发展,低位直肠癌的保肛率也较以往明显提高,有效降低了直肠癌局部复发率,提高了患者的生存率和手术后生活质量。

1.结直肠癌的内镜治疗

(1)套圈切除:适用于有蒂、亚蒂或无蒂的早期结直肠癌。

(2)黏膜切除:包括镜下黏膜切除术和内镜黏膜下剥离术,适用于距肛门16cm以内的早期结直肠癌。

(3)经肛门内镜显微手术适用于距肛门16cm以内的早期结直肠癌。优点是切除后创面可以缝合,避免了术后出血、穿孔等并发症。在完成上述内镜腺癌的局部治疗后,应当高度重视对切除肿瘤基底面的病理学检查,若发现癌细胞,提示体内癌组织残余,需要再次进行根治性手术。

2.右半结肠癌的手术

右半结肠癌应包括盲肠、升结肠、结肠肝曲部癌,都应进行右半结肠切除术。无法切除时可行回-横结肠侧-侧吻合,解除梗阻。右半结肠的切除范围包括末端回肠10~20cm、盲肠、升结肠、横结肠右半部和大网膜。在根部结扎回结肠动脉、右结肠动脉和中结肠动脉右支。淋巴结的清扫范围包括结扎血管根部的淋巴结及其切除区域的淋巴结。

3.横结肠癌的手术

由于横结肠肝曲、脾曲癌在治疗上分别采取右半结肠切除术和左半结肠切除术,所以从治疗的角度看,横结肠癌主要指横结肠中部癌。手术方式为横结肠切除术。切除范围包括横结肠及其系膜、部分升结肠和降结肠、大网膜。

4.左半结肠切除术

左半结肠切除术适用于结肠脾曲、降结肠和乙状结肠癌。部分乙状结肠癌如癌肿小,位于乙状结肠中部,而且乙状结肠较长,也可行单纯乙状结肠切除术。常规的左半结肠切除术的切除范围应包括横结肠左半、降结肠和乙状结肠及其相应的系膜、左半大网膜。

5.直肠癌的手术

切除的范围包括癌肿、足够的两端肠段、受侵犯的邻近器官的全部或部分、四周可能被浸润的组织及全直肠系膜。如伴有能切除的肝转移癌应同时切除。中低位直肠癌的手术应遵循全直肠系膜(TME)原则,其具体要求是:首先,直视下的锐性解剖直肠系膜周围盆筋膜壁层和脏层之间无血管的界面;其次,切除标本的直肠系膜完整无撕裂,或在癌肿下缘5cm切断直肠系膜。

直肠癌根据其部位、大小、活动度、细胞分化程度等有不同的手术方式。

(1)局部切除术:是指完整地切除肿瘤及其周围1cm的全层肠壁。它区别于传统的直肠癌根治术,手术仅切除肿瘤原发病灶,不行区域淋巴结清扫,多用于早期癌,亦有根治性切除的含义。

直肠癌具备如下条件者可考虑做局部切除:①肿瘤位于直肠中下段;②肿瘤直径2cm以下,占肠壁周径应小于30%;③大体形态为隆起型,无或仅有浅表溃疡形成;④肿瘤T分期为T_1期;⑤组织学类型为高分化、中分化腺癌。

局部切除手术的入路:经肛途径;经骶后途经,包括经骶骨途径和经骶骨旁途径;经前路括约肌途径,经阴道后壁切开括约肌和肛管、直肠,切除肿瘤。

(2)腹腔会阴联合直肠癌切除术(APR):即Miles手术,原则上适用于腹膜反折以下的直肠癌。切除范围包括乙状结肠远端、全部直肠、肠系膜下动脉及其区域淋巴结、全直肠系膜、肛提肌、坐骨直肠窝脂肪、肛管及肛门周围5cm直径的皮肤、皮下组织及全部肛管括约肌,于左下腹行永久性结肠造口。

(3)直肠低位前切除术(LAR):即Dixon手术,或称经腹直肠癌切除术,是目前应用最多的直肠癌根治术,原则上适用于腹膜反折以上的直肠癌。大样本的临床病理学研究提示,直肠癌向远端肠壁浸润的范围小于结肠,只有不到3%的直肠癌向远端浸润超过2cm。是否选择Dixon术主要取决于患者的全身情况、肿瘤分化程度、浸润转移范围及肿瘤下缘距齿状线的距离。应在术前做好评估,正确判断肿瘤浸润、进展的程度并结合术中具体情况个性化对待。一般要求癌肿距齿状线5cm以上,远端切缘距癌肿下缘2cm以上,以能根治、切除肿瘤为原则。由于吻合口位于齿状线附近,为防止患者术后出现腹泻可通过行结肠"J"形贮袋改善排便功能。

6.姑息手术

结直肠癌的姑息性手术方式主要包括:①姑息性减瘤术,即切除肿瘤的原发灶和转移灶的大部分,肉眼尚有癌的残留;②姑息性减状手术,即不切除肿瘤,只是解除肿瘤引起的症状。具体采取何种手术方式,要根据肿瘤性质、转移情况及患者全身状况等综合情况评定。

7.结直肠癌腹腔镜手术

肠癌腹腔镜手术已被普遍接受。直肠癌腹腔镜手术尚处于临床试验阶段。但根据目前国内开展该手术的大医院的资料显示,已经取得与传统开放性手术相同的治疗效果,可以预测,腹腔镜下行结直肠癌根治术将成为治疗结直肠癌的主流术式。

(二)辅助治疗

1.化学治疗

(1)术前化疗:多用于局部晚期直肠癌,通常与放疗联合应用。也越来越多地应用于潜在可切除的结直肠癌肝转移的患者。

（2）术后化疗：对 TNMⅢ期的根治性切除术后患者应采用辅助性化疗。化疗方案有多种，常用的方案为氟尿嘧啶类药物及甲酰四氢叶酸联合或不联合第三代铂类药物（奥沙利铂）。对 TNMⅡ期患者术后是否需要辅助化疗尚有争议，目前认为高危 TNMⅡ期患者应该行术后辅助化疗。

2.放射治疗

结直肠癌的放疗主要是针对中下段直肠癌而言，直肠癌大多数为腺癌，对放射线敏感度较低。放射治疗主要用于：①根治术的辅助治疗；②体外照射加近距离照射用于有禁忌或拒绝手术的直肠癌患者；③姑息性体外照射治疗加近距离照射用于晚期直肠癌缓解疼痛、改善症状。

术前放疗可以提高手术切除率，目前常用的方法是"三明治"疗法，即术前外照射＋手术＋术后外照射。临床上取得了较满意的效果。

3.同期放化疗

对于 $T_{3\sim4}N_0$ 或 $TxN_{1\sim2}M_0$ 的中低位直肠癌患者，目前常规在手术前同期给予化疗及放疗，亦称为新辅助放、化疗，可使肿瘤缩小和降期，有利于提高保肛手术成功率，降低局部复发率，但对生存期提高不明显。

4.分子靶向治疗

常用的靶向药物包括以表皮生长因子受体（EGFR）信号传导通路为靶点和血管内皮生长因子（VEGF）为靶点的两类药物。针对晚期结直肠癌，靶向药物与化疗药物联合应用可以显著提高有效率，且不明显增加毒副作用。

八、护理

（一）手术护理

1.术前护理

（1）心理护理：针对患者焦虑、悲观、恐惧、绝望、忧郁等心理问题，应主动介绍住院环境和同室病友；鼓励患者倾诉，减轻心理上的压力；加强与患者沟通，讲解负性心理对治疗和恢复的不利影响；护士及时将患者的心理需求向医生进行反馈，并积极配合医生对患者进行疏导，说明手术治疗的必要性，介绍手术过程，并利用实例教育说服患者，减轻或消除患者对手术后果的疑虑；增强患者手术治疗的信心。

（2）营养支持：有研究显示，约58％的结直肠肿瘤患者在确诊时即存在营养不良的状况，并存有预后不良的风险，而在术前肠道准备过程中，饮食的限制和反复腹泻会加重患者营养不良的程度。患者的营养状态与预后、术后并发症、治疗耐受性和生活质量均呈正相关。

结直肠癌主要以老年人为主，大多存在营养不良的问题，为提高患者对手术耐受程度，促进患者康复，术前应加强营养及合理膳食指导，必要时经静脉补充营养及维生素。针对贫血患者给予输血，纠正贫血及低蛋白血症。

可遵医嘱视患者不同情况给予术前服用肠内营养制剂。有研究结果显示，术前服用肠内营养制剂进行营养支持治疗，改善了患者术前的营养状态，提高了手术的耐受力。同时，还显著减轻了术后胰岛素抵抗和分解代谢,降低外科应激。由于术前口服肠内营养制剂后肠道对其吸收充分,残余粪便少,连续服用2～3天后排便量明显减少,肠道清洁度高,故术前3天服用肠内营养制剂、术前一天口服电解质液清洁洗肠的方法已被广泛应用。研究结果显示,结直肠肿瘤患者应用肠内营养制剂进行肠道准备与传统机械性肠道准备相比,在术后吻合口瘘、切口感染、腹腔感染的发生率和术后住院时间等方面差异无统计学意义。

(3)肠道准备:术前3天进食少渣、半流质饮食,口服缓泻剂;术前2天进食流质饮食,继续口服缓泻剂;如无肠道梗阻,于手术前日口服电解质清肠剂或遵医嘱给予全消化道灌洗;术前一天下午遵医嘱口服肠道不吸收抗生素或术前静脉使用抗生素;术前一天晚上或术日晨清洁灌肠。

(4)术前训练:教会患者深呼吸、有效咳嗽、翻身和床上排便,注意保暖。

(5)其他:针对合并全身疾病者,术前应根据具体情况进行对症治疗。

2.术后护理

(1)严密观察生命体征变化:术后给予患者去枕平卧位,15分钟监测一次血压。患者清醒后,脉搏、呼吸平稳,每30分钟至1小时监测血压一次。平稳后根据病情及医嘱逐渐延长间隔时间。

(2)体位:麻醉清醒生命体征平稳后,嘱患者取30°半卧位,以减小缝合口张力,利于引流管或会阴部伤口的引流。对肠造瘘术后患者指导其取患侧卧位,防止造口袋渗漏引起伤口污染,影响伤口愈合。

(3)引流管的护理:将引流管分别标识,妥善固定,以免扭曲受压、堵塞、脱落,保持引流通畅,护理人员详细观察并记录引流液的性质、量、色等。

(4)做好会阴部伤口的观察与护理:麦氏手术由于会阴部伤口创面大,易出血和感染,所以会阴部伤口渗出较多时应随时更换伤口敷料,并注意渗液的颜色。如颜色鲜红、敷料渗湿较快并伴有心率加快和血压下降,应考虑出血,立即通知医生并做好抢救准备。会阴部伤口填塞物取出后,可遵医嘱开始坐浴,每日2次,直到伤口完全愈合。常用高锰酸钾溶液,温度为38～40℃,稀释到1∶5000或1∶10 000。配制好的水溶液通常只能保存2小时左右,因而要现用现配。由于高锰酸钾放出氧的速度慢,患者在用药时一定保证坐浴时间在10～15分钟以上,这样才能保证药物较好地吸收。

(5)保持尿管通畅:术后训练膀胱功能,尽早拔除尿管。麦氏术后患者则适当延长留置尿管时间。拔除尿管后注意观察患者有无排尿困难、尿潴留,必要时测残余尿,当残余尿大于100mL,仍需再置尿管。如有泌尿系感染,应遵医嘱给予抗感染治疗。

(6)饮食指导:肠蠕动恢复后给予流质食物,如藕粉、米汤、鸡汤、鱼汤。无异常后改为半流质饮食,避免进食刺激性及产气食物,避免易引起便秘的食物。肠道手术的患者由于禁食和肠功能的紊乱,手术后也都存在不同程度的营养不良,应评估患者目前的营养状况和过去的饮食习惯,与患者共同制订饮食计划,使其合理地摄取营养,保证顺利康复。

(7)活动:生命体征平稳后鼓励患者进行深呼吸、咳嗽、翻身、床上做肢体活动,手术后尽早让患者离床活动,活动时防止跌倒。

(8)术后并发症的观察及护理：

①出血：术后应严密观察生命体征及伤口情况，如伤口渗血较多且伴有血压下降和心率加快，应立即通知医生并做好抢救准备。同时观察患者引流管情况，观察引流液性质及引流量。另外，患者排血性便时应记录颜色、性质和量，谨防腹腔内出血。会阴部有伤口的患者应注意会阴伤口渗血情况。

②感染：多与术中无菌情况、急症手术、围术期免疫抑制剂应用、患者营养状况、基础病及吻合口瘘等情况相关。应观察患者伤口、会阴伤口情况，观察引流液的颜色和性状，遵医嘱合理给予患者抗生素治疗，注意患者体温变化，注意做好高热的护理，糖尿病患者还要注意血糖变化。

③肠梗阻：表现为腹胀、停止排气和排便，此时应嘱患者禁食水，置胃管并持续有效地胃肠减压。对于肠麻痹造成的肠梗阻，通过胃肠减压，灌肠并配合药物治疗可得到缓解；对于吻合口狭窄或其他原因造成的肠梗阻，可采用手术解除肠梗阻。

（二）造口及造口患者的护理

肠造口术是结直肠肿瘤外科手术治疗中最常施行的术式之一，既是疾病治疗的需要，也是改善患者生活质量的重要手段。随着直肠吻合器的广泛使用及早期诊断质量的提高，直肠癌低位/超低位保肛手术开展的越来越多，其中永久性肠造口手术的患者在逐年减少，行保护性回肠造口的患者数量在不断增加。一般保护性回肠造口术后6～12周，最长至6个月，远端吻合口通畅、患者一般情况良好、病情稳定可酌情行还纳手术。尽管如此，每年约有10万人需要接受造口手术。肠造口术根据目的分为排泄粪便的肠造口术（人工肛门）和排泄尿液的肠造口术（尿路造口）；根据造口位置分为经腹膜内肠造口术和经腹膜外造口术；根据造口肠段分为回肠造口术和结肠造口术（盲肠造瘘术、升结肠造口术、横结肠造口术、降结肠造口术和乙状结肠造口术）；根据用途分为永久性肠造口术和暂时性肠造口术。造口手术的实施解救了许多患者的生命，但同时也给患者带来了身体和心灵上的创伤。因此，应重视造口患者的康复护理和健康教育，根据造口患者的自身情况，全面评估患者，制订围术期个体化的护理计划，更好地促进造口患者的术后康复，提升生活质量。

1.造口术前定位

术前选择造口位置对造口患者是非常重要的，一个位置选择得当、结构完美的肠造口可以使患者以后的生活过得更有信心，故术前应根据患者的病情、手术方式，以及患者腹部的形状、皱褶及特征，与患者共同选择一个最合适、最易贴袋的造口位置。

常用方法是术前备皮后根据拟造口肠管的解剖位置，在患者平卧、坐、下蹲和站立等体位时暴露腹部，确定造口位置，用记号笔标记成直径为2cm的圆圈。定位时应注意预计造口位置应位于腹直肌内，患者能自己见到造口，便于自我护理。造口周围皮肤有足够的平整范围，便于造口用品使用。位置隐蔽，不影响康复后的衣着。造口袋不妨碍腰带。对于特殊体型患者，与手术医生一起探讨理想的造口位置，以不影响患者术后自我护理为宜。

2.造口术后的观察和护理

择期造口术返回病房后并不立刻打开造口，而是用凡士林油纱覆盖，此时护士应注意观察造口的血运和水肿情况，正常造口应为鲜红色。

术后 2～3 天造口开放后,可用生理盐水棉球彻底清洁肠造口周围皮肤,涂上保护膜等产品,以防排出稀便浸润皮肤而出现皮炎。不可用过氧化氢、乙醇、碘伏等消毒液。研究证实,0.9％氯化钠溶液是唯一安全的清洗溶液,对造口黏膜无刺激性。

在使用前要测量好造口的大小,造口袋底座环裁剪适当(一般比造口大 1～2mm 为宜),避免造口袋底座环裁剪过小而压迫造口影响造口的血液循环,或过大引起渗漏,刺激造口周围皮肤。

撕去旧造口袋时要一手按压皮肤,一手轻揭造口袋,自上而下缓慢将造口袋底盘揭除。待皮肤完全干燥后将裁剪好的造口袋贴于造口周围,轻轻按压粘贴处 10～30 分钟。底板粘贴时间一般不超过 7 天,避免皮肤皮脂腺和汗腺的分泌物在底板下积聚而影响皮肤的功能。

3.造口并发症护理

(1)造口并发症:

①出血:出血常发生在术后 72 小时内,多数是肠造口黏膜与皮肤连接处的毛细血管及小静脉出血,用纱布稍加压迫即可止血;若出血量过多,可以用 1％肾上腺素溶液浸润的纱布压迫或用云南白药粉外敷后用纱布压迫止血。

②缺血坏死:原因为术中损伤结肠边缘动脉,提出肠管时牵拉张力过大,或者因造口开口太小或缝合过紧而影响肠壁血供。

处理方法:术后选用透明开口袋以便于观察造口血运情况,发现异常及时通知医生处理。

③皮肤黏膜分离:多发生在术后 1～3 周,肠造口开口端肠壁黏膜部分坏死、黏膜缝线脱落、伤口感染、营养不良、糖尿病导致肠造口黏膜缝线处愈合不良,使皮肤与肠造口黏膜分离形成开放性伤口。

处理方法:护理时除加强全身支持治疗外,还要注意造口黏膜分离处的护理。黏膜皮肤分离较浅的可先用温热生理盐水(36.5～37.5℃)冲洗伤口,阻止伤口变冷,有利于伤口愈合。冲洗后使用保护粉及保护膜,再涂防漏膏保护,避免粪便污染,最后粘贴造口袋。较深的黏膜皮肤分离应在分离处填塞藻酸盐或银离子敷料,其他步骤与较浅分离相同。

④水肿:原因是腹壁及皮肤开口过小所致。轻微者不用处理。严重者用高渗盐水湿敷。同时注意造口袋裁剪技巧。

⑤狭窄:原因是手术时皮肤或腹壁内肌肉层开口过小或造口局部二期愈合。程度较轻者可自行扩肛,具体方法为戴手套黏润滑剂,从小拇指至中指依次轻轻进入造口,中指停留 3～5 分钟,每天一次,需要长期进行。

⑥脱垂:原因为肠管固定于腹壁不牢固,腹压增加或腹部肌肉软弱。

处理方法:选择正确尺寸的造口袋,可容纳脱垂的肠管,最好选用一件式造口袋。指导患者了解肠梗阻和肠坏死的症状和体征,如有异常及时就诊。如脱垂严重者需手术治疗。

(2)造口周围并发症:

①过敏性皮炎:原因为皮肤接触致敏原,触发变态反应。患者多为过敏体质,造口产品的各部件均可能成为过敏原,如底板、腰带。但应区分某些食物和药物出现的过敏红疹,这种红疹不局限于造口周围皮肤,在身体的其他部位也出现。

处理方法：行过敏试验，评估是否由造口袋等产品引起过敏，方法为在每种使用物品上贴小标签，使用 24~48 小时后，检查试验处皮肤反应情况，以确定致敏原。在造口周围皮肤外涂类固醇类药物，待透皮吸收后拭去，表面喷洒无痛保护膜或使用其他保护膜产品后粘贴造口袋。

②粪水性皮炎：结肠造口粪便中高浓度细菌和回肠液中蛋白酶的腐蚀及食糜经常浸渍，可导致皮肤潮红、溃烂。

处理方法：及时清洗溢入皮炎区的粪水，在肠造口术后，切口愈合拆线前使用清洗液或对造口黏膜和周围皮肤无刺激的生理盐水（国外研究表明使用普通清水亦可），然后用干棉球或干纱布轻蘸干，通常在皮炎处撒上造口护肤粉，用干棉签抹匀，并把多余粉剂轻轻清除，以免影响粘胶的粘贴性能。再使用皮肤保护膜（有含乙醇和不含乙醇的无痛保护膜两种，如皮损超过 3cm×3cm 面积，患者局部疼痛明显，可使用不含乙醇的皮肤保护膜）保护造口周围皮肤，可起到保护皮肤免受粘胶损害、化学刺激及粪便和尿液刺激的作用。

③皮肤机械性损伤：多为造口袋选择不当，强行剥离或频繁更换引起。

处理方法：造口袋粘贴时动作轻柔，避免损伤。造口袋佩戴时间不宜过长。

④放射性皮炎：皮肤放射治疗可引起小血管损伤、皮肤相对缺血、表皮变薄及皮肤弹性纤维破坏。

处理方法：放射治疗时，尽量采用侧野照射，避免造口及其周围皮肤受到放射损伤，尽量减少对皮肤有刺激的物品，如油脂类、有机溶剂，尽可能减少更换造口袋的次数，揭除造口袋时动作应轻柔。有研究认为Ⅲ度以上的放射性皮炎可使用新型软聚硅酮敷料。

⑤造口周围感染致皮肤炎（多为白色念珠菌感染）：造口周围体毛过密或多汗，易产生毛囊炎或湿疹。

处理方法：对细菌、真菌感染引起的皮炎选用适当的抗生素软膏、抗真菌剂。局部外涂红霉素等抗生素软膏抗感染，必要时全身使用抗生素；周围皮肤红肿者，可用高渗盐水湿敷，烤灯照射。另外造口周围体毛过密或多汗，易产生毛囊炎或湿疹，应将体毛剃除。

⑥造口旁疝：发生的主要原因为术后持续性腹压增加、腹壁肌肉薄弱、造口位置不当、未在腹直肌内以及造口位于腹壁肌肉薄弱的部位。

处理方法：术后 6~8 周应避免增加腹压的工作，避免体重增长过快，指导患者了解肠梗阻的症状和体征。一旦出现造口疝，轻者可佩戴腹带扶托，指导患者重新选择合适的造口袋，采用造口灌洗者要停止灌洗。

4.造口工具的选择

目前用于肠造口护理的器械种类较多，有一件式、二件式、加锁式、小型肛门袋、造口栓等。患者可根据造口、皮肤状态、生活习惯及经济能力选择适合自己的造口用品。一般两件式造口袋使用范围较广，即把造口袋分成底座与储粪袋两部分。两件式造口袋效果较好，较少发生并发症，并且可保持 5~7 天。储粪袋从底座上取下清洗后可再用，较受患者欢迎。

5.造口患者健康教育

(1)饮食指导：嘱患者合理饮食，食物应新鲜、多样化。造口患者为了减少异味，保持大便通畅，应以低渣、无刺激食物为主，避免食用辣椒、芥末、胡椒、咖啡等刺激性食物，多食用新鲜的绿叶蔬菜。减少食用易致便频及产气的食物,如干豆类、土豆、不熟的水果等,这些食物在肠道细菌的作用下可产生大量的硫化氢、沼气等,造成腹胀、频繁排气、异味。大量食用碳酸类饮食及啤酒会产生较多的二氧化碳,也会造成排气增多,应避免或减少食用。易产生恶臭的食物,如鱼、洋葱、生萝卜、生葱、生蒜应减少或适度食用。

(2)并发症观察:指导患者学会造口常见并发症观察及处理办法,如遇异常情况及时到医院就诊。并发症的观察及处理方法见造口并发症护理。

(3)日常生活指导:指导患者穿着宽松舒适的衣服,避免腰带压迫造口,男性患者可穿背带裤,女性患者可穿连衣裙。外出及旅行时随身携带造口用品,以备不时之需。日常活动中避免增加腹压的动作,咳嗽或打喷嚏时用手按压造口部位,腹壁肌肉薄弱者宜使用腹带加以支持固定。淋浴时可佩戴或取下造口用品,中性肥皂或浴液不会刺激造口,也不会流入造口。游泳前清空造口袋并减少进食。

(4)性生活指导:对造口进行耐心的呵护,保持造口的健康状态是患者进行性生活的必要条件。现有的护理措施包括性生活前保持造口周围皮肤清洁,更换干净的造口袋,避免胀袋及排泄物因挤压渗漏;条件允许的患者可进行造口灌洗,因为灌洗后患者一般在 24~48 小时内无大便排出,所以可佩戴肉色的迷你造口袋或在造口处放置造口栓或纱布。女性患者进行性生活时可使用润滑剂或变换体位。房事前放好防护用品,尽可能排除外在影响因素,还可以指导患者用适量精油熏香或香水除掉异味,为夫妻的性生活创造宽松的环境和良好的氛围。

6.造口患者心理护理

(1)心理护理干预:根据患者存在的心理特点进行针对性的心理护理干预,使患者能积极配合治疗,能正确面对自己的缺点和不足。介绍同病种造口志愿者现身说法,增强造口患者康复的信心,勇敢面对生活。针对术后生活中可能出现的不便,护理人员应向患者详细解说其原因,告诉患者这是治疗疾病必不可少的结果,让患者能正确认识术后生活中的不便,坦诚面对,消除其羞耻感和自卑感,术后生活更有自信,社会交往也能正确处理。住院期间护理人员要教会患者及其家属结肠造口的护理方法,并让患者及其家属经常训练如何进行结肠造口护理,学会人工肛门袋的使用,教会他们自我护理方法,以便术后生活得更顺利。

(2)让患者全面了解自己的病情:医护人员应耐心地给患者介绍行造口术的原因、发展规律和重点护理方法。让患者能清楚了解自身造口的特点,需要采取的护理手段,消除其对治疗结果的担心。

(3)积极争取患者家属的配合:患者的心理问题首先需要其家属的全力理解和支持,家属也是患者社会交往中接触最多也是接触最早的人,他们的支持在很大程度上影响患者对疾病的态度。因此,争取患者家属和亲友的大力配合,使患者能感受到家庭和社会的温暖,有助于他们树立信心,正确面对自己的病情,积极适应生活,勇敢面对社会交往。

(三)化疗及靶向治疗不良反应的护理

1.化疗不良反应

(1)疲乏:帮助患者正确认识癌因性疲乏,及时进行准确的评估,提供相应行为干预,制订有氧运动计划,调整睡眠及给予相应的营养支持来改善疲乏。

(2)恶心、呕吐:如症状程度较轻,不需处理;但重度的需按医嘱处理。另外保持病房空气清新,无异味。在化疗前后应遵医嘱按时使用止吐药,利用音乐、电视等多媒体方法分散注意力或根据患者喜好选择气味清香的植物或水果(如柠檬、玉兰花等),闻其香味,减少不良反应的发生。呕吐后漱口,及时清理呕吐物。

(3)食欲减退:食物应新鲜、多样化,给予高热量、高蛋白、高维生素且易消化的食物,避免过酸、过辣的食物,少食多餐,多进液体饮食,并创造一个良好的进餐环境。如食欲极差者,可遵医嘱予以静脉营养药物支持治疗。有口腔黏膜炎者应注意口腔清洁,用含漱液含漱,每日 4 次或 5 次,给予口腔黏膜保护剂喷涂溃疡部位,促进愈合,禁食刺激性食物。

(4)便秘:进食清淡易消化饮食,少食多餐,同时增加食物多样性,以增进食欲。务必多饮水,保证每日饮水量在 3000mL 左右,每日早餐空腹饮酸牛奶 300mL 或淡盐水 500mL,每日进食粗粮、新鲜蔬菜和水果等,如海带、白菜、芹菜等,使食物纤维在肠道内充分吸收水分而膨胀,达到增加粪便容积和重量,刺激肠蠕动,促进排便的目的。必要时口服助便药物,也可适当增加运动量,如散步、做操。

2.靶向治疗不良反应

西妥昔单抗是本病一线用药,使用时应注意观察患者有无过敏反应,有无快速出现的气道梗阻(支气管痉挛、喘鸣、声嘶)和(或)低血压等症状,如有症状立即请医生处理;注意患者有无干咳、呼吸困难等肺毒性症状,警惕间质性肺疾病(ILD)的发生;注意患者有无痤疮样皮疹、皮肤干燥及皲裂、炎症性及感染性后遗症(如眼睑炎、唇炎、蜂窝织炎、囊肿)等,皮肤症状以痤疮样皮疹最常见,痤疮样皮疹常见于面部、上胸部、背部,也可发展到肢体,并以滤泡样损害为特征。应指导患者避免暴露于阳光之中,外出时戴帽子,穿戴遮光用品,并嘱其保持生活规律,避免刺激性食物,保持皮肤的清洁,避免使用刺激性洗面奶,避免挤压痤疮造成感染。皮肤干燥的患者予以涂抹无刺激的润肤产品,发生皲裂时给予润肤产品局部敷裹。注意患者有无指甲异常。指甲异常是使用西妥昔单抗治疗的一个典型不良反应,发生率较痤疮样皮疹低,表现为指甲不同程度的疼痛、压痛和皲裂,最长可持续至停药后 3 个月。早期可用 2% 的碘酒涂擦或用热水、75% 的乙醇浸泡患指,晚期可切开引流或拔甲。

其他常见不良反应包括虚弱感、发热、腹痛、腹泻、恶心、呕吐等。西妥昔单抗联合伊立替康化疗时,需密切观察患者有无延迟性腹泻的发生。

(四)放疗不良反应的护理

1.放射性胃肠炎

放疗后患者易出现放射性胃肠炎,伴随恶心、呕吐、腹痛、腹胀、食欲减退等症状。预防的关键在于指导患者合理健康饮食。进食高热量、高维生素、高蛋白等易消化食物。多食用新鲜的蔬果,避免辛辣刺激的饮食。每日补充足够的水分,以利于排出体内毒素。

2.放射性皮肤损伤与会阴部伤口延迟愈合

放疗期间照射野皮肤会出现充血、色素沉着和皮肤瘙痒。指导患者勿搔抓,保持照射野皮肤干燥、清洁,保持标记线清晰,避免使用肥皂、浴液等擦洗。保持肛周、造瘘口周围皮肤清洁,及时清除肠道排泄物,避免各种刺激。宜穿纯棉内衣,以减少对皮肤的摩擦。定期检查放射野皮肤,若有红肿、发痒,可涂抹放疗皮肤保护剂。Miles 术后患者会阴部伤口可能出现延迟愈合,指导患者卧床时取侧卧位,尽量使臀裂处皮肤、黏膜分开,可不穿内裤,保持创面清洁、干燥,以利于愈合或遵医嘱局部应用抗感染药物或敷料。

3.放射性膀胱炎

当放疗剂量达到1500～2000cGy可出现放射性膀胱炎。护理人员应嘱患者多饮水,每天保证3000mL,以增加尿量,预防放射性膀胱炎的发生。

4.放射性直肠炎

放疗可导致放射性直肠炎,患者可出现腹痛、腹泻、便血、大便次数增多、里急后重,以及肛门坠胀、刺痛等,注意对症处理。可指导患者应用0.1%苯扎溴铵坐浴,可缓解肛门坠胀与里急后重感,同时能起到保持肛周清洁的作用,坐浴时指导患者进行肛提肌、肛门括约肌的伸缩,以提高控便能力。

5.骨髓抑制

放疗可影响患者骨髓造血功能而引起免疫力下降,增加感染概率。治疗过程中注意监测患者的血常规的变化情况,一旦出现异常要暂停治疗并及时对症处理。对于血小板减少的患者,应密切观察其有无出血倾向,必要时给予止血治疗。

第六章　泌尿系统疾病的护理

第一节　泌尿系统专科诊疗技术及护理

血液净化是指通地过清除血液中的有害物质,达到治疗某些疾病的技术,包括:血液透析、血液滤过、血液透析滤过、血液灌流、血浆置换、腹膜透析等。

一、血液透析技术

根据我国《血液净化术语》,血液透析是指将血液引出体外,主要通过透析器半透膜的弥散作用,纠正患者血液中溶质失衡的方法。

(一)基本原理

血液透析(HD)是指血液经过半透膜,利用弥散、对流等原理清除血液中的溶质与水分,并向体内补充溶质的方法,以达到清除体内代谢废物或毒素,纠正水、电解质与酸碱失衡的目的。血液透析治疗的基本原理包括弥散、超滤、对流和吸附等。

1.弥散

弥散是指溶质从浓度高的一侧向浓度低的一侧自由扩散的跨膜转运方式。影响弥散的因素包括溶质浓度梯度及分子量、半透膜的阻力、透析时血液和透析液的流速等。

2.超滤和对流

超滤是指水分子在静水压和渗透压的驱动下发生的跨膜转运。发生超滤时,溶质伴随着水分子一起通过半透膜的移动形成对流过程。影响对流的因素包括跨膜压、渗透压、膜的特性、血液成分、液体动力学、温度等。

3.吸附

吸附是通过正负电荷的相互作用使膜表面的亲水性基团选择性吸附某些蛋白质、毒素及药物,如 β_2 微球蛋白、补体、炎症介质、内毒素等,以达到清除作用。

(二)适应证与相对禁忌证

HD 是一种相对安全有效的肾脏替代治疗(RRT)方法,应用于急慢性肾脏衰竭治疗的历史已久,并且在其他非肾脏专业也得到了应用,有较为广泛的应用领域。HD 没有绝对的禁忌证,但某些特殊情况仍需慎重考虑。具体适应证及相对禁忌证见表 6-1-1。

表 6-1-1 血液透析适应证与相对禁忌证

适应证	相对禁忌证
终末期肾脏病	老年高危患者,不能配合治疗的婴幼儿及精神障碍人群
急性肾损伤	脑血管意外
中毒和药物逾量	低血压或休克
难治性充血性心力衰竭	严重出血倾向
急性肺水肿	严重心肌病变或心律失常不能耐受体外循环
肝胆疾病	恶性肿瘤晚期导致肾衰竭
免疫相关性疾病	
水电解质紊乱	

(三)操作

(1)操作前评估:

①评估环境:环境宽敞明亮、干净整洁。

②评估机器:检查透析机电源线连接是否正常,是否处于备用状态;打开机器电源开关,并按照提示进行消毒;消毒完毕后,连接 A、B 透析浓缩液(或安装透析干粉)后完成机器自检。

③核对患者身份:核对患者床号、透析号及姓名。

④评估患者:a.一般情况:如意识状态、生命体征、睡眠情况、透析间期有无不适等。b.血管通路:评估血管通路的类型;用视、触、听的方法评估内瘘是否通畅,穿刺部位皮肤有无红肿、溃烂、分泌物等;评估导管是否妥善固定,伤口敷料有无渗血、渗液。c.出血倾向:评估患者有无出血倾向,包括有无外伤、全身各部位有无出血、便中是否带血或黑粪、女性患者是否在月经期,以便及时告知医生,调整抗凝方案。d.容量负荷:询问患者有无胸闷、憋气、水肿及询问体重增长情况。e.电解质评估:询问患者有无呕吐、腹泻等情况,必要时遵医嘱进行相关化验并及时调整透析液处方。

(2)人员及物品准备:

①人员准备:护士着装整洁、洗手、穿戴 PPE。

②物品准备:透析器、透析管路、穿刺针、无菌治疗巾、生理盐水、氯己定和棉签等消毒物品、止血带、一次性手套、透析液。检查所有物品是否在有效期内,外包装是否完好无破损并核对透析器型号、透析液浓度。

(3)安装管路及透析器:

①打开生理盐水置于机器液体架上,粘贴标签。

②打开透析器外包装,将透析器安装在透析机的固定架上。

③打开透析管路外包装,拿出管路前旋紧各连接处,包括末端保护帽、动静脉传感器及静脉管路与废液收集袋的连接处。

④按照体外循环的血流方向依次安装,废液收集袋放于机器液体架,袋口朝上。

(4)密闭式管路预冲:

①采用密闭式管路预冲方法,生理盐水冲洗管与动脉管路相连,开启血泵,泵速调至

100mL/min,排净透析管路和透析器膜内气体。预冲方向为:生理盐水→透析管路(动脉端)→透析器→透析管路(静脉端)→废液收集袋,不得逆向预冲。

②预冲至动脉管路第一个分支、肝素泵管、静脉管路分支,将夹子置于根部并夹闭。

③当生理盐水预冲至动脉壶 2/3 时,将动脉壶直立。

④当生理盐水预冲至静脉壶时,连接透析液接头与透析器旁路,排净透析器膜外气体,泵速调至 200~300mL/min 继续预冲。

⑤当生理盐水剩余至 250~300mL 时停血泵,同时夹闭静脉管路,夹闭废液收集袋。

⑥检查预冲是否达标,管路连接是否紧密、有无残留气体。

(5)设置透析机参数:根据医嘱设置透析方式、超滤目标、透析时间、透析液流速、温度、电导度、HCO_3^-、肝素追加时间及剂量等。

(6)血管通路准备:根据医嘱在患者静脉端推注首剂量肝素(若使用低分子肝素作为抗凝剂,应根据医嘱在开启血泵后一次性静脉推注)。

(7)连接管路:

①动静脉内瘘的连接:a.将透析管路静脉端与静脉穿刺针连接,打开穿刺针和透析管路上的夹子,将气泡排至静脉小壶,固定静脉透析管路。b.夹闭生理盐水冲洗管,断开生理盐水冲洗管与透析管路动脉端的连接并与动脉管路第一个分支连接,固定动脉透析管路。再次确定生理盐水冲洗管与动脉管路第一个分支连接处的夹子已经夹闭。c.不预冲连接方法:将透析动脉管路与动脉穿刺针连接,将泵速调至 100mL/min,打开血泵,将透析管路、透析器中的生理盐水排出,待患者血液流入静脉小壶时,停止血泵,将透析静脉管路与静脉穿刺针连接,排净气泡。

②中心静脉导管的连接。

(8)上机前核对:

①核对患者身份:患者床号、透析号、姓名。

②核对机器参数:透析方式、超滤目标、透析时间、透析液流速、温度、电导度、HCO_3^-、肝素追加时间及剂量。

③核对管路连接:各连接处是否紧密,连接方式是否正确。

(9)开始治疗:

①开启血泵。

②安装追加肝素注射器,打开肝素泵管上的夹子,开启肝素泵。

③将血流速逐渐调至目标流速。

④血液引至静脉小壶处,进入透析状态后,开启超滤。

⑤用 10‰含氯消毒剂浸泡的小毛巾擦拭透析机。整理用物,并将垃圾分类处理。

⑥为患者再次测量血压、心率并记录各项透析参数。

(10)双人再次核对:核对患者身份、机器参数、管路连接及肝素首剂、追加剂量、时间(若使用低分子肝素,核对外包装及剂量)。

(11)定期巡视,做好记录。

（12）密闭式回血：

①治疗结束，透析机提示回血，确认治疗完成。为患者测量血压、心率。

②调整血流速至 100mL/min。

③夹闭血泵前动脉管路，打开动脉管路的第一个分支，用生理盐水将残留在动脉分支内的血液和气泡回输到动脉壶。

④关闭血泵，靠重力回输动脉管路内的血液，夹闭动脉管路夹子和动脉穿刺针（或导管动脉端）处夹子。

⑤打开血泵，继续回输静脉管路血液。双手揉搓透析器，不得用手挤压静脉端管路。回血完毕后，夹闭静脉管路夹子和静脉穿刺针（或导管静脉端）处夹子。

⑥为患者测量血压、心率，如血压过低，保留通路。

⑦拔出动脉针，再拔出静脉针，压迫止血。

⑧评估凝血状态：包括透析器凝血级别、动静脉小壶凝血量。

⑨废液清空：将动脉管路的第一个分支、肝素泵管、动静脉传感器夹闭，卸下泵管、静脉壶。将透析器翻转，静脉端向上；静脉壶倒置、动脉壶正置；将透析液入液接头放回机器旁路接口，同时用透析器原帽覆盖，关闭旁路盖，打开动静脉管路夹子，清空膜内液体。膜内液体排净后，关闭动静脉管路夹子，将透析器原帽打开，清空膜外废液。

⑩撤下管路及透析器，整理用物，用 10‰含氯消毒剂浸泡的小毛巾擦拭透析机。

⑪记录血压、心率及透析情况。

（四）护理

1.透析前的护理要点

（1）关注患者透析前体重：定期校正体重秤；告知患者测量体重前排空大小便；告知患者每次测体重时所穿衣物应该相对固定，季节变换时，衣物增减要及时通知医生，以免因体重误差造成的脱水不准确。

（2）对于病情危重或生活不能自理的患者，应该由护士、护理员或家属陪同至床旁。

2.透析中的护理要点

（1）生活护理：由于透析过程中，患者活动受限，自理能力下降，护士或护理员应协助患者进食、如厕等。

（2）病情观察：

①严密观察患者的生命体征，每小时测量血压及心率并记录，及早发现高血压、低血压等心血管系统并发症。发现异常情况后及时通知医生，并做出相应处理。危重患者增加监测频率。

②巡视患者血管通路是否通畅、固定胶布有无松动、穿刺针和导管有无脱落、穿刺部位或置管口部位有无渗血等。

③观察机器各项参数是否在正常范围并记录，正确排除报警故障；观察透析器及管路有无凝血、漏血、破膜的发生。

④紧急情况处理：如遇患者意识丧失、低血压、肌肉痉挛、心搏骤停、低血糖等紧急情况，护士及时通知医生并做出相应处理。

（3）健康宣教：责任护士按照相关健康教育计划单，从疾病知识、用药知识、血管通路注意事项、饮食注意事项、辅助检查及各种化验、自我管理、心理等方面给予指导。

（4）心理护理：加强与患者的沟通，减轻其紧张、焦虑、抑郁的情绪。

3.透析结束时的护理要点

（1）关注生命体征：测量患者透析后卧位血压、心率并记录。若患者血压正常，无不适主诉，立于床位旁5分钟测立位血压、心率并记录。若患者血压低，应继续卧床休息，必要时遵医嘱对症处理，血压正常后才能起床离开。

（2）指导患者止血：拔针后用弹性绷带加压包扎，或手指按压止血，压迫力度适中，20分钟左右后缓慢松开，直至无出血。

（3）对于留置导管的患者，指导穿宽松衬衣，保持导管处周围皮肤清洁、干燥，避免过度牵扯，防滑脱。局部出现红、肿、热、痛等现象及时联系医生。

（4）告知患者准确测量透析后体重，并评估脱水情况。

（5）生活不能自理的患者离开时，护士或护理员给予协助，将患者搀扶或轮椅推至透析室门外与家属做好交接。

（6）告知患者透析间期应加强自我管理，限制液体摄入量，控制体重增加，注意血管通路的保护，按时正确服药，适当锻炼。如有不适及时就医。

二、血浆置换技术

血浆置换（PE）又叫治疗性血浆置换（TPE）是一种用来清除血液中大分子物质的血液净化疗法。其基本过程是将患者血液引出体外，经过血浆分离器，分离血浆和细胞成分，去除致病性血浆或选择性地去除血浆中的某些致病因子，然后将细胞成分、净化后血浆及所需补充的置换液输回体内。

血浆分离法有膜分离法和离心分离法两种。膜分离法因为血液填充量较少、分离效率较高、成本低、使用机器简便等优点，目前在临床应用广泛。膜式血浆分离法又分为一级膜血浆分离法和二级膜血浆分离法，后者也称为双重滤过血浆置换（DFPP）。DFPP是将通过血浆分离器分离出的血浆再次用血浆成分分离器进行滤过，通过二级膜的血浆与置换液一起返回体内的治疗方法。致病物质包含在废液中排出体外，与通过二级膜的物质相比，致病物质分子量更大。

（一）基本原理

血浆置换的基本原理是通过有效的血浆分离或置换方法迅速地或选择性地从循环血液中去除致病性血浆或血浆中的某些致病因子。血浆置换对致病因子的清除较口服或静脉药物治疗（如自身免疫性疾病应用免疫抑制剂）迅速而有效，特别对那些药物治疗不能奏效和（或）不能自行排出的致病物质。

1.清除致病因子

血浆中存在各种分子质量不等的生理物质和致病因子，如自身抗体、循环免疫复合物、补体活化产物、低密度脂蛋白、冷球蛋白、肿瘤异型蛋白（如轻链、重链及副蛋白等），以及一些与蛋白质和脂质相结合的物质等,血浆置换能够迅速清除这些因子,并能够排除异常血浆成分(如毒性物质、细胞因子、炎症介质等),达到暂时减轻和治疗疾病的目的。

2.补充血浆因子

血浆置换治疗通过输入正常新鲜血浆,可补充正常血浆中含有的生理因子,如白蛋白、免疫球蛋白、凝血因子、补体、调理因子及其他重要的生物活性因子。

3.免疫调节作用

通过去除细胞免疫和体液免疫的抑制因子,可暂时达到恢复免疫功能的作用。

(二)适应证与相对禁忌证

体内堆积的各种致病因子在疾病的发病机制中起着重要作用,可以导致器官功能损害。这些致病因子包括:①自身免疫疾病中的自身抗体如 IgG、IgM 等;②沉积于组织引起组织损伤的免疫复合物;③过量的低密度脂蛋白;④各种副蛋白,如冷球蛋白及游离轻链或重链等;⑤肝衰竭时体内堆积的代谢产物等。

美国血浆置换学会于 2013 年制定的血浆置换指南中,将 ANCA 相关性小血管炎、抗肾小球基底膜疾病、非典型溶血性尿毒症综合征、血栓性血小板减少性紫癜、药物引起的血栓性微血管病、肾移植、急或慢性炎症性脱髓鞘性多发神经炎、冷球蛋白血症、家族性高胆固醇血症、局灶阶段性肾小球硬化症等疾病列为 TPE 的 I 类疾病,即 TPE 为其一线治疗方案。

血浆置换的主要适应证见表6-1-2。

表6-1-2 血浆置换的主要适应证

疾病或综合征名称	清除的物质
血浆置换可作为首选治疗方法的疾病或综合征	
冷球蛋白血症	冷球蛋白
抗肾小球基底膜病	抗肾小球基底膜抗体
吉兰-巴雷综合征	抗髓鞘质抗体
高黏滞综合征	IgM
纯和子家庭性高胆固醇血症	低密度脂蛋白胆固醇
重症肌无力	抗乙酰胆碱受体抗体
药物过量(如洋地黄中毒)	过量的药物(如洋地黄)
与蛋白结合的毒物中毒	毒素
自身免疫性血友病甲	凝血因子Ⅷ抑制物
新生儿溶血	IgM
血浆置换可作为辅助治疗方法的疾病或综合征	
ANCA 相关性小血管炎	抗中性粒细胞胞质抗体
累及肾脏的多发性骨髓瘤	IgG/轻链
系统性红斑狼疮(尤其是狼疮性脑病)	抗 DNA 抗体

血浆置换禁忌证无绝对禁忌证,相对禁忌证包括:

(1)对血浆、人血白蛋白、肝素等有严重过敏史。

(2)药物难以纠正的全身循环衰竭。

(3)非稳定期的心、脑梗死。

(4)颅内出血或重度脑水肿伴有脑疝。

(5)存在精神障碍而不能很好配合治疗者。

需要注意的是血浆置换和其他血液净化方法一样,都只能清除血液中的致病因子,降低其在血液中的浓度,但不能阻止致病因子的产生,不能产生根治性的效果,所以只能作为辅助治疗和抢救措施,不能替代药物治疗。在进行血浆置换治疗的同时,其他治疗必须同时进行,才能保证患者得到最佳治疗。

(三)血浆置换的剂量

1.血浆容量的计算

根据患者的性别、血细胞比容和体重可用以下公式计算:

血浆容量＝(1－血细胞比容)×(b＋c×体重)。其中:血浆容量的单位为 mL,体重的单位为 kg。b 值在男性为 1530,女性为 864;c 值男性为 41,女性为 47.2。

例如,一个体重 60kg 的男性患者,血细胞比容为 0.40,则血浆容量＝(1－0.40)×(1530＋41×60)＝2394mL。也有一种简单的方法来预测估计的血浆容量,即血浆容量＝(0.07×体重)×(1－血细胞比容)。

2.血浆置换的剂量

置换的血浆量越大,蛋白质浓度越低。置换量相当于 1 倍总血浆量,其浓度降至治疗前的 50%左右;置换 2 倍总血浆量降至治疗前的 25%左右。故单次置换总血浆量的 1～1.5 倍为宜,其置换的效率最高。

3.血浆置换的疗程

血浆置换后蛋白浓度在 24～48 小时后重新达到血管内外平衡,故每隔 1～2 日做一次血浆置换优于一次分离同等量血浆,连续 5～7 次为一个疗程。对于半衰期较长的物质(如 IgG),可 48 小时置换一次;而半衰期较短的物质(如 IgM),则疗程需适当延长。

4.置换液补充

原则等量置换,即丢弃多少血浆补充多少血浆;保持血浆胶体渗透压正常;维持水、电解质平衡。肝衰竭最好给予新鲜冰冻血浆,因其含有多种凝血因子、补体和免疫球蛋白。血栓性血小板减少性紫癜及非典型溶血性尿毒症综合征推荐全部应用新鲜冰冻血浆作为置换液,不主张使用双重膜滤过。因为有证据表明,新鲜冰冻血浆本身对本病具有治疗作用,同时新鲜冰冻血浆对维持低血小板患者的凝血功能也有好处。

5.置换液的种类

(1)血浆制品:最常用的为新鲜冰冻血浆(FFP)和人血白蛋白。临床中如出现血液制品紧张时,会用白蛋白来替代被置换掉的血浆。临床常用 20%的人血白蛋白,用生理盐水稀释至 5%时,能置换同等容量的血浆。

(2)晶体液:生理盐水、葡萄糖生理盐水、林格液,用于补充血浆中各种电解质的丢失。

(四)影响膜式血浆分离率的因素

1.滤过膜面积

面积越大,分离血浆的速度越快,膜面积为 $0.2\sim0.8m^2$ 的滤过膜。

2.膜孔径

血浆分离器的孔径为 $0.2\sim0.6\mu m$,这一孔径范围可以允许全部血浆成分滤过,而留下所有的细胞成分(如红细胞、白细胞、血小板等)。

3.分离速度

血流速度与血浆分离速度呈正相关。治疗时血流速一般为 $100\sim150mL/min$,血浆分离泵的速度为血流速度的 30% 以下,以免发生中空纤维内凝血,但血流量也不宜过大,血流量过大可能造成血浆分离器破膜或溶血。

4.跨膜压(TMP)

在一定范围内,血浆分离速度与 TMP 呈直线正相关。临床中一般将 TMP 控制在 $50mmHg$ 左右,如超过 $100mmHg$,分离能力下降,且红细胞将在膜表面沉积和损伤,引起破膜或溶血。

5.筛选系数(SC)

膜分离中的一个重要的概念是筛选系数。它是指过滤出来的物质占流入分离器的物质的比例(下式)。例如,电解质等小分子物质筛选系数约等于 1.0,蛋白质等血浆中的大分子物质的筛选系数一般在 $0.8\sim0.95$,若筛选系数等于 0,则表示该物质不能通过滤过膜,在滤出液中不能检测出来。

$$筛选系数(SC)=滤液溶质浓度(CF)/膜入口溶质浓度(CBi)$$

(五)抗凝剂

为了防止体外循环凝血,血浆置换过程中需要抗凝,抗凝剂量应高于常规血液透析使用抗凝剂。离心式血浆置换通常用枸橼酸盐抗凝,而肝素、低分子肝素用于膜式血浆置换。当患者出现肝衰竭等凝血功能异常时,也可应用无肝素治疗进行血浆置换。

(六)操作

操作要点:置换液的补充方式必须选择后稀释法。一般体外循环的血流量应控制在 $100mL/min$ 左右,血浆分离速度为 $20\sim30mL/min$。

(七)护理

(1)进行血浆置换治疗时,须保证血管通路引血通畅,减少发生再循环。

(2)治疗中的监测:

①生命体征:严密监测患者的血压、脉搏、血氧饱和度。如出现低血压,可将分浆速度减慢,加快补浆速度,使血压回升。如症状不缓解,应及时通知医生,必要时遵医嘱停止治疗。

②压力参数:观察动脉压、静脉压、TMP、血浆压、血浆入口压等,尤其是 TMP 和血浆入口压。根据血浆分离器(一级膜)的不同,其 TMP 正常值也不同,所以在治疗过程中 TMP 超出正常范围,早期可减慢分浆泵的速度;如 TMP 仍旧上升要停止治疗回水,以免发生破膜。血浆入口压(二级膜)反映了血浆成分分离器(二级膜)的堵塞情况,在治疗过程中血浆入口压升高时可将弃浆泵及补浆泵的速度提高,并继续观察血浆入口压的变化。正常血浆压一般为正

压,如果血浆压降低并成为负压时,同时 TMP 上升,说明血浆分离器堵塞。

（3）心理护理：

①操作前大多数患者对疾病及治疗方式不了解,应向患者及其家属讲解血浆置换治疗相关知识,消除其恐惧心理。

②操作过程中动作轻柔,及时调整各种参数,减少报警次数,减轻患者心理负担,使患者增加安全感。

③操作后应询问患者有无不适,嘱咐患者卧床休息 30 分钟,下床时动作缓慢勿用力过猛,防止直立性低血压发生。

三、腹膜透析技术

腹膜透析是目前治疗终末期肾脏病（ESRD）的一种替代性治疗方法。它是利用腹膜作为透析膜,向腹腔内注入透析液,膜一侧的毛细血管内血浆和另一侧腹腔内透析液借助其溶质浓度梯度和渗透梯度,通过弥散和对流超滤的原理,达到清除体内潴留的代谢废物和过多的水分、纠正酸中毒和电解质紊乱的治疗目的。

（一）腹膜透析与血液透析的区别

研究显示,腹膜透析和血液透析的长期生存率无明显差异,患者可根据自身疾病和生活方式特点选择适合自己的透析方式。

（二）治疗模式

持续性不卧床腹膜透析（CAPD）在我国应用最为广泛。一般常规每日交换透析液 3～5 次,每次使用透析液 1.5～2L,透析液白天在腹腔内留置 4～6 小时,晚上留置 10～12 小时,白天患者只在更换透析液短暂时间内不能自由活动,而其他时间可自由活动或从事日常工作,患者腹腔内基本 24 小时都留有透析液,持续进行溶质交换。而在美国、加拿大等国家,则以自动化腹膜透析（APD）为主。APD 是依赖腹膜透析机进行透析液灌入与引流,一般在睡前连接腹膜透析机,经过 10～12 小时,在清晨分离机器即可。

（三）适应证与禁忌证

1.腹膜透析适应证

（1）慢性肾脏病（CKD）5 期：尤其是有心脑血管疾病史或心脑血管状态不稳定,血管条件不佳或反复动静脉造瘘失败,有出血倾向或偏好居家治疗的患者。

（2）急性肾损伤（AKI）：一旦诊断成立,且无禁忌证即可。

（3）急性药物和毒物中毒。

（4）其他：充血性心力衰竭,急性胰腺炎,肝性脑病、高胆红素血症等肝病的辅助治疗,经腹腔给药和营养支持。

2.腹膜透析禁忌证

（1）绝对禁忌证：有绝对减少腹膜面积的情况,如大部分肠系膜切除、腹膜缺损或先天性缺损、严重慢性阻塞性肺疾病。

（2）相对禁忌证：新近的腹部手术、腹部有外科引流管、晚期妊娠、局限性腹膜炎、结肠憩室、肠造瘘或尿路造瘘术,多囊肾者肾脏体积较大、严重肥胖、慢性下背部疼痛、系统性血管病变、腹壁疝、不能行动、精神障碍或手震颤、视力差不适合自我透析者。

（四）围术期护理

1.入院时

（1）评估术前检查结果：血常规、血型、出凝血功能、感染筛查和急诊生化。其他如尿便常规、生化全项、C-反应蛋白测定、贫血检查、甲状旁腺激素检查，心电图、胸部 X 线检查、腹部 B 超和心功能检查可在术后完成评估。

（2）评估手术前是否服用抗凝药物，给予抗凝药物使用指导：口服氯吡格雷片和阿司匹林者，术前 1 周停用，改为小分子肝素皮下注射，术前 24 小时停用小分子肝素，术后 24 小时若无活动性出血开始服用氯吡格雷片；口服华法林者，术前 3 日停用，改为小分子肝素皮下注射，术前 24 小时停用小分子肝素，术后 24 小时若无活动性出血开始服用华法林。

（3）手术前 24 小时内血液透析者采用无肝素透析。

2.术前 1 日

（1）皮肤准备：清洁皮肤，沐浴或擦洗（特别注意肚脐窝处）；备皮（范围从耻骨联合至肋缘下）。

（2）清洁肠道：应用开塞露或其他缓泻剂。因 ESRD 病患者常伴有肠蠕动功能不良，即使每日均有大便也需要清洁灌肠。

（3）协助患者或其家属购置腹带。

3.手术当日

（1）预防性使用抗生素：遵医嘱一般用一代头孢菌素，如头孢唑啉钠，对先锋类药物过敏者，可使用克林霉素、喹诺酮类药物。

（2）局麻手术原则上术前 4 小时禁食水，但服用降压药物患者可少量饮水；硬膜外、腰麻及全麻要求术前 1 日晚 8 点后禁食水。糖尿病或低血糖风险患者可以酌情静脉补液。

（3）肾性高血压及恶性高血压患者术前血压更难控制，术前密切监测患者血压，及时与医生沟通用药方案，力争术前血压控制在 160/90mmHg 以下。

（4）嘱患者进入手术室前排空膀胱、贴身穿好病号服，戴帽子。

（5）嘱患者携带一次性碘伏帽、腹带进入手术室。

4.手术后

（1）术后如无特殊情况，连续冲管、肝素封管 3 天，观察患者腹膜透析液的颜色、量，冲管的速度，灌液和引流时患者有无疼痛等。将透析情况记录在护理记录单上。

（2）术后鼓励患者尽早下床活动，并保持大便通畅。给患者讲解保持大便通畅的意义和重要性。保持大便通畅及预防便秘可以增加毒素的排出，减少腹膜炎的发生。多吃富含膳食纤维的食物如苋菜、芹菜或适量的魔芋等可以保持大便通畅，还能减少磷的吸收。膳食纤维主要来源于谷类、杂粮和豆类种子的外皮，蔬菜的茎叶等。

（3）观察患者的切口和伤口情况，敷料有无渗血、渗液，管路是否妥善固定。术后切口若无渗血渗液，换药频率为每周 2～3 次，与外出口换药频率相同，0.5％碘伏消毒切口周围皮肤，待干后以无菌敷料覆盖即可。

（4）安排患者及其家属进行换液操作、外出口操作等培训。

第二节 泌尿系统损伤

一、肾损伤

肾脏位置较深,受到腰肌、椎体、肋骨及腹腔脏器的良好保护,一般不易受伤。只有当暴力直接伤及肾区或肾脏本身有病变时才易发生损伤。肾损伤多见于成年男性,常是严重多发性损伤的一部分。

(一)诊断标准

1.临床表现

(1)休克:重度肾损伤或大量失血时,如肾严重破裂、肾蒂断裂伤或合并其他脏器损伤时易发生。

(2)血尿:是肾损伤最常见且重要的症状,可以是镜下血尿或肉眼血尿,血尿程度一般可提示肾损伤程度,但肾蒂、输尿管完全断裂或输尿管被血块、肾碎片堵塞时可无血尿。

(3)疼痛:由于出血、尿外渗及肾周软组织损伤可引起患侧腹部疼痛,腰肌紧张,血块通过输尿管时可发生肾绞痛。血液与尿外渗时可出现腹膜刺激症状。

(4)腰腹部肿块:肾周血肿及尿外渗使局部肿胀,形成肿块,有明显疼痛和肌紧张。

(5)感染发热:血肿和尿外渗继发感染,形成肾周脓肿或化脓性腹膜炎,出现高热及全身中毒症状。

2.辅助检查

(1)实验室检查:

①血尿常规化验:必要时须重复多次化验,血尿加重或好转一般可代表肾脏出血程度及出血是否已经自行停止。

②血红蛋白和血细胞比容:持续下降可表明出血严重程度。

③血白细胞数增多:应注意并发感染的可能。

(2)影像学检查:

①B超检查:诊断肾损伤具有快捷、无损伤、可重复等优点,能初步显示肾损伤的程度,包膜下和肾周血肿及尿外渗情况。并有助于了解对侧肾脏情况。

②CT与MRI:CT扫描对肾损伤的定性诊断率几乎可达100%。CT与MRI可快速、较准确地显示肾损伤程度,尿外渗与血肿范围,并能及时发现合并伤等。

③X线检查:腹部平片(KUB)可显示肾区阴影扩大,腰大肌阴影模糊或消失,脊柱向患侧弯曲。静脉尿路造影常用双倍剂量或大剂量的造影剂静脉点滴造影,可了解两侧肾功能与形态,对肾损伤有重要诊断价值。

3.腹腔穿刺

肾损伤出现典型腹膜刺激症状或有移动性浊音时,应警惕合并有腹腔内脏器损伤的可能,腹腔穿刺对诊断有一定帮助。

（二）治疗

1.防止休克

对重度肾损伤失血严重者,应严密观察病情变化,及早输血补液维持水、电解质平衡,止痛、保暖、保持足够尿量等,防止休克发生。

2.非手术治疗

适于闭合性轻度肾损伤、出血不严重、无休克症状者,约80%以上的患者通过非手术治疗可获得痊愈。治疗包括以下方面。

（1）绝对卧床至少2周,密切观察血压、脉搏、呼吸、体温等。

（2）补充失血量,给予止血药。

（3）在明确诊断除外胸腹等其他脏器损伤后可应用镇痛剂,以免掩盖症状与病情变化。

（4）给予抗菌药物,预防继发感染。

（5）尿液比色测定,每次排尿留取部分标本置于透明试管行比色对比,并注意血红蛋白的变化,直至观察出血停止、病情平稳。

3.手术治疗

适于开放性及重度肾损伤、伴其他内脏器官损伤或经非手术治疗病情继续恶化及休克不易纠正者,常需紧急手术治疗。术前了解对侧肾功能,手术力争最大限度地保存肾组织。手术方法包括以下几种。

（1）腰部切开探查及肾周引流:适于有严重尿外渗或并发肾周围感染。清除血肿、异物,控制出血,修补伤肾,放置肾周引流。

（2）肾修补术及肾部分切除术:肾裂伤可缝合修复或将严重损伤部分肾脏切除。

（3）肾切除术:肾出血无法控制、肾严重碎裂伤或肾蒂断裂无法修复,而对侧肾功能良好的前提下,可做伤肾切除术。

（4）孤立肾或对侧肾功能严重受损情况下,对破裂的肾需保留时,应用可吸收线网袋包裹肾脏。

（三）护理

1.术前护理

（1）按泌尿外科一般护理常规护理。

（2）心理护理:很多患者属于意外受伤,且受伤部位为重要脏器,给患者及其家属带来了巨大的精神压力,所以应主动给予关心和照顾,向患者及其家属讲解相关手术的目的、注意事项,消除患者及其家属的担心及疑虑,以积极的态度面对治疗。

（3）嘱患者绝对卧床休息,以免活动后加重出血。

（4）密切观察病情变化,定时测量血压、脉搏、呼吸、体温等生命体征。如患者出现血压下降、脉搏加快、呼吸增快、面色苍白、精神不振、躁动等情况,提示有休克发生,应按休克处理:迅速建立两条以上静脉通道,补充血容量,保证输血、输液的通畅;早期应用抗生素以预防感染,同时注意保暖、镇静、吸氧;尽量避免搬动患者;根据实验室检查结果,合理安排输液种类,以维持水、电解质及酸碱平衡。

（5）肾损伤应注意观察腰腹部情况,腹膜刺激症状是肾损伤的渗血、渗尿刺激后腹膜所致,其加重与好转可反映病情的变化,应注意观察腹膜刺激症状,有无压痛、肌痉挛;注意观察腰腹部肿物的范围,以了解出血的情况。

(6)泌尿系损伤常伴有其他脏器损伤,应严密观察患者症状与体征的变化,随时做好抢救准备。

2.术后护理

(1)按泌尿外科术后一般护理常规护理。

(2)病情观察:准确、定时测量血压、心率、呼吸及血氧饱和度并正确记录,随时注意患者病情的变化。如果患者出现血压下降、心率增快、血氧饱和度下降的情况,及时通知医生,防止出血的发生。注意观察伤口敷料有无渗血、渗液,若有及时通知医生给予换药。

(3)维持水、电解质、酸碱平衡及有效循环血量:建立静脉通道,遵医嘱及时输液,必要时输血,以维持有效循环血量。输血过程中密切观察患者有无过敏反应、输血反应的发生。根据实验室检查结果,合理安排输液种类,及时输入液体和电解质,以维持水、电解质及酸碱平衡。

(4)休息与活动:全麻清醒、血压平稳后改半卧位,术后需卧床休息 2～4 周。卧床期间患者可以进行循序渐进的床上活动,比如做四肢主动的屈伸活动,以预防静脉血栓的发生;指导患者适时变换体位,常规放置防压疮气垫,必要时骶尾部贴防压疮敷料,以预防压疮的发生。

(5)预防感染:保持尿道口清洁,导尿管通畅,保持会阴部清洁干燥;定时观察体温,了解血、尿白细胞计数变化,及时发现感染征象;加强损伤局部的护理,严格无菌操作;早期应用抗生素预防感染。

(6)管路护理:术后留置伤口引流管及导尿管,实现伤口引流管的"双固定":将伤口引流管用透明贴膜固定于患者身上,将引流袋、尿袋分别固定于床单上,做好管路及引流袋的标识。让患者自己伸手摸到引流管的走向及固定位置。避免牵拉、打折。严密观察伤口引流管及导尿管引流液的颜色、性状和量,准确做好记录。若伤口引流液或尿液颜色鲜红,量较大,则考虑出血的可能,应立即通知医生。

(7)膀胱冲洗的护理:为防止血液逐渐沉积在膀胱内形成血块堵塞尿道口,导致患者尿管引流不畅,遵医嘱行膀胱冲洗。在冲洗过程中加强观察,确保尿管引流通畅,注意冲洗温度应适宜,保持在 20～30℃。冲洗过程中观察流速是否适宜,同时检查冲洗液的颜色,冲出液的量、浑浊度,以及有无尿外渗的发生。一般冲出液量不应少于冲入的液体,要及时发现冲出液是否进入腹腔、腹壁、会阴及阴囊皮下,造成腹壁、阴囊明显水肿或导致冲出液被大量吸收入血,急剧增加循环血量,造成急性心衰致患者死亡。当患者出现脉速、面色苍白、出冷汗、剧烈腹痛等,应立即停止冲洗,通知医生,及时给予处理。

(8)饮食:可以进食后,应以易消化食物为主,避免食用辛辣刺激性食物以及过于油腻的食品;鼓励患者多饮水,保证尿量 2000～3000mL/d,可以预防泌尿系感染。

3.出院指导

(1)出院后 3 个月内,不宜参加体力劳动或竞技运动,以免引起再度出血。

(2)注意保护肾脏,患病时应在医生指导下服药,以免造成肾功能的损害;定期检测肾功能。

(3)如出现腰痛、血尿,要及时就诊、及时治疗。

二、膀胱损伤

膀胱系盆腔内器官,除非骨盆骨折,一般不易受伤。当膀胱过度膨胀时,若下腹部遭到暴力打击,易受损伤。依据损伤部位,分为腹膜外型与腹膜内型。根据损伤原因,常见有闭合性、开放性及医源性损伤三种。依据病理分类,又分为膀胱挫伤和膀胱破裂。膀胱挫伤除少量血尿或下腹部疼痛等症状外,一般无明显症状,短期内可自愈。膀胱全层破裂时症状明显,依据损伤程度不同而有相应的临床表现。

(一)诊断标准

1.临床表现

(1)外伤史:有下腹部外伤史、骨盆骨折史,或于难产或膀胱尿道内器械操作后出现下述临床表现时,应考虑有膀胱损伤可能。

(2)出血和休克:骨盆骨折合并大量出血,膀胱破裂可致尿外渗、腹膜炎,伤情严重者常有休克。

(3)排尿障碍和血尿:膀胱破裂,尿液外渗,患者常有尿意和尿急,但不能排尿或仅有少量血尿排出。

(4)腹痛:尿外渗及血肿可引起下腹部剧痛,尿液流入腹腔则会引起急性腹膜炎症状。

(5)尿漏:贯穿性损伤可致体表伤口、直肠或阴道漏尿。闭合性损伤在尿外渗感染后破溃,也可形成尿漏。

2.辅助检查

(1)导尿检查:如果膀胱空虚或仅导出少许血性尿液,则膀胱破裂可能性极大。此时可注入无菌生理盐水 300mL,稍等片刻再回抽,若抽出量明显少于注入量,表明可能有膀胱破裂尿外渗。

(2)X 线检查:

①膀胱造影:可见造影剂外溢,腹膜内膀胱破裂向膀胱内注气后行腹部透视,可见到膈下游离气体。

②骨盆平片:可了解骨盆骨折情况或异物存留。

③CT 检查:注入造影剂,可显示造影剂外溢。

④腹腔穿刺:腹膜内膀胱破裂后,因大量尿液流入腹腔,腹腔穿刺可抽出淡血性液体或尿液。

(二)治疗

1.休克的处理

包括镇痛、输血、补液等。尽早使用抗菌药物预防感染。

2.轻度损伤

轻度膀胱损伤或新鲜器械损伤,无尿外渗者,可留置导尿管 1 周左右多能自行愈合。

3.急诊手术

(1)腹膜内膀胱破裂:若有大量尿液流入腹腔引起急性腹膜炎,应及早手术清除腹腔内尿液、血块并探查有无合并腹腔脏器损伤,生理盐水冲洗干净腹腔,缝合腹膜并在膀胱外修补膀胱裂口,行膀胱高位造口,膀胱周围伤口放置引流管引流。

(2)腹膜外膀胱破裂:严重腹膜外膀胱广泛破裂,如火器贯通伤或合并骨盆骨折等,出血及尿外渗显著者,应积极采用手术治疗,消除膀胱外尿液与血块。对膀胱直肠贯通伤者,应行暂时性结肠造瘘和膀胱造瘘术。如膀胱内有游离骨片或弹片等异物应清除干净。

(3)膀胱瘘修补术:膀胱损伤后遗留膀胱阴道瘘或膀胱直肠瘘,在患者情况好转与局部炎症消退后,采用手术修补膀胱瘘。

(三)护理

1.术前护理

(1)按泌尿外科一般护理常规护理。

(2)心理护理:主动给予患者关心和体贴,向患者及其家属讲解目前的治疗方法的可行性,消除其顾虑,以积极的态度面对治疗。

(3)注意密切监测患者的血压、脉搏、呼吸及血氧饱和度,如骤然血压下降、脉搏加快、面色苍白,提示有休克发生,应按休克处理:迅速建立两条以上静脉通道,补充血容量,维持患者水、电解质及酸碱平衡;保证输血、输液的通畅;输血过程中注意观察患者有无输血反应、过敏反应的发生;注意给予患者持续吸氧;注意保暖;避免过多地搬动患者。

(4)注意监测体温,遵医嘱使用抗生素预防感染,体温过高时及时通知医生。

(5)合并骨盆骨折者,应卧硬板床休息;注意观察血尿及腹膜刺激症状,判断有无出血发生。

2.术后护理

(1)按泌尿外科术后一般护理常规护理。

(2)病情观察:准确、定时测量血压、心率、呼吸及血氧饱和度并正确记录,随时注意患者病情的变化。留置膀胱造瘘管的患者,应注意观察造瘘口敷料有无渗血、渗液,定时给予换药。

(3)管路护理:膀胱修补术后最主要的就是保持膀胱引流通畅,所以应注意观察术后留置的导尿管或膀胱造瘘管是否通畅,避免管路打折、受压、弯曲或堵塞。术后尿管或耻骨上膀胱造瘘管留置时间一般为2周左右。将引流袋固定于床单上,做好管路及引流袋的标识。让患者自己伸手摸到引流管的走向及固定位置,以更好地自我注意避免引流管受牵拉、打折。严密观察引流液的颜色、性状和量,准确做好记录。

(4)预防感染:保持尿道口清洁、导尿管通畅,保持会阴部清洁干燥;定时观察体温,监测血、尿白细胞计数,及时发现感染征象;加强损伤局部的护理,严格无菌操作;早期应用抗生素预防感染。

(5)膀胱痉挛的护理:患者术后容易发生膀胱痉挛,可遵医嘱给予抗胆碱能药物予以缓解。

(6)膀胱冲洗的护理:为防止膀胱内形成血凝块堵塞尿道口,导致患者尿管引流不畅,可遵医嘱行膀胱冲洗。冲洗液的温度应适宜,保持在20~30℃。注意观察冲出的液体的颜色、量、浑浊度,注意有无尿外渗的发生。在冲洗过程中加强观察流速是否适宜,并确保尿管引流通畅,一般冲出的液体量不应少于冲入的液体量,要加强观察冲洗液是否进入腹腔、腹壁、会阴及阴囊皮下,造成腹壁、阴囊明显水肿,或造成冲洗液被大量地吸收入血,急剧增加循环血量,造成急性心衰导致患者死亡。当患者出现脉速、面色苍白、出冷汗、剧烈腹痛等，应立即停止冲洗，通知医生，及时给予处理。

（7）饮食：可以进食后，应以易消化食物为主，避免食用辛辣刺激性、过于油腻的食物；鼓励患者多饮水，保证尿量 2000～3000mL/d 以上，以预防泌尿系感染。

（8）活动：活动应遵循循序渐进的原则。指导患者卧床期间进行床上双下肢的屈伸活动，以防止静脉血栓的发生；如无合并其他内脏损伤或骨折等情况时，一般可于术后第二天下床活动。

3.出院指导

嘱患者多饮水、勤排尿；定期复查，如有不适及时就诊。

三、尿道损伤

尿道损伤是泌尿系统最常见的损伤，多见于男性，以青壮年居多。前尿道的球部位于会阴部，常因骑跨伤而损伤；后尿道的膜部穿过尿生殖膈，是尿道最固定的部位，骨盆骨折移位，可致膜部尿道裂伤或完全断裂。开放性损伤多为枪弹或锐器引起的贯通伤。

（一）诊断标准

1.临床表现

（1）外伤史：尿道损伤史，如骑跨伤、骨盆骨折等。

（2）尿道滴血与血尿：为尿道损伤最常见的症状。前尿道损伤常有鲜血自尿道滴出。后尿道损伤所表现为初始或终末血尿。

（3）疼痛：损伤部位常有疼痛与压痛，排尿时疼痛常向阴茎头、会阴部与肛门周围放射。

（4）排尿障碍：因损伤致局部水肿、疼痛、外括约肌痉挛、尿道断裂可造成排尿困难甚至发生尿潴留。

（5）尿外渗：常发生于尿道破裂或断裂。前尿道包括球部尿道破裂时，会阴、阴茎和下腹壁均有尿外渗，由于受尿生殖膈的限制不能进入盆腔。后尿道破裂尿外渗位于前列腺周围，进一步沿膀胱前、后壁向上向外扩展至腹膜外间隙。

（6）休克：骨盆骨折引起后尿道损伤或合并其他内脏损伤伴大量失血、疼痛，可发生休克。

2.辅助检查

（1）直肠指诊：当骨盆骨折合并后尿道断裂时，直肠指诊可发现浮动的前列腺尖部，并可向上推动，周围有柔软的血肿或坚硬的骨折断端。此外，尚需注意有无合并直肠损伤。

（2）诊断性导尿：严格无菌条件下做导尿术。如导尿管不能进入膀胱，表明尿道断裂或大部分断裂。

（3）X线检查：

①骨盆平片：可确定有无骨盆骨折。

②尿道造影：可明确尿道损伤部位及损伤程度。

（二）治疗

1.全身治疗

（1）防治休克：受伤早期的休克主要是由严重创伤性出血和其他内脏损伤引起。应及时建立静脉通道,补充血液和其他血液代用品,纠正低血容量。

(2)防治感染:全身应用抗生素,最好根据尿培养结果选用最敏感的抗生素。

(3)预防创伤后并发症:注意预防肺部感染、肺不张;保持大便通畅,避免腹压升高引起继发性出血;骨盆骨折卧床较久的患者,注意变换体位,避免发生压疮和泌尿系结石的形成。

2.前尿道损伤的治疗

(1)钝性不完全性前尿道损伤:可采用膀胱镜下留置导尿管,部分患者留置导尿管后尿道内腔得到了自行修复,而无须进一步处理。

(2)钝性完全性前尿道断裂:进行耻骨上膀胱造瘘术较为适宜。此外,尿液外渗可能会形成感染,甚至脓肿,早期的尿液分流和合理的抗生素应用可以降低感染的发生率。

(3)开放性不完全性前尿道损伤:由于刀刺伤、枪伤和狗咬伤导致的前尿道损伤,需进行紧急手术清创和探查。

(4)开放性完全性前尿道断裂:应先对损伤的近、远端尿道稍做游离,然后将尿道腔剪成斜面,进行端-端吻合。

3.后尿道损伤的治疗

(1)处理原则:积极防治休克,引流尿液,预防感染和其他并发症,争取早期恢复尿道的连续性。

(2)治疗方法:

①监测患者的生命体征,防治休克、感染及处理其他脏器的损伤是首要任务。

②留置导尿管:尿道损伤不严重者,可试行插导尿管;如成功,则留置导尿管并持续引流尿液。

③耻骨上膀胱造瘘术:耻骨上膀胱造瘘是一种简单的减少创伤部位尿液渗出的方法,可以避免因尿道内操作而进一步损伤尿道。

④早期尿道会师术:患者损伤不是特别严重或者在开放性手术的同时可以进行尿道会师术。其优点是有希望早期恢复尿道的连续性或缩短损伤尿道分离的长度,有利于后期的尿道重建。

4.并发症的处理

(1)尿道狭窄:是尿道损伤后最常见的并发症,其修复重建以于尿道损伤后3~6个月时进行为宜,手术方法的选择应根据患者自身的条件、意愿和医疗技术条件而决定。

①前尿道狭窄的处理:

a.阴茎段尿道狭窄:尿道狭窄段较短者(<0.5cm),可行尿道端-端吻合术;如阴茎皮肤不富裕,可采用口腔颊黏膜或舌黏膜。

b.阴囊段、球部尿道狭窄:阴囊段尿道狭窄段较短(<0.5cm),累及尿道海绵体较浅的,可行经尿道内切开或尿道扩张治疗;累及尿道海绵体较深或者已经过尿道内切开或尿道扩张治疗无效的患者,应采用开放性尿道成形手术治疗。球部尿道狭窄短于2cm者,切除狭窄段尿道后行端-端吻合是较为合适的治疗术式,该治疗方式的成功率可高达95%;而对于较长的球部尿道狭窄(>2cm)者,建议采用颊黏膜或舌黏膜替代尿道成形术。

c.次全尿道狭窄:对病变从阴茎段到球部尿道狭窄者,如是单纯性狭窄,可应用阴茎带蒂皮瓣和(或)口腔内黏膜拼接修复狭窄的尿道。

②后尿道狭窄的处理:

a.尿道内切开术:此术式适用于狭窄段较短(<0.5cm)、瘢痕不严重的患者。

b.尿道端-端吻合术:此术式适用于狭窄段<3～4cm的球膜部尿道狭窄。

c.尿道拖入术:适用于对切除狭窄端尿道后,无法进行尿道端-端吻合的患者。

d.带蒂阴囊、会阴皮瓣和阴茎转位尿道成形:对球膜部段尿道缺损较长者,常用阴囊或会阴部皮肤重建尿道。

e.尿道狭窄合并尿道直肠瘘:复杂性后尿道狭窄合并尿道直肠瘘的病例,临床较少见。由于此类患者具有病情复杂、手术修复难度大、失败率高的特点,是泌尿外科最棘手和最具有挑战性的手术,目前尚无公认的治疗方案。

(2)尿失禁:尿道外伤后尿失禁常见于某些严重的后尿道损伤病例,如多发性骨盆骨折时,骨折片直接损伤膀胱颈部、行尿道会师术时拉力过度,均可直接或者间接损害控尿结构,导致尿道关闭功能受损,在尿道重建成功后出现尿失禁症状。此外,医源性尿道损伤或尿道括约肌损伤导致的尿失禁也较常见。尿道外伤后尿失禁其发生机制在于外伤破坏了控尿机制而引起尿失禁,长期尿失禁易使膀胱容量缩小。因此,尿失禁的治疗以增加尿道阻力为主,扩大膀胱容量为辅。

①保守治疗:对尿失禁较轻者以内科治疗、功能训练及理疗为主。

②手术治疗:包括球部尿道悬吊术、人工尿道括约肌植入术及尿流改道等。

(3)尿外渗:使用抗生素防止感染;保持引流通畅,穿刺或手术置管引流。

(三)护理

1.术前护理

(1)心理护理:认真听取患者主诉,向患者解释各种治疗、护理措施的意义及注意事项,消除其焦虑、恐惧情绪;对患者进行心理疏导,消除其羞涩心理,使患者处于接受治疗的最佳身心状态。第一次排尿前的心理护理治疗,可减少患者功能性排尿困难和功能性阳痿的发生。

(2)维持循环血量及营养支持:遵医嘱静脉补液,维持循环血量。

(3)病情观察:

①观察并记录患者腹部体征,局部出血和尿外渗情况,必要时行会阴局部压迫止血。

②观察休克、疼痛及使用止血、镇痛药物的效果。

③注意观察生命体征、出血量、尿量及尿液性状。

④后尿道损伤合并骨盆骨折者应平卧于硬板床。

⑤对于出血患者积极做好急诊手术及备血准备。

⑥对于排尿困难和尿潴留者,及时配合医生导尿或行膀胱造瘘术术前准备。

(4)术前常规准备。

2.术后护理

(1)按泌尿外科术后一般护理常规护理。

(2)伤口的观察及护理:观察伤口有无渗血、渗液,若有应及时通知医生并给予换药处理。

观察腹部体征,注意有无腹痛、腹胀。

(3)尿管及膀胱造瘘管的护理:

①尿管及膀胱造瘘管对手术的效果起着决定性的作用,必须保持管道通畅,勿折叠、扭曲、压迫;妥善固定,防止意外脱管,同时告之患者及其家属其重要性,切勿自行拔出。

②观察引流液的颜色、性状,必要时遵医嘱行膀胱冲洗。

③记录24小时出入量。

④保持会阴部清洁:鼓励患者多饮水,每日尿量保持在2000~3000mL。

⑤长期保留膀胱造瘘管的患者,根据造瘘管材质按要求更换,观察尿道恢复及排尿通畅情况;后尿道损伤合并骨盆骨折的患者,尿管保留时间尽量长一些,至少保留6~8周,造瘘管保留3个月待二期施行尿道狭窄解除术。

⑥尿道损伤患者的术后并发症主要是尿道狭窄,拔管后嘱患者注意排尿情况,发现尿线变细、旁道出尿、排尿困难等症状,应及时就诊,以免延误治疗。

(4)感染预防的护理:保持各种引流管有效引流,保持造瘘口及伤口周围皮肤干燥;遵医嘱应用抗生素;监测体温,定期行尿培养结果。

(5)遵医嘱给予口服雌激素,防止因阴茎勃起造成二次损伤。

(6)做好各项基础护理。

(7)饮食护理:术后禁食、禁饮,待胃肠功能恢复后予流食及易消化、高热量、高营养、多纤维素的饮食,以增强患者的抵抗力,预防便秘。多饮水,每日不少于2000mL,以增加尿量,达到内冲洗的目的。由于长期卧床,肠蠕动减慢,可给予定时腹部按摩。

(8)皮肤护理:合并骨盆骨折,需长期卧床、制动的患者,应保持床单位清洁、干燥、平整,预防压疮的发生。

(9)活动:术后1~5天严格卧床,术后3周后可在床上进行幅度较小的伸拉及负重运动,6~8周可扶拐行走,之后逐步过渡为独立行走。

3.出院指导

(1)向患者说明尿道扩张的重要性,按时到医院进行扩张。患者拔除尿管1周后,即应行尿道扩张,一般每周1次,持续1个月,1个月后每2周1次,3个月后改为1~3个月1次,持续1~2年。

(2)嘱患者多吃高蛋白、高碳水化合物、高维生素及低脂肪饮食,多吃新鲜水果、蔬菜,禁食煎炸和辛辣刺激性食物,忌暴饮暴食,禁烟、酒。鼓励患者多饮水,每天1500~2000mL;保持大便通畅。

(3)嘱患者注意保持个人卫生,避免重体力劳动,但要进行适当的体育锻炼,避风寒、防感冒,节制房事。

(4)定期复诊。

第三节　尿石症

一、肾结石

(一)临床表现

1.症状

肾结石的症状主要与结石的大小、所在部位、结石是否活动、有无尿流梗阻及有无感染等因素有关,肾结石未引起梗阻或仅有轻度梗阻而无继发感染时,可长期无明显的自觉症状。

有的肾结石已很大,甚至已引起肾功能损害而未被发现,仅在体检时被偶然发现。反之,较小结石因其活动范围大,常引起急性梗阻,出现严重症状并被早期发现。

(1)疼痛:肾结石所致疼痛,主要是结石引起尿流梗阻使肾盂内压升高所引起,40％～50％的患者有间歇性疼痛发作史。肾内较大结石因活动度小,患者常感脊肋角处酸胀不适、钝痛或隐痛;而肾内小结石因活动度大,易引起肾盂输尿管连接部梗阻而发生绞痛,向下腹部或腹股沟部放射,并伴有恶心、呕吐、面色苍白及大汗淋漓。疼痛常在活动中或剧烈活动后发作。

(2)血尿:血尿是肾结石的另一主要症状,常在疼痛后出现肉眼血尿或镜下血尿,后者多见。活动或绞痛后血尿加重。肾结石患者偶因无痛性血尿就医。

(3)脓尿:肾结石并发感染或感染性结石患者可见脓尿,同时伴有尿急、尿频、尿痛及发热等症状。

(4)排石症状:急性绞痛发作后,尿液中可能有小结石或尿砂排出。

(5)无尿:双侧肾结石或孤肾结石引起尿路梗阻,可出现无尿症状。

2.体征

发病时脊肋角有触痛或肾区叩击痛。少数患者因肾结石慢性梗阻,导致肾积水,可在上腹部或腹部扪及包块。绞痛急性发作期,可发生高血压;慢性萎缩肾亦有发生肾性高血压的可能。

(二)辅助检查

1.尿液检查

尿常规检查可见红细胞,特别是在绞痛后出现,对诊断有帮助。合并感染时有脓细胞;尿生化检查,测定尿钙、磷、尿酸、草酸、胱氨酸定量及尿 pH 等有助于发现结石的病因;尿培养,若单纯肾结石应无细菌生长,如结石合并感染或感染继发结石则细菌培养呈阳性。

2.血液检查

血钙、磷、碱性磷酸酶、尿酸、pH 等变化随各类结石及其原发病而异。

3.结石成分分析

患者自行排出结石或以前手术取出结石时,应做结石成分分析,以明确结石类型,这对尿石症的诊断和防治均有重要意义。

4.泌尿系 X 线片

95％的肾结石在 X 线片可以显影,为诊断肾结石的重要手段,应列为检查的首选。X 线片可以初步确定结石的位置、数目、大小和形状,如右侧肾结石与胆道结石相鉴别时应加摄侧位 X 线片。

5.静脉尿路造影(IVU)

可以明确结石的位置和双肾功能情况,逐渐被 CT 尿路造影(CTU)取代。

6.B超检查

可以发现结石,但难以确定结石的具体位置及对肾造成的影响。

7.放射性核素扫描及肾图

放射性核素扫描不仅可显示结石,也能确定肾功能损害的程度。肾图可提示有无梗阻。

8.CT 检查

对 X 线检查阴性或怀疑合并有肾肿瘤者有重要的诊断价值,有助于结石或血块的鉴别。

9.输尿管肾镜检查

当腹部 X 线片未显示结石、IVU 有充盈缺损而不能确定诊断时,做此检查能明确诊断并进行治疗。

(三)治疗

肾结石治疗的原则包括解除梗阻、保护肾功能、排出结石并防止其复发。大多数结石是全身代谢紊乱的表现,因此,取出或排出结石后应进行结石成分分析,寻找结石病因,根据每位患者的具体情况制订治疗方案。

1.期待疗法

首要的原则是:患者越年轻,结石体积越大,症状越严重,越倾向于进行治疗;而对于高龄、无症状或结石直径<10mm 的患者则倾向于先等待观察。

对鹿角状结石不推荐观察等待,除非患者有严重的合并症,以至于手术风险比观察等待的风险还要大。以往的研究表明,30%的没有接受手术治疗的鹿角状结石患者死于肾相关疾病。

2.药物治疗

对某些类型的结石,口服药物甚至可以达到溶石的目的。如由原发性高钙尿症引起的含钙结石,服用氢氯噻嗪防止结石复发有效率为 90%;尿酸结石患者可口服枸橼酸钾等药物碱化尿液;服用别嘌醇降低尿酸含量;胱氨酸结石患者除碱化尿液外,服用青霉胺可降低尿内的胱氨酸水平;而感染性结石患者则需要服用氯化铵酸化尿液。

此外,还可用部分 α 受体阻滞剂及中药制剂辅助排石。该类药物的主要作用是利尿、消炎、增强输尿管蠕动、降低输尿管平滑肌张力(解痉),有利于结石的排出。

3.体外震波碎石术(ESWL)

ESWL 是在体外聚焦,产生冲击波粉碎目标结石的一种技术。此项技术首次用于人体是在 1980 年。该技术是肾结石治疗上的重大进展,可使 80%以上的肾结石患者避免手术,治愈率可达 90%以上。这种冲击波对人体的软组织损伤小,操作简便,一般 30 分钟左右就可完成一次治疗。

ESWL 碎石的效果取决于结石的体积、位置,以及肾集合系统解剖结构、肥胖的程度和结石的构成等。对于直径<2cm,位于合适的解剖位置的结石,效果最好。对于>2cm、位于肾下极或肾盏憩室的结石,以及胱氨酸或单水草酸钙结石效果差。较大的结石可以分几次进行

ESWL,并要求结石侧输尿管通畅,肾功能良好,未并发感染。

(1)禁忌证:妊娠、有心脏疾病、全身出血性疾病、结石以下尿路存在器质性梗阻病变和尿路有急性感染者不宜采用。

(2)并发症:常见的如短期内有血尿、碎石后小结石通过时引起肾绞痛、结石释放的细菌引起泌尿系统感染;少见的如肾损伤或严重出血、结石碎片堵塞输尿管、严重感染需要静脉使用抗生素或引流。

4.体内碎石技术

包括液电碎石、气压弹道碎石和超声碎石等方法,均需在内镜辅助下进行碎石。其中超声碎石技术能量较小,碎石时间稍长,但不损伤软组织,且能边击碎结石边吸出,不易遗留碎屑;液电碎石技术效能强,但击碎结石时无负压吸引,碎屑崩向四周,尚需逐个钳出,也很费时间。故有条件时最好两者联合应用,先用液电碎石,再用超声碎石进一步粉碎并吸出。

输尿管镜激光碎石:近年来,有工作腔道的输尿管软镜技术得以逐渐推广,各类激光技术快速发展,封堵器、套石篮、异物钳等辅助设备陆续被人们使用,这些新技术为内镜体内碎石的发展铺平了道路。应用该技术,碎石光纤几乎可以到达肾集合系统的任何部位。

适应证:①ESWL失败;②肾下极结石,ESWL后结石排出困难;③胱氨酸结石;④肥胖导致经皮肾镜技术(PCNL)或ESWL技术难度大或不可能实现;⑤肌肉、骨骼的畸形使得ESWL或PCNL难度大或不可能实现(如脊柱后凸侧弯);⑥结石位于肾盏憩室;⑦肾盏漏斗狭窄或肾盂与肾盏漏斗之间的角度小;⑧出血性疾病;⑨马蹄肾或盆腔肾。

缺点:随着结石体积增大,疗效易降低。激光接触性碎石需要消耗很长时间才能将结石破坏。结石被粉碎时,可产生大量尘雾而模糊视野,需要灌洗、冲干净视野。对能够熟练使用软输尿管镜的医生来讲,直径<2cm的结石,碎石率在70%～80%;直径>2cm的结石,碎石率在50%,10%的患者需要两次以上的治疗。

5.经皮肾镜碎石(PCNL)

PCNL是通过建立从皮肤表面到肾集合系统之间的通道,来清除肾结石。一旦穿刺针进入肾盏,就将导丝置入肾盂,沿导丝扩张穿刺通道。沿通道置入镜鞘至肾盏,然后将肾镜由鞘内放至肾内。采用超声碎石探针击碎结石,吸除碎石。最常用背部入路,于第12肋缘下以避免胸膜、肋间神经及血管损伤。PCNL需全身麻醉。

适应证:一般推荐PCNL作为直径>3cm结石的治疗方式,或行ESWL失败和(或)软输尿管镜及激光治疗失败的病例。PCNL是鹿角状结石的一线选择。对于直径2～3cm的结石,可选的治疗方式包括ESWL、软输尿管镜及激光碎石,以及PCNL。其中PCNL一次操作净石率最高,但出现并发症的概率也较高。

6.开放手术切开取石

(1)手术指征:①反复发作肾绞痛,结石较大,经药物治疗不能排出或溶解的肾结石;②合并严重梗阻、感染,危及肾实质者;③急性梗阻性无尿或少尿者;④无功能的脓肾患者;⑤结石引起癌变或癌合并结石者。

(2)手术方法:

①肾盂切开取石术:优点是出血少、并发症少,适用于肾盂结石或肾盏结石,特别适用于肾

外型肾盂结石。

②肾窦内肾盂切开取石术:适用于肾内型肾盂鹿角形结石和肾大盏结石。

③肾实质切开取石:适用于肾盏结石经肾盂切开不能取出或多数肾盂结石。

④肾部分切除:多发结石集中于肾一极难以取尽时,可采用肾一极的部分切除术。

⑤肾切除术:结石引起肾严重破坏,功能丧失;或合并肾积脓时,而对侧肾功能良好,可切除患肾。

⑥离体肾切开取石及自体肾移植术:适用于多发性鹿角形结石及复杂性结石。

⑦双侧肾结石:一般是选择病变较轻、功能较好、结石少而易取的一侧先行手术;待情况改善后,再做对侧。

⑧肾造口术:肾结石积水合并感染为脓肾,全身情况较差或对侧肾功能损害,可先做肾造口术,待情况改善后,再制订下一步的处理方案。

(四)护理

1.术前护理

(1)按泌尿外科一般护理常规护理。

(2)心理护理。

(3)肾绞痛、感染患者遵医嘱对症处理。

(4)鼓励患者多饮水。

(5)手术体位的训练:术中患者取截石位或俯卧位。术前护士指导患者进行手术体位的训练,尤其是俯卧位,一般患者难以耐受,且复杂的结石手术时间长,体位的改变对患者呼吸及循环系统的影响较大,因此应指导患者从俯卧位30分钟开始练习,逐渐延长至45分钟、1小时、2小时等。通过训练使患者能忍受体位的改变,同时使呼吸及循环系统得到一定的适应,降低术中、术后心血管意外发生的概率。

(6)手术前需行 KUB 做术前定位,以明确结石位置,便于手术顺利进行。嘱患者手术当日晨起禁食、禁饮,以避免胀气影响检查结果,定位检查后要求尽量减少活动,防止结石位置发生变化。

2.术后护理

(1)按泌尿外科术后一般护理常规护理。

(2)病情观察:

①严密监测生命体征变化:出血是 PCNL 最常见、最严重的并发症,如果患者出现血压下降、心率增快、呼吸加快,应高度怀疑有出血的可能。若不及时处理,患者很快会出现休克。

②注意观察患者体温变化:术中冲洗易导致尿路细菌或致热原通过肾血管吸收入血引起菌血症,患者术后出现体温升高,甚至可达 39.5℃以上,警惕患者有无感染性休克或 DIC 的表现。若出现上述症状,应及时对症处理。

③注意观察腹部症状和体征:定期询问患者有无腹胀、腹痛等症状,腹部查体有无腹部压痛、反跳痛等体征,警惕肾周血肿、尿外渗、腹腔积液或腹膜炎等并发症发生。

(3)管路护理:

①固定:术后留置肾造瘘管及尿管(开放手术还留置有伤口引流管),实行肾造瘘引流管的

"双固定":将肾造瘘管用透明贴膜固定于患者身上,将引流袋、尿袋分别固定于床单上,做好管路及引流袋的标识。

②严密观察:观察肾造瘘管及导尿管引流尿液的颜色、性状和量,准确做好记录。若引流尿液颜色鲜红,量较大,则考虑出血可能,立即通知医生,可采取夹闭肾造瘘管,使血液在肾、输尿管内压力升高,形成压力性止血。

③保持管路通畅:让患者自己伸手摸到引流管的走向及固定位置,以利于患者自我管理,避免牵拉、打折。如出现造瘘管周围有渗尿,应考虑是否堵塞,可挤压造瘘管,或用注射器抽吸;尿管被血块堵塞时,以无菌生理盐水少量、多次、反复冲洗。

(4)术后1～2天拔除肾造瘘管,患者可能出现造瘘口漏尿情况,告知患者若敷料被尿液浸湿,通知医生及时换药。

(5)饮食:可以进食后,应以高蛋白、易消化食物为主,注意多饮水,保证尿量2000～3000mL/d可以预防泌尿系感染,同时,一些细小的结石碎屑也会随尿液排出。

(6)活动:腰麻术后6小时可以侧卧位休息,双下肢做主动的屈伸活动。全麻术后患者,返回病房后可取半坐卧位。术后第1天,可以下床活动,循序渐进。

(7)术后第1天晨,患者需要复查KUB,了解结石清除情况、肾造瘘管及双J管的位置。要求患者禁食、禁饮。

(8)肾造瘘管拔除后,嘱患者向健侧侧卧休息3～4小时,以减轻造瘘口的压力,减少漏尿。肾造瘘管拔除1天后,拔除尿管。患者可能出现尿频、尿急、尿痛、血尿等症状,一般会自行缓解。患者第一次排尿后需告知医护人员;若2小时内未自行排尿,应通知医生检查膀胱充盈情况,给予处理。

3.出院指导

(1)坚持饮水,保证尿液2000～3000mL/d防止尿石结晶形成,减少晶体沉积,延缓结石增长速度。若患者结石合并感染,大量的尿液可促进引流,利于含有细菌的尿液及时排出体外,有利于控制感染。

(2)根据结石成分,调理饮食:

①尿酸结石者应吃低嘌呤饮食,如鸡蛋、牛奶,应多吃水果和蔬菜,碱化尿液。忌食动物内脏,肉类、蟹、菠菜、豆类、菜花、芦笋、香菇等也要尽量少吃。

②胱氨酸结石者应限制含蛋氨酸较多的食物,如肉类、蛋类及乳类食品。

③草酸钙结石者应食低草酸、低钙的食物,尽量少食菠菜、海带、香菇、虾米皮等食物。

④磷酸钙和磷酸镁铵结石者应食低钙、低磷饮食,少食豆类、奶类、蛋黄食品。

(3)休息2～4周可以正常工作,体力劳动者可根据自己身体情况来决定。出院1～3个月拔除双J管,拔管不影响正常的工作和生活。

(4)留置双J管的目的及护理:术后于输尿管内放置双J管,可起到内引流、内支架的作用,避免碎石排出时造成梗阻。留置双J管的时间,通常为1～3个月,此间患者不宜做四肢及腰部同时伸展的动作,不做突然的下蹲动作,不从事重体力劳动;预防便秘,减少引起腹压升高的任何因素,防止双J管滑脱或上下移动;定时排空膀胱,不要憋尿,避免尿液反流。大量饮水,每日2000mL以上。告知患者留置双J管期间可能出现的异常情况及处理方法,重点提醒患者拔管时间(表6-3-1)。

表6-3-1　双J管常见并发症与处理措施

常见并发症	原因	处理措施
尿路刺激症状(尿频、尿急、尿痛等膀胱刺激征)	导管刺激	轻度:调整体位,多饮水,少活动症状明显者:应用α受体阻滞剂,必要时借助膀胱镜调整双J管
血尿(不同程度,可在活动后加重)	导管刺激	一般程度较轻,多饮水,避免剧烈运动可好转,严重时及时就诊
感染(表现为高热,可达39～40℃,寒战、肾区疼痛)	最常见的致病菌为大肠埃希菌	多饮水,出现尿路感染应及时对症治疗
尿液反流(腰腹部胀痛甚至影响肾功能)	尿液可通过双J管反流至肾盂	早期保持膀胱低压,如增加排尿次数和立位排尿,避免憋尿,保持大便通畅,防止便秘所致的腹内压升高等途径,可有效防止尿液反流
双J管移位	双J管位置过高或过低、剧烈运动、输尿管蠕动、尿管气囊的干扰以及重力因素	加强自我管理,不宜做四肢及腰部同时伸展的动作,避免突然下蹲动作,不从事重体力劳动,定时复查KUB平片,一旦出现双J管移位,应及时就诊

(5)制定电话随访的时间、方法和内容,建立留置双J管患者出院登记手册,登记患者病情诊断、手术名称、手术时间、出入院时间、出院时带管情况、随访资料、随访结果和患者特殊情况等。及时了解患者的情况,指导患者正确的自我护理。随访时间为每月1次。如需拔除双J管,则在拔管之前随访,提醒患者按时拔管,强调拔管后的注意事项。

(6)出院3～6个月复查泌尿系B超,以后每年复查1次。

二、输尿管结石

90%以上的输尿管结石是在肾内形成而降入输尿管的,两侧发病率大致相等,双侧结石约占5%。输尿管结石的病因与肾结石相同,但结石进入输尿管后逐渐变为枣核形。

输尿管有五个狭窄部位:①肾盂输尿管连接部;②输尿管与髂血管交叉处;③输尿管与男性输精管和女性韧带底交叉处;④输尿管进入膀胱壁的外缘;⑤输尿管的膀胱壁间段。这些部位的结石容易停滞或嵌顿。

(一)临床表现

输尿管结石通常表现为突发的波浪式逐渐加重的腰背部疼痛,呈绞痛,然后减轻,但很少完全消失(上段结石多呈绞痛,中段多表现为牵涉性同侧腹股沟隐痛,下段表现为膀胱刺激征)。当结石到达下段输尿管时,疼痛可放射到腹股沟。约50%具有输尿管结石典型症状的患者,随后的影像学检查找不到结石,患者也没有发现排出过结石。男性多于女性,20～40岁最好发。输尿管上、中段结石引起的输尿管疼痛的特点是一侧腰痛和镜下血尿。疼痛是绞痛性质,可放射到下腹部、睾丸或阴唇。血尿一般较轻微,大多数为镜下血尿,但疼痛发作后可加重,约50%的患者有肉眼血尿。恶心、呕吐也是常见症状,膀胱壁间段结石可引起尿急、尿频及尿痛。

输尿管结石容易引起同侧肾积水和感染。如有肾积水和感染,体检时可能触及肾并可有压痛、肾区叩击痛,输尿管走行区腹部有时有压痛。直肠指检时可触及输尿管下段的结石。

(二)治疗

很多输尿管结石直径在4mm以下(>90%),用镇痛药缓解疼痛,在数周的观察等待中可以自行排出,4~6mm的结石自行排出的平均时间为3周,若超过2个月结石没排出,则排出的可能性很小。

1.近段输尿管结石

(1)直径<1cm:ESWL(原位或退回肾内碎石)。

(2)直径>1cm:ESWL、输尿管镜、PCNL。

2.远段输尿管结石

直径<1cm的远段输尿管结石,ESWL与输尿管镜碎石净石率均为80%~90%;>1cm的结石,两者的净石率为75%。ESWL治疗无效,提示随后的ESWL成功率也较低,所以经1~2次ESWL碎石无效者,应及时改变治疗方法。如果ESWL或输尿管镜治疗失败或没有条件进行上述手术,可采用开放输尿管切开取石术与腹腔镜输尿管切开取石术。

(三)护理

1.术前护理

(1)按泌尿外科一般护理常规护理。

(2)心理护理。

(3)疼痛的护理:

①疼痛时,安慰患者,使其稳定情绪,卧床休息,尽可能减少大幅度的运动,指导患者深呼吸以减轻疼痛。

②疼痛时使用局部热敷、分散注意力、肌放松、音乐疗法等减轻疼痛的技巧。

③疼痛缓解或排石时适当做一些跳跃或其他有利于排石的运动,以促进结石排出。

④观察尿液内有无结石排出,将滤出的碎渣、小结石保留,进行结石成分分析。对于有尿路感染者给予抗感染治疗,观察体温变化,血尿常规检验结果,尿路刺激症状有无缓解等。

⑤应用解痉药物的患者应观察用药后效果。

(4)鼓励患者多饮水。

(5)手术前需行KUB检查做术前定位,明确结石位置,便于手术顺利进行。嘱患者手术当日晨起禁食、禁饮,避免胀气影响检查结果,定位后要求尽量减少活动,防止结石位置发生变化。

2.术后护理

(1)按泌尿外科术后一般护理常规护理。

(2)病情观察:同肾结石。

(3)管路护理:术后留置尿管及输尿管支架管各一根,将引流袋固定于床单上,做好管路及引流袋的标识。让患者自己伸手摸到引流管的走向及固定位置,以利于患者自我管理,避免牵拉、打折。严密观察导尿管引流尿液的颜色、性状和量,准确做好记录。若引流尿液颜色鲜红,量较大,则考虑出血的可能,应立即通知医生给予处理。尿管被血块堵塞时,以无菌生理盐水少量、多次反复冲洗。

(4)饮食:可以进食后,应以高蛋白、易消化食物为主,注意多饮水,保证尿量2000～3000mL/d可以预防泌尿系感染,同时,一些细小的结石碎屑也会随尿液排出。

(5)活动:腰麻术后6小时可以侧卧位休息,双下肢做主动的屈伸活动。全麻术后患者,返回病房后可取半坐卧位。术后第1天,可以下床活动,活动量应循序渐进。

(6)术后第1天晨起,患者需要复查KUB,了解结石清除情况、双J管的位置。要求患者禁食、禁饮。

3.出院指导

同肾结石患者的出院指导。

第四节　泌尿系统梗阻

一、前列腺增生症

前列腺增生症(BPH)也称良性前列腺增生或肥大,是老年男性常见病。易出现在50岁以后的男性。排尿不畅为常见临床症状。长期梗阻可使膀胱形成小梁小室,最终可导致肾功能损害。临床症状的严重程度与前列腺大小不成比例。

(一)诊断方法

1.临床表现

(1)尿频、尿急:早期临床表现为尿频,尤其夜间排尿次数增多,随着病情进展,可伴尿急,甚至出现急迫性尿失禁。

(2)排尿梗阻症状:排尿踌躇、尿线细而无力,排尿中断,排尿时间延长、终末滴沥,排尿不尽感。

(3)尿潴留:梗阻加重达一定程度,排尿不尽,出现膀胱残余尿,过多的残余尿可致膀胱逼尿肌失去收缩力,发生尿潴留及充盈性尿失禁。

(4)其他症状:合并感染时,出现尿频、尿急、尿痛等膀胱炎症状,有结石时症状更加明显,并可出现血尿。亦可能发生无痛性肉眼血尿或镜下血尿。晚期可出现肾积水和慢性肾功能不全症状。

(5)部分患者长期增加腹压排尿,故有可能并发腹股沟疝、脱肛、痔等。

2.辅助检查

(1)国际前列腺症状评分(I-PSS):≤7为轻度;8～19为中度;20～35为重度。

(2)直肠指诊:前列腺体积增大,中央沟变浅或消失,表面光滑,质韧中等硬度。肛门括约肌张力正常。

（3）尿流率测定：尿量不少于 150mL，最大尿流率（Q_{max}）小于 10mL/s，提示有膀胱出口梗阻可能，大于 15mL/s 为正常。

（4）血清前列腺特异性抗原（PSA）测定：可以作为前列腺癌的筛查。

（5）超声检查：B 超可观察前列腺形态、结构、大小并发现可能存在的前列腺癌，还可以了解双肾有无积水。最常用的是经腹壁途径，但经直肠超声更加准确并可对疑有前列腺癌组织进行引导穿刺活检。B 超还可以显示膀胱内结石。

（6）膀胱残余尿的测定：排尿后导尿测定残余尿较为准确，但有引起尿路感染的可能。目前采用经腹超声测定，方法简便，患者无痛苦，且可反复进行。

（7）尿流动力学检查：包括尿流率的测定，膀胱和尿道功能测定等。对除外神经源性膀胱功能障碍，不稳定膀胱、逼尿肌-括约肌功能失调等引起的排尿障碍尤为重要。

（8）同位素肾图检查：可了解双肾功能及尿路有无梗阻存在。

（9）静脉尿路造影：若患者有血尿，可了解双肾输尿管情况，以了解引起血尿的潜在病因。

（10）MRI：可用于 BPH 与前列腺癌的鉴别诊断。

（11）膀胱镜尿道镜检查：可了解尿道、前列腺、膀胱颈与膀胱内的情况，对下尿路梗阻症状明显，但直肠指诊前列腺无明显增大或有血尿的患者尤为重要。

（二）治疗

1.观察等待

观察等待是一种非药物、非手术的治疗措施，包括患者教育、生活方式指导、随访等。特别是患者生活质量尚未受到下尿路症状明显影响的时候。很多 BPH 患者症状长期无发展且症状轻，I-PSS 小于 7 分者不必急于治疗，可观察等待。每年应重复检测尿流率、血清 PSA、直肠指诊、B 超检查以及进行前列腺国际症状评分。

2.药物治疗

（1）肾上腺素能 α 受体阻滞剂：主要降低前列腺、膀胱颈处平滑肌的张力，以减轻排尿阻力。根据尿路选择性，可将 α 受体阻滞剂分为：非选择性 α 受体阻滞剂、选择性 $α_1$ 受体阻滞剂、高选择性 $α_1$ 受体阻滞剂，代表药物有：酚苄明、多沙唑嗪、阿呋唑嗪、特拉唑嗪、坦索罗辛。

（2）5α-还原酶抑制剂：目前应用最广的是非那雄胺（商品名：保列治），适合体积大于 30mL 的 BPH 病例。通过在前列腺内阻断睾丸酮转化成双氢睾酮（DHT），从而使前列腺缩小以减轻或消除膀胱出口机械性梗阻。该药物作用缓慢，一般服用 2～3 个月之后开始见效，且需长期服用，为其缺点。此外医生应知道服用此药可使 PSA 值下降一半，以避免对前列腺癌诊断的延误。

（3）其他药物：普适泰（舍尼通）等。中药应在中医或中西医结合学会推荐意见下开展治疗。

3.手术治疗

（1）经尿道前列腺切除术（TURP）：是治疗 BPH 的经典术式，应优先考虑。主要适用于治疗前列腺体积在 80mL 以下的 BPH 患者，技术熟练的术者可适当放宽对前列腺体积的限制。因冲洗液吸收过多导致的血容量扩张及稀释性低钠血症发生率约 2%，危险因素有术中出血多、手术时间长和前列腺体积大等。TURP手术时间延长,经尿道电切综合征的发生风险明显增加。

(2)经尿道前列腺切开术(TUIP):适用于前列腺重量小于30g且无中叶增生的患者。

(3)其他经尿道切除前列腺方式:如电气化切除(TUVP),$2\mu m$激光或钬激光或等离子切除前列腺等。

(4)开放性前列腺摘除术:主要适用于前列腺体积大于80mL的患者,特别是合并膀胱结石或合并膀胱憩室需一并手术者。常用术式有耻骨上前列腺摘除术和耻骨后前列腺摘除术。

(5)介入性方法:

①记忆合金网状支架:是通过内镜放置在前列腺部尿道的金属或聚亚安酯装置。可以缓解BPH所致下尿路症状。仅适用于伴反复尿潴留又不能接受外科手术的高危患者,作为导尿的一种替代治疗方法。常见并发症有支架移位、钙化,以及支架闭塞、感染、慢性疼痛等。

②微波或射频(温度45～50℃):可缓解症状但不能解除梗阻。可部分缓解BPH患者的尿流率降低和下尿路刺激症状。适用于药物治疗无效(或不愿意长期服药)而又不愿意接受手术的患者,以及伴反复尿潴留而又不能接受外科手术的高危患者。

③高温疗法(温度>60℃):如高温聚焦超声等,有一定疗效。适用于不能接受外科手术的高危患者。

④球囊扩张术:有一定疗效,但治疗后易复发。

(三)护理

1.术前护理

(1)心理护理:前列腺增生是一种症状进行性加重的疾病。随着疾病的发展,出现尿频,特别是夜尿次数增多,严重影响患者的休息与睡眠。排尿困难、尿潴留、血尿等症状造成患者肉体上的痛苦及较大的精神压力,留置导尿管又给患者带来很多生活的不便,患者希望能尽快得到治疗。前列腺增生患者多为老年人,希望护士能给予更多的照顾,帮助其解决手术前后生理及心理的问题。因此,应了解患者及其家属对疾病拟采取的治疗方法、对手术及可能导致并发症的认知程度、家庭经济承受能力,以提供相应的心理支持,使患者树立信心,在最佳状态下手术,以达到预期目标。

(2)并发尿潴留或肾功能不全患者:应及时留置导尿管;若无法插入导尿管,行耻骨上膀胱穿刺造瘘,达到引流尿液、改善肾功能的目的,提高患者对手术的耐受性。尿路感染者,应用抗生素控制感染。

(3)术前准备:术前行手术区域皮肤准备、肠道准备。术前1周停止抗凝药物;指导患者禁烟酒,预防感冒,保证充足睡眠,保证手术顺利进行。指导患者有效深呼吸及有效咳嗽的方法,预防术后肺部感染。

2.术后护理

(1)按泌尿外科术后一般护理常规护理。

(2)病情观察:定时监测患者意识状态、血压、脉搏、呼吸、体温的变化,注意倾听患者的主诉,观察有无腹胀等不适感,判断有无冲洗液外渗征象。如发现异常应及时通知医生。

(3)膀胱冲洗的护理:术后患者留置三腔导尿管接生理盐水持续膀胱冲洗,保留耻骨上造瘘的患者可通过膀胱造瘘管进行。根据冲洗液的颜色调整冲洗速度,重点是保持冲洗及引流通畅。冲洗时需注意以下几点:①冲洗液温度以室温为宜,可有效预防膀胱痉挛的发生。②膀胱冲洗液置于尿袋同侧上方的移动输液架上并有标识,距床面的距离大于 60cm。③观察引流液的颜色和量,准确记录冲洗量和排出量,防止液体潴留在膀胱内,使膀胱内压升高;若尿液颜色加深,应警惕活动性出血,及时通知医生处理;若引流不畅,提示有血块堵塞,可采取挤捏尿管、加快冲洗速度及调整导尿管的位置等方法,如无效可用注射器吸取生理盐水进行反复抽吸冲洗,直至引流通畅。

（4）饮食指导:停止膀胱冲洗后指导患者多饮水,保证每日尿量在 2000mL 以上,多食高维生素、高蛋白、粗纤维的食物(如鱼肉、瘦肉、绿叶蔬菜),少食动物脂肪和高胆固醇食物,禁烟,保持大便通畅,忌饮酒及辛辣刺激性食物,预防便秘。

（5）活动指导:术后 6 小时指导患者床上活动,次日协助患者下床活动,预防深静脉血栓的发生。

（6）其他:拔除尿管或造瘘管后注意观察患者排尿情况。指导尿失禁的患者进行盆底肌训练。

（7）疼痛护理:膀胱痉挛的患者,遵医嘱给予解痉镇痛药物。

（8）并发症的观察与护理:

①TUR 综合征:TURP 的患者术中大量的冲洗液被吸收可使血容量急剧增加,出现稀释性低钠血症,患者可在数小时内出现烦躁、恶心、呕吐、抽搐、昏迷,严重者出现肺水肿、脑水肿、心力衰竭等,称为 TUR 综合征。一旦出现,应遵医嘱给予脱水剂,适当补充电解质,对症处理。

②出血:避免增加腹内压的因素,禁止灌肠或肛管排气。若引流液出现出血征象,加快冲洗速度,行床旁持续牵拉,给予止血药物,无效时,及时行再次手术。

3.出院指导

（1）出院后应遵医嘱按时服用药物,嘱患者勿随意自行停药或减量。

（2）活动指导:术后 1～2 个月内避免久坐、憋尿、提重物及剧烈活动,禁止骑车,防止继发性出血。TURP 术后 1 个月、开放手术后 2 个月可逐渐恢复性生活。

（3）指导患者若出院后出现发热、疼痛、排尿困难及新鲜血尿等情况时,应及时就诊。

（4）出院后定期复查 PSA、尿流率及残余尿量。

（5）对于出院带有尿管的患者,教会患者尿管护理的方法,提醒门诊就诊,并进行登记,便于随访。

二、尿道狭窄

尿道狭窄可因炎症、创伤、医源性和先天性等原因引起,使排尿阻力增加,发生排尿困难甚至尿潴留。多见于男性。严重尿道狭窄如不能及时解除,也可致肾积水,导致慢性肾功能减退甚至衰竭。

（一）诊断标准

1.临床表现

（1）有反复尿道感染史或骑跨伤或骨盆骨折外伤史。

（2）排尿困难：这是尿道狭窄最重要的症状，表现为排尿不畅，尿线细分叉，有时排尿中断，严重者排尿呈滴沥状，甚至不能排尿。

（3）尿潴留继发感染：可出现尿痛、尿频，并发尿道周围炎可出现会阴部红肿、疼痛；脓肿形成破溃后可形成尿漏。并发急性附睾睾丸炎时，阴囊红肿，疼痛并伴高热及白细胞数升高等全身症状。

（4）长期排尿困难可引起上尿路病理性改变：如肾积水、肾萎缩、肾功能不全等不良后果。

（5）由于长期增加腹压排尿，部分患者可并发腹股沟疝、脱肛、痔等。

2.辅助检查

（1）金属尿道探条或诱导探丝检查：可了解尿道有无狭窄、狭窄部位及程度。

（2）膀胱尿道：造影能显示尿道狭窄部位及狭窄程度，是确定尿道狭窄非常重要的检查手段。

（3）B超检查：可显示上尿路有无积水存在。

（4）膀胱尿道镜检查：为进一步明确狭窄病变情况，通常在麻醉下，手术开始前行此检查。

（5）静脉尿路造影：可了解肾积水及双肾功能情况。

（二）治疗原则

1.尿道扩张术

适于尿道狭窄轻且狭窄较短的患者，常需定期做尿道扩张。常用的器械有金属尿道探条和可塑性诱导探条（丝）。使用金属尿道探条扩张时，手法应轻柔，切忌使用暴力，以免造成假道。

2.尿道（口）切开术

适于尿道外口狭窄或前尿道炎性狭窄且狭窄段较长的病例。狭窄尿道切开半年后，视局部情况可行尿道成形修复术。

3.开放手术尿道修补

常用方法有狭窄段尿道切除对端吻合及尿道套入术。

4.尿道内切开术

对能通过金属导丝的尿道狭窄，经尿道内切开术应作为首选的治疗方法。对后尿道狭窄（闭锁）段长度超过1cm者，在内切开基础上，行瘢痕电切除与创面植皮尿道内成形术，效果较满意。

5.激光或等离子体气化治疗术

应用接触式激光或等离子体气化行狭窄段瘢痕切除，也是一种理想而有效的治疗方法。

6.尿流改道术

尿道狭窄范围广，多种尿道修补术失败后，或伴有尿道直肠瘘、膀胱挛缩、肾积水反复尿路感染者，可考虑行尿流改道术。

（三）护理

1.术前护理

（1）按泌尿外科一般护理常规护理。

（2）心理护理：尿道狭窄的患者由于病程较长，反复就医，而造成诸多心理问题，对疾病有很多困惑和不解,因此,医护人员及家属应多做心理上的疏导工作,使患者以积极的心态面对疾病。

(3)口腔护理:由于口腔黏膜尿道成形术需要取材于患者的口腔黏膜,因此术前应评估患者的口腔情况,主要评估口腔黏膜有无溃疡、白斑,有无义齿及牙有无松动。由于义齿或松动牙会影响开口器的使用,会引起术中的损伤或者牙脱落。术中取材应避开松动牙,嘱患者术前摘除义齿。术前3日给予患者复方氯己定含漱液于晨、晚间漱口,嘱患者饭后刷牙,清洁口腔,减少口腔细菌的滋生;嘱患者戒烟,避免使用过烫或辛辣等对口腔黏膜刺激性较强的食物,以免口腔溃疡的发生。

(4)会阴部准备:患者入院后嘱其每晚用温水进行会阴部的清洁;术前一日给予患者会阴部备皮,以方便手术进行及预防术后感染发生。

(5)膀胱造瘘管护理:入院后已留置膀胱造瘘管的患者,应注意保持其管路通畅,避免管路打折、受压和弯曲,防止管路堵塞;注意观察造瘘口敷料有无渗液,保持敷料干燥,并注意观察造瘘口周围皮肤有无红肿、糜烂等情况发生,如有异常应及时通知医生。

2.术后护理

(1)按泌尿外科术后一般护理常规护理。

(2)病情观察:注意观察生命体征的变化,监测患者的体温、心率、血压、呼吸及血氧饱和度,有异常及时通知医生给予处理;用支被架支起盖被,防止盖被压迫局部引起伤口出血、移位及疼痛;会阴部的切口距离肛门较近,容易发生感染,应保证伤口敷料干燥,并注意观察伤口敷料有无渗血、渗液等情况出现,观察阴囊有无水肿;阴茎切口处采用弹性绷带加压包扎,可起到加压止血的作用,还可以使黏膜紧贴于组织,利于黏膜存活,防止会阴皮肤的水肿,所以术后应注意观察绷带是否紧贴于皮肤起到加压包扎的作用,并注意观察绷带包裹阴茎是否松紧适当,注意阴茎龟头的大小、色泽有无异常,如果出现龟头肿胀、颜色发紫等缺血性表现,应及时通知医生给予处理,防止阴茎缺血、坏死。

(3)管路护理:术后留置尿管,起到支撑和引流的作用。保持尿管的通畅,避免管路发生受压、弯曲及打折等情况;将引流袋固定于床单上,做好管路及引流袋的标识;让患者自己伸手摸到引流管的走向及固定位置;严密观察导尿管引流尿液的颜色、性状和量,准确做好记录。一般术后1周左右体温正常,挤压切口无分泌物流出,即可带尿管出院。有些患者还会留置膀胱造瘘管,注意观察造瘘口皮肤有无红肿、糜烂,敷料有无渗液,必要时通知医生定时给予换药,以保持敷料的干燥清洁,保持造瘘管的通畅。

(4)口腔护理:患者术后2~5天可能会有口腔疼痛,一般程度较轻、可以忍受,不需特殊处理。术后应嘱患者避免张口过大,以免影响切口恢复,并嘱患者继续使用复方氯己定含漱液漱口,3~5次/天。

(5)饮食护理:术后遵医嘱可以进食清淡、稍凉的流质饮食,逐渐过渡到普通饮食,避免使用过烫、辛辣等刺激性较强的食物。嘱患者多饮水,保持尿量在2000mL以上,以预防尿路感染的发生。食用含纤维素较高、易消化的食物,以保证大便通畅,防止因便秘导致伤口出血。

(6)活动指导:术后卧床期间指导患者床上活动,做双下肢的屈伸活动,以防止下肢静脉血栓的发生。告知患者床上翻身活动的重要性,使用水胶体或泡沫敷料覆盖骶尾部,防止压疮的发生。一般无特殊情况,患者于术后 1 天可下地活动,活动时注意会阴伤口不要受到挤压,活动遵循循序渐进的原则。

(7)并发症的护理:常见的并发症包括切口出血、感染和尿道狭窄复发。

①出血:阴茎勃起是术后出血的主要原因,应遵医嘱给予患者口服己烯雌酚防止阴茎勃起而引起出血。

②感染:会阴部的切口距离肛门较近,容易发生感染,感染会造成尿道再次狭窄。应注意观察切口有无红肿,有无过多的分泌物流出,必要时及时通知医生换药,术后应遵医嘱给予抗生素预防感染。

③尿道狭窄复发:拔管后注意观察,出现排尿困难及时就诊。

3.出院指导

(1)术后 3 个月内,避免重体力劳动和性生活。

(2)患者一般会留置尿管出院,遵医嘱每 6 周回院进行尿管的更换,3 个月回院复诊,视情况遵医嘱拔除导尿管。

(3)拔管后注意观察自己的小便情况,如出现尿线变细、分叉等现象,及时就诊,必要时行尿道扩张。

第七章 神经系统疾病的护理

第一节 脑出血

一、定义

脑实质内的出血称为脑出血。虽然脑出血可来源于脑内动脉、静脉或毛细血管的坏死、破裂,但以动脉出血最为多见而重要。在所有脑卒中患者中,脑出血占 10%～20%,脑出血患者中 80% 发生于大脑半球,其余 20% 发生于脑干和小脑。

二、病因及发病机制

高血压是脑出血最常见的和主要病因。一般认为单纯的血压升高或脑血管病变都不足以引起血液外溢。脑出血的发病是在原有高血压病和脑血管病变基础上,血压进一步骤升所致。其发病原理可能与下列因素有关。

(1)高血压使脑小动脉中形成微动脉瘤。这种微动脉瘤多见于 50 岁以上的患者,主要分布于基底神经节豆纹状动脉供应区及脑桥。大脑白质和小脑中亦可发生。在血压骤升时,微动脉瘤可能破裂而引起脑出血。

(2)高血压引起的脑小动脉痉挛可能造成其远端脑组织缺氧、坏死,发生点状出血和脑水肿。这一过程若持久而严重,坏死、出血区融合扩大即成大片出血。

(3)脑动脉的外膜和中层在结构上远较其他器官的动脉为薄弱,可能是脑出血比其他内脏出血多见的一个原因。

(4)高血压可加重、加速或引起脑小动脉玻璃样变或纤维样坏死。这一病变使脑动脉管壁中发育得最完善的内膜大为削弱。高血压可促使这种有病变的小动脉内膜破裂形成夹层动脉瘤,继而破裂出血。

(5)此外,有人认为脑内静脉循环障碍和静脉破裂也与脑出血的发病有关。

三、临床表现

脑出血常发生于 50 岁以上的患者,多有高血压病史。在活动中或情绪激动时突然起病,少数在安静状态下发病。患者一般无前驱症状,少数可有头晕、头痛及肢体无力等。发病后症状在数分钟至数小时内达到高峰。患者常突感头痛、头胀,随之呕吐,可很快出现意识和神经功能障碍,并进行性加重。发病时血压常明显升高,常超过200/100mmHg(26.6/13.3kPa)。临床表现的轻重主要取决于出血量和出血部位。不同出血部位的临床表现如下。

1.基底节区出血

约占全部脑出血的70%,其中以壳核出血最为常见,其次为丘脑出血。由于此区出血常累及内囊,并以内囊损害体征为突出表现,故又称内囊区出血;壳核又称内囊外侧型,丘脑又称内囊内侧型出血。

(1)壳核出血:是豆纹动脉尤其是其外侧支破裂所致。表现为对侧肢体轻偏瘫,偏身感觉障碍和同向性偏盲("三偏"),优势半球出血常出现失语。凝视麻痹,呈双眼持续性向出血侧凝视。也可出现失用、体像障碍、记忆力和计算力障碍、意识障碍等。大量出血患者可迅速昏迷,反复呕吐,尿便失禁,在数小时内恶化,出现上部脑干受压征象,双侧病理征,呼吸深快不规则,瞳孔扩大固定,可出现去脑强直发作以至死亡。

(2)丘脑出血:是丘脑膝状体动脉和丘脑穿通动脉破裂所致。临床表现与壳核出血相似,亦有突发对侧偏瘫、偏身感觉障碍、偏盲等。但与壳核出血不同处为偏瘫多为均等或基本均等,对侧半身深浅感觉减退,感觉过敏或自发性疼痛;特征性眼征表现为眼球向上注视麻痹,常向内下方凝视、眼球会聚障碍和无反应性小瞳孔等;可有言语缓慢而不清、重复言语、发音困难、复述差,朗读正常等丘脑性失语及记忆力减退、计算力下降、情感障碍、人格改变等丘脑性痴呆;意识障碍多见且较重,出血波及丘脑下部或破入第Ⅲ脑室可出现昏迷加深、瞳孔缩小、去皮质强直等中线症状。本型病死率较高。

(3)尾状核头出血:较少见,临床表现与蛛网膜下隙出血相似,常表现为头痛、呕吐,有脑膜刺激征,无明显瘫痪,可有对侧中枢性面、舌瘫。有时可因头痛在CT检查时偶然发现。

2.脑干出血

约占10%,绝大多数为脑桥出血,偶见中脑出血,延髓出血极为罕见。由于脑干为生命中枢,本部位出血病死率极高。

(1)脑桥出血:多由基底动脉脑桥支破裂所致,出血灶位于脑桥基底部和被盖部间,小量出血者出血常先自一侧脑桥开始,表现突然头痛、呕吐,轻度意识障碍,出血侧面瘫和对侧肢体迟缓性偏瘫(交叉性瘫痪)。头和双眼转向非出血侧,呈"凝视瘫肢"状。如为大量出血(血肿>5mL),波及两侧脑桥,则出现双侧面瘫和四肢瘫痪,发病后患者很快进入昏迷状态。双下肢出现病理反射。少数为痉挛性或呈去脑强直,眼球正中位固定或双眼偏向一侧,为针尖样瞳孔,对光反射迟钝或消失,此征为脑桥出血特征症状。持续高热(≥39℃),伴全身多汗,因出血阻断丘脑下部对体温的调节。由于脑干呼吸中枢受影响,常出现呼吸节律障碍和呼吸困难。多于发病48小时内死亡。

(2)中脑出血极少见。如单侧出血表现为病灶同侧动眼神经麻痹,病灶对侧偏瘫(Weber综合征)。出血量大者很快出现意识障碍、四肢弛缓性瘫痪,可迅速死亡。中脑导水管闭塞可引起颅内压升高和脑积水。

(3)延髓出血罕见,多由动静脉畸形或海绵状血管瘤引起。轻者可表现为不典型的Wallenberg综合征。重症可突然意识障碍,血压下降,呼吸节律不规则,心律失常,继而死亡。

3.小脑出血

约占脑出血的 10%。多由小脑齿状核动脉破裂所致。首发症状为急剧眩晕,伴有剧烈后头部疼痛及频繁呕吐,而无肢体瘫痪。早期意识清楚或有轻度意识障碍,有眼震、站立和行走不稳,向患侧倾倒,肢体共济失调,吞咽及发音困难,四肢锥体束征。如出血量较大则出现瞳孔散大,中枢性呼吸困难,乃至枕骨大孔疝,引起死亡。少数暴发性大量出血患者发病迅速,短期内昏迷,出现脑干受压征、眼肌麻痹和小脑扁桃体下疝或急性脑积水表现,预后极为不良。

4.脑叶出血

占脑出血的 5%~10%,常由脑动静脉畸形、Moyamoya 病、血管淀粉样病变、肿瘤等所致,高血压性脑出血少见。多为活动状态下突然发病,出现头痛、呕吐、不同程度意识障碍,昏迷少见。脑叶出血者常表现癫痫,可在发病时或病程中发生。不同部位出血表现有较大差别:

(1)额叶出血:前额疼痛、呕吐、痫性发作较多见;对侧偏瘫、共同偏视、精神异常、智力减退等;优势半球出血时可出现 Broca 失语。

(2)顶叶出血:偏瘫较轻,而对侧偏身感觉障碍显著;对侧下象限盲;优势半球出血时可出现混合性失语,左右辨别障碍,失算、失认、失写[格斯特曼(Gerstmann)综合征]。

(3)颞叶出血:表现为对侧中枢性面舌瘫及上肢为主的瘫痪;对侧上象限盲;有时有同侧耳前部疼痛;优势半球出血时可出现 Wernicke 失语;可有颞叶癫痫、幻嗅、幻视。

(4)枕叶出血:主要症状为对侧同向性偏盲,并有黄斑回避现象,可有一过性黑矇和视物变形;有时有同侧偏瘫及病理征。

5.脑室出血

占脑出血的 3%~5%,由脑室内脉络丛动脉或室管膜下动脉破裂出血,血液流入脑室内所致,又称原发性脑室出血;或由上述脑实质出血破溃入脑室,称继发性脑室出血。表现为突然头痛、呕吐,如出血量较大可迅速进入昏迷或昏迷逐渐加深;双侧瞳孔缩小,四肢肌肉阵发性痉挛,病理反射阳性;早期即出现去大脑强直,脑膜刺激征阳性;常出现丘脑下部受损的症状及体征,如上消化道出血、中枢性高热、大汗、应激性溃疡、急性肺水肿、血糖升高、尿崩症等。如出血量小可仅表现为头痛、呕吐、脑膜刺激征阳性,无局限性神经体征,临床上易误诊为蛛网膜下隙出血,需通过头颅 CT 扫描来确定诊断,一般预后良好,甚至可完全恢复。

四、辅助检查

1.血液

脑出血患者血常规检查常可见白细胞升高,超过 10×10^9 以上者占 61%~86.3%;尿素氮、肌酐均可较正常为高。

2.尿液

急性脑血管病时常可发生轻度糖尿与蛋白尿。

3.脑脊液

脑出血由于脑水肿而颅内压力一般较高。如临床诊断明确,则不做腰椎穿刺以防脑疝。疑有小脑出血者更不可做腰椎穿刺。如出血与缺血鉴别上存在困难时应审慎地做腰椎穿刺。

脑出血患者的脑脊液,在发病 6 小时后 80% 以上由于血自脑实质内破入脑室、蛛网膜下隙系统而呈血性;蛋白升高,脑脊液压力一般高于 200mmH$_2$O。由于脑实质内出血不一定均流入脑脊液或需数小时才破入脑室蛛网膜下隙系统,故脑出血起病初期,腰椎穿刺时脑脊液中可无红细胞,但数小时后复查脑脊液仍不含血者仅占 10% 左右。

4.CT

CT 是确认脑出血的首选检查。早期血肿在 CT 上表现为圆形或椭圆形的高密度影,边界清楚。MRI 对幕上出血的诊断价值不如 CT,对幕下出血的检出率优于 CT。MRI 的表现主要取决于血肿所含血红蛋白量的变化。发病第 1 日内,血肿呈 T$_1$ 等或低信号,T$_2$ 呈高或混合信号;第 2 日至 1 周内,T$_1$ 为等或稍低信号,T$_2$ 为低信号;第 2～4 周,T$_1$ 和 T$_2$ 均为高信号;4 周后,T$_1$ 呈低信号,T$_2$ 为高信号。CT 和 MRI 不仅能早期显示颅内、脑内出血的部位、范围、数量,明确鉴别脑水肿、梗死,了解血肿溃破进入脑室和(或)蛛网膜下隙,有助于处理的决策和诊断预后,有时也能提示病因,如血管畸形、动脉瘤、肿瘤等。

五、治疗

如果病情和检查所见均难以鉴别时,则暂按脑出血处理较为安全,同时严密观察随访,进一步明确诊断。对已发生脑出血的患者,首先应加强卒中急性期的一般处理。同时,根据病情采取以下治疗。

(1)保持安静,防止继续出血。

(2)积极抗水肿,降低颅内压,保存个体,维持生命。

(3)及早康复治疗,降低致残率。

(4)调整血压,改善循环,加强护理,防止并发症。

六、护理

(一)护理评估

1.健康状况

在查找脑出血的病因时,患者常诉有高血压史或动脉粥样硬化病史,大多数患者在发病时有精神紧张、情绪激动、用力排便、过度劳累或剧烈运动等。

2.身体状况

(1)症状:大多数患者在活动和情绪激动时,突然发病。颅内高压和意识障碍表现常在数分钟到数小时内达到高峰;多数患者发病时有突感剧烈头痛、呕吐、偏瘫、失语、意识障碍、大小便失禁等症状;严重时出现昏迷,并有潮式呼吸或不规则呼吸。出血量小者上述表现不明显。

(2)神经定位体征:

①基底节区出血:又称内囊出血,约占脑出血的 70%,其中壳核出血最为常见,系豆纹动脉尤其是其外侧支破裂所致,主要表现为"三偏征",即偏瘫、偏身感觉障碍、偏盲(双眼球向病灶对侧同向凝视不能);优势半球损害可出现失语。出血量小者(≤30mL)临床症状较轻;出血量大者(>30mL)可有意识障碍,引起脑疝,甚至死亡。

②丘脑出血:约占脑出血的 20%。由丘脑穿通动脉或丘脑膝状体动脉破裂所致。出现"三偏征",一般感觉障碍重于运动障碍。可出现特征性眼征,如两眼不能向上凝视或凝视鼻尖、眼球会聚障碍和瞳孔对光反射迟钝等。

③脑干出血:约占脑出血的 10%,绝大多数为脑桥出血。先从一侧开始,出现交叉性瘫痪,然后迅速出现全身瘫痪,双侧瞳孔呈针尖样缩小,持续性高热,病情迅速恶化,多在 48 小时内死亡。

④小脑出血:约占脑出血的 10%。有枕部头痛、眩晕、呕吐等平衡障碍表现,并有病灶侧肢体共济失调,但无肢体瘫痪。

⑤脑室出血:占脑出血的 3%～5%,由脑室内脉络丛动脉或室管膜下动脉破裂所致。多数病例为少量出血,常有头痛、呕吐、脑膜刺激征,一般无意识障碍和局灶性神经缺损症状,血性脑脊液类似蛛网膜下隙出血,可完全恢复,预后良好。大量出血患者类似脑桥出血的表现,预后不良,多迅速死亡。

3.心理-社会状况

脑出血患者常有多年高血压史或者动脉粥样硬化病史,未给予充分的重视,多数患者在劳累后感到头痛、手脚略麻木等,时常有焦虑情绪。严重脑出血患者出现意识障碍等表现,患者家属往往十分紧张。

4.处理原则

急性期治疗的主要原则是:防止再出血、控制脑水肿、维持生命功能和防治并发症。

(1)一般治疗:原则上就地诊治,避免长途搬运,尽量让患者安静地卧床休息,保持呼吸道通畅、维持营养和水电解质平衡,加强护理。

(2)脱水降颅内压:必须根据颅内压升高的程度和心肾功能等全身情况来选用脱水剂及其剂量。常用甘露醇、呋塞米或人血白蛋白,有心肾功能不全者常先用利尿剂。一旦有效,应维持高渗透压状态,为避免颅内压反跳性升高,停用时要逐渐减量,一般用 1 周左右,注意水电解质平衡和肾功能。

(3)调控血压:急性期一般不予降压药,收缩压在 180～200mmHg 或舒张压在 100～110mmHg 者,暂不用降压药,当血压≥200/110mmHg 时,才使用降压药物,使血压维持在略高于发病前水平或 180/105mmHg 左右。降压不宜过快过低,以免造成脑低灌注。

(4)止血和凝血药:对高血压性脑出血无效,但凝血障碍性疾病所致的脑出血,必须使用止血和凝血药。

(5)手术治疗:少量脑出血不必手术,可在 CT 监护下进行内科治疗;少数病情恶化,CT 证实血肿继续扩大者,应及时清除血肿。对发病时,出血量大,小脑、丘脑出血量>10mL 或血肿直径>3cm,壳核出血量>30mL,或颅内压明显升高,保守治疗无效的重症患者,应及时手术。常用术式有开颅血肿清除术、钻颅穿刺吸除术、脑室外引流术等。

(6)并发症处理:重症脑出血常并发应激性溃疡,可采用抑酸药、胃黏膜保护剂、口服止血剂、内镜下止血和输血等治疗;易合并吸入性肺炎,除了应用敏感的抗生素外,应按时翻身拍背、及时清除口腔和气管内分泌物,防止反流、误吸等;还应注意可能出现的心功能损害、肺栓塞或肺水肿、下肢静脉血栓形成等,一旦出现及时给予治疗。

(7)恢复期治疗：尽早进行肢体、语言功能和心理的康复治疗，以恢复神经功能，提高生存质量。

（二）常见护理诊断/问题

(1)意识障碍与脑出血、脑水肿有关。

(2)潜在并发症有脑疝、消化道出血。

(3)躯体移动障碍与肢体瘫痪有关。

（三）护理目标

(1)意识障碍逐渐减轻直到完全恢复。

(2)无脑疝等并发症发生，或并发症发生时能及时发现和处理。

(3)患者恢复最佳活动功能，学会摆放瘫痪肢体的位置。

(4)患者积极参加语言功能的锻炼，发音功能逐渐恢复。

（四）护理措施

1.病情观察

注意观察头痛、呕吐等颅内高压表现，正确记录液体出入量，严密观察患者生命体征、神志、瞳孔的变化，并做好详细记录。防止进一步出血，密切观察患者生命体征和神经系统症状；检测血压，急性期应每 15～30 分钟测一次，待病情稳定后可适当延长，如发现血压进行性升高、意识障碍进行性加重、频繁呕吐、两侧瞳孔大小不等、脉搏和呼吸变慢等脑疝症状时，应立即通知医生，迅速降低颅内压。

2.一般护理

患者应绝对卧床休息，保持环境安静，避免各种刺激，有颅内高压者头部应抬高 15°～30°，昏迷患者头偏向一侧。

3.饮食护理

24 小时内禁食，24 小时后开始鼻饲流质饮食。根据尿量调整液体和钾、钠的补充量，保持生理平衡，静脉补充不宜过多，每日量在 1500～2000mL 以内。并按尿量加 500mL 计算补充每日的入液量；有多汗、呕吐或腹泻者，可适当增加入液量。

4.活动护理

(1)保持肢体功能位：

①仰卧位：上肢伸展，略高或与躯体一致，肩部和髋关节垫小枕，手伸展或呈敬礼位，足底与下肢保持 90°，防止足下垂。

②患侧卧位：患侧上肢伸展，健侧上肢向前伸放于枕上，手臂下垫小枕。患侧下肢伸展，健侧下肢屈曲垫小枕。背部垫小枕。

③健侧卧位：患侧上肢向前伸放于枕头，患侧下肢屈曲，垫小枕。健侧下肢伸直，背部垫小枕。为保护肩关节，肩后应垫小枕。

(2)被动全范围关节运动训练(ROM)：1 天 2 次或 1 天 3 次。每个关节分别做外展、内收、伸展、屈曲、内旋、外旋等运动。

5.语言训练

加强语言训练，帮助患者正确表达内心的意向，与患者对话时，应使用简单易懂的语言，表达清楚且语速缓慢。制订语言训练计划,原则是由简到繁、由易到难、说听结合、循序渐进。

6.心理护理

对神志清醒患者向其解释病因及诱因,说明心情平静、少活动能减少出血、减轻头痛。减少病室的声光刺激,医护人员动作要轻,多给予患者安慰。

7.对症护理

定时轻轻更换体位,防止压疮形成;保证患者呼吸道通畅,有呼吸困难者,做好气管插管、气管切开的准备,对已有气道切口的患者做好切口护理。如有中枢性高热,服药效果较差,可用物理降压,以减少脑细胞耗氧量。

8.用药护理

遵医嘱使用降压药,血压不宜降得过低,应根据患者年龄、病前有无高血压、病后血压情况等确定最合适的血压水平;使用脱水剂应静脉推注或快速静脉滴注,并注意观察有无电解质紊乱,尤其是要注意防止低钠血症,以免加重脑水肿。对剧烈头痛、烦躁不安者,可用地西泮、罗通定等,但禁用吗啡,以免抑制呼吸。

9.增进自我护理能力

增加知觉刺激,如听收音机、看电视机等对患者有意义的感官刺激;鼓励急性期已过的清醒患者自行进食;鼓励患者做健肢自主运动,自己收拾个人卫生。做好大小便护理,排便时避免用力屏气,禁止灌肠,以免造成颅内压升高。对有尿失禁和尿潴留的患者应及时导尿,做好留置导尿护理。

10.并发症的护理

(1)脑疝:立即与医生联系,建立静脉通路,快速静脉滴注20%的甘露醇,控制脑水肿,降低颅内压。

(2)感染:保持室内空气新鲜和流通,限制探视,注意保暖,预防感染。

(3)上消化道出血:注意观察呕吐物的颜色和性状,做好鼻饲,进行大便隐血试验;按医嘱使用止血药。

(4)压疮护理:

①勤翻身:每2~4小时协助卧床患者翻一次身,以减轻对某一部位的固定压迫,翻身时切忌拖、拉、推,以防擦破皮肤。翻身后,应在身体着力空隙处垫海绵或软枕,以增大身体着力面积,减轻突出部位的压力。受压的骨突出处要垫空,避免压迫。

②勤擦洗:注意保持患者皮肤清洁、干燥,避免大小便浸渍皮肤和伤口,定时用热毛巾擦身,洗手洗脚,促进皮肤血液循环。

③勤按摩:每次协助患者翻身后,先用热水擦洗,再按摩。骨突处重点按摩,头后枕部、耳郭和脚后跟是压疮的好发部位,也不能忽视。按摩的手法要有足够力量刺激肌肉,但肩部用力要轻。

④勤整理:床上不能有硬物、渣屑,床单不能有皱折。

⑤勤更换:及时更换潮湿、脏污的被褥、衣裤以及被分泌物浸湿的伤口敷料,不可让患者睡在潮湿的床铺上,也不可直接睡在橡皮垫、塑料布上。

11.健康指导

(1)脑出血患者应积极配合医生将血压控制在适当水平。

(2)戒烟、忌酒,给予低脂饮食,注意劳逸结合,不可突然用力过猛。

(3)生活有规律,保证充足的睡眠,平时适度参加一些体育活动,以促进血液循环,避免用脑过度,保持大便通畅。

(4)保持情绪稳定,避免各种不良刺激,调整心态。定期进行检查,学会自我监测血压、脉搏,进行语言和肌力的康复训练,一旦发现异常及时去医院就诊。

第二节　癫　痫

一、定义

癫痫是由多种原因引起的慢性脑功能障碍综合征,它是脑内神经元反复超同步异常放电而导致的发作性、突然性、短暂的脑功能紊乱。癫痫具备发作性、复发性、自然缓解的特点。由于异常放电神经元的部位和扩散范围的不同,可出现短暂的运动、感觉、行为、意识、自主神经系统的不同障碍,或兼而有之。癫痫发作为临床表现,即脑内神经元阵发性异常放电,引起临床上患者和观察者都能察觉到的各种表现。

癫痫是一种世界常见病、多发病。癫痫发作可始于任何年龄,但最常见于20岁之前,任何人在给予适宜的诱发环境时(如电惊厥治疗)均可以有癫痫发作。

二、病因及发病机制

引起癫痫的原因繁多,可分为四类:

1.特发性癫痫及癫痫综合征

其真正的原因不明,在其脑部找不到器质性病变或全身代谢障碍,可能和遗传因素关系密切。具有特征性临床及脑电图表现,诊断标准明确。

2.症状性癫痫及癫痫综合征

指能找到病因的癫痫。常见的病因有:

(1)先天性疾病和围生期疾病:染色体异常、斯特奇-韦伯(Sturge-Weber)综合征、脑穿通畸形、小头畸形、先天性脑积水等。

(2)高热惊厥:其可导致神经元缺失和胶质细胞增生的脑损害,病变主要在颞叶内侧面,尤其在海马体。

(3)脑外伤:产伤、挫裂伤及各种颅脑复合伤等。

(4)感染:各种脑炎、脑膜炎、脑脓肿的急性期,充血、水肿、毒素、渗出物都可引起发作。脑寄生虫病、神经梅毒、HIV脑病等均可致其发作。

(5)颅内肿瘤:原发性或转移性肿瘤。

(6)脑血管病:脑出血、脑蛛网膜下腔出血,脑梗死、脑血管畸形等。

(7)变性疾病:结节性硬化、皮克(Pick)病等。

(8)代谢性及中毒性疾病:低血糖、低血钙、儿童佝偻病、尿毒症、碱中毒、水潴留、有机磷及某些重金属中毒等。

3.隐源性癫痫

临床表现提示为症状性癫痫,但未找到明确病因,也可能在特殊年龄段起病,但无特定的临床和脑电图特征,临床上这类患者占相当大比例。

4.状态关联性癫痫发作

这类患者发作与特殊状态有关,如高热、缺氧、内分泌改变、电解质失调、药物过量、长期饮酒戒断、睡眠剥夺、过度饮水等,在正常人也可导致发作。这类发作性质虽为痫性发作,但一旦去除有关状态即不再发作,故一般不诊断为癫痫。

三、临床表现

癫痫发作的临床表现多种多样,患者常经历一种或多种类型的癫痫发作,根据临床表现和间歇期脑电图改变、解剖及病因等,临床有多种多样的分类,以下为我国癫痫发作分类法(草案)。

(一)部分性发作(局限性、局灶性)

(1)单纯部分性发作,无意识障碍。

①运动性(局限性、局灶性)。

②感觉性(躯体性、特殊感觉性)。

③自主神经性。

④精神性(复杂部分性发作)。

(2)复杂部分性发作(精神运动性发作或颞叶癫痫),伴有意识障碍。

①仅有意识障碍。

②精神症状(感知、情感、记忆、错觉、幻觉等)。

③自动性。

(二)全身性发作(普遍性,非局限开始)

(1)全身强直-阵挛发作(大发作)。

(2)失神发作(小发作)典型或不典型。

(3)其他肌阵挛发作、阵挛发作、强直发作、失张力发作。

四、辅助检查

1.辅助检查

(1)血常规:部分患者血白细胞升高,可提示并发感染。

(2)血液检查:如为癫痫持续状态,可有血糖下降、尿素氮升高,可见有高血钾。

(3)脑脊液检查:检查压力、常规和生化。一般发作缓解期进行,有助于症状性癫痫的诊断及确定病因。

2.特殊检查

(1)脑电图(EEG):是诊断癫痫最常用的辅助检查方法,45%～50%癫痫患者发作间歇期的首次 EEG 检查可见尖波、棘波、尖-慢波或棘-慢波等痫样放电。局限性的痫样放电提示局限性癫痫,普遍性的痫样放电提示全身性癫痫。重复检查和应用过度换气、闪光刺激、剥夺睡眠等激活方法可提高痫样放电发生率,但是不能仅依据有无间歇期脑电异常来确定或否定癫痫的诊断。对诊断困难的病例应用电视录像-脑电同步监控系统和动态脑电图检测,有助于鉴别癫痫与非痫性发作。

(2)MRI、CT:MRI 波谱分析对海马硬化所致的颞叶癫痫有帮助。MRI 比 CT 更敏感。成年起病的癫痫、儿童期起病的局限性癫痫、有神经系统异常体征或 EEG 显示局灶异常慢波者,影像学检查可以提高癫痫病因的检出率。

(3)SPECT 和 PET:对诊断颞叶癫痫敏感性较高。

五、治疗

癫痫治疗是长期的,不仅要完全控制发作,还要使患者获得较高的生活质量或回归社会。包括病因治疗、药物治疗、手术治疗。目前,癫痫治疗仍以药物治疗为主。

1.病因治疗

有明确病因者应首先进行病因治疗,如颅内肿瘤,需要手术切除肿物;寄生虫感染,需要抗寄生虫治疗。

2.药物治疗

无明确病因,或虽有明确病因但不能根除者,需药物治疗。

3.手术治疗

有些患者经 2 年以上正规的抗癫痫治疗,尽管试用所有主要的抗癫痫药物单独或联合应用,且已达到患者所能耐受的最大剂量,但每月仍有 4 次以上发作称为难治性癫痫。其中包括20%～30%的复杂部分性发作患者用各种 AEDs 治疗难以控制发作。可考虑手术治疗。半球切除术、软脑膜下横断术、病灶切除术、胼胝体切开术都是目前常用方法,可酌情选用。

六、护理

(一)护理评估

1.健康状况

评估患者有无家族史、脑部病变和外伤史,发作前有无诱因等。

2.身体状况

(1)部分性发作:为痫性发作最常见的类型,源于大脑半球局部神经元的异常放电。

①单纯部分性发作:发作持续时间一般不超过 1 分钟,可分为四种类型:a.部分运动性发作:多见于一侧口角、眼睑、手指或足趾。发作自局部开始后沿大脑皮质运动区分布顺序缓慢移动,如自一侧手指—腕部—前臂—肘部—肩部—口角—面部逐渐扩展,称为 Jackson 发作。

b.部分感觉性发作:躯体感觉性发作表现为一侧肢体麻木感和针刺感,多发生于口角、手指、足趾等部位;特殊感觉性发作可表现为视觉性(闪光和黑蒙)、听觉性、嗅觉性和味觉性发作;眩晕性发作表现为坠落感或飘动感。c.自主神经发作:表现为全身潮红、多汗、呕吐、腹痛等。d.精神性发作:表现为各种类型的记忆障碍、情感障碍、错觉、幻觉等。可单独出现,也可为复杂部分性发作的先兆,还可继发全面性强直阵挛性发作。

②复杂部分性发作:占成人癫痫发作的50%以上。发作时对外界刺激无反应,以精神症状和自动症为特征,也称精神运动性发作。

③部分性发作继发全面性发作:先出现部分性发作,继而出现全面性发作。

(2)全面性发作:特征是发作初期就伴有意识障碍或以意识障碍为首发症状,神经源性放电起源于双侧大脑半球。

①全面强直-阵挛发作(GTCS):也称癫痫大发作,以意识丧失和全身抽搐为特征,发作可分为三期:a.强直期:持续10～20秒,患者突然意识丧失、跌倒在地,全身骨骼肌呈持续性收缩;上睑抬起,眼球上窜,喉肌痉挛、发出叫声,口先强张后突闭,可咬伤舌尖;颈部和躯干先屈曲后反张。b.阵挛期:持续30～60秒,不同肌群收缩和松弛交替出现,由肢端延及全身。以上两期均可发生舌咬伤,并伴心率增快、血压升高、口腔和支气管分泌物增多、瞳孔散大以及对光反射消失等自主神经征象。c.发作后期:尚有短暂阵挛,造成牙关紧闭和大小便失禁;呼吸首先恢复,继而心律、血压、瞳孔等恢复正常,肌张力松弛,意识逐渐苏醒。自发作开始至意识恢复5～10分钟,清醒后常感到头昏、头痛、疲乏无力,对抽搐全无记忆。

②失神发作:也称癫痫小发作。儿童期起病,青春期前停止发作。表现为意识短暂丧失,患者突然停止当时的活动,呼之不应,两眼凝视不动,状如"愣神",手中持物可坠落,5～10秒后可恢复。事后对发作全无记忆,每日发作数次到数百次不等。

③强直性发作:多见于弥漫性脑损害的儿童,常在睡眠中发作。表现为与强直阵挛性发作中强直期相似的全身骨骼肌强直性收缩,常伴有面色潮红等自主神经症状,一般持续数秒至数十秒。

④阵挛性发作:几乎都发生于婴幼儿,重复阵挛性抽动伴意识丧失,无强直期,一般持续1分钟至数分钟。

⑤肌阵挛发作:可见于任何年龄,常见于预后较好的特发性癫痫患者。出现快速、短暂、触电样肌肉收缩,可局限于某个肌群、肢体,或遍及全身。

⑥失张力发作:部分或全身肌肉张力突然降低,导致垂颈、张口、肢体下垂和跌倒,一般持续数秒至1分钟。

(3)癫痫持续状态:是指一次癫痫发作持续30分钟以上,或连续多次发作致发作间期意识或神经功能未恢复至通常水平。停药不当和不规范治疗是癫痫持续状态常见的诱因。

3.心理-社会状况

本病发作突然,且易反复发作,患者常处于焦虑、紧张之中,且常会产生自卑感。

4.处理原则

(1)病因治疗:如调整低血糖、低血钙等代谢紊乱,颅内占位性病变首选手术治疗。

(2)对症治疗:

①发作时治疗:就地平卧,保持呼吸道通畅,吸氧,防止外伤和自伤;给予地西泮或苯妥英

钠控制发作。

②发作间歇期治疗：一旦确诊，即须服用抗癫痫药物控制发作。

常用抗癫痫药物包括卡马西平、苯妥英钠、丙戊酸钠、苯巴比妥、氯硝西泮、拉莫三嗪、奥卡西平、左乙拉西坦、加巴喷丁等。强直性发作、部分性发作和部分性发作继发全面性发作首选卡马西平；全面强直阵挛性发作、失神发作、肌阵挛发作、阵挛性发作首选丙戊酸钠。

用药的原则为：a.尽可能单药治疗。从单一药物开始，一种药物增大到最大剂量且已达到有效血药浓度，仍不能控制发作者，换用或加用第二种药物。换药或加药时，两种药物应有约1周的重叠用药期，递减要撤换的药物，递增新用药物直至有效剂量。b.小剂量开始。剂量由小到大，逐渐增加至最低有效量（最大限度地控制发作而无不良反应或不良反应很轻）。c.长期规律用药。不宜随意减量或停药，以免诱发癫痫持续状态。一般来说，全面强直阵挛性发作、强直性发作、阵挛性发作完全控制需4～5年，失神发作停止半年后可考虑停药。停药前根据患者情况逐渐减量，1～1.5年以上无发作者方可停药。

（二）常见护理诊断/问题

1.有窒息的危险

与癫痫发作时，喉头痉挛、气道分泌物增多有关。

2.有受伤的危险

与癫痫发作时，意识突然丧失或判断力受损有关。

3.有孤独的危险

与癫痫反复发作，不能正常生活有关。

4.知识缺乏

缺乏自我保健知识。

（三）护理目标

（1）清理呼吸道分泌物，保持呼吸通畅。

（2）癫痫发作前做好保护性措施，防止意外伤害。

（3）建立良好的人际关系，学会沟通，消除孤独和自卑。

（4）了解本病的基本知识，对家属进行指导，及时防范疾病的发生和采取相应的措施。

（四）护理措施

1.病情观察

监测患者生命体征、神志变化，尤其是呼吸频率和节律的变化；观察发作的次数和发作的类型。

2.一般护理

病室保持安静，温度和湿度适宜；全面性发作患者应专人守护，床旁加床栏；极度烦躁患者必要时可用约束带，发作时取头低足高位，下颌稍向前；间歇期给予营养丰富易消化的食物。

3.对症护理

取头低侧卧位或平卧头偏向一侧，解开患者的衣领和腰带；取下活动性义齿；及时吸出口鼻和气道内的分泌物；及时使用牙垫或压舌板防止舌被咬伤，必要时用舌钳将舌拖出，防止舌后坠阻塞呼吸道；避免摔伤和擦伤，有前驱症状时立即平卧，对突然发作跌倒而易受擦伤的关节处,用棉花或棉垫加以保护;防止骨折或脱臼,抽搐发作时不可用力按压患者的肢体;大小便失禁者及时清理;备好床旁吸引器和气管切开包。

4.用药护理

向患者及其家属强调长期规律用药的重要性,不可擅自少服或停药,以免导致癫痫发作或癫痫持续状态。大部分抗癫痫药物均有胃肠道反应和嗜睡的不良反应,告知患者一般于餐后服药,以减少胃肠道不适,并将较大剂量用药在睡前服用。苯妥英钠和卡马西平因其治疗浓度与中毒反应浓度较为接近,需定期监测血中药物浓度。观察药物严重的不良反应,如卡马西平、拉莫三嗪可引起皮疹;丙戊酸钠、卡马西平可导致肝损伤、血小板减少等。若出现此类现象须及时报告医生,考虑减药、停药或换药。

5.癫痫持续状态的护理

(1)迅速控制发作。迅速控制发作是抢救患者的关键,地西泮是首选药物,另外可用苯妥英钠、异戊巴比妥钠、10%水合氯醛等。

(2)建立静脉通路。遵医嘱给药,脑水肿者快速静脉滴注20%的甘露醇,控制感染或预防性应用抗生素。

(3)保持呼吸道通畅。及时给氧,必要时可气管切开。

(4)高热者物理降温。

(5)保持水和电解质平衡。

(6)加强营养支持:插胃管鼻饲,防止误吸。

(7)监测心电、血压、呼吸、脑电图等,定时检查血液生化、动脉血气分析等。

6.健康指导

(1)告诉患者癫痫是可治性疾病,大多预后良好。

(2)叮嘱患者食物应以营养丰富、清淡为宜,避免辛辣食物,戒烟酒。生活要有规律,避免过劳、惊吓、妊娠与分娩、长时间看电视、玩游戏等诱发因素。

(3)鼓励患者参加适当的体力和脑力劳动,禁止危险活动,如攀高、游泳、驾驶等。

(4)解释控制癫痫发作长期服药的重要性,定期门诊监测肝功能、血常规等。

(5)随身携带患者治疗卡,以便发作时及时处理和联系家属。

第三节 帕金森病

一、定义

特发性帕金森病(PD)或震颤麻痹是中老年常见的神经系统变性疾病,以静止性震颤、肌强直及运动障碍为主要临床表现。多缓慢起病,逐渐加重。病变主要在黑质和纹状体。其他疾病累及锥体外系统也可引起同样的临床表现者,则称为震颤麻痹综合征或帕金森综合征。由James Parkinson首先描述。65岁以上人群患病率为1000/10万,随年龄增长而升高,男性稍多于女性。

二、病因及发病机制

特发性帕金森病的病因和发病机制十分复杂,仍未彻底明了,可能与下列因素有关:

1.遗传

绝大多数 PD 患者为散发性,约 10% 的患者有家族史,呈不完全外显的常染色体显性遗传或隐性遗传。在某些年轻患者(<40 岁)中遗传因素可能起重要作用。目前分子遗传学研究证明导致帕金森病重要致病基因有:①α-突触核蛋白为 PARK1 基因,位于 4 号染色体长臂 4q21-23;②Parkin 基因,又称 PARK2 基因,定位于 6 号染色体长臂 6q25.2-27;③泛素 C 末端水解酶-L1 为 PARK5 基因突变,位于 4 号染色体短臂 4p14-15;④DJ-1 基因,为 PARK7 基因,定位于 1 号染色体 1p36。PINK1 基因,亦被认为是家族性帕金森病的可能致病基因。

2.环境因素

环境中的工业或农业毒素可能是 PD 发病的危险因素。嗜神经毒 1-甲基-4-苯基-1,2,3,6-四氢吡啶(MPTP)可选择性引起黑质线粒体呼吸链 NADH-CoQ 还原酶(复合物 Ⅰ)活性,使 ATP 生成减少,自由基生成增加,导致多巴胺(DA)能神经元变性死亡。

3.年龄老化

PD 常见于 50 岁以上中老年人,40 岁以前很少发病,提示年龄增长与发病有关。研究发现自 30 岁以后,黑质 DA 能神经元、酪氨酸羟化酶(TH)和多巴脱羧酶(DDC)活力、纹状体 DA 递质水平随年龄增长逐渐减少。实际上,只有当黑质多巴胺能神经元数目减少 50% 以上,纹状体多巴胺递质含量减少 80% 以上,才会出现帕金森病的运动障碍。正常神经系统老化并不会达到这一水平,故年龄老化只是 PD 发病的促发因素。

三、临床表现

PD 多于 50 岁以后发病,偶有 20 岁以上发病。起病隐匿,缓慢进展。临床主要表现为震颤、肌强直、运动迟缓及姿势障碍等,各患者发展的顺序不尽相同,大多数患者已有震颤或运动障碍数月甚至几年后才引起重视。

1.震颤

震颤是帕金森病常见的首发症状,约 75% 患者首先出现该症状。震颤是由于肢体的协调肌与拮抗肌连续发生节律性的收缩与松弛所致。帕金森病典型的震颤为静止性震颤,即患者在安静状态或全身肌肉放松时出现,甚至表现更明显。震颤频率为 4~6Hz,常最先出现于一侧上肢远端,拇指与屈曲的示指间呈"搓丸样"震颤,随着病情的发展,震颤渐波及整个肢体,甚至影响到躯干,并从一侧上肢扩展至同侧下肢及对侧上下肢,下颌、口唇、舌及头部一般最后受累。上、下肢均受累时,上肢震颤幅度大于下肢。只有极少数患者震颤仅出现于下肢。

静止性震颤是一种复合震颤,常伴随着交替的旋前-旋后和屈曲-伸展运动,而且不会单纯以一种形式出现,通常是可变的。发病早期,静止性震颤具有波动性;至后期震颤在随意运动时仍持续存在,情绪激动、焦虑或疲劳时震颤加重,但在睡眠或麻醉时消失。目前,肌电图、三维加速测量计等技术可用于观察震颤的节律与频率,但尚无一项技术可作为客观评估震颤的标准。少数患者,尤其是70岁以上发病可不出现震颤。部分患者可合并姿势性震颤。

2.强直

强直是指锥体外系病变而导致的协同肌和拮抗肌的肌张力同时增高。患者感觉关节僵硬以及肌肉发紧。检查时因震颤的存在与否可出现不同的结果。当关节做被动运动时,各方向增高的肌张力始终保持一致,使检查者感到有均匀的阻力,类似弯曲软铅管时的感觉,故称"铅管样强直";如患者合并有震颤,在被动运动肢体时感到有均匀的顿挫感,如齿轮在转动一样,称为"齿轮样强直"。强直不同于锥体束损害时出现的肌张力增高(强直),不伴腱反射亢进,病理反射阴性,关节被动活动时亦无折刀样感觉。

强直可累及四肢、躯干、颈部和头面部肌肉,而呈现特殊的姿势。强直常首先出现在颈后肌和肩部,当患者仰卧在床上时,头部能保持向前屈曲数分钟,在头与垫之间留有一空间,即"心理枕"。躯干强直时,如果从后推动患者肩部,患者强直的上肢不会被动地摆动,即Wilson征。多数患者上肢比下肢的强直程度重得多,让患者双肘搁于桌上,使前臂与桌面成垂直位置,两臂及腕部肌肉尽量放松,正常人腕关节下垂与前臂约成90°角,而帕金森病患者则由于腕关节伸肌强直,腕关节仍保持伸直位置,好像铁路上竖立的路标,故称为"路标现象",这一现象对早期病例有诊断价值。面肌强直可出现与运动减少一样的"面具脸"。四肢、躯干、颈肌同时受累时,患者出现"猿猴姿势":头部前倾,躯干俯屈,肘关节屈曲,腕关节伸直,前臂内收,双上肢紧靠躯干,双手置于前方,下肢髋关节及膝关节略为弯曲,指间关节伸直,掌指关节屈曲,手指内收,拇指对掌,手在腕部向尺侧偏斜。任何稳定期的患者强直的程度不是固定不变的,一侧肢体的运动、应激、焦虑均可使对侧肢体强直增强,增强效应还受到患者的姿势(站立比坐位明显)的影响。

3.运动迟缓

由于肌肉的强直和姿势反射障碍,引起一系列的运动障碍,主要包括动作缓慢和动作不能,前者指不正常的运动缓慢;后者指运动的缺乏及随意运动的启动障碍。这是帕金森病最具致残性的症状之一。在病变早期,由于前臂和手指的强直可造成上肢的精细动作变慢,运动范围变窄,突出表现在写字歪歪扭扭,越写越小,尤其在行末时写得特别小,称为"写字过小征"。随着病情逐渐发展,出现动作笨拙、不协调,日常生活不能自理,各项动作完成缓慢,如患者在进行一些连续性动作时存在困难,中途要停顿片刻后才能重新开始;不能同时做两种动作,如患者不能一边回答问题一边扣衣服;不能完成连贯有序的动作,精细动作受影响,如洗脸、刷牙、剃须、穿脱衣服和鞋袜、系鞋带和纽扣,以及站立、行走、床上翻身等均有困难;面肌运动减少,表现为面部缺乏表情,瞬目少,双目凝视,形成"面具脸",面部表情反应非常迟钝,且过分延长,有的患者是一侧肢体受累,则其面部表情障碍也只局限于同侧或该侧特别严重;口、舌、腭咽部等肌肉运动障碍致患者不能正常地咽下唾液,大量流涎,严重时可出现吞咽困难;下颌、口唇、舌头、软腭及喉部肌群受累,出现构音障碍,表现为语音变低、咬字不准、声嘶等。不少患者的眼球运动也存在障碍,临床多见的是垂直上视和会聚功能的轻度受损。视觉引导的随机和非随机快速眼动反应时间延长。

4.姿势步态异常

由于四肢、躯干和颈部肌强直使患者站立时呈特殊屈曲体姿,头前倾,躯干俯屈,肘关节屈曲,腕关节伸直,前臂内收,髋和膝关节略弯曲。患者的联合运动功能受损,行走时双上肢的前后摆动减少或完全消失,这往往是本病早期的特征性体征;步态障碍较为突出,发病早期,行走时下肢拖曳,往往从一侧下肢开始,渐累及对侧下肢,随着病情发展,步伐逐渐变小、变慢,起步困难,不能迈步,双足像黏在地面上,一旦迈步,即以极小的步伐向前冲去,越走越快,不能及时停步或转弯困难,称为"慌张步态";因平衡障碍,被绊后容易跌倒,遇到极小的障碍物,也往往停步不前;因躯干僵硬,运动平衡障碍明显,转弯时特别是向后转时,必须采取连续小步,使躯干和头部一起转动。

5.其他表现

由于迷走神经背核受损,患者常有自主神经功能障碍症状,也可能因应用各种改善运动功能药物而引起自主神经功能紊乱。临床症状可表现在多方面。

64%的 PD 患者有排汗障碍,主要以头颈部出汗增多为主。研究发现 PD 患者皮下组织中交感神经介导的血管收缩反应减低,造成皮肤血管被动扩张,排汗增多;PD 患者由于胃肠道蠕动及胃排空减慢,胃窦横截面积增大,结肠通过时间延长,造成食物排空减慢;咽喉、会厌部肌肉张力增高、不自主收缩导致患者吞咽困难;肛门直肠盆底骨骼肌受累致使盆底肌、内外括约肌张力增高,在直肠括约肌反射中,肛门外括约肌呈高收缩性及胃肠蠕动减慢,都是造成顽固性便秘的原因,由于在 PD 患者支配心脏的交感神经和副交感神经丛中发现了路易(Lewy)小体、神经细胞的脱失、胶质细胞增生等 PD 特征性的病理变化,因此许多 PD 患者常有心血管方面的功能障碍。如血压脉搏间的关联性消失,心电图可见心率矫正的 QT 间期延长,静息状态下心率变异数显著减少,深呼吸或体位变化及 Valsalva 动作(闭合声门,用力呼气)时心率变异数无相应变化,夜间心率调节能力减低等。PD 患者体位变动时血压的反射性调节差,晚期 PD 患者较早期患者体位性血压下降更加明显,除与服用左旋多巴有关外,还与直立位时血浆去甲肾上腺素浓度增幅小有关。

面部皮脂分泌增多甚至出现脂溢性皮炎在本病也多见,特别是脑炎后患者尤为显著。

尿急、尿频和排尿不畅是常见的症状,其中尿失禁出现于 5%～10% 男性患者中,尿动力学试验提示患者有残余尿量增多,膀胱逼尿肌反应增高,极少数患者可有膀胱逼尿肌与括约肌功能失调。超过一半的患者存在性功能障碍。

大多数 PD 患者的夜间安静睡眠时间缩短,觉醒次数增加,这些都容易造成患者夜间入睡困难以及醒后难以再次入睡。其他引起 PD 患者睡眠障碍的原因还包括易做噩梦、情绪抑郁、夜尿增多、尿频以及由于 5-羟色胺、去甲肾上腺素等中枢神经递质平衡紊乱所致的睡眠节律失调等。

另外,帕金森病患者还可以出现精神方面的症状,表现为抑郁和(或)痴呆的症状。部分患者表情淡漠,情绪低落,反应迟钝,自制力差,无自信心,悲观厌世;有的则表现为情绪焦虑、多疑猜忌、固执、恐惧、恼怒等。14%～18% 患者逐渐发生痴呆,表现为注意力不集中、记忆减退、思维迟钝、视觉空间觉障碍、智力下降等方面,可能与基底节与前额叶皮质功能联系障碍有关。

反复叩击眉弓上缘产生持续眨眼反应(Myerson 征),正常人反应不持续;可有眼睑阵挛(闭合的眼睑轻度颤动)或眼睑痉挛(眼睑不自主闭合)。

四、辅助检查

本病的辅助检查无特异性。

1.生化检测

采用高效液相色谱（HPLC）可检出脑脊液高香草酸（HVA）含量减少。

2.基因检测

采用 DNA 印迹技术、PCR、DNA 序列分析等可能发现基因突变。

3.功能影像学检测

采用 PET 或 SPECT 用特定的放射性核素检测，疾病早期可显示脑内多巴胺转运体（DAT）功能显著降低，D2 型 DA 受体（D2R）活性在早期超敏，后期低敏，DA 递质合成减少；对 PD 早期诊断、鉴别诊断及监测病情进展有一定价值。

4.脑电图

部分患者脑电图有异常，多呈弥散性波活动的广泛性轻至中度异常。

5.脑 CT

颅脑 CT 除脑沟增宽、脑室扩大外，无其他特征性改变。

6.脑脊液检查

在少数患者中可有轻微蛋白升高。

五、治疗

疾病早期无须特殊治疗，应鼓励患者进行适度的活动和体育锻炼，尽量采取理疗、体疗等方法治疗为宜。现多主张当患者的症状已显著影响日常生活和工作表示脑内多巴胺活力已处于失代偿期时，才开始药物治疗。对 PD 治疗的方法有降低脑内多巴胺水平；控制其他可能与多巴胺系统有关的神经传导系统；预防 PD 患者脑内的多巴胺神经及其他神经群的退化；保护与 PD 相关的神经系统。现在研究的重点在于从根本上防止帕金森病的发生，阻止病情的发展，预防或逆转运动并发症的发生。

1.药物治疗的一般原则

（1）长期服药、控制症状：虽然目前尚无根治帕金森病的有效药物，但复方左旋多巴仍是治疗帕金森病的"金标准"。几乎所有病例均须终身服药以控制症状。

（2）对症用药、酌情加减：药物治疗方案应个体化，即根据患者的年龄、症状类型和严重程度、功能受损的状态、所给药物的预期效果和不良反应等选择药物；同时也要考虑相关疾病进展的情况及药物的价格和供应保证等来制订治疗方案，以便对症用药、辨证加减。

（3）最小剂量、控制为主：几乎所有的抗帕金森病药物均须从小量开始，缓慢增量，达到用最小有效剂量维持最佳效果。

（4）权衡利弊、联合用药：帕金森病的药物治疗是个复杂问题，左旋多巴制剂是最主要的抗帕金森病的药物。近年来不断推出的很多辅助治疗药物，如多巴胺受体激动剂、单胺氧化酶抑制剂等。各有利弊，与左旋多巴并用有增强疗效、减轻运动波动、降低左旋多巴剂量等作用。

因此治疗时,需权衡利弊,选用适当药物,联合用药。

2.外科治疗

神经外科立体定向手术治疗帕金森病包括苍白球毁损术、丘脑毁损术、深部脑刺激术和细胞移植术。其原理是纠正基底节过高的抑制输出以改善症状。长期疗效如何,还有待于进一步的临床论证。手术前需要严格选择手术适应证和全面考虑手术的禁忌证。

3.细胞移植及基因治疗

近年来,通过移植神经干细胞治疗帕金森病已经成为当前研究的热点。

4.康复治疗

康复治疗可减少继发性损伤、延缓病情发展、维持或改善肢体功能、增强独立生活能力。

六、护理

(一)护理评估

1.健康状况

患者最早的感受是肢体震颤或肢体动作不便。体格检查时可发现运动减少,常出现肢体动作不灵活、发硬或举动强直不便等症状。

2.身体状况

中老年人常见,男性稍多于女性。起病缓慢,进行性发展。首发症状多为震颤(占60%~70%),其次为步行障碍(占12%)、肌强直(占10%)和运动迟缓(占10%)。

(1)静止性震颤:多从一侧上肢开始,常为规律性的手指屈曲和拇指对掌动作,类似"搓丸样"动作。随着病情进展,震颤可波及下颌、唇、舌、颈部和四肢;静止时震颤明显,动作时减轻,入睡后消失,故称为"静止性震颤"。

(2)肌强直:多从一侧上肢或下肢近端开始,逐渐累及远端的、对侧的以及全身的肌肉,患肢呈"铅管样"或"齿轮样"肌强直,面肌强直表现为"面具脸"。

(3)运动迟缓,随意动作减少、减慢:开始时多为动作困难和缓慢,精细动作不能顺利进行,言语减少、语言低沉,严重时进食或饮水呛咳。因联合运动和协同运动障碍,而表现为"慌张步态"。书写时,手抖并有字越写越小的倾向,称为"写字过小症"。

3.心理-社会状况

患者是否因震颤等给工作和生活带来不便,而出现自卑、恐惧的情绪。

4.处理原则

(1)药物治疗:早期无须特殊治疗,应鼓励患者多做主动运动,若疾病影响患者的日常生活和工作能力,则需采用药物治疗。

①抗胆碱能药物:可协助维持纹状体递质平衡,适用于震颤明显的年轻人。常用药有苯海索(安坦)、东莨菪碱等。

②金刚烷胺:可促进神经末梢释放多巴胺,并阻止其再吸收,对少动、强直、震颤均可改善。

③复方左旋多巴:是治疗帕金森病最基本、最有效的药物,可透过血脑屏障进入脑内,常用多巴丝肼(美多芭)。

④多巴胺受体激动剂:直接激动纹状体,产生和多巴胺相同的作用,减少和推迟运动并发症的发生。常用普拉克索和吡贝地尔。

⑤儿茶酚-O-甲基转移酶(COMT)抑制剂:通过抑制左旋多巴在外周的代谢,使血浆左旋多巴浓度保持稳定,并增加入脑量。常用恩他卡朋。

⑥单胺氧化酶B抑制剂:可抑制多巴胺分解代谢,增加脑内多巴胺含量。常用司来吉兰。

(2)外科治疗:手术的目的是改善症状,不能根治,术后仍需用药。手术方式有立体定向神经核毁损术和脑深部电刺激术。

(3)康复治疗:对患者进行语言、进食、走路及各种日常生活的训练和指导,可以较好地改善患者的生活质量。

(二)常见护理诊断/问题

1.躯体移动障碍

与震颤、肌强直、运动迟缓有关。

2.营养失调

与吞咽困难、饮食减少等有关。

3.潜在并发症

外伤、压疮、感染。

4.知识缺乏

缺乏自我保健知识。

(三)护理目标

(1)患者躯体活动能力逐渐增强。

(2)合理饮食,营养均衡,不发生呛咳或窒息。

(3)不发生外伤、压疮、感染等并发症。

(4)能说出药物治疗的知识和自我护理的知识。

(四)护理措施

1.生活护理

加强巡视,主动了解患者的需要,既要指导和鼓励患者自我护理,做自己力所能及的事情,又要协助患者洗漱、进食、沐浴、大小便,同时做好安全防护。患者宜穿柔软、宽松的棉布衣服,勤换被褥衣服,勤洗澡;对震颤、动作笨拙者,应谨防烧伤、烫伤,尽量选用不易打碎的不锈钢餐具;对于行动不便、起坐困难者,应配备高位坐厕、高脚椅、手杖、床铺护栏、室内或走道扶手等必要的辅助设施,选用高度适宜的床,传呼器置于患者床边,生活日用品固定放置于患者伸手可及处等;定时翻身拍背、帮助患者饭后漱口和每日温水全身擦拭,并注意做好皮肤护理。

2.运动护理

运动的目的在于防止和延迟关节强直和肢体挛缩。早期尽量鼓励患者参与各种形式的活动,如散步、太极拳、床旁体操等,注意保持身体和各关节的活动强度与最大活动范围;要有计划、有目的地进行锻炼,在起步困难和步行突然僵住不能动时,要学会放松,尽量跨大步伐;向前行走时,脚要抬高、双臂要摆动、目视前方,不要目视地面;转弯时,不要碎步移动,否则会失去平衡;在协助患者行走时,不要强拉患者;当患者感到脚粘在地上不能动时,告诉患者可先向后退一步再往前走;如感到从椅子上起立或坐下有困难,应每天做完常规运动后,反复练习起坐动作。晚期患者出现显著的运动障碍,要帮助患者活动关节,按摩四肢肌肉,注意动作轻柔,勿造成患者疼痛。

3.心理护理

PD患者早期动作迟钝笨拙、表情淡漠、语言断续、流涎等,往往产生自卑、忧郁心理,回避人际交往,拒绝社交活动,整日沉默寡言、闷闷不乐;随着病程延长,病情进行性加重,患者丧失劳动能力,生活自理能力也逐渐下降,会产生焦虑、恐惧甚至绝望心理。应告诉患者本病病程长、进展缓慢,治疗周期长,而疗效的好坏常与患者精神情绪有关,鼓励其保持良好心态。

4.用药护理

告知患者及其家属本病需要长期甚至终身服药治疗,介绍常用的药物种类、用法、服药注意事项、疗效和不良反应的观察与处理。

(1)左旋多巴与复方左旋多巴制剂常见的不良反应:

①早期会有食欲减退、恶心、呕吐、腹痛、直立性低血压、失眠等不良反应,一般选择进食时服药或减小服药剂量,症状会逐渐消失;避免与维生素 B_6、氯氮、利血平、氯丙嗪、奋乃静等药物同服,以防发生直立性低血压;当出现幻觉、妄想等严重精神症状时,应报告医生,积极处理。

②长期服用左旋多巴制剂会出现运动障碍和症状波动等长期治疗综合征。运动障碍又称"异动症",一般可在减量或停药后改善或消失。症状波动最常见的表现为"开-关现象"和"剂末现象"。"开-关现象"一般与服药时间和剂量无关,不可预料,适当加用多巴胺受体激动剂,可以防止或减少其发生;而"剂末现象"与有效血药浓度有关,增加每日总剂量或分开多次服用可以预防。

(2)抗胆碱能药物常见的不良反应:口干、眼花(瞳孔扩大)、少汗、便秘、排尿困难等,有青光眼和前列腺肥大者禁用。

(3)金刚烷胺常见的不良反应:口渴、失眠、食欲减退、头晕、足踝水肿、视力障碍、心悸、精神症状等。有严重肾病者禁用。

(4)多巴胺受体激动剂常见的不良反应:恶心、呕吐、头晕、乏力、皮肤瘙痒、便秘等,剂量过大时,还可出现精神症状、直立性低血压等,应从小剂量开始服用,逐步缓慢加量直至有效维持。

5.饮食指导

给予高热量、高维生素、低盐、低脂、适量优质蛋白的易消化饮食,并根据病情变化及时调整和补充各种营养素。多食新鲜蔬菜、水果,保持大便通畅,减轻腹胀和便秘。由于高蛋白饮食会降低左旋多巴类药物的疗效,故不宜给予过多的蛋白质;同时还要避免刺激性食物,戒烟酒、槟榔(富含拟胆碱,降低抗胆碱药物疗效)。进食或饮水时,保持坐位或半卧位,集中注意力,并给予患者充足的时间缓慢用餐;流涎过多的患者可使用吸管;对于咀嚼能力和消化功能减退的患者,应给予易消化、易咀嚼、细软、无刺激性的软食或半流质饮食,并少量多餐;对于进食困难、饮水呛咳的患者,要防止误吸、窒息或吸入性肺炎;不能进食者,遵医嘱及时给予鼻饲和静脉营养,并做好相应护理。

6.健康指导

(1)遵医嘱按时正确用药和坚持用药,定期复查肝、肾功能和监测血压变化。

(2)坚持参加适量的力所能及的活动和体育锻炼。根据病情和体能把握好活动方式、强度与时间;加强关节活动范围和肌力的锻炼;重视日常生活动作、平衡功能、语言功能的康复训练。

(3)注意安全,防止伤害事故发生。不要独自外出,若需外出必须有人陪伴,防止跌倒、摔伤。

第四节　颅内压升高

一、定义

颅内压升高是神经系统多种疾病所共有的一种综合征。由于颅内压升高主要是颅腔空间与其内容物体积之间不平衡所引起的,故引起颅内压升高的具体病因不外乎两大类:各种引起颅腔空间狭小的情况和颅内容物体积增加的各种情况。

二、病因及发病机制

引起颅内压升高的原因很多,大体可分两类。

1.颅腔内容物体积或量增加

(1)脑体积增加:如脑组织损伤、炎症、缺血缺氧、中毒等导致脑水肿。

(2)脑脊液增多:脑脊液分泌过多、吸收障碍或脑脊液循环受阻导致脑积水。

(3)脑血流量增加:高碳酸血症时血液中二氧化碳分压升高、脑血管扩张致颅内血容量急剧增多。

(4)占位性病变:如颅内血肿、肿瘤、脓肿等在颅腔内占据一定体积导致颅内压升高。

2.颅内空间或颅腔容积缩小

(1)先天性畸形如狭颅症、颅底凹陷症等使颅腔容积变小。

(2)外伤致大片凹陷性骨折,使颅内空间缩小。

三、临床表现

根据临床症状和病理生理特点,颅内压升高的发展过程可分为代偿期、早期、高峰期和晚期(衰竭期)四个不同阶段。

1.代偿期

病变虽已开始形成,但处于初期发展阶段。由于颅腔内有占总容积8%～10%以下的代偿容积,所以只要病变本身和病理变化后所占的体积不超过这一限度,颅内压仍可保持在正常范围内,临床上也不会出现颅内压升高的症状和体征,所以早期诊断较为困难。

　　此期进展的快慢,取决于病变的性质、部位和发展的速度等因素。如良性肿瘤和慢性硬脑膜下血肿,病变发展较缓慢,一般产生的脑水肿也较轻,故此期持续的时间都较久,可数月至数年。急性颅内血肿、脑脓肿和恶性肿瘤因病变发展较快,周围的脑组织也有较为广泛和严重的水肿反应,这种原发性改变可迅速地超过颅腔的代偿容积,所以此期一般都较短。如急性颅内血肿此期仅为数十分钟至数小时,脑脓肿为数日至数周,恶性肿瘤多为数周或 $1\sim2$ 个月。病变位置对颅内压升高也有重要的临床意义,如前颞叶病灶因受颞窝限制及邻近脑干之故,可在颅内压 15mmHg(2.0kPa)左右时即出现小脑幕切迹疝。

　　2.早期

　　病变发展并超过颅腔的代偿容积,但颅内压低于平均体动脉压值 $1/3$,<35mmHg(4.7kPa),脑灌注压值为平均体动脉压值的 $2/3$,脑血流量也保持在正常脑血流量的 $2/3$ 左右 $[(34\sim37)$mL/$(100$g $\cdot$ min$)]$,$PaCO_2$ 值在正常范围内。脑血管自动调节反应和全身血管加压反应均保持良好。但脑组织已有早期缺血缺氧和脑血流量减少,血管管径也有明显改变,所以逐渐出现颅内压升高症状和体征,如头痛、恶心、呕吐,并可因激惹颅内压升高的动作而加重,还可见到视盘水肿等体征。在急性颅内压升高时,还可出现血压升高、脉搏变慢、脉压增大,以及呼吸节律变慢、幅度加深等库欣反应。

　　3.高峰期

　　病变已发展到严重阶段,颅内压为平均体动脉压值的 $1/2$,相当 $35\sim50$mmHg$(4.7\sim6.6$kPa$)$,脑灌注压也相当于平均体动脉压值的 $1/2$,脑血流也为正常的 $1/2$,为 $(25\sim27)$mL/$(100$g $\cdot$ min$)$。如颅内压接近动脉舒张压水平,$PaCO_2>46$mmHg,接近 50mmHg 时,脑血管自动调节反应和全身性血管加压反应丧失,可出现脑微循环弥散性栓塞。此时患者有剧烈头痛、反复呕吐、视盘高度水肿或出血,意识逐步趋向昏迷,并可出现眼球固定、瞳孔散大或强迫头位等脑病先兆症状。

　　4.晚期(衰竭期)

　　病情已发展到濒危阶段,颅内压升高到相当于平均体动脉压,灌注压 <20mmHg(2.6kPa),血管阻力已接近管腔完全闭塞,脑血流仅为 $(18\sim21)$mL/$(100$g $\cdot$ min$)$,脑代谢耗氧量$(CMRO_2)<0.7$mL/$(100$g $\cdot$ min$)$[正常值为$(3.3\sim3.9)$mL/$(100$g $\cdot$ min$)]$,$PaCO_2$ 接近 50mmHg(6.6kPa),PaO_2 下降到 50mmHg(6.6kPa),$SaO_2<60\%$,此时患者处于深昏迷,各种反射均可消失,出现双瞳孔散大、去脑强直等现象,血压下降,心搏快而弱,呼吸浅速或不规则甚至停止,脑电图上呈生物电停放,临床上可达脑死亡阶段。

四、治疗

　　颅内压升高是一种继发的临床综合征,其原因和发生机制各不相同,原发病变和颅内高压本身所引起的病理生理改变也常很复杂而严重。因此其治疗方法也是多方面的,但基本的原则是患者全身状况(原发病和继发的病理生理及生化改变)和颅内高压的治疗并重。若只注意降低颅内压力而忽略颅内高压发生的机制和有效的处理,则升高的颅内压即使在间断的降颅压措施下,仍将继续存在而难以逆转。因此降低颅压疗法是临时治疗措施,而治本的方法是去除引起压力升高的原因和中止其病理生理过程。当然颅内压暂时降低本身也可消除颅内压升高的不利影响(如脑缺氧所致的脑水肿)而有减少压力继续升高的可能。处理的目标是降低颅内压、合理调整体动脉压以维持合适的脑灌注压。

五、护理

(一)护理评估

1.健康状况

了解有无颅脑外伤、颅内感染、脑肿瘤、高血压、颅脑畸形等疾病史,初步明确颅内压升高的原因;有无呼吸道梗阻、咳嗽、癫痫、便秘等诱发颅内压升高的因素,并了解有无合并其他系统疾病。

2.身体状况

(1)头痛:是最早和最主要的症状,系脑膜血管和神经受刺激所致,多位于前额和两颞,以胀痛和撕裂样痛为多见,以清晨和夜间为重,头痛程度与颅内压力大小成正比关系,咳嗽、打喷嚏、用力、弯腰和低头时头痛可加重。

(2)呕吐:常出现在剧烈头痛时,呈喷射状,可伴有恶心,系迷走神经受刺激所致,与进食无直接关系,但多见于餐后,呕吐后头痛可缓解。

(3)视神经盘水肿:是重要的客观体征,因视神经受压、眼底静脉回流受阻所致。表现为视神经盘充血、水肿、边缘模糊不清、生理凹陷变浅或消失,视网膜静脉曲张等,严重者视神经盘周围可见火焰状出血。早期视力无明显障碍或仅有视野缩小,继而视力下降甚至失明。

临床上通常将头痛,呕吐,视神经盘水肿称为颅内压升高"三主征"。

(4)意识障碍:急性颅内压升高患者意识障碍呈进行性发展,由嗜睡、迟钝逐渐发展至昏迷;慢性者表现为神志淡漠、反应迟钝或时轻时重。

(5)生命体征紊乱:早期代偿时,表现为血压升高,脉搏缓慢有力,呼吸加深变慢(即"两慢一高");后期失代偿时,表现为血压下降,脉搏细快,呼吸浅快不规则,此种生命体征的变化称为库欣反应。

(6)其他:一侧或双侧外展神经麻痹、复视、阵发性黑蒙、头晕、猝倒、头皮静脉怒张、头颅增大、囟门饱满、颅缝增宽、破罐头颅等。

(7)脑疝:脑疝是颅内压升高的严重并发症。当颅腔某分腔有占位性病变时,该分腔的压力大于邻近分腔的压力,脑组织从压力高处向压力低处移位,压迫脑干、血管和神经而产生的一系列严重临床症状和体征,称为脑疝。根据脑疝发生部位和脑组织移位的不同,可分为小脑幕切迹疝(颞叶钩回疝)、枕骨大孔疝(小脑扁桃体疝)等。

①小脑幕切迹疝:是幕上占位性病变引起颅内压升高,使颞叶海马回、钩回通过小脑幕切迹向幕下移位,故又称颞叶钩回疝。表现为:a.剧烈头痛和频繁呕吐。b.意识障碍进行性加重。c.患侧瞳孔短暂缩小后逐渐扩大,对光反射迟钝或消失;晚期双侧瞳孔明显散大,对光反射消失,眼球固定。d.病变对侧肢体自主活动减少或消失。e.表现为呼吸深而慢,血压升高,脉搏变慢;晚期出现潮式或叹息样呼吸,脉搏快而弱,血压、体温下降,最后呼吸、心搏停止。

②枕骨大孔疝:是在颅内压不断升高时,小脑扁桃体经枕骨大孔向椎管内移位,故又称小脑扁桃体疝。表现为:a.剧烈头痛和频繁呕吐。b.枕下疼痛是移位脑组织压迫上颈部神经所致,或枕骨大孔区硬脑膜、血管壁和神经受牵拉所致。c.颈项强直、强迫头位为机体保护性作用,以防止因头部的变动而致延髓受压。d.生命体征紊乱出现较早,可迅速出现呼吸、循环衰竭,出现呼吸减慢、潮式呼吸乃至呼吸、心搏停止。

枕骨大孔疝与小脑幕切迹疝不同之处在于呼吸、循环障碍出现较早,而意识障碍与瞳孔变化较晚;小脑幕切迹疝则是意识障碍与瞳孔变化出现较早,生命体征变化较晚。

3.心理-社会状况

头痛、呕吐等可致患者烦躁不安、焦虑等心理反应。了解患者对疾病的认知程度;了解患者家属对疾病的认知和心理反应,以及对患者的关心和支持程度。

4.处理原则

(1)病因治疗:是最理想有效的治疗方法,如手术清除颅内血肿、异物,切除颅内肿瘤等。

(2)降低颅内压:对病因不明或暂时不能解除病因者,针对不同情况,采取不同降颅压措施。

①脱水治疗:原理是提高血液的渗透压,造成血液与脑组织的脑脊液渗透压差,使脑组织水分向血液循环内转移,减少脑组织中的水分、缩小脑体积,达到降低颅内压的目的。常用的脱水方法有渗透性脱水(如20%的甘露醇)与利尿性脱水(如呋塞米)两种。

②糖皮质激素治疗:可加速消退水肿,减少脑脊液生成,降低毛细血管通透性,稳定血脑屏障,预防和缓解脑水肿。

③过度换气或给氧,使脑血管收缩,减少脑血流量。

④冬眠低温治疗,降低脑代谢和耗氧量。

⑤紧急情况下,采用脑室穿刺引流脑脊液,以缓解颅内压升高。

(3)对症处理:疼痛者给镇痛剂,但禁用吗啡和哌替啶;抽搐者给抗癫痫药物;外伤和感染者给抗生素;呕吐者应禁食和维持水、电解质和酸碱平衡。

(二)常见护理诊断/问题

1.组织灌注量改变

与颅内压升高有关。

2.疼痛

与颅内压升高有关。

3.营养失调

与呕吐、不能进食和脱水治疗等有关。

4.焦虑和恐惧

与颅脑疾病的诊断、手术与预后不佳等有关。

5.潜在的并发症

脑疝、窒息等。

(三)护理目标

(1)患者脑组织灌注正常,意识障碍得到改善,生命体征平稳。

（2）患者主诉头痛减轻，舒适感增强。

（3）患者营养状态得到改善，体液恢复平衡。

（4）患者焦虑与恐惧程度减轻，情绪稳定。

（5）患者呼吸道通畅，无脑疝、呛咳、误咽的发生。

（四）护理措施

1.一般护理

（1）休息与体位：患者应绝对卧床休息，保持病室安静。床头抬高 15°～30°，以利于头部静脉回流，减轻脑水肿，降低颅内压。昏迷者应取侧卧位，以免呕吐物误吸。

（2）给氧：持续或间断吸氧，使脑血管收缩，降低脑血流量，降低颅内压。

（3）饮食与补液：神志清醒者，给予低盐普食；不能进食者，成人每日输液量控制在 1500～2000mL，其中生理盐水不超过 500mL，输液速度不宜过快，每分钟 15～20 滴，24 小时尿量不少于 600mL 即可；使用脱水剂时，应注意水、电解质的平衡。

（4）维持正常体温：中枢性高热应用物理降温为主，药物为辅，必要时使用冬眠疗法。一般体温达到 38.0℃ 可应用头部物理降温，达到 38.5℃ 以上应全身降温。

（5）加强基础护理：做好口腔护理；定时翻身、拍背、雾化吸入，清醒者鼓励其深呼吸、有效咳嗽，防止发生肺部并发症；保持会阴部、臀部的清洁、干燥，以防发生压疮；对留置导尿管者，做好导尿管护理，防止泌尿系感染；昏迷者眼分泌物多时，应定时清洗，必要时用抗生素眼药水或眼膏，以防眼部感染；眼睑不能闭合者，涂以眼膏或用眼罩以防暴露性角膜炎；注意安全，防止损伤。

2.病情观察

密切观察患者意识、瞳孔变化，生命体征、肢体活动和癫痫发作情况，有条件者可做颅内压监测。

3.防止颅内压骤升的护理

（1）安静休息：患者应避免情绪激动，以免血压骤升，引起颅内压升高。

（2）保持呼吸道通畅：引起呼吸道梗阻的原因有呼吸道分泌物积聚、呕吐物误吸、卧位不正确导致气管受压或舌根后坠等。护理要点包括及时清除呼吸道分泌物、呕吐物；卧位时，防止颈部屈曲或胸部受压；舌后坠者，托起下颌或放置口咽通气管；痰液黏稠者，行雾化吸入；对意识不清或咳痰有困难者，应配合医生尽早行气管切开。

（3）避免剧烈咳嗽和便秘：剧烈咳嗽、用力排便均可使胸腹腔内压骤然升高而引起脑疝，应避免并及时治疗感冒、咳嗽。多吃蔬菜和水果或给缓泻剂以防止便秘；对便秘者，给予开塞露或低压、小剂量灌肠，禁忌高压灌肠，必要时戴手套掏出粪块。

（4）及时控制癫痫发作：癫痫发作可加重脑缺氧和脑水肿，要注意观察有无癫痫症状，一旦发生，应及时报告医生，按医嘱定时、定量给予抗癫痫药物。

4.对症护理

（1）高热：可造成脑组织相对缺氧，加重脑损害，必须采取降温措施，必要时应用冬眠低温疗法。

（2）头痛：减轻头痛最好的方法是应用高渗性脱水剂，适当应用止痛剂，但禁用吗啡和哌替啶,以免抑制呼吸中枢。避免咳嗽、打喷嚏、弯腰、低头等使头痛加重因素。

(3)躁动:寻找原因(如呼吸不畅、尿潴留、卧位不适、衣服、被子被大小便或呕吐物浸湿等),并及时处理,慎用镇静剂,禁忌强制约束,以免患者挣扎而使颅内压进一步升高,必要时加床栏,防止坠床等意外伤害。

(4)呕吐:及时清除呕吐物,防止误吸,观察并记录呕吐物的量和性状。

5.药物治疗的护理

(1)脱水治疗的护理:颅内压升高者常用高渗性和利尿性脱水剂。脱水药物按医嘱定时、反复使用,停药前逐渐减量或延长给药间隔,以防颅内压反跳。使用20%甘露醇250mL,15~30分钟内快速滴完,使用呋塞米需注意有无血糖升高。在脱水期间要观察血压、脉搏、尿量变化,了解脱水效果以及有无血容量不足、水电解质失衡等不良反应,注意观察和记录24小时出入水量。

(2)激素治疗的护理:肾上腺皮质激素如地塞米松、氢化可的松等,可预防和缓解脑水肿,但激素可引起消化道应激性溃疡和增加感染机会,应加强观察和护理。

6.脑疝的急救与护理

(1)快速静脉输注20%甘露醇200~400mL,利用留置导尿管以观察脱水效果。

(2)保持呼吸道通畅并给氧,呼吸功能障碍者应气管插管行人工辅助呼吸。

(3)密切观察患者意识和瞳孔、呼吸、心搏的变化,配合医生完成必要的诊断性检查(如CT)。

(4)做好紧急手术的准备。

7.脑室外引流的护理

(1)妥善固定:引流管开口需高于侧脑室平面10~15cm,以保持正常颅内压。

(2)保持引流通畅:防止引流管受压、扭曲、折叠、成角等,活动、翻身时避免牵拉引流管。

(3)注意引流速度和量:禁忌流速过快,避免颅内压骤降造成危险,每日引流量不超过500mL为宜。

(4)严格执行无菌操作:每天定时更换引流袋,更换时先夹闭引流管,防止脑脊液逆流,以防颅内感染。注意整个装置无菌。

(5)观察和记录:观察和记录脑脊液性状与量。若有大量鲜血,提示脑室内出血;若呈混浊,则提示有感染。

(6)拔管:引流管放置一般不宜超过7天,开颅术后脑室引流管一般放置3~4天。拔管前行夹管试验,观察有无颅内压升高征象;拔管后如有脑脊液漏,应告知医生妥善处理,以免引起颅内感染。

8.冬眠低温疗法的护理

(1)安置于单人房间,光线宜暗,室温18~20℃。

(2)用药前测量体温、脉搏、呼吸、血压。

(3)用药半小时内不能搬动患者或为患者翻身,防止体位性低血压。给冬眠药物半小时后,机体御寒反应消失,进入睡眠状态后方可加用物理降温,降低温度以每小时下降1℃为宜,以维持肛温在32~34℃为宜。

(4)密切观察意识、瞳孔、生命体征和神经系统征象,收缩压<80mmHg,或脉搏>100次/

分、呼吸次数减少或不规则时,应停止冬眠疗法。

(5)液体输入量每日不宜超过 1500mL;鼻饲者,饮食温度应与当时体温相同。

(6)预防肺部、泌尿系感染,防止冻伤和压疮等并发症。

(7)冬眠低温治疗时间一般为 3～5 天,先停止物理降温,然后停冬眠药物,注意保暖,让体温自然回升。

(8)疑有颅内血肿在观察中的患者,禁用冬眠疗法。

9.心理护理

及时发现患者的心理异常和行为异常,查找并去除原因;协助患者对人物、时间、地点的辨识,用爱心、细心、同情心、责任心照顾患者,有助于改善患者的心理状况。

10.健康指导

(1)心理指导:颅脑疾病后,患者及其家属均对脑功能的康复有一定的忧虑,担心影响今后的生活和工作,应鼓励患者尽早自理生活,对恢复过程中出现的头痛、耳鸣、记忆力下降等给予适当的解释,树立患者信心。

(2)康复训练:颅脑疾病手术后,可能遗留语言、运动或智力障碍,伤后 1～2 年内仍有恢复的可能,制订康复计划,进行语言、记忆力等方面的训练,以改善生活自理能力和社会适应能力。

第五节　脑脓肿

一、定义

脑脓肿是指化脓性细菌感染引起的化脓性脑炎、慢性肉芽肿及脑脓肿包膜形成,少部分也可是真菌及原虫侵入脑组织而致。脑脓肿在任何年龄均可发病,以青壮年最为常见。发病率占神经外科住院患者 2% 左右,男女比例约 2.5：1。

二、病因及发病机制

根据细菌感染的来源途径常分为四类:

1.邻近感染灶的扩散所致的脑脓肿

最多见,如中耳炎、乳突炎、鼻窦炎、颅骨骨髓炎及颅内静脉窦炎等化脓性感染病灶可直接向脑内蔓延,形成脑脓肿。

2.血源性脑脓肿

约占全部脑脓肿的 25%。致病菌以溶血性金黄色葡萄球菌为主,其他多为混合菌。

3.创伤性脑脓肿

脓肿多位于外伤部位或其邻近部位,病原菌多为金黄色葡萄球菌或混合菌。

4.隐源性脑脓肿

占脑脓肿的 10%～15%,指病因不明,临床上无法确定其感染源,可能原发感染灶和脑内继发病灶均较轻微而机体抵抗力强,炎症得到控制,未被发现,但细菌仍潜伏于脑内,一旦机体抵抗力下降,即可发病。因此,这类脑脓肿实质上为血源性脑脓肿。

三、临床表现

多数患者有原发化脓性感染病史,如慢性中耳炎或鼻窦炎的急性发作、肺或胸腔的化脓性感染等。

1.病程早期

出现全身和颅内急性化脓性感染症状,如高热、头痛、呕吐、乏力及颈项强直。

2.脓肿形成后

急性脑膜炎症状逐渐消退,随着脑脓肿包膜形成和脓肿增大,可出现局部脑受压和颅内压升高或加剧症状,严重者可致脑疝。若脓肿接近脑表面且脓腔壁较薄,可突然溃破,造成急性化脓性脑膜炎或脑室炎,患者突发高热、昏迷、全身抽搐、角弓反张,甚至死亡。

四、辅助检查

1.实验室检查

血常规检查示白细胞计数及中性粒细胞比例升高。疾病早期,脑脊液检查示白细胞数明显增多,糖及氯化物含量可在正常范围或降低;脓肿形成后,脑脊液压力显著升高,白细胞数可正常或略升高,糖及氯化物含量正常,蛋白含量升高;若脓肿溃破,脑脊液白细胞数增多,甚至呈脓性。

2.CT

可确定脓肿的位置、大小、数目及形态,是诊断脑脓肿的首选方法。

五、治疗

急性期脓肿尚未完全局限时,在严密观察下使用高效广谱抗生素控制感染,同时进行降颅压治疗;脓肿局限、包膜形成后可行脓肿穿刺术或切除术。对位于脑深部或功能区的脓肿并已出现脑疝或全身衰竭者,紧急行颅骨钻孔穿刺抽脓,待病情稳定后,再行脓肿切除。若在初次抽脓时,脓腔内留置导管,术后可定时抽脓、冲洗和注入抗生素。

六、护理

(一)护理评估

1.健康状况

详细询问病史,多数患者有近期感染史,如慢性中耳炎或副鼻窦炎的急性发作史,身体其他部位的化脓性感染或有颅脑外伤史等。

2.身体状况

(1)病变早期:病变早期表现为脑炎、脑膜炎和全身中毒症状,如畏寒、发热、头痛、呕吐、颈项强直等症状与体征。

（2）脓肿形成后：脑脓肿为占位性病变，可导致颅内压升高，严重者可引起脑疝；因脑脓肿导致脑组织的破坏和脓肿的压迫，常产生局灶性症状，如额叶脓肿，常有精神和性格改变，记忆力减退、局部或全身性癫痫等；颞叶脓肿可出现中枢性面神经麻痹，同侧偏盲或感觉性失语等；小脑半球脓肿，可出现共济失调，水平性眼球震颤等症状。脓肿破裂可引起急性化脓性脑膜炎或脑室炎，表现为突发性高热、昏迷、全身抽搐、角弓反张，甚至死亡。

3.心理-社会状况

评估患者及其家属的心理状况，了解患者有无焦虑和恐惧心理，以及对疾病的认知程度，了解家属对患者的关心和支持程度。

4.处理原则

（1）抗感染治疗：应用高效广谱抗生素控制感染，直至感染症状完全消除。

（2）降低颅内压：给脱水剂等，以缓解颅内压升高和预防脑疝发生。

（3）手术治疗：适用于已形成包膜的脑脓肿，包括穿刺抽脓、脓肿引流术和脓肿切除术。

（二）护理诊断/问题

1.体温过高

与颅内感染有关。

2.潜在并发症

颅内压升高、脑疝等。

（三）护理措施

1.病情观察

观察患者意识、瞳孔、生命体征等，发现异常及时通知医生。

2.控制感染

按医嘱使用抗生素，体温正常、血常规和脑脊液正常可停药。

3.防止意外发生

避免咳嗽、打喷嚏、用力排便等颅内压升高因素，防止颅内压骤升；癫痫和共济失调的患者应注意安全。

4.加强营养及增强抵抗力

适当补充蛋白质和维生素，维持水、电解质和酸碱平衡，必要时输入高营养液、血液或血浆。

5.引流管的护理

①引流管置于脓腔中心，引流高度至少低于脓腔30cm。②保持引流管固定和通畅。③严格无菌操作。④术后24小时才能进行脓腔冲洗，可避免颅内感染扩散，冲洗时先用生理盐水缓慢注入腔内，再轻轻抽出，注意不可加压。冲洗后注入抗生素，然后夹闭引流管2～4小时。⑤脓腔闭合后及时拔管。

6.心理护理

向患者解释和说明疾病相关的问题，给予心理支持。

7.健康指导

及时治疗中耳炎、鼻窦炎等各种感染,加强营养,增强抵抗力,防止并发症的发生。指导脑功能的康复训练,加强运动和语言等功能的康复训练。出院后病情随访,出现颅内压升高症状时,及时复诊。

第八章　骨科疾病的护理

第一节　人工膝关节置换

一、概述

人工膝关节是完全参照了正常的人膝关节的解剖形状而制成的一种仿生设计制作品。20世纪40年代，Campbell等首先设计了一种金属假体置换股骨关节面，疗效差；20世纪50年代，Walldius等设计了铰链式限制型膝关节假体，近期疗效较好，远期疗效差；McKeever和Maclntosh设计出表面式非限制型金属胫骨平台假体，疗效又进一步提高；20世纪60年代末Gunston发明了多心型假体，人工膝关节外科技术开始迅猛发展。目前，人工全膝关节置换术（TKA）已经成为一个成功率很高的手术。TKA的目的在于缓解膝关节疼痛，矫正膝关节畸形，改善患膝功能状态。目前人工膝关节假体按限制程度可分为：完全限制型假体（铰链式假体）、半限制型假体（如Guepar型膝关节假体、球心型膝关节假体、Sheehan型膝关节假体）、非限制型假体（如Freeman系列膝关节假体、几何型和解剖型膝关节假体、全髁型膝关节假体、全髁型和后方稳定型膝关节假体）等。

（一）人工膝关节材料的选择

钴合金和超高分子聚乙烯组成的假体仍是膝关节材料选择的"金标准"，即以钴钛合金构成的股骨髁假体和以超高分子聚乙烯组成的胫骨平台假体，是目前人工膝关节最好的组合。而目前最常用的是钛合金和钛金属，应在使用前询问患者是否对钛金属眼镜架或手表壳过敏。

（二）人工膝关节假体的选择

不同患者应选择不同的人工膝关节，人工关节的形态设计、表面处理、材料选用、制造工艺及包装都有十分严格的要求。选择人工膝关节与选择其他商品有着很大的不同，因为一旦人工膝关节被植入人体内就不便于随意"更换"，即使"更换"其代价也相当大，可以说不能只用金钱来衡量。所以应在专家的指导下慎重地选择一个合适的人工关节。

1.骨水泥固定型假体

大多数患者可选用骨水泥固定型假体。

2.非骨水泥固定型假体

少数年龄小、骨质量较好的患者可选用非骨水泥固定型假体。

3.限制型膝关节假体

仅适用于再次行人工膝关节置换术或骨肿瘤切除重建术,有严重骨质缺损、膝周软组织破坏、关节稳定性差等病例。

4.非限制型膝关节假体

①不保留交叉韧带后方稳定型;②侧副韧带稳定型;③保留后交叉韧带型。

5.髌骨置换

目前有争议,欧洲骨科界认为不应常规置换髌骨,而美洲骨科界却相反。Sledge 和 Ewald 认为对下列患者常规行髌骨置换:①髌骨关节面已有破坏患者;②所有类风湿性关节炎患者。

(三)适应证

(1)各种炎症性膝关节炎,包括类风湿性关节炎、骨关节炎、血友病性关节炎、神经性关节病(Charcot 关节病)等。

(2)少数创伤性关节炎。

(3)胫骨高位截骨术失败后的骨关节炎。

(4)少数老年人的髌骨关节炎。

(5)静息的感染性关节炎(包括结核)。

(6)少数原发性或继发性骨软骨坏死性疾病。

(四)禁忌证

(1)膝关节周围肌肉瘫痪。

(2)膝关节已长时间融合,没有疼痛和畸形症状。

根据经验,严重屈膝挛缩畸形(大于 60°)、严重骨质疏松、关节不稳、严重肌力减退、纤维性或骨性融合并不是手术绝对禁忌证。

二、治疗

(一)人工膝关节置换术的类型

1.人工全膝关节置换术

人工全膝关节置换术主要用于治疗严重的关节疼痛、畸形,日常生活受到严重影响,经保守治疗无效或效果不佳的膝关节疾病患者。

2.膝关节单髁置换术

膝关节单髁置换术保留了骨质,髌股关节、前后交叉韧带和未受损的对侧间隔的半月板、关节软骨都被完整地保留下来,从而较好地保留了膝关节的运动功能和本体感觉。

3.膝关节翻修术

膝关节翻修术是作为失败的人工膝关节置换术后的补救措施,适用于膝关节置换术后的各种并发症,如感染、疼痛、假体松动和断裂、关节半脱位和脱位、关节对线不正、关节不稳、活动受限等。

(二)手术评估

1.手术顺序选择

严重的类风湿患者,手术前必须对双下肢如髋、膝、踝关节及双足功能和结构破坏情况,以及其他关节是否有畸形、力线是否正确等做出评估。对于严重下肢力线不正确而又不能在膝关节置换同时矫正的畸形部位,应先行手术矫正,否则影响膝关节置换疗效。

2.膝关节活动范围

屈曲受限或屈膝挛缩:不同程度妨碍手术操作;固定性屈曲挛缩在90°以上,多采取切除胫骨、股骨骨质术后关节囊松解术甚至腓肠肌、腘绳肌、腘窝筋膜的彻底松解,注意预防手术后发生神经、血管牵拉伤及屈膝挛缩复发等。

3.骨骼质量

骨质硬化:①妨碍切割;②骨水泥不能很好地渗入松质骨。骨质疏松:①避免因操作不当可能出现的骨质缺损、骨折;②影响韧带在骨质附着点的结构强度;③有利于骨水泥的灌注而获得良好的假体固定,不利于非骨水泥型膝关节假体的固定。因此骨质疏松患者应选择骨水泥固定型。

4.手术原则

手术完成时膝关节能完全伸直,术后关节紧张度宁松勿紧;胫骨平面假体不内翻,股骨假体置于中立位或根据髌骨外侧支持带紧张度调整为外旋3°~5°,股骨假体前翼不能嵌入股骨皮质;骨质缺损处尽量用植骨块充填;骨质疏松患者要防止术中发生骨折;缩短手术时间,降低感染概率;采用现代骨水泥技术。

（三）手术过程

手术在全麻下进行。医生在患膝做一个切口,切除髌骨,刮除股骨和胫骨上面的粗糙部分以便植入置换装置。用特殊的骨水泥将置换装置的两部分植入股骨和胫骨,术中放置一条细引流管,用于术后排出关节内多余的液体。

（四）并发症

（1）假体远期松动。

（2）深静脉血栓形成。

（3）对邻近的骨、血管、神经的损伤。

（4）髌骨脱位。

（5）感染。

人工膝关节一旦出现感染或无菌性松动,就需要进行关节翻修手术,翻修手术需要特制的膝关节假体及手术器械。翻修手术较初次手术复杂,可能需要植骨、更换关节假体类型或使用特制假体等。经过翻修手术,绝大部分患者可以获得理想的手术效果。

三、护理措施

（一）术前护理

1.心理护理

大多数患者为老年人,因膝关节长期疼痛、功能障碍,使患者将希望寄托在关节置换上,且由于患者及其家属对手术的不了解而缺乏信心,因而术前患者经常出现恐惧、忧郁、紧张等情绪。故医护人员应主动关心了解患者的情况,向患者讲解手术的必要性,并介绍过去成功的例子,要让患者有一定的心理准备,强调只有加强膝关节术前及术后的功能锻炼,才能提高手术效果,并安排患者与术后关节功能恢复良好的患者见面,介绍康复的经验和感受,以消除其思想顾虑,使其能积极配合手术治疗。

2.身体状况评估

了解患者用药史、手术史、既往史,术前有并发症者要积极治疗,为了预防感染,术前3天开始预防性应用抗生素。

3.患者的准备

(1)术前2周戒烟。

(2)练习床上大小便。

(3)教会患者使用拐杖和助行器。

(4)教导有关活动及下肢肌肉训练,讲解术后早期功能锻炼的重要性。

(5)教会患者深呼吸的方法,减少术后并发症。

4.皮肤准备

观察膝关节周围皮肤状况,有皮肤破溃、化脓感染灶、虫咬痕、湿疹等需治愈后方可手术。术前1天备皮,剔除术区汗毛,肥皂水清洗后用碘伏消毒、无菌巾包扎。

(二)术后护理

1.严密监测生命体征

给予心电监护,每15~30分钟观察并记录体温、脉搏、呼吸、血压、血氧饱和度一次。生命体征稳定后改为1~2小时监测一次。观察伤口渗血及负压引流通畅情况,引流液的量、性质,必要时挤压引流管,每小时一次。正常为每日引流量≤400mL,色淡红。若24小时引流量>400mL,应加强观察及处理。一般持续2~3天,引流液≤50mL可考虑拔管。每日更换负压吸引器,操作中严格无菌操作,避免引流液逆流,防止引流管脱落,妥善固定。

2.患肢护理

该类患者术后24小时易发生下肢静脉血栓,是术后早期的主要致死原因,应做好积极的预防性治疗。术后给予平卧位,抬高患肢略高于右心房水平,膝屈曲15°~30°,患肢用弹力长袜,尽早做踝部运动。拔除引流管后,下肢行连续被动活动(CPM机)。必要时给予抗凝剂,如服用小剂量华法林、阿司匹林或低分子肝素等。注意观察患肢肿胀情况及末梢血运情况。

3.疼痛的护理

疼痛是术后最常见的症状。除造成患者痛苦不安外,同时直接影响到手术关节的功能恢复,必须给予重视。积极采取有效镇痛措施。术后早期疼痛多因手术创伤引起,可用哌替啶50~100mg肌内注射或曲马多100mg肌内注射,均可获得良好的镇痛效果。条件允许时可使用连续性镇痛泵,定时定量静脉均匀地注入镇痛剂。

4.生活护理

给予患者关怀,做好基础护理,协助患者家属做好饮食护理、排尿排便护理,尽量满足患者基本需要。保持病室环境和床单位整洁,空气清新,温湿度适宜。

5.术后早期并发症的观察及预防

(1)血栓形成和栓塞:下肢深静脉栓塞(DVT)和肺栓塞是术后常见的并发症,同时也是术后早期的主要致死原因。如不做预防性治疗,将有40%~60%患者发生术后深静脉血栓,即使采用了预防措施,全膝关节置换术后下肢深静脉血栓发生率仍高达 11％～33％。因此,要加强预防,其方法有患肢穿弹力长袜、足底静脉泵,下肢行 CPM,术后早期活动及预防性用药,如服用小剂量华法林、阿司匹林或低分子肝素等。加强巡视,观察患肢有无肿胀。可用冰敷于局部,观察皮肤颜色改变、皮温是否升高,表浅静脉是否充盈,足背动脉搏动是否良好,早期诊断可借助多普勒超声检查,静脉血流图及静脉造影。

(2)感染:术后感染是一个灾难性并发症,常引起关节的疼痛和病变,以致有些病例最终需再次手术。因此,术前预防很重要,术前晚可给予预防性有效抗生素及术中给予有效抗生素以保证足量抗生素透入手术区域软组织,术中应减少人员走动,并使用层流手术室。术后保持敷料干燥,及时更换,提高机体抵抗力,防止血源性感染。加强巡视,观察伤口敷料渗血情况,负压引流是否通畅,有无局部血肿形成,观察患者体温变化,尽量缩短置管时间。

(3)假体松动:松动是人工膝关节返修术的主要原因。预防假体松动的措施除改进假体设计、手术医生提高手术精确性外,还要加强健康教育,告知患者术后 2 个月避免坐矮椅,体胖者劝其减肥。避免跑、跳、背重物等活动,防止膝关节假体承受过度应力。

(4)骨折:术后可发生胫骨干、股骨干骨折,也可发生胫骨髁或股骨髁骨折。摔倒等轻微创伤常是诱发骨折的原因。要预防骨质疏松,功能锻炼期间用力要适当,不要穿拖鞋,要取得家属的积极配合,共同保护、监督患者训练,循序渐进,防止创伤。

第二节　人工髋关节置换

一、概述

(一)人工髋关节置换术的类型

1.人工股骨头置换术

所谓人工股骨头置换术是指用人工材料将病变股骨头置换。

(1)适应证:①75 岁以上髋臼无病变的股骨颈头下型骨折患者;②老年移位明显的股骨颈骨折,一般情况较差且活动量较小、需要尽早下地活动者(老年患者长期卧床将引起并发症);③股骨颈骨折患者合并有偏瘫、帕金森病或精神障碍等疾病,不能很好配合治疗者;④股骨头颈部位的良性肿瘤、不能行刮除植骨术者;⑤股骨近端恶性肿瘤而髋臼未累及者。

(2)禁忌证:①年老体弱,不能耐受手术者;②有严重的内科疾病,如糖尿病、高血压、心脏病、肝肾功能不全者;③关节及邻近部位有未治愈的感染灶者;④髋臼软骨已有破坏或伤前已有病理性改变者。

2.人工全髋关节置换术

人工全髋关节置换术就是利用人工材料将人体的股骨头和髋臼置换。人工全髋关节置换术是目前治疗髋关节疾病的有效手术方法之一,能消除或缓解疼痛,增强关节活动度,纠正下肢不等长,增加关节的稳定性,纠正髋关节的畸形。

（1）适应证：髋关节骨性关节炎、关节疼痛及活动受限严重影响生活及工作者，类风湿性关节炎、髋关节强直、病变稳定者，股骨头无菌性坏死，股骨头严重变形、塌陷并继发髋关节骨性关节炎者；先天性髋关节脱位或髋臼发育不良，并有明显骨性关节炎，活动受限，疼痛加剧，行走需用双拐者；陈旧性股骨颈骨折、股骨头坏死并发髋关节骨性关节炎者；非创伤性股骨头坏死，包括长期服用可的松、酒精中毒、减压病、系统性红斑狼疮、镰状红细胞贫血等原因引起的股骨头坏死；关节成形术失败病例，包括截骨术后、股骨头颈切除术后、人工股骨头或双杯关节置换术后病例；骨肿瘤位于股骨头颈部或髋臼的低度恶性肿瘤患者。

（2）禁忌证：有严重心、肝、肺、肾病和糖尿病不能承受手术者；髋关节化脓性感染，有活动性感染存在及合并窦道者；青少年、儿童不宜采用此术，80 岁以上者要慎重考虑；因其他疾病预计置换术后无法下地行走者。

3.全髋关节翻修术

全髋关节翻修术是对初次全髋关节置换术失败后的一种补救手术，即通过手术的方法，延长人工髋关节的使用寿命，消除初次髋关节置换术后带来的并发症。也就是说凡人工髋关节置换术后因假体松动、下沉、断裂、感染等因素引起的关节疼痛，影响工作和生活质量，保守治疗不能解决问题，需要通过再次更换髋关节的手术即为全髋关节翻修术。全髋关节翻修术比初次全髋关节置换术手术难度要大，结果也没有初次手术满意，术中、术后的并发症也较多，如出血、感染、下肢深静脉血栓形成、髋关节脱位、神经麻痹、股骨被穿透和股骨干骨折等。

（1）适应证：疼痛是全髋关节翻修术的主要适应证。①髋臼或股骨部分假体松动出现严重症状，影响工作和生活质量者；②假体出现断裂的患者；③髋关节反复出现脱位或无法复位的髋关节脱位者；④全髋关节置换术后出现关节感染者；⑤进行性骨丢失者；⑥假体周围骨折的患者。

（2）禁忌证：①有严重的心、肺、脑、肝、肾功能不全，不能耐受手术者；②全身或局部感染灶未控制者；③严重的冠心病，未控制的高血压、糖尿病者。

4.髋关节表面置换术

髋关节表面置换术于 20 世纪 70 年代重新兴起，优点是创伤小、出血少、恢复快、疗效好、费用低，股骨头颈不用切除，保留了较多的骨质，不影响未来行全髋关节置换术。

（1）适应证：①创伤性、医源性或继发性股骨头坏死而年龄较小者；②髋关节骨性关节炎、关节疼痛、活动受限者。

（2）禁忌证：①股骨头颈缺损较多者；②髋关节有化脓性感染者；③类风湿性关节炎、强直性脊柱炎引起的髋关节强直者。

（二）材料选择要求

用于替换髋关节的人工假体仿制了髋关节的不同部位，它包括三个部位：股骨柄、髋臼和股骨头。常用的关节置换植入材料有以下三种。

1.金属材料

常用的人工髋关节金属材料可分为钛基（钛和钛合金）和钴基（钴铬、钴镍合金、钴铬钼等）。

2.高分子材料

常用的有超高分子聚乙烯和甲基丙烯酸甲酯。超高分子聚乙烯一般作为髋关节的髋臼杯;聚甲基丙烯酸甲酯(又称骨水泥或骨黏固剂)用于固定股骨柄。

3.陶瓷材料

陶瓷材料主要用于股骨头假体。

(三)髋关节假体的固定

骨水泥技术发展经历了以下三个阶段。第一阶段:骨水泥用手搅拌,髓腔用一般水冲洗,髓腔远端不用髓腔塞,骨水泥用手填塞置入股骨髓腔内。使用时间为 20 世纪 70 年代中期以前。第二阶段:骨水泥仍用手搅拌,开始重视髓腔冲洗,髓腔远端使用髓腔塞,骨水泥用骨水泥枪注入。使用时间为 20 世纪 70~90 年代。第三阶段:用真空或离心法搅拌骨水泥,用加压脉冲冲洗髓腔,继续使用髓腔塞,用加压骨水泥枪填塞骨水泥,利用中置装置,使假体位于髓腔中央,用特殊工艺使假体表面预涂骨水泥,避免骨水泥-假体界面分离,此法起于 20 世纪 90 年代。髋臼部分主要是超高分子聚乙烯,其外表刻有纵向和水平垂直方向的沟槽以利于骨水泥固定,最下方水平沟槽内镶嵌有一金属丝,作为术后摄 X 线片时检查人工髋臼的位置。

非骨水泥型假体:外形设计上与骨水泥型假体有相同之处,根据表面处理不同分为多孔表面型、巨孔型和微孔型。利用周围骨质长入假体孔隙中达到固定目的。①生物涂层型:羟基磷灰石涂层、磷酸钙陶瓷涂层、聚乳酸涂层。②紧密配合型:假体植入后与骨质间的距离不超过1mm,尽量使假体柄表面与股骨小粗隆以下皮质骨相接触,与骨腔固定的位置在髓腔的峡部及骨干髓腔,不靠骨水泥和骨长入固定。③旋入型:表面带有螺纹,置换时角度难以控制,远期松动率高,现已很少使用。④金属强化型:超高分子聚乙烯表面再加一个金属外壳,金属外壳表面设计有珍珠面、多层金属网或生物涂层,其主要适用于年轻、骨质条件好的患者。

杂交式固定:骨水泥固定股骨假体,避免了术后出现大腿痛、早期假体下沉和松动现象,减少了髋关节磨损碎屑通过假体柄周围间隙进入髓腔,进而造成柄体远端骨溶解现象。髋臼用非骨水泥固定,可减少骨水泥固定髋臼术后的高松动率。

二、治疗

全髋关节置换术手术步骤

(1)体位:以选择不同切口而定。用后外侧切口时,患者侧卧,患侧在上。用外侧或前外侧切口时,患者平卧,患侧臀部垫高。

(2)切口与显露。

(3)切除关节囊。

(4)切除股骨头。

(5)清理髋臼。

(6)安放人工髋臼。

(7)人工股骨头置换。

(8)缝合伤口,加压包扎。

三、护理措施

(一)术前护理

1.心理护理

行人工全髋关节置换的患者很多因髋关节骨病的病程长,或因骨折突然发生,无应急心理准备,手术创伤较大又会使患者产生心理负性刺激,均存在不同程度的紧张、恐惧心理,应根据患者的不同年龄、文化程度、职业,有针对性地耐心与患者交谈,用适当的语言向患者及其家属介绍手术的必要性及术后康复程序,术前应做的准备、注意事项。对有吸烟或饮酒史的患者,应立即劝其在术前一周之内停止吸烟或饮酒,因为这会导致血红蛋白降低,从而使组织修复所需的供养减少,还会使血液黏滞性提高,增加血栓形成的概率;并介绍典型病例,打消其思想顾虑,使其积极配合治疗,树立战胜疾病、早日康复的信心。

2.饮食护理

髋关节骨病及创伤患者由于疼痛或卧床不起,导致情绪低落,食欲减退,饮食难进,这样会使患者体质每况愈下,影响预后,应调整患者心态,给予合理的饮食指导,根据患者的习惯,注意饮食的色、香、味及食物的多样性,给予并鼓励患者每日进食高蛋白、高钙质、高热量、易消化、富含维生素的食物,以利于组织修复。

3.大小便护理

创伤及术后患者卧床不动,肠蠕动减慢,由于排尿排便不方便,患者有时拒绝饮水,这就会造成便秘,形成恶性循环,同时给术后的护理及伤口愈合带来负面影响,为促进肠蠕动,每日指导患者或其家属对腹部行顺时针按摩数次,每日饮水量不少于 2000mL,还应多吃蔬菜与水果,有条件的每日早晚喝一杯蜂蜜水,以利于滋润肠道。排便时患者思想尽量放松,有便秘者可用开塞露润滑肠道或口服肠道缓泻剂,都可使排便顺利。

4.术前准备

(1)术前一天行皮肤准备,注意防止损伤皮肤,这对预防伤口感染有重要意义。

(2)备血,完善各项检查。

(3)为预防感染,术前晚及手术过程中给予有效抗生素各一次。

(4)术前常规禁食水。

(5)适应性锻炼:由于置换术后的患者,必须卧床一段时间,因此术前应指导患者练习床上排尿排便,使用便器,教会患者使用牵引床上的辅助工具,以免术后出现排便、排尿困难,避免大小便污染引起皮肤破溃或伤口感染,防止因体位不当引起人工关节脱位。

(二)术后护理

1.病情观察

给予心电监护,密切观察患者的体温、脉搏、呼吸、血压、血氧饱和度。观察伤口渗血及负压引流是否通畅,以及引流液的量、性质,经常挤压引流管,确保引流的通畅。正常 50～400mL/d,色淡红,若每日引流量＞400mL,色鲜红,应及时处理。术后 24～72 小时引流量≤50mL 可考虑拔管。每日更换负压吸引器,操作中严格无菌操作,避免引流液逆流,防止引流管脱落,妥善固定。

2.体位护理

术后给予平卧位,患肢保持外展 15°～30°中立位,穿"丁"字鞋,防止髋关节脱位。人工髋关节脱位最容易发生在手术室回病房的搬运过程中、全身麻醉清醒过程的躁动状态下或卧床翻身操作中。准确地保持患肢外展位,是防止脱位的关键。无论是搬动患者还是护理操作、协助排尿排便,都要保持外展中立位。可在双腿间放置梯形枕,翻身时以患侧为主。

3.疼痛护理

手术后的伤口疼痛可影响患者生命体征的平稳、饮食、睡眠和休息,从而影响伤口愈合,同时也可影响患者功能康复锻炼。故应重视术后的疼痛控制,积极采取镇痛措施。护士首先要评估患者疼痛的性质、时间和程度,观察患者的面部表情、活动、睡眠,听取患者主诉,分散患者注意力,适当应用镇痛剂或术后使用镇痛泵。

4.生活护理

尽量满足患者的各种基本要求,做好基础护理,协助患者家属做好饮食护理、大小便护理等。

5.术后早期并发症的观察及预防

术后早期并发症主要有出血、深静脉栓塞、感染、假体松动、假体脱位。因此,术后要动态观察患者生命体征变化及伤口渗血情况,患肢疼痛的性质、程度、部位,以及肿胀的程度,伤口局部状况(包括红、肿、热、痛等)。保持患肢外展中立位,屈髋屈膝不能超过 90°,观察患肢末梢血液循环情况。应及早向患者宣教预防并发症的重要性,告之具体的注意事项,以加强防范意识。

第九章　妇科疾病的护理

第一节　妇科护理技术

一、会阴擦(冲)洗

(一)目的

(1)观察会阴伤口愈合情况及分泌物性质。

(2)促进患者舒适和会阴伤口的愈合。

(3)清洁外阴,预防感染。

(4)为留置尿管患者清洁尿管,预防泌尿系统感染。

(二)评估

1.评估患者

(1)双人核对医嘱。

(2)核对患者信息:请患者说出床号、姓名(如果患者不能回答,由家属回答),同时核对患者的腕带信息。

(3)解释操作目的,消除紧张心理,取得患者配合。

(4)未留置尿管的患者嘱其排空膀胱。

(5)评估患者会阴部情况及患者合作程度。

2.评估环境

病室安静整洁,宽敞明亮,温度适宜,30分钟内无打扫。

(三)操作前准备

1.人员准备

仪表整洁,符合要求。洗手,戴口罩。

2.物品准备

(1)治疗车上层:0.5%碘伏溶液、盛有39~41℃温水的冲洗壶、无菌冲洗盘(包含无菌弯盘2个、无菌镊子2把)、消毒干棉球若干、无菌纱布2块、一次性检查垫、一次性手套、快速手消毒剂。以上物品符合要求,均在有效期内。

(2)治疗车下层:医疗垃圾桶、生活垃圾桶。

(四)操作程序

(1)备齐用物至床旁,核对患者信息,请患者说出床号、姓名(如果患者不能回答,由家属回答),同时核对患者的腕带信息。关好门窗,注意遮挡。

(2)协助患者取屈膝仰卧位,床上垫一次性检查垫,协助患者脱去一侧裤腿,嘱其两腿分开,暴露会阴,会阴冲洗者臀下垫便盆。

(3)用快速手消毒剂消毒双手,戴一次性手套。

(4)打开无菌冲洗盘,将2个弯盘分开,一个弯盘中放1把镊子、棉球,另一个弯盘中放1把镊子、无菌纱布。

(5)将第一个无菌冲洗盘放至床旁,用第一把镊子夹取0.5%碘伏溶液浸泡的棉球,传递给第二把镊子,进行擦洗,一般擦洗3遍。

(6)第一遍擦洗顺序为自耻骨联合一直向下擦至臀部,先擦净对侧后换另一个棉球擦净近侧,再用第三个棉球自阴阜向下擦净中间。自上而下,自外向内,初步擦净会阴部的污垢、分泌物和血迹等。第二遍顺序为自内向外,每擦洗一个部位更换一个棉球,最后擦洗肛门。第三遍顺序同第二遍。用过的棉球置于便盆内。必要时,可根据患者的情况增加擦洗次数,直至擦净。

(7)将用过的弯盘及第二把镊子放至治疗车下层。另一无菌弯盘放置床旁,用第一把镊子夹取无菌纱布将腹股沟及臀部的液体擦干。

(8)擦洗结束后,撤去一次性检查垫(会阴冲洗者还需撤去便盆),注意保暖和遮挡。

(9)再次核对患者信息,请患者说出床号、姓名(如果患者不能回答,由家属回答),同时核对患者的腕带信息。

(10)收拾用物,整理床单位。

(11)用快速手消毒剂消毒双手,拉开隔帘,推车返回。

(12)整理用物,洗手。

(13)按要求书写护理记录。

(14)如行会阴冲洗,注意先将便盆放于检查垫上,镊子夹住消毒棉球,一边冲洗一边擦洗,冲洗顺序同会阴擦洗。

(五)注意事项

(1)每次擦洗或冲洗会阴操作前后,均需清洁双手。

(2)行会阴擦洗前,应注意观察会阴部有无红肿,有无分泌物及其性质。

(3)操作过程中要按顺序,不可反复擦拭,如果未擦干净可更换新棉球增加擦洗次数。

(4)操作时动作轻柔,避免或减轻患者的不适。

(5)对留置尿管及阴道引流管者,应注意查看导管固定是否牢固、管路是否通畅,避免脱落或打结。

二、阴道擦洗

(一)目的

(1)清洁阴道,减少阴道分泌物。

(2)控制和治疗炎症,并减少术中感染机会。

(二)评估

1.评估患者

(1)双人核对医嘱。

（2）核对患者信息：请患者说出床号、姓名（如果患者不能回答，由家属回答），同时核对患者的腕带。

（3）询问患者近期是否有同房史。

（4）评估患者病情和年龄、意识状态及合作程度。

（5）告知患者阴道擦洗的目的和方法，取得患者的配合。

（6）评估患者外阴情况，阴道分泌物的性状、气味等。

2.评估环境

检查室安静整洁，宽敞明亮，温度适宜，30分钟内无打扫。

（三）操作前准备

1.人员准备

仪表整洁，符合要求。洗手，戴口罩。

2.物品准备

（1）治疗车上层：0.5%碘伏溶液、一次性窥器1个、一次性手套1副、一次性检查垫1个、无菌弯盘1个、长棉签3根、快速手消毒剂。以上物品符合要求，均在有效期内。

（2）治疗车下层：医疗废物桶、生活垃圾桶。

（四）操作程序

（1）核对患者信息，请患者说出床号、姓名（如果患者不能回答，由家属回答），同时核对患者的腕带信息。

（2）协助患者移至检查室，将一次性检查垫铺于检查床上，关好门窗，拉上隔帘遮挡。

（3）协助患者至检查床上，嘱患者脱去一侧裤腿，取膀胱截石位，暴露外阴。

（4）污物桶放于检查床下。

（5）打开长棉签置于无菌弯盘内，用0.5%碘伏溶液充分浸润长棉签，放于治疗车上。

（6）戴手套，将一次性窥器轻轻放入阴道（嘱患者放松），暴露宫颈，将窥器固定，用0.5%碘伏棉签由内及外螺旋式依次擦洗宫颈、阴道穹隆、阴道壁，直至干净。此擦洗操作重复3遍。

（7）轻压窥器外端，使阴道积液流出，最后轻轻取出窥器。

（8）协助患者擦净外阴，穿好衣裤。

（9）再次核对患者信息，请患者说出床号、姓名（如果患者不能回答，由家属回答），同时核对患者的腕带信息。

（10）收拾用物，整理检查室。

（11）快速手消毒剂消毒双手，拉开隔帘。

（12）整理用物，洗手，按要求书写护理记录单。

（五）注意事项

（1）充分暴露宫颈，擦洗要彻底。

（2）护患之间进行有效的沟通，可以减轻阴道擦洗给患者带来的心理压力。

（3）操作时动作轻柔，避免或减轻患者的不适。

（4）注意保暖，为患者做好遮挡，以保护隐私。

（5）无同房史者禁止阴道操作，月经期或有阴道出血者，不宜阴道擦洗；宫颈癌有活动性出血者，为防止大出血亦禁止擦洗，或遵医嘱行外阴擦洗。

第二节 盆腔炎性疾病

盆腔炎性疾病(PID)包括子宫内膜炎、子宫肌炎、输卵管炎、输卵管卵巢炎、输卵管卵巢脓肿、盆腔结缔组织炎及盆腔腹膜炎。几乎所有的盆腔炎都由上行感染所致,最重要的病原体为沙眼衣原体和(或)淋病奈瑟菌。引起盆腔炎的其他病原体还有需氧及兼性厌氧菌等。

以往所说的慢性盆腔炎现多被视为盆腔炎性疾病的后遗症。

一、诊断标准

PID 的临床表现各异,因此其诊断通常依据临床症状、体征和实验室检查。在性活跃女性及其他有性传播感染风险患者,如满足最低诊断标准又无其他病因,应开始 PID 经验治疗。

1.最低诊断标准

子宫压痛或附件压痛或宫颈举痛。

2.支持 PID 诊断的附加条件

(1)口腔温度≥38.3℃。

(2)宫颈或阴道黏液脓性分泌物。

(3)阴道分泌物显微镜检查有大量白细胞。

(4)红细胞沉降率加快。

(5)C-反应蛋白水平升高。

(6)实验室检查证实有宫颈淋病奈瑟菌或沙眼衣原体感染。

如有条件应积极寻找致病微生物。

3.PID 的最特异诊断标准

(1)子宫内膜活检显示有子宫内膜炎的病理组织学证据。

(2)经阴道超声检查或磁共振显像技术显示输卵管管壁增厚、管腔积液,可伴有盆腔游离液体或输卵管卵巢包块。

(3)腹腔镜检查结果符合 PID 表现。

二、治疗原则

1.原则

以抗生素抗感染治疗为主,必要时行手术治疗。根据经验选择广谱抗生素覆盖可能的病原体,包括淋病奈瑟菌、沙眼衣原体、支原体、厌氧菌和需氧菌等。

2.具体方案

(1)静脉给药:

①静脉给药 A 方案:头孢替坦 2g,静脉滴注,1 次/12 小时;或头孢西丁 2g,静脉滴注,1 次/6 小时。加用:多西环素 100mg,口服,1 次/12 小时(或米诺环素 100mg,口服,1 次/12 小时);或阿奇霉素 0.5g,静脉滴注或口服,1 次/日。

注意：

a.其他二代或三代头孢菌素(如头孢唑肟、头孢噻肟和头孢曲松)也可能对 PID 有效并有可能代替头孢替坦和头孢西丁,而后两者的抗厌氧菌效果更强。

b.对输卵管卵巢脓肿的患者,通常在多西环素(或米诺环素或阿奇霉素)的基础上加用氯林可霉素或甲硝唑,从而更有效地对抗厌氧菌。

c.临床症状改善后继续静脉给药至少 24 小时,然后转为口服药物治疗,共持续 14 天。

②静脉给药 B 方案:克林霉素 900mg,静脉滴注,1 次/8 小时。加用:庆大霉素负荷剂量(2mg/kg),静脉滴注或肌内注射,维持剂量(1.5mg/kg),1 次/8 小时;也可采用每日 1 次给药。

注意：

a.临床症状改善后继续静脉给药至少 24 小时,继续口服克林霉素 450mg,每天 1 次,共14 天。

b.对输卵管卵巢脓肿的患者,应用多西环素(或米诺环素或阿奇霉素)加甲硝唑或多西环素(或米诺环素或阿奇霉素)加克林霉素比单纯应用多西环素(或米诺环素或阿奇霉素)对治疗厌氧菌感染更优越。

c.注意两药的不良反应。

③静脉给药替代方案：

a.氧氟沙星 400mg,静脉滴注,1 次/12 小时;加用甲硝唑 500mg,静脉滴注,1 次/8 小时。或左氧氟沙星 500mg,静脉滴注,1 次/日;加用甲硝唑 500mg,静脉滴注,1 次/8 小时。或莫西沙星 400mg,静脉滴注,1 次/日。

b.氨苄西林/舒巴坦 3g,静脉滴注,1 次/6 小时。加用:多西环素 100mg,口服,1 次/12 小时;或米诺环素 100mg,口服,1 次/12 小时;或阿奇霉素 0.5g,静脉滴注或口服,1 次/日。

(2)非静脉药物治疗：

①非静脉药物治疗 A 方案:氧氟沙星 400mg,口服,2 次/日;加用甲硝唑 500mg,口服,2 次/日,共 14 天。或左氧氟沙星 500mg,口服,1 次/日;加用甲硝唑 500mg,口服,2 次/日,共14 天。或莫西沙星 400mg,口服,1 次/日,共 14 天。

②非静脉给药治疗 B 方案:头孢曲松 250mg,肌内注射,单次给药;或头孢西丁 2g,肌内注射,加丙磺舒 1g,口服,均单次给药;或其他三代头孢类药物,如头孢唑肟、头孢噻肟等非静脉给药。加用:多西环素 100mg,口服,1 次/12 小时;或米诺环素 100mg,口服,1 次/12 小时;或阿奇霉素 0.5g,口服,1 次/日,共 14 天。可加用:甲硝唑 500mg,口服,2 次/日,共 14 天。

③非静脉药物治疗替代方案:阿莫西林/克拉维酸加用多西环素可以获得短期的临床效果,但胃肠道不良反应可能会影响该方案的依从性。

(3)手术治疗：

①药物治疗无效:输卵管卵巢脓肿或盆腔脓肿经药物治疗 48～72 小时,体温持续不降,患者中毒症状加重或包块增大者。

②脓肿持续存在:经药物治疗病情有好转,继续控制炎症数日(2～3 周),包块仍未消失但已局限化。

③脓肿破裂:突然腹痛加剧,寒战、高热、恶心、呕吐、腹胀,检查腹部拒按或有中毒性休克表现,应怀疑脓肿破裂。

手术可根据情况选择经腹手术或腹腔镜手术。手术范围应根据病变范围、患者年龄、一般状态等全面考虑。原则以切除病灶为主。年轻妇女应尽量保留卵巢功能,以采用保守性手术为主;年龄大、双侧附件受累或附件脓肿屡次发作者,行全子宫及双附件切除术;对极度衰弱危重患者的手术范围需按具体情况决定。若盆腔脓肿位置低、突向阴道后穹隆时,可经阴道切开排脓,同时注入抗生素。

3.性伴侣的治疗

对 PID 患者出现症状前 60 日内接触过的性伴侣进行检查和治疗。在女性 PID 患者治疗期间应避免无保护屏障(避孕套)的性交。

4.预防

沙眼衣原体感染筛查和高危妇女的治疗能有效降低 PID 的发病率。对高危妇女的宫颈分泌物筛查可以预防大部分 PID 的发生。

三、护理

(一)护理评估

1.健康史及相关因素

(1)健康史及相关因素:询问月经史、婚育史、健康史。

(2)有无生殖系统手术史、性生活史及下生殖道感染情况,宫腔内手术操作后、产后、流产后有无感染史等。

(3)生命体征:体温、脉搏、呼吸及血压等情况,注意有无贫血、休克症状等。

2.诊断检查

(1)体格检查:腹痛的部位,腹肌有无紧张、有无移动性浊音、有无肾区叩痛等。

(2)妇科检查:阴道分泌物的性状、气味,宫颈情况,宫腔外口是否有脓性分泌物,有无宫颈举痛、宫体压痛、附件区压痛,有无肿块,以及肿块的位置、大小、性质及其与子宫及邻近器官的关系。

(3)辅助检查:了解盆腔 B 超、MRI 检查和 CT 检查,阴道分泌物化验,血常规、血清 C -反应蛋白、血沉等实验室检查结果。

3.心理-社会状况

评估患者有无焦虑感以及患者及其家属对疾病的认知程度。

(二)护理问题

1.舒适度的改变:腹痛

与盆腔炎症所致腹部疼痛有关。

2.体温过高

与盆腔炎症反应有关。

3.焦虑

与治疗时间长、反复发作、担心预后有关。

4.潜在并发症

电解质紊乱。

(三)护理措施

1.休息和活动

急性期建议半卧位休息,有利于脓液积聚于直肠子宫陷凹使炎症局限。各种操作集中进行,动作轻柔,减少对患者的刺激,减少不必要的盆腔检查以避免炎症扩散。保持适宜的温湿度,室温 20～24℃,湿度 50%～60%。

2.饮食护理

给予高热量、高蛋白、高维生素饮食,鼓励多饮水。

3.高热护理

高热时每 4 小时监测体温一次并记录,可采取温水擦浴等措施物理降温,必要时药物降温。出汗较多时及时擦身,更换衣裤,若有腹胀可行胃肠减压。

4.用药护理

遵医嘱给予准确、及时、足量、有效的抗生素治疗,注意观察药物疗效及不良反应,并向患者讲解规范使用抗生素治疗的重要性。注意关注患者用药期间的血化验结果,纠正电解质紊乱和酸碱失衡,必要时遵医嘱静脉补液治疗。

5.疼痛护理

正确使用评估工具对患者进行疼痛评分,轻度疼痛可指导采用注意力转移法缓解疼痛,如听音乐、看杂志或与家属聊天等;疼痛明显时及时告知医生,遵医嘱使用止痛药物,并评估药物疗效。

6.心理护理

加强疾病知识宣教,告知患者经规范治疗后,绝大多数盆腔炎性疾病患者能彻底治愈,使其树立信心,解除思想顾虑,主动配合治疗,预防盆腔炎性疾病后遗症的发生。与家属沟通,指导家属关心患者;与患者及其家属共同探讨适合个人的治疗方案,取得家人的理解和支持,减轻患者心理压力。

第三节　异位妊娠

受精卵在子宫体腔以外着床,称为异位妊娠,亦称宫外孕。异位妊娠依受精卵在子宫体腔外种植部位不同而分为输卵管妊娠、卵巢妊娠、腹腔妊娠、阔韧带妊娠、宫颈妊娠,其中以输卵管妊娠最为常见。

一、诊断标准

1.病史

有盆腔炎、子宫内膜异位症、不孕史或以往有过输卵管妊娠史。

2.临床表现

(1)停经：80％的患者主诉有停经史，除输卵管间质部妊娠停经时间较长外，大都有6～8周的停经史。有少数患者因有不规则阴道流血，误认为月经来潮而自诉无停经史。

(2)阴道流血：常表现为短暂停经后不规则阴道流血，量少，点滴状，一般不超过月经量，色暗红或深褐色，淋漓不净，并可有宫腔管型组织物排出。只有5％的患者表现为大量出血。

(3)腹痛：95％以上输卵管妊娠患者以腹痛为主诉就诊。早期时常表现为患侧下腹隐痛或酸胀感，当输卵管妊娠流产或破裂时，患者突感下腹一侧撕裂样疼痛，常伴恶心、呕吐。当血液局限于患部，主要为下腹痛；出血多时可引起全腹疼痛，血液刺激横膈，出现肩胛部放射痛。血液积聚在直肠子宫陷凹处时，出现肛门坠胀感。

(4)晕厥和休克：部分患者由于腹腔内急性出血及剧烈腹痛，入院时即处于休克状态，面色苍白、四肢厥冷、脉搏快而细弱、血压下降。休克程度取决于内出血速度及出血量，与阴道流血量不成比例。间质部妊娠一旦破裂，常因出血量多而发生严重休克。

(5)检查：①妇科检查阴道后穹隆饱满、触痛；子宫颈有举痛，子宫体稍大；子宫一侧或后方可触及包块，质如湿面团，边界不清楚，触痛明显。②腹部检查有腹腔内出血时，腹部有明显压痛，反跳痛，患侧为重，可以有轻度肌紧张，出血多时叩诊有移动性浊音。

3.辅助检查

(1)尿妊娠试验：如阳性，可辅助诊断，但阴性不能排除输卵管妊娠。

(2)血β-HCG测定：是早期诊断异位妊娠的常用手段，β-HCG在停经3～4周时即可显示阳性。胚胎存活或滋养细胞尚有活力时β-HCG呈阳性，但异位妊娠时往往低于正常宫内妊娠。

(3)B型超声检查：已成为诊断输卵管妊娠的主要方法之一。输卵管妊娠的典型声像图如下：①子宫腔内不见妊娠囊，内膜增厚。②宫旁一侧见边界不清、回声不均的混合性包块，有时宫旁包块内可见妊娠囊、胚芽及原始心管搏动，是输卵管妊娠的直接证据。③直肠子宫陷凹处有积液。

文献报道超声检查输卵管妊娠的准确率为77％～92％。

(4)后穹隆穿刺或腹腔穿刺：疑有腹腔内出血者，可用18号长针自阴道后穹隆刺入直肠子宫陷凹，抽出暗红色不凝血为阳性结果。内出血量多，腹部有移动性浊音时，可做腹腔穿刺。若抽出的血液较红，放置10分钟内凝固，表明误入血管。当有血肿形成或粘连时，抽不出血液也不能除外异位妊娠的存在。

(5)腹腔镜检查：腹腔镜有创伤小，可在直视下检查，又可同时手术，术后恢复快的特点。适用于早期病例及诊断不明确的病例。但出血量多或严重休克时不宜做腹腔镜检查。

(6)子宫内膜病理检查：适用于阴道出血较多的患者，目的是排除宫内妊娠，病理切片中仅见蜕膜而无绒毛，或呈A-S反应；但如内膜为分泌反应或增生期并不能除外输卵管妊娠。

4.鉴别诊断

应与流产、黄体破裂、急性输卵管炎、卵巢囊肿蒂扭转、卵巢异位囊肿破裂及急性阑尾炎相鉴别。

二、治疗原则

1.手术治疗

(1)输卵管妊娠治疗原则以手术为主,一般确诊后即行手术,可根据患者的情况和医院的条件进行开腹手术或腹腔镜手术。

(2)手术方式一般采用输卵管切除术,适用于出血量多、休克患者。对有生育要求的年轻妇女可行保守性手术,保留输卵管及其功能。术后 3～7 天内应复查血 β－HCG,如血 β－HCG 下降不显著,应考虑加用甲氨蝶呤(MTX)治疗。

(3)术后应在切除的输卵管或血液中查找绒毛,如未见,应于术后测定 β－HCG,可疑持续妊娠时,采用 MTX 药物治疗,用法同保守治疗。

(4)自体输血缺乏血源的情况下可采用自体血回输。

2.药物治疗

一般认为符合下列条件者可采用药物治疗。

(1)盆腔包块最大直径＜3cm。

(2)输卵管妊娠未破裂。

(3)患者一般情况好,无明显内出血。

(4)血 β－HCG＜2000IU/L。

(5)B超检查未见胚胎原始心管搏动。

(6)肝、肾功能及血红细胞、白细胞、血小板计数正常。

(7)无 MTX 禁忌证。

三、护理

(一)护理评估

1.健康史及相关因素

详细询问婚育史、月经史、性生活史,准确推算停经日期;注意识别短暂停经后的阴道流血;评估既往史,注意有无不孕、放置宫内节育器、盆腔炎等与发病相关的高危因素。

2.症状体征评估

(1)测体温、脉搏、呼吸及血压。检查阴道流血情况。

(2)腹部触诊:患者下腹有无明显压痛、反跳痛、肌紧张;有无移动性浊音。

(3)盆腔体征:妇科检查后穹隆是否饱满、触痛;有无子宫颈举痛;子宫有无增大、变软;能否触及肿大的输卵管并有压痛;是否有子宫漂浮感。

3.检查诊断

了解 B超、心电图、血 β－HCG、孕酮、血常规、尿常规、肝肾功能、肝炎全套等检查结果。

4.心理-社会状况

妊娠终止的打击,担心异位妊娠对今后生育的影响,剧烈腹痛、晕厥等明显不适都可能使患者出现较为激烈的情绪反应,评估患者有无焦虑感以及患者及其家属对疾病的认知程度。

（二）护理问题

1.体液不足

与异位妊娠腹腔出血有关。

2.疼痛

与异位妊娠破裂、手术创伤、引流管的牵拉、术后肠蠕动的恢复有关。

3.恐惧

与担心疾病危及生命、后期生育问题有关。

（三）护理措施

1.手术治疗的护理

（1）手术治疗方式选择：除非生命体征不稳定，需要经腹快速止血并完成手术，其余情况均可行腹腔镜手术。与经腹手术相比，腹腔镜手术在手术时间、住院时间、术后恢复等方面优于经腹手术，术后再次异位妊娠率也无明显差异。

手术治疗适应证：①生命体征不稳定或有腹腔内出血征象者；②持续性异位妊娠者；③异位妊娠有进展者（血 β - HCG＞3000IU/L 或持续升高、有胎心搏动、附件区较前明显增大等）；④随诊不可靠者；⑤药物治疗禁忌证或无效者。

（2）完善术前准备：护士在严密监测患者生命体征的同时，配合医生积极纠正患者休克症状，做好术前准备。对于严重内出血并发休克的患者，护士应立即开放静脉通路，交叉配血，做好输血输液的准备，以便配合医生积极纠正休克、补充血容量，并按急诊手术要求迅速做好术前准备。

（3）术前健康教育与心理疏导：简明通俗地向患者及其家属讲解手术必要性，减少紧张、恐惧情绪，协助患者接受手术治疗方案；评估患者对疾病的认识与心理承受能力，讲述异位妊娠的相关知识，帮助患者以正确的心态接受妊娠失败的事实，提高自我保健意识。

（4）术后护理：

①严密观察腹痛及阴道流血情况，监测生命体征变化。

②动态监测血 β - HCG 变化。如输卵管妊娠行保守手术后，残余滋养细胞有可能继续生长，再次发生出血，引起腹痛等，形成持续性异位妊娠。术后须严密监测血 β - HCG 水平，如术后血 β - HCG 升高、术后 1 天血 β - HCG 下降＜50％，或术后 12 天血 β - HCG 未下降至术前值的 10％ 以下均可诊断为持续性异位妊娠，应及时给予 MTX 治疗，必要时需再次手术。关于血 β - HCG 监测的意义在术前应对患者及其家属进行充分的宣教，取得理解与配合。

③保守性手术术中使用 MTX 者，注意观察药物毒性反应。

2.保守治疗的护理

（1）一般护理：指导患者以卧床休息为主，避免剧烈活动及增加腹压的动作，保持排便通畅，以减少异位妊娠破裂的机会。进食高蛋白、高维生素、含铁丰富、易消化饮食，增强抵抗力。

（2）病情观察：密切观察患者的一般情况如面色、精神状态、腹痛、阴道流血情况，监测生命体征，重视患者的主诉，如出现出血增多、腹痛加剧、肛门坠胀感明显、头晕、乏力等表现，及时给予相应处理。

（3）化学药物治疗：主要适用于早期输卵管妊娠、要求保留生育能力的年轻患者。符合下列条件可采用化疗：①一般情况好，生命体征稳定，无活动性腹腔内出血；②输卵管妊娠未发生破裂；③妊娠囊直径≤4cm；④超声未见胚胎原始血管搏动；⑤血β-HCG<2000IU/L；⑥肝肾功能及血红细胞、白细胞、血小板计数正常；⑦无MTX使用禁忌证。化疗一般采用全身用药，也可局部用药。常用药物为MTX，治疗机制是抑制滋养细胞增生，破坏绒毛，使胚胎组织坏死、脱落、吸收。局部用药采用在超声引导下穿刺或在腹腔镜下将MTX直接注入输卵管妊娠囊内。全身用药：①分次给药：MTX 0.4mg/（kg·d），肌内注射，每日1次，共5天，一般总量为100mg，需同时加用四氢叶酸；②单次给药：MTX 50mg/m²，肌内注射。

（4）化疗疗效与不良反应监测：应用B型超声和血β-HCG进行治疗效果监测，观察患者的病情变化和药物的毒副反应。MTX不良反应较小，较多表现为口腔黏膜溃疡、消化道反应、骨髓抑制以白细胞下降为主，可有轻微肝功能异常、药物性皮疹、脱发等，多数反应是可逆的。用药后2周内，宜每隔3日复查血β-HCG及超声，之后每周测血清β-HCG。用药后血β-HCG呈下降趋势并3次阴性，症状缓解或消失，肿块缩小为有效。用药第7天若血β-HCG下降>15%且≤25%、超声检查无变化，可考虑再次用药（方案同前）；若血β-HCG下降<15%，症状不缓解或反而加重，甚至发生急性腹痛或输卵管破裂症状，应立即进行手术治疗。

第四节　子宫肌瘤

子宫肌瘤是女性生殖器中最常见的一种良性肿瘤，多见于30~50岁妇女。以宫体肌瘤多见，少数为宫颈肌瘤。以肌壁间肌瘤为最常见，其次为浆膜下肌瘤和黏膜下肌瘤。

一、诊断标准

1.临床表现

（1）症状出现与肌瘤生长部位、生长速度及肌瘤变性有关。

（2）多数患者无症状，仅于妇科检查或B超检查时偶被发现。

（3）阴道流血：为最常见症状，肌壁间肌瘤表现为月经量增多，经期延长；黏膜下肌瘤表现为不规则阴道流血、月经量过多，经期延长，但月经周期通常无明显变化；浆膜下肌瘤常无月经改变。

（4）腹部包块：下腹触及实质性包块，不规则，质硬，特别是在清晨膀胱充盈时包块更为明显。

（5）白带增多：肌壁间肌瘤可有白带增多，黏膜下肌瘤更为明显，当其感染坏死时，可产生多量脓血性排液，伴有臭味。

（6）压迫症状：肌瘤增大时常可压迫周围邻近器官而产生压迫症状，尤多见于子宫下段及宫颈部肌瘤，以及子宫侧方肌瘤。压迫膀胱则产生尿频、尿急，甚至尿潴留；压迫直肠产生排便困难；压迫输尿管可引起肾盂积水和输尿管扩张。

（7）腰酸、下腹坠胀、腹痛：一般患者无腹痛，常诉有下腹坠胀、腰背酸痛。浆膜下肌瘤蒂扭转时可出现急腹痛。肌瘤红色变性时，腹痛剧烈且伴发热。

（8）其他症状：患者可伴不孕、继发性贫血等。

（9）妇科检查：子宫不规则增大，质硬，表面呈多个球形或结节状隆起。若为黏膜下肌瘤，有时可见子宫颈口或颈管内有球形实性肿物突出，表面暗红色，有时有溃疡、坏死。

2.辅助检查

（1）超声检查：B型超声显像显示子宫增大，失去正常形态，肌瘤区出现圆形低回声区或近似旋涡状结构的不规则较强回声。B超能较准确地显示肌瘤数目、大小及部位。经阴道彩色多普勒超声可以测量肌瘤血流信号及血流阻力指数，协助判定肌瘤状况。

（2）宫腔镜检查：可直接窥视宫腔形态，多用于可疑黏膜下肌瘤，以及伴发不孕症者，术中可见突出在宫腔内的肌瘤，可明确诊断并指导治疗方案。

3.鉴别诊断

子宫肌瘤需与以下疾病鉴别。

（1）妊娠子宫：有停经史、早孕反应，质软，B超见胎囊、胎心或胎儿。

（2）卵巢肿瘤：多无月经改变，妇科检查与子宫可分开，B超、CT/MRI以及腹腔镜检查可鉴别。

（3）子宫腺肌病和腺肌瘤：有继发痛经，进行性加重，子宫常为均匀增大，质硬，一般不超过妊娠2～3个月大小。

（4）盆腔炎性肿物：有盆腔炎病史，妇科检查肿物边界不清，消炎治疗后好转。

（5）子宫畸形：无月经改变，B超、CT/MRI等检查可协助诊断。

二、治疗原则

子宫肌瘤的处理，根据患者年龄、症状、肌瘤大小及有无变性、生育要求及全身情况全面考虑。

1.随访观察

如肌瘤小或无症状，或近绝经期而症状不明显的患者，可3～6个月复查一次，暂不干预。

2.药物治疗

有症状，但患者近绝经年龄，或肌瘤较大，手术前药物治疗缩小肌瘤，以及全身情况不能手术者，可选择下列药物治疗。

（1）雄激素：甲睾酮5～10mg，口服，每日2次，每月用药10～15日。

（2）促性腺激素释放激素类似物（GnRH-a）：常用为亮丙瑞林3.75mg，每4周肌内注射一次，用3～6个月。用药期间肌瘤明显缩小，症状改善，但停药后肌瘤又可逐渐增大。GnRH-a不宜长期持续使用，以免雌激素缺乏导致骨质疏松症。GnRH-a更适用于拟行肌瘤的术前准备，使手术时易于剥离肌瘤，并减少术中出血。

（3）米非司酮（息隐、RU-486）：米非司酮12.5～25mg，口服，每日1次，连续服3～6个月。不宜长期大量服米非司酮，以防抗糖皮质激素不良反应。

（4）孕三烯酮片：孕三烯酮片 2.5mg，口服，每周 2 次，连服 3～6 个月，用药期间需随访肝功能。

3.手术治疗

（1）手术指征：①月经量过多，继发贫血；②有压迫症状；③肌瘤引起不孕症；④肌瘤生长迅速，可疑恶变。

（2）手术方式：①肌瘤切除术。年轻未婚或未生育，希望保留生育功能的患者，可行肌瘤切除术。根据肌瘤部位、大小及数量以及患者情况，可选择开腹、经阴道途径或腹腔镜下手术切除肌瘤。黏膜下肌瘤可在宫腔镜下行肌瘤切除术。②子宫切除术。凡肌瘤较大，症状明显，经药物治疗无效，不需保留生育功能，或疑有恶变者，可行次全子宫切除或子宫全切术。若决定行次全子宫切除术，术前应详细检查宫颈，除外宫颈癌或癌前病变；月经不规则者，术前应行分段刮宫，病理学检查，除外子宫内膜病变。双侧卵巢正常者应考虑保留。若患者已绝经，可考虑同时行双侧附件切除术，如患者不愿切除，也可保留。

三、护理

（一）护理评估

1.健康史及相关因素

（1）询问月经史、婚育史、健康史，是否有因子宫肌瘤所致的不孕或自然流产史；是否存在长期使用雌激素的诱发因素；病发后月经变化情况及伴随症状。

（2）评估生命体征：体温、脉搏、呼吸及血压等情况。

2.诊断检查

（1）体格检查：腹部包块的大小、部位，注意有无继发性贫血、倦怠、虚弱等。

（2）妇科检查：有无阴道流血，有无阴道分泌物增多，有无腹部肿块及肿块的位置、大小、性质；有无压迫症状。

（3）辅助检查：B 超、MRI 和阴道分泌物化验，血常规、凝血功能、肿瘤标志物（CA125）、血生殖内分泌、宫颈细胞学检查，宫腔镜、腹腔镜等内镜检查以及子宫输卵管造影，可协助明确诊断。

3.术后评估

评估意识、生命体征、腹部体征、尿量、伤口、引流量情况，警惕腹腔内大出血、感染、肠梗阻等并发症。

（二）护理问题

1.疼痛

与手术创伤、引流管的牵拉、术后肠蠕动的恢复有关。

2.潜在并发症

腹腔内大出血、感染、贫血、尿潴留、肠梗阻、下肢静脉血栓等。

3.焦虑

与知识缺乏、治疗方案选择和再生育影响有关。

（三）护理措施

1.术前护理

（1）继发贫血者改善营养状况：宜采用高蛋白、高热量、高维生素、易消化饮食，少量多餐。遵医嘱使用铁剂、输红细胞等，以改善贫血和凝血功能障碍。

（2）关注阴道分泌物情况及有无子宫压痛：指导患者做好个人卫生，局部使用阴道栓剂，必要时遵医嘱合理使用抗生素。

2.术后护理

（1）了解手术方式、病变切除范围，术中出血、输血及引流管留置等情况。

（2）密切监测患者的生命体征、意识状态、血氧饱和度，腹部体征、尿量、血象、血电解质等变化。鼓励深呼吸及有效咳嗽、咳痰，做好呼吸道的护理。

（3）根据麻醉方式取合适卧位，术后指导患者床上多翻身，主动活动下肢，鼓励尽早下床活动，防止肠粘连和下肢深静脉血栓，促进伤口愈合。首次下床活动需在护士指导下完成，以免发生跌倒等安全问题。

（4）做好疼痛管理，采用多模式超前镇痛，术后定时使用镇痛剂或患者自控镇痛泵3天。

（5）术后6小时内禁食，6小时后流质饮食，排气后可给予半流质饮食，排便后普通饮食，鼓励患者进行高蛋白、富含纤维素饮食。

（6）术后一般留置导尿管12～24小时，留置尿管期间每日2次会阴擦洗，保持外阴清洁，鼓励患者多饮水。如放置腹腔引流管，应妥善固定，保持引流通畅，严密观察引流量、色与性状，定期更换引流袋。

（7）术后并发症的观察与护理：

①出血：密切监测生命体征、伤口渗血及引流液、末梢循环情况。观察阴道出血的量、色与性状，注意收集会阴垫，评估出血量，准确记录出入量。按医嘱给予止血药和子宫收缩剂，必要时做好输血准备。

②肠梗阻：密切观察患者肠蠕动恢复情况，有无腹痛、腹胀等主诉，评估肠鸣音、腹围等，关注首次排气排便情况，术后有无停止排气排便等，必要时行腹部平片等检查。

③深静脉血栓：围手术期指导患者正确穿脱医用弹力袜、做踝泵运动等预防下肢静脉血栓，注意凝血功能、血D-二聚体的变化，关注患者主诉，必要时行下肢血管B超。

第十章 产科疾病的护理

第一节 产科护理技术

一、胎心监护

（一）目的

(1)能够连续观察和记录胎心率的动态变化。

(2)了解胎心与胎动及宫缩之间的关系。

(3)预测胎儿宫内储备能力。

（二）评估

1.评估用物

检查胎心监护是否处于备用状态,是否完整;检查超声波耦合剂是否充足。

2.评估产妇

(1)孕妇孕周大小、胎方位、胎动情况及进食情况。

(2)孕妇自理能力、合作程度,排空膀胱情况。

(3)孕妇局部皮肤情况。

3.评估环境

安静整洁,宽敞明亮,有隔帘或屏风遮挡。

（三）操作前准备

1.人员准备

仪表整洁,符合要求。洗手,戴口罩。

2.物品准备

治疗车、胎心监护仪、超声波耦合剂、速干手消毒剂、避污纸。

（四）操作程序

(1)衣帽整洁、洗手,备齐用物,核对医嘱。

(2)携用物至床旁,核对孕妇信息。

(3)解释目的、方法及注意事项,取得孕妇的配合。

(4)接通胎心监护仪电源,检查各部件是否连接紧密。

(5)遮挡孕妇保护隐私。

（6）协助孕妇取半卧位或半坐卧位。

（7）协助孕妇暴露腹部，将其他部位遮盖，并注意保暖。

（8）应用四步触诊法判断胎背的位置。

（9）涂耦合剂于胎心探头上，打开开关，将胎心探头放在胎背处听诊，如有宫缩，应在宫缩间歇听诊。用腹带固定于胎心音最强位置，另一压力探头用腹带固定于宫底下两横指处。

（10）将胎动记录器交给孕妇，指导其使用。

（11）无子宫收缩时将宫腔压力调至基线，观察出图是否合格，调节合适音量。

（12）注意胎心频率、节律、强弱。

（13）至少连续记录20分钟，如20分钟内无胎动再延长监护时间20分钟，以等待睡眠中的胎儿醒来。

（14）胎心监护结束后告知孕妇所测结果，擦拭腹部及探头耦合剂，协助孕妇整理衣物，恢复舒适体位。

（15）用快速手消毒剂消毒双手，将胎心监护仪推回治疗室，清洁消毒探头，检查仪器以备下一次使用。

（16）按六步洗手法洗手，记录相应数值及结果。

（五）注意事项

（1）注意环境温、湿度适宜，遮挡孕妇。

（2）操作熟练、规范。

（3）孕妇排空膀胱，躺、坐姿势要自然舒适，尽量避免仰卧位，避免空腹进行监护。

（4）注意准确将探头固定于胎心最响亮的位置。

（5）固定带松紧适宜，注意探头有无滑脱现象，及时调整位置。

（6）超声耦合剂使用应适量。

（7）监护过程中操作者应经常巡视，观察胎心音、宫缩、胎动显示及描记情况，注意孕妇有无不适主诉。

（8）常规监护20分钟，如出现异常，及时通知医生，并延长监护时间，以排除胎儿睡眠、孕妇体位、精神因素等影响。

二、会阴侧切及缝合术

（一）目的

（1）避免会阴体较长或会阴部坚韧者发生撕裂。

（2）预防早产儿因会阴阻力引起颅内缺血。

（3）因母体或胎儿的因素需缩短第二产程，如继发性宫缩乏力、胎儿较大娩出困难、重度子痫前期等。

（4）需行阴道助产手术时，如产钳术、臀位助产术等。

（二）评估

1.评估用物

无菌器械包（侧切剪、7号长针、持针器、有齿镊子、无齿镊子、止血钳、无菌纱布、尾纱、手术缝合线）、10mL注射器、盐酸利多卡因、生理盐水、消毒棉球。

2.评估产妇

(1)核对产妇腕带、床号、姓名、病历号。

(2)评估产妇的诊断、分娩史、骨盆大小、阴道情况、产程进展、胎方位、胎心情况、胎先露、胎儿估重。

(3)评估会阴部皮肤的完整性,有无静脉曲张、炎症、外阴营养不良、手术史及发育情况。

(4)胎头拨露情况。

(5)向产妇说明目的,取得合作。

3.评估环境

安静整齐,宽敞明亮。

(三)操作前准备

1.人员准备

仪表整洁,符合要求。更换刷手衣裤、戴口罩、帽子,刷手,穿无菌衣,戴无菌手套。

2.物品准备

接产包,接产器械,10mL注射器1支,无菌纱布10块,2/0缝合线2根,3/0缝合线1根,7号长针头1个,2%利多卡因10mL,生理盐水100mL,2.5%碘酊棉球1个,75%酒精棉球2个。按要求检查所需用物,符合要求方可使用。

(四)操作程序

(1)按外阴消毒流程消毒外阴。

(2)严格执行无菌技术操作,铺产台。

(3)取膀胱截石位,用碘酊、酒精常规消毒皮肤。2.5%碘酊棉球消毒1次,75%酒精消毒2次,以侧切切口为中心,由内向外消毒皮肤,直径大于10cm。

(4)以会阴左侧切为例。取10mL生理盐水将2%利多卡因稀释至1%浓度进行阴部神经阻滞麻醉和局部浸润麻醉。注射时在左侧的坐骨结节与肛门之间的皮肤进针,先注射一皮丘,将左手示指、中指放在阴道内触及坐骨棘作为引导,将穿刺针水平位进针直达左侧坐骨棘尖端,针尖达坐骨棘内下1.5～2cm处,回抽无血后,注入稀释后药物10mL以阻滞阴部神经,抽回长针头至皮下,在准备切开的大小阴唇及进针点间做扇形皮下注射浸润麻醉,注入药液10mL。

(5)当宫缩时,接产者左手示指和中指伸入阴道内,放于先露与阴道壁之间,撑在左侧阴道壁处,起引导与保护胎儿先露作用。右手将会阴侧切剪刀(或钝头直剪刀)置于会阴后联合中线向左侧斜下约45°,剪刀平面垂直于皮肤,宫缩时剪开会阴。如会阴高度膨隆时,剪开角度应为60°～70°。切开长度一般为4～5cm。会阴切开后用纱布压迫止血。有小动脉出血者,应予缝扎。

(6)胎儿娩出后,立即用纱布压迫止血。

(7)缝合伤口:

①分娩结束后,仔细检查阴道内切口处有无延裂和阴道壁有无裂伤及血肿,检查完毕按层次缝合伤口。

②以生理盐水冲洗切口及外阴,重新更换无菌手套。铺无菌巾遮住肛门。

③将尾纱填入阴道内显露伤口,尾纱的带子用止血钳夹住。

④缝合阴道黏膜:以左手中示指撑开阴道壁,暴露整个阴道黏膜切口,用 2/0 号可吸收线从切口顶端稍上 0.5cm 处开始连续缝合,一直缝到阴道口并对齐处女膜,缝至皮肤黏膜交界处打结,剪断肠线。缝合时要求对合整齐,不留无效腔,不宜过密。

⑤用 2/0 号可吸收线间断缝合肌层。针距 0.5cm。

⑥用同号肠线间断缝合皮下脂肪组织。

⑦用纱布遮挡切口,用 75% 的酒精消毒切口两侧皮肤,用 3/0 号肠线连续皮内缝合皮肤,或丝线间断缝合皮肤。注意缝线不宜过紧,以免组织水肿后缝线嵌入组织。

⑧取出阴道内尾纱,检查切口有无血肿或出血,有无纱布遗留阴道内。

⑨检查有无肠线穿过直肠黏膜及有无阴道血肿。

(8)用 0.5‰ 碘伏溶液将切口及周围皮肤擦干净,嘱产妇取健侧卧位,保持侧切伤口的清洁干燥,防恶露浸渍切口。

(五)注意事项

(1)严格无菌技术操作,操作中注意遮挡肛门。

(2)注意把握会阴切开时机,切开后尽快娩出胎儿,以减少出血量。

(3)会阴切开应在宫缩时进行,且一次、全层切开。

(4)操作者可根据会阴切开适应证、胎儿大小、会阴情况等因素决定切口大小。

(5)缝合要达到止血和关闭无效腔的目的,尽量恢复原解剖关系。

(6)术毕注意认真核对器械、纱布、尾纱、缝合针,防遗留。

(7)注意观察有无肛门坠胀、排尿疼痛感等,如有异常,及时报告医生,遵医嘱给予相应处理。

(8)操作者应注意自身防护,预防针刺伤及产妇体液污染。

三、新生儿脐带处理

(一)目的

(1)预防新生儿脐部因细菌侵入而引发的感染。

(2)预防新生儿脐带断端出血。

(二)评估

1.评估用物

碘酊、酒精、新生儿断脐包、断脐护理包。

2.评估产妇

(1)产妇的孕周,有无合并症及胎儿宫内情况。

(2)向产妇说明目的。

3.评估环境

安静整齐,宽敞明亮,温湿度适宜。

(三)操作前准备

1.人员准备

仪表整洁,符合要求。按六步洗手法洗手,戴口罩。

2.物品准备

新生儿断脐包 1 个(直组织剪、弯止血钳、小不锈钢碗、治疗巾 2 块),断脐护理包(无菌纱布 1 块、脐带卷 1 块、无菌棉签 5 根、气门芯 2 个),将小不锈钢碗内分别倒入 75％酒精和 2.5％碘酊。按要求检查所需用物,符合要求方可使用。

(四)操作程序

1.断脐

胎儿娩出后,待 2～3 分钟脐带血管停止搏动后再断脐。

2.脐带消毒

左手持止血钳固定脐带,使其与新生儿身体垂直,右手先用一根 2.5％碘酊棉签消毒脐带至脐根以上 5cm、腹部围绕脐轮直径 5cm 皮肤,再用两根 75％酒精棉签按照同样的顺序进行脱碘。脱碘范围不超过碘酒消毒范围,并将碘脱净。

3.结扎脐带

在距脐根 0.5～1cm 处用止血钳夹住脐带,并于止血钳上方 0.5cm 处剪断脐带。同时检查脐血管(2 根动脉、1 根静脉)有无异常。将气门芯或脐带夹套在或夹在距脐带根部0.5cm处。

4.断端处理

用一块消毒纱布挤净脐带断端处淤血及黏液,随之把纱布围在脐轮周围,左手固定,右手用蘸有 2.5％碘酊或高锰酸钾的棉签均匀涂擦脐带断端,进行血管烧灼消毒,切勿碰触新生儿皮肤。待碘酊或高锰酸钾稍干后,将棉签及棉片扔于医疗垃圾桶内。用小纱布裹好脐带断端,然后用脐带卷包扎脐带。

(五)注意事项

(1)严格无菌技术操作,防止因污染脐带断端造成细菌侵入诱发感染。

(2)气门芯套在止血钳尖端时,应夹闭于新生儿脐部皮上 0.5～1cm 处。拉大气门芯时应距止血钳上方 0.5cm 处剪断脐带,操作高度一定要准确,如剪断脐带过短,气门芯容易滑脱,引起脐部出血。

(3)止血钳夹闭脐带时不宜过紧,夹闭一齿即可,拉丝线断端使气门芯环增大至可由止血钳尖端滑过即可,且不能用力过大,避免由于用力过大造成气门芯断裂。

四、母乳喂养

(一)目的

(1)使产妇在住院期间学会母乳喂养方法。

(2)提高纯母乳喂养成功率。

(3)满足新生儿生长发育需要。

(二)评估

1.评估产妇

评估分娩方式、乳头条件、健康状况、用药情况、衣着、舒适度及情绪。

2.评估新生儿

评估新生儿反应情况及是否存在干扰母乳喂养的因素,如鼻塞、呼吸困难、黄疸、鹅口疮、舌系带问题。

3.评估环境

安静整洁,宽敞明亮,温度适宜,有保护产妇隐私设施。

(三)操作前准备

1.人员准备

(1)操作护士仪表整洁,符合要求,需修剪指甲,按六步洗手法洗手,保持手部温暖。

(2)产妇洗净双手。

(3)新生儿尿布干爽、衣着舒适。

2.物品准备

清洁毛巾,靠垫、垫枕或 U 形枕,脚凳。

(四)操作程序

(1)解释操作目的,告知产妇母乳喂养的好处以及早接触、早开奶、早吸吮的重要性,保护产妇隐私,取得产妇合作。

(2)协助产妇取舒适体位(坐位或卧位),解开衣扣暴露乳房,用温毛巾清洁,注意保暖,保护产妇隐私。坐位哺乳四个要点如下:

①产妇坐的椅子高度要合适。

②背后垫一软枕或垫子。

③如果椅子太高,放一个高矮合适的脚凳在产妇脚下。

④不要使产妇的膝盖抬得过高。

(3)指导产妇正确的哺乳姿势(四个要点):

①新生儿的头和身体成一条直线。

②新生儿的脸面向乳房,鼻子对着乳头。

③新生儿的身体贴近产妇。

④新生儿的头和颈得到支撑。

(4)指导产妇托起乳房:

①C 字形托乳房手法:拇指与其他四指分开,呈 C 字形托住乳房,示指支撑在乳房基底部,靠在乳房下的胸壁上,大拇指放在乳房的上方,拇指及示指可以轻压,改善乳房形态,使新生儿容易含接。

②托乳房的手不要靠近乳头处,如果产妇的乳房大而且下垂,用手托住乳房可帮助乳汁流出。如果乳房太小而高,在喂奶时,手不需要总托住乳房。

(5)指导产妇新生儿正确的含接姿势(七个要点):

①将新生儿的下颌贴在乳房上。

②嘴张得很大,舌头呈勺状环绕乳晕。

③将乳头及大部分乳晕含入口中。

④下唇向外翻。

⑤面颊鼓起呈圆形。

⑥婴儿上唇方露出的乳晕比下唇方多。

⑦新生儿慢而深地吸吮,有时突然暂停。

(6)有效吸吮完毕后协助产妇穿衣。将新生儿抱起,用空心掌轻轻拍打后背,使新生儿打嗝后再安置为侧卧位躺下安睡。

(7)记录母乳喂养个案表。

(五)注意事项

(1)注意保暖,注意保护产妇隐私。

(2)产妇可以选择任何她喜欢的体位。不论何种体位,要遵循哺乳姿势的四个要点。

(3)如果新生儿的含接姿势不正确,无法得到足够的乳汁,在此情况之下,改善含接姿势是唯一的解决办法,无效吸吮无法增加乳汁分泌。

(4)新生儿的有效吸吮要达到 30 分钟以上,吸空一侧乳房再吸另一侧。

(5)早吸吮、早接触、早开奶要在新生儿出生 1 小时内完成。

(6)每次哺乳后,挤出一滴乳汁涂抹在乳头上,以预防乳头皲裂。

(7)勿用肥皂水、酒精等刺激性物品清洗乳头。

(8)不可随意给新生儿添加水和其他饮品。

五、乳房护理

(一)目的

(1)保持乳房、乳头的清洁卫生。

(2)强韧乳头,减少乳头疼痛,防止乳头皲裂。

(3)改善少数孕妇的乳头扁平或凹陷,帮助新生儿衔乳。

(4)适当按摩乳房能够促进催产素和催乳素的分泌,刺激喷乳反射,增加乳汁的分泌。

(5)利于产后乳汁产生,并使输乳管、乳窦开放,从而预防和治疗乳胀和乳腺炎,改善乳汁淤积,消除肿块。

(二)评估

1.评估环境

室温 24～26℃;安静整洁,宽敞明亮;有保护产妇隐私设施。

2.评估产妇

产妇疾病诊断、目前病情、产后天数,产妇对母乳喂养的认知程度及心理反应,产妇乳头发育、乳房充盈情况、衣着及舒适度。

(三)操作前准备

1.人员准备

(1)操作护士仪表整洁,符合要求,需修剪指甲,按六步洗手法洗手,保持手部温暖。

(2)产妇洗净双手,擦拭乳房。

2.物品准备

毛巾(1 条)、脸盆、温水(40～50℃)。

(四)操作程序

(1)护士到产妇床旁,向产妇解释操作目的,协助产妇洗手,用隔帘遮挡产妇,协助产妇解开上衣纽扣露出乳房,用温毛巾进行清洁。

（2）协助产妇取舒适卧位,将毛巾浸于温水后拧干环绕包住乳房,每侧持续温热敷 5 分钟（乳房肿胀时不热敷）。

（3）护士左手拇指与其余四指分开,"C"字形托起产妇一侧乳房,右手用 2～3 根手指从乳房根部向乳头方向打圈按摩乳房。

（4）四指并拢,从乳房根部向乳头方向轻轻拍打乳房。

（5）当乳房有硬结或胀奶时,操作者左手仍以"C"字形托起产妇一侧乳房,右手大鱼际或小鱼际按顺时针方向螺旋式按摩乳房,直至乳房变软,以相同方法按摩另一侧乳房。

（6）挤奶手法:将拇指和示指放在乳晕边缘距离乳头 2cm 处,先向胸壁方向下压,合拢双指然后向外有节奏提拉挤奶,放松时手不应离开皮肤,拇指和示指可变换位置,每次 3～5 分钟,待乳汁少了,就可挤另一侧乳房,如此重复进行,两侧乳房挤奶时间应以 20～30 分钟为宜,挤出的母乳按要求储存。

（7）为有效疏通乳腺管、促进乳汁分泌,建议按摩与挤奶交替进行。

（8）护理后挤出一滴乳汁涂抹在乳头上待自然干燥,协助产妇穿上衣服,整理床单位,整理好用物,洗手并告知注意事项。

（五）注意事项

（1）保证病室清洁,室温需保持在 24～26℃。

（2）清洗乳头时不要使用肥皂,因为肥皂会洗去皮脂腺的分泌物,容易使乳头皲裂,增加感染机会。

（3）对乳头扁平或凹陷的产妇,要做好心理护理及指导,增加其母乳喂养的信心。

（4）挤奶应让产妇自己做,不应让他人代劳。

（5）挤奶时,不要只挤压乳头,因为乳汁是储存于乳晕下方的主输乳导管内。

六、新生儿沐浴

（一）目的

（1）清洁皮肤及脐部,预防感染,促进血液循环,增加新陈代谢。

（2）活动肢体,观察全身皮肤情况。

（二）评估

（1）评估环境:环境安静、舒适、整洁,关闭门窗,保持室温在 26～28℃。

（2）评估新生儿精神状态、全身皮肤、脐部、哺乳情况。

（3）充分向家属解释新生儿沐浴的好处及注意事项。

（三）操作前准备

1.物品准备

75％酒精、棉签、新生儿沐浴液、新生儿润肤油、脐带贴、新生儿爽身粉、一次性垫巾、一次性擦澡巾、尿布、清洁新生儿衣物、快速手消毒剂。

2.人员准备

要求护士衣帽整洁,摘掉手表等硬物,指甲剪短,用六步洗手法洗手。

（四）操作程序

（1）与产妇或其家属一起核对新生儿腕带信息。

（2）脱去新生儿衣物，检查全身情况。

（3）检查水温（39～41℃）。

（4）将新生儿头枕在护士左手及腕上，用拇指和中指捏住新生儿双耳（防止水流入耳孔），清洗眼角（内眦→外眦）、额头、鼻翼、脸颊、嘴角。

（5）护士手心滴适量沐浴液，清洗新生儿头部，再用清水冲净；护士手心滴适量沐浴液清洗新生儿颈下、腋下、前胸、腹部、上肢、腹股沟、会阴部、下肢，再用清水冲净。

（6）护士右手托于新生儿腋下，使其下颌及肩部趴在右腕上，清洗枕部、后背、臀部。

（7）护士双手置于新生儿腋下托起新生儿放置于操作台上，按清洗顺序擦干。

（8）将爽身粉分别撒在新生儿颈下、腋下、腹股沟处（女婴禁止此处）。

（9）用75％酒精棉签消毒肚脐根部，脐带干燥前更换脐带贴。

（10）兜好尿布，穿好衣服。

（11）再次与产妇或其家属一起核对腕带信息，送回病房。

（12）整理用物并正确处理用物，做好终末卫生。

（五）注意事项

（1）室温及水温要保持恒定，符合要求，注意保暖，避免受凉。

（2）新生儿沐浴应在哺乳前或哺乳后1～2小时进行，防止吐奶。

（3）沐浴时注意观察新生儿全身皮肤情况、肢体活动情况有无异常，如有异常及时通知儿科医生。操作过程中动作轻柔，避免出现用力拉、拽等动作。

（4）沐浴时间应小于10分钟，防止受凉。

（5）沐浴时，沐浴液不要直接涂在新生儿皮肤上。同时防止水进入新生儿耳、眼、鼻、口内，以防感染和窒息。

（6）给新生儿扑爽身粉时，避免爽身粉进入眼、鼻、口内，以免引起感染。

（7）新生儿腕带脱落或字迹模糊时应双人核对后及时补戴，沐浴后与家属共同核对腕带信息和新生儿。

第二节　早　产

妊娠满28周至不足37周间分娩称为早产。分为自发性早产和治疗性早产两种，自发性早产包括未足月分娩和未足月胎膜早破；治疗性早产为妊娠并发症或合并症而需要提前终止妊娠者。

一、诊断标准

（1）早产：妊娠28～37周间的分娩称为早产。

（2）早产临产：妊娠晚期（28～37周）出现规律宫缩（每20分钟4次或60分钟8次），同时伴有宫颈的进行性改变（宫颈容受度≥80％，伴宫口扩张）。

二、早产预测

当妊娠不足 37 周,孕妇出现宫缩可以应用以下两种方法进行早产临产的预测:

(1)经阴道或经会阴或经腹(在可疑前置胎盘和胎膜早破及生殖道感染时)超声检查宫颈长度及宫颈内口有无开大。

妊娠期宫颈长度正常值:经腹测量为 3.2～5.3cm;经阴道测量为 3.2～4.8cm;经会阴测量为 2.9～3.5cm。

对有先兆早产症状者应动态监测宫颈长度和形态变化:宫颈长度＞30mm 是排除早产发生较可靠的指标;漏斗状宫颈伴有宫颈长度缩短有意义。

(2)阴道后穹隆分泌物胎儿纤维连接蛋白(fFN)检测:fFN 阴性者发生早产的风险降低。1 周内不分娩的阴性预测值为 98%,2 周内不发生分娩的阴性预测值为 95%。fFN 检测前不宜行阴道检查及阴道超声检测,24 小时内禁止性生活。检测时机:妊娠 22～35 周。

(3)超声与 fFN 联合应用:两者均阴性可排除早产。

三、早产高危因素

(1)早产史。

(2)晚期流产史。

(3)年龄＜18 岁或＞40 岁。

(4)患有躯体疾病和妊娠并发症。

(5)体重过轻(体重指数≤18kg/m²)。

(6)无产前保健,经济状况差。

(7)吸毒或酗酒者。

(8)孕期长期站立,特别是每周站立超过 40 小时。

(9)有生殖道感染或性传播感染高危史,或合并性传播疾病如梅毒等。

(10)多胎妊娠。

(11)助孕技术后妊娠。

(12)生殖系统发育畸形。

四、治疗

(一)休息
孕妇应卧床休息。

(二)应用糖皮质激素
糖皮质激素促胎肺成熟。

1.糖皮质激素的应用指征

(1)妊娠未满 34 周、7 天内有早产分娩可能者。

(2)孕周＞34 周但有临床证据证实胎肺未成熟者。

（3）妊娠期糖尿病血糖控制不满意者。

2.糖皮质激素的应用方法

（1）地塞米松 5mg，肌内注射，每 12 小时 1 次，连续 2 天；或倍他米松 12mg，肌内注射，每天 1 次，连续 2 天。

（2）羊膜腔内注射地塞米松 10mg 1 次。羊膜腔内注射地塞米松的方法适用于妊娠合并糖尿病患者。

（3）多胎妊娠则适用地塞米松 5mg，肌内注射，每 8 小时 1 次，连续 2 天；或倍他米松 12mg，肌内注射，每 18 小时 1 次，连续 3 次。

3.糖皮质激素应用注意事项

不良反应有孕妇血糖升高及降低母、儿免疫力。目前一般情况下，不推荐产前反复、多疗程应用。禁忌证为临床存在宫内感染证据者。

（三）应用宫缩抑制剂

宫缩抑制剂可争取时间将胎儿在宫内及时转运到有新生儿重症监护室（NICU）设备的医料机构，并能保证产前糖皮质激素应用。目前无一线用药。所有宫缩抑制剂均有不同程度的不良反应而不宜长期应用。

1.硫酸镁

孕期用药属于 B 类。

（1）用法：负荷剂量为 3～5g，半小时内静脉滴入，此后依据宫缩情况以 1～2g/h 速度静脉点滴维持，宫缩抑制后继续维持 4～6 小时后可改为 1g/h，宫缩消失后继续点滴 12 小时，同时监测呼吸、心率、尿量、膝腱反射。有条件者监测血镁浓度。血镁浓度 1.5～2.5mmol/L 可抑制宫缩。

（2）禁忌证：重症肌无力、肾功能不全、近期心肌梗死史和心肌病史。

（3）不良反应：①孕妇：发热、潮红、头痛、恶心、呕吐、肌无力、低血压、运动反射减弱，严重者呼吸抑制、肺水肿、心搏停止；②胎儿：无负荷试验（NST）无反应型增加，胎心率变异减少，基线下降，呼吸运动减少；③新生儿：呼吸抑制、低 Apgar 评分、肠蠕动降低、腹胀；④监测指标：孕妇尿量、呼吸、心率、膝腱反射，血镁浓度。

备用 10％葡萄糖酸钙 10mL 用于解毒。

2.β 肾上腺素受体激动剂类药物

孕期用药属于 B 类。

（1）用法：心率≥140 次/分应停药。

（2）绝对禁忌证：心脏病、肝功能异常、子痫前期、产前出血、未控制的糖尿病、心动过速、低血钾、肺动脉高压、甲状腺功能亢进症、绒毛膜羊膜炎。

（3）相对禁忌证：糖尿病、偏头痛，偶发心动过速。

（4）不良反应：①孕妇：心动过速、震颤、心悸、心肌缺血、焦虑、气短、头痛、恶心、呕吐、低血钾、高血糖、肺水肿；②胎儿：心动过速、心律失常、心肌缺血、高胰岛素血症；③新生儿：心动过速、低血糖、低钙、高胆红素血症、低血压、颅内出血。

（5）监测指标：心电图、血糖、血钾、心率、血压、肺部情况，用药前后动态监测心绞痛症状及尿量,总液体限制在 2400mL/24h。

3.硝苯地平

孕期用药属于 C 类。

(1)用法:首次负荷量为 30mg 口服或 10mg 舌下含服,20 分钟 1 次,连续 4 次。90 分钟后改为 10~20mg/(4~6)h 口服,或 10mg/(4~6)h 舌下含服,应用不超过 3 天。

(2)不良反应:血压下降、心悸、胎盘血流减少、胎心率减慢。

(3)禁忌证:心脏病、低血压和肾脏病。

4.吲哚美辛

孕期用药为 B/D 类。

(1)用法:150~300mg/d,首次负荷量为 100~200mg,直肠给药,或 50~100mg 口服,以后 25~50mg/(4~6)h,限于妊娠 32 周前短期内应用。

(2)不良反应:孕妇主要是消化道反应,恶心呕吐和上腹部不适等,阴道出血时间延长,分娩时出血增加。胎儿如在妊娠 34 周后使用可使动脉导管缩窄,胎儿心脏衰竭和肢体水肿,肾脏血流减少,羊水过少等。

(3)禁忌证:消化道溃疡、吲哚美辛过敏者,凝血功能障碍及肝肾疾病患者。

5.阿托西班(缩宫素受体拮抗剂)

国外临床试验中用法为:短期静脉治疗,首先单次静脉注射 6.75mg 阿托西班,再以 300μg/min 输入 3 小时,继以 100μg/min 输入直至 4.5 小时。此后开始维持治疗(皮下给予阿托西班 30μg/min)直至孕 36 周。其更广泛应用有待进一步评估。

6.抗生素

抗生素的应用并不能延长孕周及降低早产率。①有早产史或其他早产高危因素的孕妇,应结合病情个体化应用。②早产胎膜早破的孕妇建议常规给予口服抗生素预防感染。

7.胎儿的监测

超声测量评价胎儿生长发育和估计胎儿体重,包括羊水量和脐动脉血流监测及 NST。

8.孕妇监测

包括生命体征监测,尤其体温和心率监测常可发现早期感染迹象。定期复查血、尿常规和 C-反应蛋白等。

9.分娩时机的选择

①对于不可避免的早产,应停用一切宫缩抑制剂;②当延长妊娠的风险大于胎儿不成熟的风险时,应选择终止妊娠;③妊娠小于 34 周时根据个体情况决定是否终止妊娠,如有明确的宫内感染则应尽快终止妊娠;④对于≥34 周的患者,有条件者可以顺其自然。

10.分娩方式的选择

分娩方式的选择应与孕妇及其家属充分沟通。①有剖宫产史者行剖宫产,但应在估计早产儿有存活可能性的基础上选择实施。②阴道分娩应密切监测胎心,慎用可能抑制胎儿呼吸的镇静剂。第二产程可常规行会阴侧切术。

五、护理

(一)护理评估

1.健康史及相关因素

月经史;既往有无流产史、早产史;本次妊娠经过。

2.症状体征

体温、脉搏、呼吸及血压等生命体征;腹痛、腹胀情况;有无宫缩,宫缩的频率、胎心情况、有无阴道流血流液、宫口及胎先露情况等。

3.辅助检查

B超了解胎儿的大小、宫颈管的长度、羊水及胎盘情况;胎儿监护了解宫缩的频率、强度及胎儿宫内情况;阴道检查了解宫口开大的程度及胎先露下降的程度,观察产程的进展,确定早产的进程。

(二)护理问题

1.有胎儿受伤的危险

与早产儿发育不成熟有关。

2.焦虑

与担心早产儿预后有关。

(三)护理措施

1.预防早产

首次产前检查时应详细了解早产高危因素,做好孕期相关健康指导,尽可能针对性预防。

2.卧床休息

宫缩较频繁,但无宫颈改变者,不必卧床和住院,只需适当减少活动强度和避免长时间站立;宫颈已有改变的先兆早产者,需住院并相对卧床休息;已早产临产者,应绝对卧床休息。取左侧卧位为宜,以减少宫缩、增加子宫血液循环,改善胎儿氧供及营养。

3.预防感染

感染是早产的重要诱因之一,指导孕妇保持会阴部清洁,保持床单位清洁干燥,防止感染;监测孕妇体温、血象及阴道分泌物的颜色、性质、气味等;对于未足月胎膜早破孕妇应加强会阴部护理,严格执行无菌操作,常规应用抗生素,可降低羊膜腔感染率和延长妊娠周数,并降低母亲和围产儿发病率。

4.用药护理

(1)β_2 肾上腺素受体激动剂:其作用为激动子宫平滑肌细胞膜上的 β_2 受体,从而抑制子宫收缩。其不良反应主要有母、胎心率增快、母亲心肌耗氧量增加、血糖升高、水钠潴留、血钾降低等,严重者可出现肺水肿、心衰,危及母亲生命。常用药物有利托君,100mg 加入 5% 葡萄糖溶液 500mL 静脉滴注,初始剂量为 5 滴/分,根据宫缩情况进行调节,每 10 分钟增加 5 滴,最大量至 35 滴/分,至宫缩抑制,共 48 小时,停止静脉滴注前 30 分钟改为口服利托君片 10mg,每4~6 小时 1 次,如孕妇心率>120 次/分,应适当减慢滴速;如孕妇心率>140 次/分或诉心前区疼痛,应停药;用药期间需密切观察孕妇主诉及心率、血压、宫缩变化,并限制静脉输液量(每日不超过 2000mL),以防肺水肿;长期用药者应监测心电图、血糖、血钾、肝功能。

(2)钙通道阻滞剂:阻滞钙离子进入肌细胞而抑制子宫收缩。常用药物为硝苯地平,10mg 口服,每 6～8 小时 1 次。也可以首次负荷剂量给予 20mg 口服,根据宫缩情况再以 10～20mg 口服,用药时应密切注意孕妇心率及血压变化。已用硫酸镁者慎用,以防血压急剧下降。

(3)缩宫素受体拮抗剂:主要是阿托西班,是一种选择性缩宫素受体拮抗剂,作用机制是竞争性结合子宫平滑肌及蜕膜的缩宫素受体,使缩宫素兴奋子宫平滑肌的作用减弱。用法:起始剂量为 6.75mg 静脉推注 1 分钟,继之 18mg/h 维持 3 小时,接着 6mg/h 持续 4.5 小时。该药物价格较昂贵,不良反应轻,无明确禁忌。

(4)前列腺素合成酶抑制剂:减少前列腺素合成而抑制宫缩。常用药物有吲哚美辛,初始剂量 50mg,每 8 小时口服 1 次;24 小时后改为 25mg,每 6 小时 1 次,指导孕妇准确及时服药。该药长期使用可致胎儿动脉导管提前关闭、肾功能受损、羊水减少等严重不良反应,故仅在孕 32 周前短期(1 周内)选用,用药过程中密切监测羊水量及胎儿动脉导管血流。

(5)硫酸镁:高浓度的镁离子直接作用于子宫平滑肌细胞,拮抗钙离子对子宫收缩的活性,有较好抑制子宫收缩的作用。同时对胎儿中枢神经系统有保护作用。应用前及使用过程中监测呼吸、尿量、膝跳反射及血镁浓度。

5.预防新生儿合并症的发生

在保胎过程中要监护胎儿状况,包括羊水量、脐动脉血流及胎儿生物物理评分,教会孕妇自数胎动,有异常时及时采取应对措施。对妊娠 35 周前的早产者,在分娩前遵医嘱给予糖皮质激素如地塞米松、倍他米松等肌内注射,可促胎肺成熟,降低新生儿呼吸窘迫综合征的发生率。

6.分娩期处理

大部分早产儿可经阴道分娩,临产后慎用吗啡、哌替啶等抑制新生儿呼吸中枢的药物;产程中可予鼻导管吸氧,密切观察胎心变化,必要时持续胎心监护;经阴道分娩者,适当缩短产程,以减少分娩过程中对胎头的压迫;做好早产儿保暖和复苏的准备;早产儿出生后延长 30～120 秒后断脐带,可降低新生儿输血率,降低 50% 新生儿脑室内出血率。

7.提供心理支持

由于早产是出乎意料的,孕妇没有精神和物质准备,在产程中的孤独感、无助感尤为明显,因此,丈夫、家人和护士在身旁提供支持较足月分娩更显重要。

第三节 胎儿窘迫

胎儿窘迫是指胎儿在子宫内因急性或慢性缺氧和酸中毒所致的一系列病理状态,严重者危及其健康和生命或发生胎死宫内。胎儿窘迫可分急性及慢性两种,急性常发生在分娩期,慢性发生在妊娠晚期,但可延续至分娩期并加重。

一、诊断标准

1.病史

(1)慢性胎儿窘迫常伴有妊娠期高血压疾病、妊娠合并慢性肾炎、过期妊娠、妊娠期肝内胆汁淤积症、糖尿病、羊水过少、胎儿宫内生长受限、严重贫血等病史。

(2)急性胎儿窘迫常伴有脐带脱垂或脐带受压、前置胎盘大出血、帆状胎盘血管前置、胎盘早期剥离、急产、催产素静脉滴注引产或加速产程,或产程中有严重头盆不称等病史。

2.临床表现

(1)胎动减少,每12小时内少于10次,甚至消失。

(2)破膜后,羊水持续绿色或由清变为绿色,混浊、稠厚、量少。

(3)无宫缩时,胎心率持续在160次/分以上或在110次/分以下。

3.辅助检查

(1)NST表现为无反应型,催产素激惹试验(OCT)及宫缩应激试验(CST)有频繁的变异减速及晚期减速。

(2)B超羊水少,特别是动态观察羊水量变化更有意义;B超检测脐动脉血流S/D比值。

(3)胎儿血气测定pH<7.20(正常值7.25～7.35),PO_2<10mmHg(正常值15～30mmHg),PCO_2>60mmHg(正常值35～55mmHg)。

二、治疗原则

1.急性胎儿窘迫

(1)立即改变体位,可纠正仰卧位的低血压,也可缓解脐带受压。

(2)应积极寻找原因并立即给予治疗,如宫缩过强而出现心率显著变化,如在滴注催产素者应立即停用宫缩剂,必要时使用宫缩抑制剂,若入量不足要纠正电解质紊乱及酸中毒等。

(3)给母亲吸氧,最好采用面罩高流量纯氧间断给氧。

(4)尽快终止妊娠:对多次宫缩中反复出现变异减速或晚期减速而宫口未开全者,宜以剖宫产终止妊娠,如宫口已开全而头位较低者,可行产钳助产;宫口未开全者,可以剖宫产终止妊娠。

2.慢性胎儿窘迫

(1)查明有无妊娠并发症或合并症及严重程度,将母体情况及胎儿窘迫程度做全盘考虑,做出处理决定。

(2)定期做产前检查,估计胎儿大小及其情况,嘱孕妇卧床休息,取左侧卧位,定时低流量吸氧,每日2～3次,每次30分钟。积极治疗妊娠合并症及并发症。

(3)对孕龄小于34周有合并症或并发症者,可用地塞米松使胎儿成熟,以备及早终止妊娠。

(4)终止妊娠,妊娠接近足月胎动已减少,NST表现为无反应型,B超羊水量已逐步减少者,OCT出现晚期减速等不必顾及宫颈成熟度,应考虑及时终止妊娠,以剖宫产为宜。

（5）凡距离预产期越远，胎儿娩出后存活可能性越小，预产越差，须根据条件尽量采取保守治疗，以期延长孕龄，同时促胎肺成熟，应向家属说明情况。

三、护理

（一）护理评估

1.健康史及相关因素

了解孕妇的年龄、孕产史，是否患有慢性肾炎、心脏病等内科疾病；本次妊娠的经过，是否存在妊娠期高血压疾病、胎膜早破；是否为多胎、有无胎儿畸形以及脐带与胎盘的异常；分娩过程是否有产程延长或缩宫素使用不当等。

2.症状体征

①胎动异常，早期会出现胎动过频，缺氧未纠正或加重转为胎动减弱，进而消失；②胎心率异常；③羊水胎粪污染。

3.辅助检查

B超，胎儿电子监护，脐动脉超声多普勒血流测定（子宫动脉、胎儿脐动脉、胎儿大脑中动脉），胎盘功能检查，羊膜镜检查，胎儿心电图监测及胎儿头皮血血气分析、胎盘功能检查。

4.心理-社会状况

评估患者有无紧张、焦虑感以及患者及其家属对疾病的认知程度。

（二）护理问题

1.气体交换受损（胎儿）

与子宫胎盘的血流改变、血流中断或血流速度减慢有关。

2.焦虑

与胎儿宫内窘迫状态有关。

3.预感性悲哀

与胎儿有可能死亡的危险有关。

（三）护理措施

1.一般护理

左侧卧位，间断吸氧。积极治疗妊娠合并症或并发症，严密监测胎心变化，加强胎心监护，注意胎动变化，破膜孕妇注意羊水性状。

2.病因治疗

若为不协调性子宫收缩过强，或因缩宫剂使用不当引起的宫缩过频过强，应给予β受体兴奋剂抑制宫缩。

3.尽快终止妊娠

根据孕妇情况做好阴道分娩或剖宫产的术前准备，如宫口开全、胎先露部已达到坐骨棘平面以下3cm者，尽快助产娩出胎儿；如无法即刻阴道自娩，且有进行性胎儿缺氧和酸中毒的证据，一般干预后无法纠正，均应尽快手术终止妊娠。

4.心理护理

向孕妇及其家属提供相关信息，包括医疗的目的、操作过程、预期结果及需要做的配合，告知真实情况将有助于减轻孕妇及其家属焦虑情绪,面对现实。对于胎儿不幸死亡的孕产妇夫妇,因感情上受到强烈的创伤,护理人员应鼓励他们诉说悲伤,接纳其哭泣及抑郁的情绪,陪伴在旁提供支持及关怀。

第十一章　老年人常见疾病的护理

第一节　老年人常见问题的护理

一、认知障碍

认知障碍是指认知功能受到不同程度损害的状态,又称为认知功能衰退、认知功能缺损,根据损害程度,可分为轻度认知障碍和痴呆。轻度认知障碍(MCI)是介于正常老化过程与痴呆之间的一种过渡阶段,被认为是痴呆前期状态,表现为轻度的记忆力、语言功能和注意力、执行功能等认知功能的减退。而老年痴呆指发生于老年期,由于大脑退行性病变、脑外伤、脑血管性病变、颅脑感染、脑部肿瘤及代谢异常等各种原因引起的持续时间较长的以智力损害为主要表现的一组临床综合征。

(一)临床表现

认知障碍的临床表现可以按照疾病的早、中、晚或者第 1、2、3 期进行描述,各分期之间存在着重叠与交叉,但并没有明确的界限。

1.记忆障碍

早期出现记忆障碍,以近记忆障碍为主,无法回忆数小时甚至数分钟内发生的事情。日常生活中表现为丢三落四、说完就忘、反复问同一个问题等。

2.语言障碍

最早出现的语言障碍是找词困难,主要表现在说话时找不到合适的词语或由于找不到合适的词语而过多地解释表达,但最终还是无法正确表达自己的意愿。

3.视空间障碍

表现为不能准确地判断物品的具体位置,在自己熟悉的环境中也会迷失方向,甚至在自己家中找不到自己的房间。日常生活中表现为穿衣困难,如衣裤穿反或把裤腿当成袖子等。

4.书写困难

疾病早期便会出现书写困难,这也是引起照护者注意的首发症状。表现书写的内容词不达意。随着病情的发展出现大量错误表达,甚至连自己的名字都无法辨认。

5.失认和失用

失认是指无法辨认物体;失用是指虽然有正常的活动能力与主观意愿,但无法完成已经学会的技能。日常生活中失认常表现为不认识亲人和熟悉的朋友,甚至无法认出镜子中的自己。

失用常表现为丧失已经掌握了的技能,如原来会骑车、游泳,患病以后慢慢变得不会了,甚至出现不会使用筷子吃饭的现象。

6.计算障碍

计算障碍一般出现在中期,表现为不会算账或算错账,症状严重时很简单的加、减法都不会计算。

7.判断力差,注意力不集中

认知障碍患者早期即可出现判断力差、概括能力丧失和注意力不集中的现象。日常生活中表现为难以判断电视剧里的是非,分不清物体的属性;对稍微复杂的问题无法理解,不能用简短的语言对事情进行描述和总结。

8.情感障碍

最早出现的情感障碍表现为幼稚、情绪易激惹、情感淡漠。在没有任何原因的情况下出现情绪和行为的异常改变,表现为几分钟之内从愉悦到大哭,再到生气发怒,最后恢复平静。

9.性格改变

部分患者中性格改变表现比较明显,常见的表现为敏感多疑或恐惧、暴躁、固执。

10.行为改变,运动障碍

行为改变常出现在疾病的中期,表现为幼稚笨拙,经常做没有任何目的和效果的劳动,表现为来回走动、翻箱倒柜、藏东西、收集垃圾,或表现为主观能动性越来越差。在疾病晚期可出现本能活动丧失,大小便失禁,生活完全不能自理,如同植物人一般。运动障碍常出现在晚期,表现为四肢及颈部的肌强直,运动减少伴震颤等,最后出现强直性或屈曲性四肢瘫痪,卧床不起。

(二)评估

老年人的认知功能受年龄的影响比较大,自然衰老的过程伴随认知功能的下降。老年人认知功能下降比较缓慢,通常不会影响其日常生活能力,可是对于认知障碍患者来说,这些功能的下降却能影响其正常的日常生活。下面主要介绍几种常用、容易操作的筛查工具。

(1)简易智能精神状态检查量表(MMSE)。

(2)画钟试验(CDT)。

(3)神经精神症状问卷(NPI):该问卷是由 Cummings 等编制,由 12 个认知障碍常见的精神行为症状组成(妄想、幻觉、激越/攻击性、抑郁/心境恶劣、焦虑、欣快/情感高涨、情感淡漠/漠不关心、抑制、易激惹/情绪不稳、异常的运动行为、睡眠/夜间行为、食欲和进食障碍)。该问卷是评估患者在过去 4 周内是否有该症状,如果有,评价其出现的频率、严重程度以及该症状引起照护者的苦恼程度。

(三)护理

1.观察病情进展

(1)病情变化时:如突发的生命体征变化,新发躯体症状等。

(2)认知功能:包括记忆力、定向力、计算力、注意力等。

(3)日常生活活动能力:包括进食、洗澡、穿衣、运动、如厕、管理财务等能力,重点关注老年人残余的自理能力。

（4）精神行为症状：包括焦虑、抑郁、谵妄、幻觉等。

（5）服药情况：是否需要调整药物治疗方案。

（6）评估照护需求：评估家庭和社会支持系统，确认主要照顾者，并对照顾者的生理和心理状况进行评估；评估是否需要制订临终护理计划。

2.提供个性化整体护理

（1）日常生活护理：根据评估结果提供生活照护，重点关注残存功能，以维持自我独立。早期痴呆老年人的生活辅助以提示为主；随着病程的发展而逐渐加强生活辅助，为老年人建立规律的生活习惯，安排日常活动；而对重度痴呆的老年人而言，护理人员及照顾者需要关注老年人的基本生活需求，如排泄、营养等，护理过程中注意维护老年人的自信与自尊，保证老年人的安全第一。

（2）认知障碍康复护理：定期评估认知功能的损伤程度，与康复医生、照顾者、医生等共同协商，及早制订认知康复训练。一方面可使用替代的方法，如使用备忘录，帮助老年人记住所居住的环境、最近进行的活动等。另一方面，也可利用记忆辅助物和视、听设备，如录音、录像，进行记忆训练。每日活动安排要从简单到复杂，尽量使用生活中的常见事物进行训练，或将整个练习分为若干小部分，一步一步训练。

（3）精神行为异常症状护理：精神行为异常症状一旦发生，护理难度大，强行制止反而会使症状加重，因此预防其发生比被动应对更为重要。应该从以下几方面着手进行预防：①调整生活节奏，使日常生活简单规律。②维持生活环境稳定。③为老年人设计、安排活动以减轻其无聊感并分散注意力。④细心观察，识别可能的诱发因素，尽量避免。⑤重视情感交流：运用语言、肢体语言和倾听等多种手段与老年人沟通，帮助老年人建立良好的社会支持系统；注意避免伤害老年人自尊的行为及语言。

（4）沟通技巧：

①态度：保持微笑，每次都要做自我介绍，沟通时应面对面与老年人处于同一平面，适时进行眼神交流，保持适合老年人倾听的语调、语速和声音，可适当使用肢体语言，问题应简单，形式以开放/闭合等方式相结合，每次一个问题，老年人回答后再提出下一个问题。

②共情：换位领悟老年人的想法和感受，通过老年人的言语去理解，可替老年人说出他的感受，询问老年人理解是否正确；因老年人记忆障碍近记忆损害严重，交谈时尽量回忆相对久远的事。可重复老年人说的话，表示收到老年人的信息，不与老年人争辩。

③抱有希望、表达爱意：把注意力集中在老年人还能做什么，避免集中在老年人丧失了哪些能力，接受老年人现在的样子，经常向老年人表示爱意，保持幽默感，不要把老年人伤人的言语和指责当成问题，如果老年人认为你错了，直接道歉就好，不要辩解。

④利用食物、音乐和照片：在不影响健康的情况下，给老年人提供其喜爱的食物和饮料，以唤醒老年人的愉快情感，谈论照片或图片，可利用音乐打破交流障碍。

⑤保持尊重：建立良好的沟通关系，表达自己的善意，接受老年人的沉默，而不是要求，避免冲突。

⑥利用妄想：与老年人交流其妄想内容，不与老年人争辩，将妄想看作老年人思想和愿望的表达。

⑦其他：尽量使用老年人的母语或方言进行交流，与老年人谈论其记忆深刻的时间；在情况允许时，让老年人做自己力所能及的事情；照顾老年人离别的感受，提前让老年人知道离开或结束，如提前 10 分钟说一次、5 分钟说一次。

提升与老年人的合作关系，保持安静，尤其是在面临冲突时，避免像"不要""不许""不能"等负性词汇的使用，如老年人不良情绪在一天中特定时间暴发，可在该时间段后对待老年人格外温柔，给予正向强化，给予老年人能够使其感到安心的东西，如毛绒玩具等，可尝试宠物疗法、芳香疗法等。

3.为患者及其家属和照护者提供支持

(1)给患者及其家属提供疾病相关知识，提高家属及照护者的照护信心及照护能力。

(2)协助照护者或其家属为老年人构建适宜的生活环境。

(3)协助照护者或其家属建立辅助支持系统，以帮助老年人最大化保留自理能力，如可利用各种提示物增加对老年人感官刺激等。

二、视力障碍

(一)概述

视觉是获得最大信息量的感觉，视力减退是影响老年人生活质量的重要因素。老视是一种普遍现象，随着增龄，晶状体出现生理性改变，至 40 多岁有显著的临床表现。晶状体调节能力的下降引起了视近物障碍(1/3～2/3m)，而近视人群出现老视后，不佩戴眼镜仍能看清近处的文字。由于晶状体调节能力逐渐下降，一般情况需要每 2 年或 3 年更换一次眼镜。

1.由病理改变导致视力减退的常见疾病

(1)白内障：衰老、吸烟、营养不良、应用皮质类固醇、过敏史和紫外线照射是白内障的易患因素。老年白内障分为四种类型：皮质型、核型、后囊下型和混合型。首先出现核型白内障时，由于晶状体屈光度增加代偿了调节能力的下降，近视力可能有所提高，这就是所说的"第二视力"。

(2)黄斑变性：视网膜色素上皮细胞层是位于视网膜下的单细胞层，为视网膜感光细胞提供营养，随着年龄增加，色素上皮细胞与感光细胞之间的这种联系发生改变。干性黄斑变性是指色素上皮细胞退化以及其滋养的感光细胞的减少；湿性黄斑变性是指新生血管形成，血管壁通透性增加，出现水肿、出血，视网膜结构破坏，感光细胞层与色素细胞层脱离。

(3)青光眼(占所有失明原因的 10%)：闭角型青光眼在东方人群尤其是中国人中更为多见，前房浅是易患因素，虹膜的基底部被推向前，房水流出道受阻，从而眼压升高。虽然闭角型青光眼多累及双眼，但常常首先出现单眼眼压升高，眼压迅速升高引起患侧眼红肿、疼痛，严重者还会出现头痛、恶心、呕吐和视物模糊。急性发作属于急症，需要眼科医生紧急处理。开角型青光眼在高加索人群更为多见，其中 80% 为此型。开角型青光眼早期引起中周视野的渐进性缺失，常累及双眼，晚期才出现症状，与闭角型青光眼有所不同。通过检查眼压、视盘形态、视野做出诊断。

(4)糖尿病(占所有失明原因的 7%)：糖尿病视网膜病与糖尿病病程、血糖控制情况有关。

扩张的毛细血管和微动脉瘤的渗漏造成渗出和出血。

当黄斑受累,首先影响的是中央视觉。随着外周视网膜被累及,背景型糖尿病视网膜病变可发展为增殖型糖尿病视网膜病,它是视网膜毛细血管受累引起视网膜局部缺血的结果。这两种情况(黄斑型和周围型)如果早期发现,是可以治愈的。

2.衰老引起的其他眼部问题

(1)干眼症:泪液分泌减少和泪腺分泌功能的降低。

(2)翼状胬肉:由于日光作用,角膜缘出现新生血管、炎症,因此形成翼状病灶侵入角膜。

(3)老年环:由于胆固醇和磷脂沉积造成角膜周围基质混浊。老年环的出现提示可能伴有高胆固醇血症或高脂血症。

(4)虹膜功能降低:瞳孔遇光收缩和黑暗环境扩张的反应速度降低。

(5)视网膜血管病:视网膜静脉、动脉主干及分支阻塞。

(6)缺血性视神经病:和血管病变有关,如动脉炎(伴有头痛的颞动脉炎)或非动脉炎(疼痛少见)。

(7)玻璃体变性后发生后脱离:可引起眼前悬浮物或闪光感,有时与视网膜裂孔或视网膜脱离有关。

(8)睑内翻:睑缘向内翻转,刺激眼球。

(9)睑外翻:睑缘向外翻转,离开眼球。

(10)上睑下垂。

(11)眼睑恶性肿瘤:最常见的是基底细胞癌。

(12)泪道阻塞导致慢性溢泪和感染。

(13)卒中对视觉系统的影响:第3、4、6对脑神经的麻痹导致眼球运动异常;第5对脑神经麻痹影响角膜的感觉;第7对脑神经的麻痹使眼睑闭合障碍,从而影响对角膜的保护。

(14)眼部带状疱疹。

(二)老年视力障碍的表现及特点

1.常见表现

视力障碍的临床表现(表11-1-1),当出现以下表现时建议及时就诊查找病因。

表11-1-1 常见视力障碍临床表现

常见表现	具体描述
视力下降	在原有看得清楚的基础上渐渐地看不清楚了
视物模糊	突然看东西不清楚,或渐渐地看不清楚
视物变形	把一条直线看成一条弯曲的线,或者把正常的物体看得变大或变小
视物遮挡	视野中有一个固定的黑点或黑点挡住视线,导致看不全或看不见东西
视物成双	分为两种,一种是单眼看物体成双,一种是双眼看同一物品成双
黑蒙	眼前一黑,突然一下子什么都看不见了
闪光感	睁眼或闭眼的过程中突然看到类似闪电的情况
眼前黑影飘动	眼前出现飘浮的细点

2.眼科常见疾病的急症表现

如果照护对象出现以下表现,提示可能有眼科常见急症表现,需要立即到医院进行治疗。

(1)急性闭角型青光眼表现及诱发因素:

①急性闭角型青光眼的表现:突然出现剧烈的头痛、眼痛、畏光、流泪、虹视、雾视、视力急剧下降,可仅存光感,可伴有恶心、呕吐等全身症状。

②急性闭角型青光眼的促发因素:照护对象具有青光眼病史,情绪激动、在暗处停留时间过长、长时间阅读或近距离用眼工作、过度疲劳和疼痛、气候变化、季节更替等因素,均可能诱发急性闭角型青光眼。

当发生急性闭角型青光眼时要配合医生积极抢救,尽快使房角开放,降低眼压,挽救视力,防止发生房角永久性粘连。

(2)视网膜中央动脉阻塞表现及诱发因素:

①视网膜中央动脉阻塞的表现:突然出现一眼无痛性急剧视力下降,甚至无光感。

②视网膜中央动脉阻塞的促发因素:照护对象本身存在高血压、糖尿病、心脏病、颈动脉粥样硬化、青光眼病史等诱发因素。

视网膜缺血时间超过 90 分钟,光感受器的死亡将不可逆转,所以必须配合医生紧急抢救,挽救视力。

3.老年视力障碍的特点

(1)生理性特点:随着年龄的增加老年人会出现因晶状体和瞳孔调节力变弱,以及视网膜感光度变差,角膜较不透明、透光减少、瞳孔缩小,使到达视网膜的光线减少,在强光下,光线不足或夜晚时会表现出视力下降,对环境距离、深度的判断不准确。其次,随着年龄的增加会出现视野变小,使能见的范围变窄变小,会产生一系列的安全隐患,如跌倒、烫伤等。此外,因晶状体逐渐变黄、巩膜的透明度增加,均使得老年人产生视觉的颜色扭曲,造成对颜色辨识度的下降。

(2)病理性特点:导致视力障碍的眼病,在发展中国家以白内障最为常见,而在发达国家以老年性黄斑变性(AMD)和糖尿病性视网膜病变最为常见。我国是世界上近视眼人数最多的国家,高度近视容易出现黄斑变性、出血和视网膜脱离等并发症,也是视力残疾常见眼病之一。

(三)护理评估

1.健康史

详细询问老年人近半年内的视力状况。有无视力改变、头痛及眼睛疲劳等现象,发作的时间、部位、程度等特点。经常佩戴眼镜的老年人还要详细询问近期验光及重新配镜的时间。另外还要了解老年人有无全身性疾病,如糖尿病和高血压等病史,以及家族中有无青光眼、黄斑变性病史。

2.身体状况

渐进性无痛性视力下降,早期常出现眼前固定不动的黑点、复视、多视、畏光和眩光。典型的急性闭角型青光眼有如下临床阶段:

(1)临床前期:当一眼急性发作被确诊为青光眼后,另一眼即使没有任何症状也可以诊断为急性闭角型青光眼临床前期。

（2）先兆期：表现为一过性或反复多次的小发作，多在傍晚时出现，突然感觉雾视、虹视，可有患侧额部疼痛，或伴有同侧鼻根部酸痛。休息后症状可消失。

（3）急性发作期：表现为剧烈头痛、眼病、畏光、流泪、虹视、雾视、视力急剧下降，严重时可伴有恶心、呕吐等。

（4）间歇期：指小发作后症状自行缓解，但随时有再发作的危险。

（5）慢性期：急性大发作或多次小发作后，视力进行性下降，并有相应的视野缺损。

（6）绝对期：高眼压持续已久，视力已经下降至无光感，而且无法挽救。

3.辅助检查

眼电生理检查，了解视网膜、视神经的功能，包括前房角镜、眼前段超声生物显微镜检查、暗室实验、视野检查等。

4.心理-社会状况

眼科疾患引起老年人视力减退，影响老年人的起居与饮食，外出和社会交往受到限制，严重妨碍了老年人的日常生活，导致老年人自信心下降，容易产生消极悲观情绪。评估时应注意老年人的情绪、性格特征，了解老年人及其家属对本病的认知程度。

（四）常见护理诊断/问题

1.视觉改变

与白内障、青光眼、糖尿病视网膜病变、年龄相关性黄斑变性有关。

2.有受伤的危险

与视力下降有关。

3.自理缺陷

与视力下降有关。

4.社交交往障碍

与视力下降有关。

（五）护理目标

（1）老年人及其家属了解相关疾病的知识，并积极配合治疗。

（2）避免视力下降对老年人日常生活的影响。

（3）老年人采取有助于保持眼健康的生活方式。

（4）老人能逐步适应视力下降或失明对自己的影响。

（六）护理措施

老年人视觉障碍，室内应保证阳光充足，提高照明度，晚间用夜视灯以调节室内光线。但注意避免用单个强光和刺眼的阳光直接照射到老年人的眼睛。同时要避免眼疲劳，提供的阅读材料字体要大，最好用淡黄色的纸张，避免反光。在物品的放置上应简单、相对固定，并帮助老年人熟悉日常用品放置的位置。外出活动应安排在白天。在光线强烈的户外活动时，应佩戴抗紫外线的太阳镜。

1.老年性白内障

白内障是指各种原因引起的晶状体代谢紊乱。如老化、遗传、局部营养障碍、免疫与代谢异常，外伤、中毒、辐射等，都能导致晶状体蛋白质变性而发生混浊。老年性白内障是指老年人随着老化过程,晶状体蛋白质发生混浊。随着我国人口老龄化进程的加速,白内障已成为我国首位的致盲眼病。白内障流行病学调查表明,我国每年新增白内障40万~120万例。

护理人员应注意预防意外损伤。有跌倒危险的老年人做好"防跌倒"标识。白内障的预防包括经常佩戴有色眼镜、多饮水,保证充足的水分,摄入足够的维生素C,服用少量的阿司匹林。白内障的术前护理除包括常规的心理护理和饮食护理外,还要进行泪道冲洗,定时滴入眼药水等。术后护理包括:应加强观察,卧于健侧,避免对患侧施压,注意观察术眼有无疼痛、人工晶状体位置有无偏斜或脱位、有无炎症渗出、虹膜及瞳孔是否发生粘连等。术后每周去医院检查一次,3个月应避免剧烈运动,对长期滴用激素类药物者,应注意眼压情况,避免产生激素性青光眼。一般术后1个月后可正常工作和学习。术后3个月应到医院进行复查,必要时可配镜加以矫正。

需要佩戴眼镜者,配镜前先要验光,按年龄和老化的视力程度增减屈光度。还应考虑平时所习惯的工作距离,适当增减镜片的度数。近距离精细工作者应适当增加老花镜度数,反之,应适当降低。要定期做眼科检查。

2.老年性青光眼

青光眼发病迅速、危害性大,随时可导致失明。持续的高眼压使眼球各部组织和视力功能发生损害,导致视神经萎缩、视野缩小、视力减退。在急性发作期24~48小时即可完全失明。

防止老年性青光眼首先要定期接受眼科检查,一定要早期发现、早期预防、早期治疗。严格按医嘱服药,即使症状消失了也不能擅自停药。帮助老年人认识到青光眼导致的视力下降是不可逆的,是一种需要长期治疗的慢性疾病。因青光眼常无明显症状,尤其要注意防止视力下降。如手术治疗后应定时测量眼压,使用保护性眼罩,采取正确的姿势。针对有青光眼家族史的老年人应指导定期去医院做眼科检查。指导老年人在出现下列情况时应及时就诊,如视物模糊或视野变窄,眼球胀痛伴头痛,有模糊的盲点、中心视力变差、视物呈波浪形扭曲。

3.其他视网膜病变

积极治疗相关慢性疾病。如糖尿病性白内障应积极治疗糖尿病,控制血糖后行白内障摘除术联合人工晶体植入术。

(七)护理评价

(1)老年人了解疾病的相关知识。

(2)定期接受眼科检查。

(3)采取有效的措施减少视力减退对日常生活的影响。

(4)保持规律的、健康的生活方式。

三、耳聋

老年性耳聋是指随着年龄的增长,双侧耳朵听力进行性下降,高频音的听觉困难和语言分辨能力差的感应性耳聋。据美国卫生中心统计,65岁以上老年人中,听力减退者占72%;而我国60岁以上的老年人,耳聋发病率为30%。

听觉和平衡器官包括外周和中枢两个部分。外周部分可分为外耳、中耳和内耳三部分,负责接收和感觉声波。随着老化的进程，老年人首先出现耳郭软骨和软骨膜的弹性纤维减少，容易受到外伤。耳郭表面皱襞松弛，导致凹窝变浅，收集声波和声音的方向辨别发生困难。外耳道的神经末梢萎缩，听神经功能下降，声波从内耳传至脑部的功能障碍，使老年人听力逐渐丧失，最终导致老年性耳聋。

由于内耳血管的管壁增厚、管腔变窄，使内耳的功能下降，表现为高频音听力开始减弱。随着年龄的增长，老年性耳聋患者双耳听力进行性下降。部分老年人还可伴有耳鸣，常为高频音，出现频率随年龄增长而渐增。老年性耳聋是双侧听力的对称性、缓慢性、进行性下降。老年人常常低声听不到，高音又感到刺耳。出现听力障碍的年龄没有确定界限，个体差异性较大。老年性耳聋严重影响老年人的沟通能力。

（一）耳聋的表现及老年性耳聋的特点

1.常见表现

听力损失主要表现为听力下降、言语识别率下降。

2.耳聋急症的表现

（1）急性听力损失：在数小时至 3 天，至少 3 个连续频率听力下降超过 30dB。

（2）突发性特发性感音神经性聋：突然发生的，可在数分钟、数小时或 3 天内，原因不明的感音神经性听力损失，至少在相连的 2 个频率下降 20dB 以上。

（3）传导性听力损失：指声波传导路径即外耳、中耳病变导致的听力障碍；可能包括外耳道耵聍堵塞、中耳积液或听骨链固定等。

（4）混合性听力损失：同时兼有感音神经性和传导性听力损失的特点。

3.老年性耳聋的特殊表现

（1）不明原因的双耳对称性、缓慢进行性听力减退。以言语交往困难，尤其在噪声环境中交流困难为主要特征。

（2）耳聋起病隐匿，进展缓慢，并逐渐加重。一般双耳同时受累，亦可两耳先后起病，或一侧较重。

（3）患者对低声听不清，对高声又耐受不了，对缓慢简单的语言尚能理解，若讲话速度较快或环境噪声较强，即感到领会困难。常伴有高调耳鸣，偶有火车轰鸣样的低频耳鸣，开始为间歇性的，以后渐渐加重成为持续性的。

（4）老年性耳聋本身不引起眩晕，但由于前庭器官也出现老化现象，故可出现平衡功能障碍。

（5）老年性耳聋的纯音听力与言语识别能力不成比例，多数为纯音听力损失轻，而言语识别能力差。

4.老年患者突发耳聋急症的表现

老年患者突然发生不同程度的听力下降为突发性耳聋。患者往往自感一侧不能接听电话、看电视时音量不自觉调高或交流时声音变大或打岔。可能伴发有耳鸣、眩晕或耳周麻木感等。需及时就诊评估，必要时给予治疗干预。

（二）护理评估

老年性耳聋是多种原因共同作用而引起的。如遗传因素、噪声、心理压力、脑损伤、代谢性疾患、心血管疾病等。正确评估老年性耳聋尤为重要。

1.健康史

详细询问既往史、用药史、家族史、居住环境等。致老年性耳聋的原因有以下几种：

(1)疾病影响：如高血压、冠心病、动脉硬化、高脂血症、糖尿病、中耳炎等。

(2)饮食状况：长期的高脂饮食和体内脂肪代谢异常促进老年性耳聋。

(3)用药情况：耳毒性药物如链霉素、卡那霉素、庆大霉素、新霉素、万古霉素，阿司匹林等。

(4)不良嗜好及习惯：长期吸烟可引起心脑血管疾病，导致耳供血不足，影响听力；不正确的挖耳习惯可引起鼓膜损伤进而导致听力下降。

(5)接触噪声史：过去的工作环境是否有噪声刺激，长期接触噪声可使听觉器官经常处于兴奋状态，产生疲劳；同时噪声刺激还可使脑血管处于痉挛状态，导致听觉器官供血不足；噪声还可使人情绪烦躁、血压升高及神经衰弱等，这些因素都会影响听力。

2.身体状况

主要表现为听力下降或耳聋，耳鸣多为高调音。

(1)中耳及外耳道检查：检查鼓膜是否完好，通过外耳道检查排除因耵聍阻塞耳道而引起的听力下降。

(2)听力检查：询问患者双耳听觉是否一致，如有差异先测正常的，先用耳塞塞住老年人听力较差的耳朵，站在离老年人约 50cm 处对另一侧耳朵小声发出两音节的数字，让老年人复述。测试者的声音强度可由柔软增强到大声的发音，注意测试者的脸不能面对老年人的眼睛。

3.辅助检查

听力学测试，通过检查了解患者的听力损伤情况。根据我国的标准，听力在 26～40dB 为二级重听；听力在 41～55dB 为一级重听；听力在 56～70dB 为二级聋；听力在 71～90dB 为一级聋。如果双侧听力均在 56～70dB，交流就发生明显的障碍。

4.心理-社会状况

随着听力的下降，老年人与外界的沟通发生障碍，造成生理性隔离。因耳聋容易导致焦虑、孤独、抑郁、社交障碍等，应注意评估老年人的一系列心理问题。

(三)常见护理诊断/问题

1.听觉障碍

与听神经退行性改变有关。

2.社会隔离

与听力下降有关。

3.自我保护能力受损

与听力下降有关。

4.语言沟通障碍

与听力下降有关。

(四)护理目标

(1)老年人及其家属能说出听力障碍的相关因素。

(2)老年人及其家属能够配合并积极治疗相关的慢性疾病。

（3）老年人愿意佩戴助听器。

（4）老年人能用语言表达自己积极的自我概念。

（5）减少听力障碍对老年人生活的影响。

（五）护理措施

帮助老年人恢复听力，能够做到有效的沟通。

1.一般护理

（1）创造有利于沟通的安静环境。对老年人说话要清楚，慢慢地说，不大声喊叫，尽量使用短句表达意思。帮助并指导家属多与老年人交谈，让老年人得到有效沟通。

（2）适当运动：运动可促进耳部的血液循环，运动项目根据自己的身体状况选择，如散步、打太极拳，避免过度劳累和紧张情绪。

（3）健康饮食：清淡饮食，减少脂肪的摄入。一些中药和食物，如葛根、黄精、核桃仁、山药、芝麻、黑豆等，对延缓耳聋的发生有一定作用。

（4）积极治疗相关慢性病：指导老年人早期治疗有关慢性病，如高血压、冠心病、高脂血症、糖尿病等，减缓疾病对血管的损伤。

2.用药护理

注意避免服用具有耳毒性的药物。因病情必须服用时尽量选择毒性低的药物，同时严格执行医嘱，密切观察药物不良反应。

3.心理护理

老年人发生听力障碍，容易产生自卑、烦躁等负面情绪。应帮助老年人树立战胜疾病的信心，掌握正确的调适及寻求朋友或社会支持的方法。

4.健康教育

（1）避免服用具有耳毒性的药物和避免噪声的刺激。

（2）指导佩戴助听器：经专业人员测试后，根据具体情况，选戴助听器。盒式助听器操作方便，经济实用，但外露明显，会给佩戴者带来压力，且识别率较低，适合高龄、居家者使用。眼镜式助听器外观易被接受，并没有低频干扰，但价格贵，易损坏，鼻梁、耳郭易受压，不宜长期使用。耳背式助听器性能优良，且价格也适中，但也有共振频率的缺点。耳内式助听器更加隐蔽，并保留了人耳的一些固有功能，尤其是最新型的动态语言编码助听器，能为以高频下降型耳聋为主的老年人带来较为理想的听觉效果。

（六）护理评价

（1）老年人的生活方式得到改善。

（2）减少听力障碍给老年人日常生活所带来的影响。

（3）相关的慢性病及时得到治疗。

（4）老年人能够正确佩戴助听器。

（5）能用语言表达积极的自我概念。

四、疼痛

疼痛是感官知觉受到刺激所产生的生理、心理及情感上的痛苦经历，是一种生理、病理改变的临床表现,是局部或全身性疾病的反映。老年人的年龄越大,疼痛发生的程度越重,并伴有疲劳、焦虑、睡眠障碍、行走困难和康复缓慢的特点,疼痛导致功能障碍,严重困扰日常生活,老年人抵抗力下降,又不能准确描述疼痛的部位,接受镇痛类药物治疗时受到很多限制。

疼痛按发病缓急与持续的时间分为急性疼痛和慢性疼痛。急性疼痛持续时间多在 1 个月以内,有明确的原因,如外伤、骨折、手术等,常伴有自主神经系统症状,如心率加快、血压升高等,用常规的镇痛方法可以控制。慢性疼痛时间在 3 个月以上,具有持续性、顽固性和反复发作的特点。多与慢性疾病有关,如骨质疏松症、糖尿病等,一般无自主神经症状,常伴有心理障碍,是老年人常见的病症。

疼痛的治疗主要采取消除病因的方法,保守治疗无效的情况下进行介入治疗,在积极治疗原发病的基础上,提倡多学科综合治疗的方法,将其推广到居家治疗的范围,有助于老年疼痛患者得到更多治疗的机会。

(一)常见原因

老年疼痛通常由导致组织损伤的伤害刺激引起,包括内源性和外源性。内源性主要为组织细胞发炎或损伤时释放生物活性物质而引起疼痛。外源性刺激包括温度刺激、化学刺激、物理损伤等。

常见老年疼痛性疾病如骨关节炎、心绞痛、带状疱疹、骨质疏松等,引起其疼痛的原因各不相同。骨关节炎是由关节软骨退化损伤、增生而引起的疼痛,与增龄、肥胖、劳损、创伤、关节畸形等因素相关;心绞痛是冠状动脉供血不足,心肌缺血缺氧所引起的胸痛或胸部不适,常在劳累、情绪激动等情况下诱发;带状疱疹是由带状疱疹病毒引起的一种剧烈疼痛,当免疫功能低下或劳累、感冒时易发作;骨质疏松是由于单位体积内骨组织量减少、骨骼畸形所致的肌肉和韧带受力异常、机械应力造成的微骨折等多种原因引起,一般骨量丢失 12% 以上时就会出现骨骼疼痛。

(二)表现及特点

1.引起疼痛表现的常见疾病

引起老年人疼痛的常见疾病:如脑血管疾病、高血压危象常出现急性头痛;心绞痛、心肌梗死可引起急性胸痛;急性胆囊炎、急性胰腺炎、急性坏死性肠炎引起急性腹痛;此外,骨质疏松和带状疱疹也会引起各种疼痛。

2.老年疼痛的特点

老年人的疼痛多由不可治愈的慢性退行性疾病引起,并常常伴有高血压、冠心病、糖尿病、肺心病等慢性疾病,多病共存,随着其生理机能下降,认知功能减退,反应下降,社会交往减少,常常较少主动诉说疼痛,且老年人对疼痛的耐受性较高,对初期的轻度疼痛通常感受不明显,临床表现比较隐蔽、不典型、缺乏特异性,很容易被忽视,造成失诊、误诊。

(三)护理评估

1.评估内容

(1)健康史:详细询问病史,疼痛部位、性质、频率、持续时间和强度,加强或缓解疼痛的影响因素;目前正在使用的药物及其治疗过程,疼痛对食欲、睡眠和日常生活的影响;老年人对止痛药和非药物治疗的态度及信念等。

（2）身体状况：明确疼痛类型有助于帮助老年人采用恰当的止痛方法。根据起病的缓急和持续时间，分为急性疼痛和慢性疼痛。急性疼痛的特点是起病急，持续时间多在1个月内，有明确的病因，如骨折、手术等。慢性疼痛的特点是起病慢，一般超过3个月，多与慢性疾病有关，如关节炎、骨质疏松症，一般无自主神经症状，伴有心理障碍，如抑郁、焦虑。根据发病机制可分为躯体疼痛、内脏性疼痛和神经性疼痛。躯体疼痛如骨关节退行性病变、转移性骨肿瘤的疼痛以及手术后疼痛等，均来自皮肤或骨筋膜或深部组织。

（3）辅助检查：包括运动系统检查及神经系统检查。疼痛性疾病与脊柱、关节、肌肉、肌腱及韧带受到损伤有关。通过寻找运动、感觉、自主神经功能障碍和神经损伤的体征，以明确疼痛的原因。

（4）心理-社会状况：疼痛的老人常伴有抑郁、焦虑、社会适应能力下降等。慢性疾病、丧失亲人都给老年人带来非特异性的痛苦感觉，尤其以老年女性为突出。

2.评估方法

（1）目前还没有客观、稳定的生物学指标：老年人对疼痛的主诉是公认的诊断疼痛的"金标准"。因此要重视老年人的主诉。目前可使用一些疼痛评估量表来进行评估及监测。量表包括两大类，一是自评量表，二是观察性量表。自评量表分为视觉模拟量表、数字评定量表、词语量表、面部表情量表等。观察性量表主要适用于认知及语言功能有障碍、主诉能力下降或主诉结果不可靠的老年人，如痴呆老人。另外根据老年人疼痛和疾病的复杂性，要多学科协同合作对老年人的疼痛进行全面的评估。

（2）影响正确评估的因素：首先老年人对痛觉敏感度下降，其次老年人担心止痛剂的不良反应，担心疼痛的加剧意味着病情的变化，不愿意将实情告诉医护人员。老年人对疼痛的认识不足或认知功能改变均不能准确表达自身的疼痛。如果医护人员缺乏有关疼痛的专业知识，就不能准确判断老年人对疼痛的个体化反应，对控制疼痛的重要性缺乏认识。

（四）常见护理诊断/问题

1.疼痛

与组织损伤和反射性肌肉痉挛有关。

（1）继发于骨骼肌疾病：骨折、骨关节炎、痉挛。

（2）与血管疾病有关：血管痉挛、阻塞、静脉炎。

（3）与糖尿病有关：周围神经病变。

（4）与病毒感染有关：带状疱疹。

2.抑郁和焦虑

与长期慢性疼痛而对疼痛治疗的信心降低有关。

3.舒适度减弱

与疼痛有关。

4.睡眠型态紊乱

与疼痛有关。

（五）护理目标

（1）老年人能够及时准确地说出急、慢性疼痛的存在。

（2）老年人能够选用非介入性方法处理疼痛。

（3）疼痛减轻或消失。

（六）护理措施

正确评估老年人的疼痛，重视老年人的个体差异，满足老年人的生理及心理需求。

1.药物止痛

药物止痛是最常用的止痛方法。常用的疼痛治疗药物包括非甾体抗炎药、麻醉性镇痛药、抗抑郁与镇静催眠药等。老年人的疼痛多属于慢性疼痛，因此最好选用长效缓释剂。

（1）非甾体抗炎药：此类药物适用于短期治疗炎性关节疾病和急性风湿性疾病，也是肿瘤的早期和辅助止痛药物。对乙酰氨基酚是缓解轻、中度肌肉骨骼疼痛的首选药物。该类药物有"天花板效应"（即达到最高极限时，剂量再增大也不提高止痛效果）。消炎止痛药物不能作为常规药物，非甾体抗炎止痛药物如布洛芬和阿司匹林对老年人会产生明显的不良反应，如胃肠道出血，还可引起肾脏损害、钠潴留、血小板功能障碍等。

（2）阿片类药物：阿片类药物适用于急性疼痛和恶性肿瘤引起的疼痛。老年人使用此类药物止痛效果好，因为其半衰期长于年轻人。但是老年人常因间歇性给药而造成疼痛的复发。阿片类药物的主要不良反应有恶心、呕吐、便秘和呼吸抑制。根据具体情况选用适当镇吐剂，便秘可选用麻仁丸等中药促进排便。在用药过程中注意观察用药反应并及时处理不良反应。

（3）抗抑郁药物：抗抑郁药物除了具有抗抑郁效应外，还具有镇痛作用，可用于治疗各种慢性疼痛综合征。应用此类药物要注意适应证。三环、四环类抗抑郁药不能用于严重心脏病、青光眼和前列腺增生的老年人。

（4）利尿剂：利尿剂适用于由液体潴留引起的疼痛。有利于缓解心力衰竭、肝硬化腹水等导致的不适感。

（5）其他药物：如曲马多，主要适用于中等程度的急性疼痛和手术后疼痛。该药物的特点是对呼吸的抑制作用弱，因此适用于老年人的镇痛。

（6）外用药：适用于不能口服药物和已经适应大剂量阿片类的老年人。辣椒素是一种新型止痛物质，广泛应用于关节炎、带状疱疹等。它可以缓解骨骼肌疼痛和神经痛导致的炎症反应和皮肤过敏。开始用药时，疼痛会加剧，随后疼痛和皮肤过敏逐步消退。护理时应格外注意止痛药的使用方法，以达到最好的止痛效果。

2.非药物止痛

非药物止痛包括认知疗法、运动疗法、针灸、按摩、冷热疗法、放松疗法、音乐疗法、催眠疗法等。非药物止痛联合药物止痛可减少止痛药物的用量，并且增强止痛效果，能够改善老年人的健康状况。非药物止痛作为药物治疗的辅助措施很有价值，但不能完全替代药物治疗。

3.健康指导

护理人员应重视和关心老年人的疼痛。通过进行疼痛管理教育帮助老年人掌握药物止痛的方法及非药物止痛的方法。正确使用口服止痛药物，能够自行管理疼痛。指导家属理解老年人，并给予情感支持，有助于减轻老年人的疼痛、焦虑和抑郁。长期使用阿片类药物因肠蠕动受抑制可出现便秘，可选用麻仁丸等中药促进排便。另外老年人因疾病常常服用多种药物，如心血管药、降血糖药、利尿剂及中枢神经系统药物等。同时服用多种药物时，应注意药物之间的相互作用。指导老年人及其家属正确使用常用的疼痛评价工具。有利于老年人得到全面的、有效的镇痛治疗。

(七)护理评价

(1)老年人的疼痛得到正确评估。

(2)老年人的疼痛得到改善,生活未受到明显的影响。

(3)老年人能够接受现实,正确服药,恰当使用非药物疗法的止痛方法。

第二节　老年人呼吸系统疾病

一、老年人呼吸系统结构和功能的变化

呼吸系统包括鼻、咽、喉、气管、支气管、肺及胸廓;其主要功能为与外界进行气体交换,维持正常的呼吸活动。随着年龄的增加,老年人呼吸系统的功能不断下降;肺活量一般从 35 岁左右开始下降,80 岁时最大换气量只有 20 岁时的 50%。

1.鼻

老年人鼻黏膜变薄,腺体萎缩,分泌减少;鼻软骨弹性减弱,鼻尖下垂,经鼻的气流形成旋涡,鼻道气流阻力加大,对吸入空气的加温、加湿、清洁及过滤作用减弱,降低了呼吸道的防御功能。

2.咽

老年人咽喉黏膜和咽淋巴萎缩,腭扁桃体的萎缩尤为明显;咽喉黏膜变薄,上皮角化,固有膜浅层水肿,喉软骨逐渐变脆,甲状腺软骨骨化,咽喉部肌肉萎缩,吞咽功能差;神经末梢的感觉不灵敏,导致咽食易呛,严重者甚至因团块食物误吸入气管而发生窒息,也易使食物及咽喉部寄生菌进入下呼吸道而引起吸入性肺炎。

3.气管、支气管

老年人气管、支气管黏膜上皮萎缩、增生、鳞状上皮化生;纤毛倒状、杯状细胞增生,黏膜弹性组织减少、弹性下降,黏膜下腺和平滑肌萎缩,纤毛运动减弱,细小支气管管腔变小甚至阻塞,支气管分泌免疫球蛋白的功能降低,导致易发生呼气性呼吸困难,呼吸系统感染。

4.肺

老年人肺泡数和肺泡壁弹力纤维逐渐减少,肺泡弹性下降,导致肺萎缩,硬度加大,弹性下降,肺不能有效地扩张,通气量不足;弹性纤维和胶原纤维减少,肺弹性回缩力减弱,加上气道阻力的增加,肺顺应性增加,呼气末肺残气量增多,肺活量与最大呼吸量减少;肺动脉壁出现肥厚、纤维化、透明化。肺静脉内膜硬化、血流减少。

5.胸廓

老年人胸廓因骨质脱钙疏松,胸骨前凸,脊柱变曲后凸,胸腔前后径增大,胸廓由扁形变为桶状;肋软骨钙化使胸廓活动受限,胸壁肌肉弹性下降,肋间肌和膈肌出现迟缓症;呼吸道黏

膜,非特异性核蛋白减少,纤毛受损,局部防御屏障减弱;老年人肺功能差,分泌物不容易排出导致肺部感染。

二、老年肺炎患者的护理

老年肺炎是指发生于老年人的终末气道、肺泡和肺间质的炎症,可由病原微生物、理化因素、免疫损伤和药物所致。由于老年人免疫功能下降和呼吸系统进行性改变,其肺炎的发病率和死亡率都高于中青年,80岁以上人群老年肺炎为第一死因。

(一)护理评估

1.健康史

老年肺炎绝大多数由感染所致,老年人自身状况及病原体决定了病情的严重程度。

(1)口腔卫生:大部分高龄慢性病患者的口腔卫生状况较差,细菌滋生快,咽喉部细菌密度升高,菌群失调,可通过吸入引起老年肺炎。

(2)病原体:老年肺炎仍以细菌感染为主,社区获得性肺炎(CAP)常见的病原菌有:肺炎链球菌、流感嗜血杆菌、肠道革兰氏阴性杆菌、金黄色葡萄球菌、厌氧菌以及病毒、支原体、衣原体等。其中以肺炎链球菌最为多见,占老人CAP的$30\%\sim70\%$。在医院获得性肺炎(HAP)中,革兰氏阴性菌的比例明显增加,有$60\%\sim80\%$。HAP是由肠道革兰氏阴性杆菌引起。具有误吸危险因素的患者,厌氧菌感染占有重要地位,深部真菌感染呈持续增多趋势。

(3)合并症:老人常合并各种慢性疾病,如高血压、心脏病、糖尿病、营养不良、肿瘤等致使机体免疫功能下降,容易发生肺感染。

2.身体状况

老年肺炎与年轻人肺炎比较有以下特点:

(1)起病隐匿:老年肺炎起病常表现为:患者健康状况逐渐恶化,如食欲减退、厌食、倦怠、尿失禁、头晕、急性意识模糊、体重减轻、精神萎靡。这些表现对肺炎均非特异性;此外还可表现为基础疾病的突然恶化和恢复缓慢,如心衰在适当治疗中仍复发或加重,当肺炎的病原体被有效控制后,与另外的条件致病菌又会发生,故肺炎的发生时间和持续时间均较难确定;有的高龄患者以老年病五联征方式起病。

(2)症状不典型:老年肺炎患者常无咳嗽、咳痰、发热、胸痛等症状,老年人咳嗽无力、痰多为白色或黄色黏性,易与慢性支气管炎和上呼吸道感染混淆,较常见的是呼吸频率增加,呼吸急促或呼吸困难等呼吸道症状轻微或缺如,而全身中毒症状却较常见并可早期出现。

(3)体征无特异性:老年肺炎患者典型肺实变体征少见,肺部湿啰音与并存的慢性支气管炎、慢性心衰混淆。一般为中度发热,也可不发热,脉搏较快,常有低血压,可出现各种心律失常。呼吸浅快,容易出现发绀、呼吸困难、呼吸衰竭和低氧血症。大约1/4的老年人呼吸音完全正常,但老年人出现呼吸急促(>26次/分)和脉搏加快时应考虑到肺炎的可能性。

(4)并发症多而重:老年患者的并发症大部分与原有的多种慢性基础病有关。常见并发症有休克、严重败血症或脓毒血症、心律失常、水电解质紊乱和酸碱平衡失调、呼吸衰竭及多器官功能衰竭,成为老年肺炎死亡的重要原因。发病率高、病程长和死亡率高也是其特点之一。

3.辅助检查

(1)白细胞计数:多数老年患者白细胞计数在正常范围或仅中性粒细胞偏高,但周围血白细胞仍有核左移,并有胞内中毒颗粒,白细胞减少提示老年肺炎预后不良。

(2)细菌学检查:疑有肺炎的患者应尽早进行细菌学检查,明确病原菌诊断并根据细菌及药敏结果调整临床用药。

(3)X射线检查:老年肺炎80%以上表现为支气管肺炎,典型的大片实变少见,病程早期或者严重脱水的患者X线检查可以没有异常表现,只有疾病进一步发展或补充了足够的水分后肺部X线征象方才表现出来。老年人常见的肺不张、充血性心力衰竭、肺癌和肺栓塞也有与老年肺炎类似的X线表现,有时难以与之鉴别。

4.心理-社会状况

老年肺炎患者会因病程长而引起烦躁或抑郁等情绪反应,要注意评估家属有无对患者病情和预后的担忧,家庭的照顾和经济能力能否应对。

(二)护理诊断

1.清理呼吸道无效

与胸痛,气管、支气管分泌物增多、黏稠及咳嗽无力或无效有关。

2.气体交换受损

与肺实质炎症、呼吸面积减少有关。

3.潜在并发症

感染性休克、心力衰竭、呼吸衰竭、多器官功能衰竭。

(三)护理措施

治疗护理的目的是去除病因,改善呼吸道的防御功能,提高机体抵抗力,积极防治并发症,降低老年肺炎的死亡率,促进康复。

(1)对急性期患者要给予氧疗,保证患者的动脉血氧分压>8.0kPa(60mmHg),氧饱和度>90%。

(2)卧床休息,注意保暖。对活动不便的老年人要定期翻身,急性期后应让其加强活动,鼓励患者多饮水,并给予高热量的流质饮食,不能进食者可适当补充液体,保持大便通畅。

(3)体温超过39℃者,应给予物理降温,必要时给予药物降温,使体温控制在38℃以下。

(4)保持呼吸道通畅,鼓励患者咳嗽,咳出痰液,室内空气进行湿化,并给予祛痰药,经常改变体位、拍背,必要时雾化吸入,稀释痰液以利于排痰。除非干咳剧烈者,一般不用镇静药和少用止咳剂。

(5)老年人心肺功能差,自动调节储备能力差,输液过快或量过多,容易发生心功能不全、急性肺水肿等,必须掌握输液速度,注意出入量平衡,仔细观察心率及有无肺水肿的发生。

(6)老年患者用药的观察。老年肺炎患者用抗生素时间一般较长,用药品种多,不良反应发生率高,要重视长期使用广谱抗生素而导致的二重感染,及时做好口腔护理。

(四)预防

老年CAP的预防主要是肺炎链球菌疫苗和流感疫苗的接种,美国疾病控制及预防中心(CDC)建议>65岁的老年人均应接种疫苗。长期护理中心(LTCF)获得性肺炎和HAP的预防主要是两方面,一方面是减少交叉感染,包括医护人员洗手、医疗器械消毒、隔离耐药菌感染的患者等;另一方面是尽量防止口咽和胃部的细菌定植和吸入,包括半卧位 $30°\sim45°$ 进食、空肠喂养、以硫糖铝代替制酸剂和 H_2 受体拮抗剂预防急性胃黏膜病变、连续转动体位治疗、持续声门下分泌物引流等。

三、老年慢性阻塞性肺疾病患者的护理

慢性阻塞性肺疾病(COPD)是指由于慢性气道阻塞引起通气功能障碍为特征的一组肺疾病,气流受限不完全可逆,呈进行性发展,但是疾病是可以预防和治疗的。主要包括慢性支气管炎和阻塞性肺气肿,是老年人的常见病和多发病。随着年龄的增长而发病增多,且在当前全球死亡原因中位居第 4 位。COPD 的病理改变主要表现为慢性支气管炎及肺气肿的病理变化。

(一)护理评估

1.健康史

目前认为 COPD 是一种由内、外因素共同作用所产生的一种慢性炎症。

(1)内在因素:包括遗传因素,如 $α_1$-抗胰蛋白酶的重度缺乏,支气管哮喘和气道高反应性,肺的生长发育以及老年人呼吸系统老化,自主神经功能失调,肾上腺皮质功能和性腺功能减退,免疫球蛋白减少,单核巨噬细胞功能低下等。

(2)外在因素:包括大气污染、吸烟、感染、过敏以及其他理化因素等都可以产生类似的炎症反应,导致 COPD 的发生。

2.身体状况

COPD 起病缓慢,病程较长,主要表现为慢性咳嗽、咳痰、气促或呼吸困难,急性感染期有发热、咳血痰或咯血,体格检查肺内可闻及干、湿啰音,有典型肺气肿体征,其中以气促、呼吸困难为主要表现者为气肿型,以炎症缺氧表现者为支气管型。老年 COPD 患者的特点:

(1)呼吸困难更加突出:随着气道阻力的增加,老年人呼吸功能发展为失代偿时,轻度活动甚至静态时就有胸闷、气促。

(2)易发生反复感染且并发症多:老年人体质下降,免疫功能减退,气道屏障功能下降,易发生反复感染;肺源性心脏病、呼吸性酸中毒、肺性脑病、电解质紊乱、休克、DIC 等并发症发生率高。

(3)机体反应:机体反应能力差,典型症状弱化或缺如。

3.辅助检查

(1)肺功能检查:用于判断病变程度和预后情况。一般用力肺活量(FVC)和第 1 秒用力呼气容积(FEV_1)均下降;FEV_1/FEC 是评价气流受限的一项敏感指标。FEV_1 预计值是评估 COPD 严重程度的良好指标,其变异性小,易于操作。吸入支气管舒张药,$FEV_1/FVC<70\%$ 及 $FEV_1<80\%$ 预计值,可以确定为不完全可逆的气流受限。

(2)动脉血气分析:静息状态下在海平面呼吸空气条件下,$PaO_2<60mmHg$ 和(或)$SaO_2<90\%$,提示呼吸衰竭;$PaO_2<50mmHg$,$PaCO_2>70mmHg$,pH<7.30 提示病情危重。

（3）影像学检查：胸部 X 线检查早期可无明显变化，随着病情发展可以出现胸廓前后径增大，肋骨水平，肋间隙增宽，膈肌低平，两肺野透亮度增高，肺纹理变细、减少，心脏悬垂狭长；胸部 CT 检查不作为常规检查，高分辨 CT 对辨别小叶中心型或全小叶型肺气肿及确定肺大疱的大小和数量有很高的敏感性和特异性；可预计肺大疱切除术或外科减容手术等的效果。

（4）其他实验室检查。①低氧血症：$PaO_2 < 55mmHg$ 时，血红蛋白及红细胞可升高，红细胞压积 $> 55\%$ 诊断为红细胞增多症。②并发感染：痰涂片可见大量中性粒细胞。③痰培养：通过痰培养可检出各种病原菌。

4.心理社会状况

老年 COPD 患者易产生焦虑、孤独等消极反应，病程长、病情反复可造成失眠及忧郁症，使其对治疗缺乏信心。应评估患者有无上述心理反应，以及家庭成员对此疾病的认知和照顾能力。

（二）护理诊断

1.清理呼吸道无效

与慢性支气管炎感染黏液分泌物过多、无力咳嗽、呼吸道痉挛有关。

2.气体交换受损

与肺气肿导致的通气血流比例失调、肺组织弹性下降、残气量增加有关。

3.低效型呼吸型态

与支气管阻塞、呼吸阻力增加有关。

4.活动无耐力

与慢性支气管炎、肺气肿导致的肺活量下降、低氧血症、酸中毒有关。

5.潜在并发症

为肺炎性心脏病、自发性气胸、慢性呼吸衰竭、肺性脑病、呼吸性酸中毒。

（三）护理措施

COPD 的治疗目的是预防病因、缓解症状、减慢肺功能衰退；减少急性发作及并发症的发生，改善呼吸功能和运动能力，降低抑郁程度，改善生活质量。

（1）协助患者取舒适的体位，如半坐卧位，借重力作用使膈肌位置下降，胸腔容量扩大，同时减轻腹内脏器对心、肺的压力，以改善呼吸困难。

（2）监测患者呼吸的频率、节律和深度，以及呼吸困难的程度。监测生命体征，发热时定时监测体温。观察患者咳、痰、喘的发作，以及痰液的性质和量。观察缺氧及二氧化碳潴留的症状和体征，如有无发绀、球结膜水肿。定期检查氧疗设备，了解用氧后反应。

（3）指导、协助患者有效排痰：COPD 患者常因长期缺氧，胃肠道功能减弱，进食量少，呼吸频率快，不显性失水增多，而致痰液黏稠；加之年老体弱，呼吸肌疲劳，有效排痰能力降低，使痰液更不易咳出。具体措施如下。

①教育患者多喝水，白天每隔 2 小时喝 200mL 左右，以利于痰的稀释和黏膜的纤毛运动。

②教会患者深呼吸和有效咳嗽，正确方法：a.患者坐位，双脚着地，身体稍前倾，双手环抱一个枕头，有助于膈肌上升，当患者吸气时用鼻吸气，将书或枕头抬高，呼气时缩唇同时腹部收缩，称之为噘嘴呼气，有利于肺内残气更多地呼出，改善患者的呼吸功能，吸与呼的比例一般是

1：2或1：3，每次10分钟，每天3～4次；b.进行数次深而缓慢的腹式呼吸，再深吸一口气后，关闭声门屏气，当腹内压及胸膜腔内压达到一定高度时，打开声门，腹部收缩，形成爆破性气流而用力咳嗽，使痰有效咳出。

③帮助叩背：叩击患者胸部时，患者侧卧位，叩击者两手的手指指腹并拢，使掌侧呈杯状，以手腕力量，从肺底自下而上、由外向内、迅速而有节律地叩击胸壁，震动气道，每次叩5～10秒，2～4小时一次，帮助分泌物从小支气管向大支气管排出。

（4）湿化和雾化疗法：湿化疗法是要达到湿化气道、稀释痰液的目的。常用超声雾化和氧气雾化，湿化剂有蒸馏水、生理盐水、低渗盐水（0.45％较常用），可在雾化液中加入痰溶解剂、抗生素、平喘药等，达到祛痰、消炎、止咳、平喘的作用。

湿化和雾化疗法注意事项：①防止窒息。干结的分泌物湿化后膨胀易阻塞支气管，应帮助患者翻身、拍背，及时排痰，尤其是体弱、无力咳嗽者。②避免过度湿化。过度湿化可引起黏膜水肿、气道狭窄、气道阻力增加，甚至诱发支气管痉挛，也可导致水潴留，加重心脏负荷。湿化时间一般以10～20分钟为宜。③控制湿化温度，一般应控制在35～37℃。④观察各种吸入药物的不良反应。

（5）机械吸痰：适用于无力咳出黏稠痰液、意识不清或排痰困难者。可经患者口、鼻腔、气管插管或气管切开处进行负压吸痰。每次吸引时间不超过15秒，在吸痰前、吸痰后提高吸入氧的浓度。

（6）氧疗护理：

长期家庭氧疗（LTOT）指征：①$PaO_2 \leqslant 55mmHg$或$SaO_2 \leqslant 88\%$，有或没有高碳酸血症。②PaO_2 55～60mmHg或$SaO_2 < 89\%$，并有肺动脉高压、心力衰竭水肿或红细胞增多症（血细胞比容＞0.55）。鼻导管吸氧，氧流量为1.0～2.0L/min，吸氧时间10～15h/d。目的是使患者在静息状态下，达到$PaO_2 \geqslant 60mmHg$和（或）使SaO_2升至90％。

（7）药物手术治疗护理：根据个体所选药物，按要求使用，并密切观察不良反应，及时调整剂量，当病情需要手术治疗时进行术前、术后的常规护理。

（8）教育与管理：通过教育与管理提高患者对疾病的认识，了解与慢阻肺疾病有关的知识并提高自身处理疾病的能力，学会自我控制如何做腹式呼吸、噘嘴呼吸。对患者定期随访管理。

①督促患者戒烟：使群体认识戒烟的重要性，烟在不完全燃烧的情况下会产生很多PM2.5即细颗粒物，因此，对慢阻肺患者重要的措施是戒烟，可有效地减缓FEV_1下降和保护肺功能。对吸烟者都需要戒烟教育和治疗，增强其戒烟的信心，吸烟依赖性治疗包括家庭、社会的支持和尼古丁替代疗法等。

②控制环境污染：室内空气新鲜，定期通风，保持温度在22～24℃，湿度为60％～70％。雾霾天气不晨练，少出门，出门戴能阻挡细颗粒物的医用N95口罩，出门后进入室内要及时洗脸、漱口、清理鼻腔，去掉身上所附带的污染残留物，以防止PM2.5对人体的危害。

③改善患者营养状态：COPD患者身体慢性消耗，营养差，饮食宜少食多餐，选择高蛋白、高热量、高维生素易消化食物，鼓励患者多饮水。并发肺心病者，如出现腹水或水肿明显、尿少时，应限制钠和水的摄入量，钠盐＜3g/d，水分＜1500mL/d。

④加强体育锻炼：根据个体进行体力锻炼，如慢速步行、登楼、踏车、打太极拳等。上肢训练包括高过头部的上肢套圈训练、手摇车训练及体操棒训练，患者也可手持重物（0.5～3kg）做高于肩部的各个方向的活动，每活动1～2分钟，休息2～3分钟，每天2次，监测以出现轻微的呼吸急促及上臂疲劳为度。

⑤定期注射流感疫苗、肺炎疫苗：接种流感疫苗可预防流感，防止COPD患者反复感染，避免流感引发的急性加重，适用于各级临床严重程度的COPD患者。

⑥心理护理：关心体贴患者，给予精神鼓励，使其积极配合治疗。缓解期帮助患者及其家属了解疾病的特点，树立与慢性病长期做斗争的信念。

第三节　老年循环系统疾病

一、老年人循环系统结构和功能的变化

循环系统包括心脏、血管和调节血液循环的神经体液，由于年龄的增长会发生一系列解剖、生理的变化。

1. 心脏

老年人可因心脏长期受累，使心脏略有增厚，体积增大，重量增加；心底与心尖距离缩短，左、右心室容积在收缩期和舒张期均有轻度缩小，主动脉根部右移和扩张；随着年龄增长，心肌细胞开始肥大，而心肌细胞数量并未增多，心肌纤维减少，结缔组织增多，类脂质沉积，瓣膜结构钙质沉着，心肌纤维内脂褐质沉积，引起细胞内蛋白质合成障碍，使心脏呈棕褐色；70岁以上老年人约50%的有心血管系统淀粉样变性，老年人的心血管代偿失调约25%是由心脏淀粉样变引起。

2. 心脏心内膜和心瓣膜

随着年龄增加和血液流体压力的影响，胶原纤维和弹力纤维增生，心脏呈弥漫而不均匀增厚，可出现灰白色斑块；瓣膜变厚、僵硬，瓣膜增厚部分形成纤维斑块、钙化灶；瓣叶交界处可有轻度粘连，导致瓣膜变形，影响瓣膜正常闭合，有二尖瓣和主动脉瓣血液反流，临床上可能听到瓣膜杂音，但很少导致狭窄，称为"老年性心瓣膜病"。心内膜主要是内膜增厚、硬化，左侧受累较右侧明显，心包膜下脂肪增多。

3. 心脏传导系统

随年龄增加表现为细胞成分减少；纤维组织增多，脂肪浸润；窦房结起搏细胞（P细胞）减少，60岁以后减少更快，70岁以后P细胞减少1%，导致自律性降低，心律变慢，易产生孤立性房颤、病态窦房结综合征；房室结老化和二尖瓣瓣环钙化，使房室束和左束支起始扭曲易发生传导阻滞；结间束心肌纤维明显减少，线粒体萎缩，胶原纤维增加，60岁以后左束支常常丧失一些传导纤维，这些部位多有硬化和微小钙化。

4. 心血管自律神经

由于迷走神经活动降低导致老年人机体内环境平衡调节机制的敏感性降低；老年人血管

壁伸张能力下降,压力感受器活动能力下降;老年人对 β 受体激动剂或拮抗剂的敏感性降低,所以,老年人呼吸性心律不齐随年龄增长并不明显。

5.心肌功能

老年人心肌老化,顺应性减退,收缩功能每年下降约 0.9%,心搏出量随着年龄增长每年下降约 1%;心搏指数 65 岁时降低 40%;但静息时射血分数仍较正常。

6.动脉系统

大动脉、冠状动脉、脑动脉、肾动脉等大、中动脉和微小动脉均有改变,表现为动脉内膜增厚,内弹力板呈斑块增厚;中层纤维减少,弹力纤维变性,胶原纤维增生;透明性改变或者钙盐沉着;血管变脆;随着年龄增加,在单位面积内有功能的毛细血管数量减少,毛细血管通透性降低,血流减慢。

7.静脉系统

表现为静脉血管床扩大,静脉壁弹性和张力降低;静脉瓣萎缩或增厚,容易发生静脉曲张;全身静脉压降低。

二、老年高血压患者的护理

高血压是以动脉收缩压和(或)舒张压持续升高为主要表现的临床综合征,是发病率最高的临床综合征之一。老年高血压是指年龄在 60 岁以上在未使用药物的情况下,连续三次非同日血压测定收缩压(SBP)≥18.67kPa(140mmHg)和(或)舒张压(DBP)≥12.0kPa(90mmHg),排除假性高血压和继发性高血压。老年高血压除了血压升高,还常伴有心、脑、肾损害,是导致老年脑卒中、冠心病、充血性心力衰竭、肾衰竭和主动脉瘤发病率和死亡率升高的主要危险因素之一。老年高血压是老年人最常见疾病,平均发病率为 40%,男性为 38%,女性为 42%,是老年人致残致死的主要原因。

(一)护理评估

1.健康史

(1)内在因素:遗传因素为多基因遗传,与血压有关的各种老化因素,如血管粥样与纤维性硬化的程度,激素反应性减低以及压力感受器敏感性的变化等。

(2)外在因素:是否有不良的生活方式,如高脂高钠饮食、吸烟、饮酒,缺乏体力运动等。

(3)精神神经因素:情绪紧张、创伤等。

2.身体状况

老年高血压有以下临床特点:

(1)以单纯收缩期高血压(ISH)多见,脉压增大;65 岁以上老年高血压患者 ISH 为混合型的两倍,ISH 是反映动脉损害程度的重要标志。

(2)血压波动大,易产生体位性低血压,且恢复的时间长;常见昼夜血压节律变化;可随季节变化,约 1/3 患着表现为冬季高,夏季低。

(3)症状少而靶器官并发症多,在靶器官明显损害前,半数以上老年高血压患者无症状,缺乏足够重视,导致并发症的发生和病情进展;老年高血压患者的并发症发生率高达 40%。主要有冠心病、心功能衰竭、脑出血、脑梗死、肾小动脉硬化、肾功能衰竭、主动脉夹层分离等。收缩压升高 10～20mmHg 或舒张压升高 5～6mmHg,脑卒中的危险就增加 35%～40%,冠心病增加 20%～50%。

(4)多种疾病并存,致残致死率高。老年高血压常与动脉粥样硬化、高脂血症、糖尿病、肾功能不全、前列腺增生症等疾病共存并相互影响,使其治疗变得复杂,致残致死率升高。

3.辅助检查

(1)老年高血压应做胸片、心电图,超声心动图、肝及肾功能、电解质、血脂、血糖、尿微量蛋白测定及血、尿常规。

(2)24 小时动态血压监测,老年患者血压波动性较大,有些高龄老年人血压昼夜节律消失,提供日常活动和睡眠时血压波动情况,是评价有无靶器官损害情况的证据,也用于评价抗高血压药物疗效。

4.心理-社会状况

评估老年人有无对疾病发生发展、治疗方面的焦虑和猜疑,有无对终身用药的担心和忧虑;评估靶器官受损的程度对老年人生活质量影响的程度及老年人的家庭和社区支持程度。

(二)护理诊断

1.活动无耐力

与血压升高所致的心、脑、肾循环障碍有关。

2.有外伤的危险

与低血压反应、视物模糊、意识障碍等有关。

3.慢性疼痛

与血压升高所致脑、心供血不足有关。

4.潜在并发症

老年高血压急症。

(三)护理措施

(1)密切观测血压及患者的其他危险因素,观察药物疗效和临床疾患的改变。

(2)与患者建立良好的关系,向患者进行保健知识教育,让患者了解自己的病情,包括高血压危险因素及同时存在的临床疾患,强调按时服药和终身治疗的必要性,使其了解控制血压的重要性和药物治疗可能出现的不良反应。向患者解释改变生活方式的重要性,使其自觉地付诸实践,并长期坚持。

(3)随访时间:根据患者的心血管总危险分层及血压水平,若高血压患者血压水平 1 级,危险分层属低危者或仅服一种药物治疗者,每 1～3 个月随访一次;新发现的高危及较复杂病例高危患者血压未达标的,每 2 周至少随访一次;血压达标且稳定的,每 1 个月随访一次。经治疗后,血压降低达到目标,其他危险因素得到控制,可以减少随访次数。若治疗 6 个月,使用了至少 3 种降压药,血压仍未达目标,应建议专科门诊治疗。

(4)告诉患者应注意事项:

①在应用降压药、镇静类药、血管扩张药物后不要突然站起,最好静卧 1～2 小时,站立后如有头晕感觉,应继续卧床休息。

②改变体位应缓慢,防止血压突然下降。清晨起床时须小心,在站立前先做准备动作,即做些轻微的四肢活动,也有助于促进静脉血向心脏回流,升高血压,做好体位转换的过渡动作,即卧位到坐位,坐位到站立位,从而避免体位性低血压发生。

③避免大量出汗、热水浴、腹泻、感冒、饮酒等引发体位性低血压的诱因。不在闷热或缺氧的环境中站立过久,以减少发病。

④改变生活方式,合理安排饮食,减少钠盐摄入,增加钾盐摄入;控制体重;不吸烟;不过量饮酒。

⑤坚持适当的体育锻炼,增强体质,保证充分的睡眠时间,避免劳累和长时间站立。

(5)做好心理护理:高血压是一种身心疾病,心理社会因素对疾病的发生、发展、转归及防治都有着重要的影响。心理生理研究提示,精神紧张可引起高血压。心理不平衡可导致心血管疾病发生,而心血管疾病本身又可进一步造成心理紧张。可通过心理疏导、放松疗法、倾听音乐、兴趣培养等使患者减轻精神压力,保持心理平衡。

三、冠心病患者的护理

冠心病是冠状动脉粥样硬化性心脏病(CHD)的简称,亦称缺血性心脏病,是指各种原因引起的冠状动脉狭窄或阻塞导致心肌缺血缺氧或坏死而引起的心脏病。本病多发生在 40 岁以后,随年龄的增长而增多;男性多于女性。本病是老年人最常见的疾病,已成为影响老年人生活质量的主要疾病,也是老年人的主要死因。老年冠心病的患病原因除年龄外,主要是高脂血症、高血压、吸烟、糖尿病;其次是肥胖、体力活动过少、精神过度紧张、遗传因素等;老年女性患病还与雌激素水平下降有关。

老年冠心病具有以下临床特点:①病史长,病变弥漫,范围广,钙化病变多;累及多支血管和(或)同一血管多段病变;常有陈旧性心肌梗死,可伴有不同程度的心功能不全。②以多种临床表现为首发症状,如胸闷、心前区疼痛、呼吸困难、心力衰竭、心律失常、头昏、乏力、肩背痛、上腹痛、牙痛等;可表现为慢性稳定型绞痛,也可以急性冠状动脉综合征(包括不稳定型心绞痛、急性心肌梗死及冠心病猝死)为首发症状。③合并症复杂:老年人多数在发生冠心病前就存在各种疾病,如高血压、高血脂、糖尿病、脑血管病、肺心病、前列腺增生等,这些疾病相互影响,互为因果,导致治疗困难,死亡率高。

(一)心绞痛的护理

老年心绞痛是指冠状动脉供血不足,心肌急剧的、暂时的缺血缺氧所引起的以短暂胸痛为主要表现的临床综合征。其特点为阵发性的前胸压榨性疼痛,可伴有其他症状。90%的老年心绞痛是冠状动脉粥样硬化引起。

1.护理评估

(1)健康史:

①有无高血压、糖尿病、高脂血症、肺部感染、肺心病等病史。

②有无受凉、受热、情绪激动、劳累、饱餐等,老年人承受能力差,社会地位改变、孤独、丧偶等心理应激,也可诱发心绞痛。

③详细了解患者的诊治过程和治疗效果。

（2）身体状况：

①疼痛部位不典型：疼痛可在上颌部与上腹之间的任何部位，但多数伴有前胸闷或胸痛，特点是每次发作都在同一部位，同一原因诱发。

②疼痛性质不典型：心绞痛发作时没有明显的疼痛，而以其他症状表现较多，如气促、呼吸困难、咽喉部阻塞感、左上肢酸胀等。

③心绞痛发作时是否有脸色苍白、出冷汗、心率增快、血压升高，有的老年心绞痛者可无阳性体征。

（3）辅助检查：

①心电图检查：是发现心肌缺血，诊断心绞痛最常用的检查方法。老年心绞痛患者最常见的心电图异常是非特异性 ST - T 改变。

②活动：平板运动测试阳性结果虽对冠心病诊断有一定价值，但老年人因肺功能差或体力差而影响结果的判断。

③放射性核素检查：利用放射性心肌显像所示灌注缺损提示心肌供血不足或供血消失，可早期显示缺血区的部位和范围，并结合临床其他资料，对老年心绞痛诊断有较大价值。

④冠状动脉造影：冠状动脉造影可使左右冠状动脉及其主要分支得到清楚的显影，对心肌缺血具有确诊价值，且安全可靠。

（4）心理-社会状况评估：患者有无因心绞痛引起的恐惧、抑郁以及有无因对病情及预后不了解而产生焦虑反应，患者的家庭成员能否配合患者的治疗。

2.护理诊断

（1）疼痛：与心肌缺血、缺氧有关。

（2）活动无耐力：与心肌供血、供氧失调有关。

（3）焦虑：与心绞痛反复频繁发作有关。

（4）知识缺乏：缺乏控制诱发及预防心绞痛发作、药物应用的知识。

（5）潜在并发症：心肌梗死。

3.护理措施

老年人心绞痛治疗护理的目的是控制心绞痛的发作，提高运动耐量，延缓冠状动脉粥样硬化的进展，提高老年生活质量。

（1）休息，心绞痛发作时应立即停止正在进行的活动，就地休息。

（2）氧气吸入。

（3）心理护理：安慰患者，减轻紧张不安、焦虑情绪，以减少心肌耗氧量。

（4）密切观察病情变化：心电监护，严密监测心率、心律及血压的变化。

（5）观察疼痛的部位、性质、程度、持续时间及有无面色苍白、大汗、恶心等症状。

（6）含服硝酸甘油片后 1～2 分钟开始起效，半小时后作用消失。可引起头痛、血压下降，偶伴晕厥。患者应随身携带硝酸甘油片，使用时注意有效期，胸痛发作时每隔 5 分钟含服硝酸甘油 0.5mg，直至疼痛缓解。如果疼痛持续 15～30 分钟仍未缓解（或连续含服 3 片后），应警惕急性心肌梗死的发生。静滴硝酸酯类药物，注意滴速及血压、心率/脉率的变化，注意药物的疗效及不良反应。

(7)注意药物的疗效和不良反应。

(8)减少或避免诱因:调节饮食,禁烟酒,保持大便通畅、心境平和等。

(二)急性心肌梗死的护理

老年急性心肌梗死是指在冠状动脉病变基础上,冠状动脉内斑块破裂出血,血栓形成或冠状动脉严重持久地痉挛,发生冠状动脉急性阻塞,冠状动脉血供急剧减少或中断,使相应心肌发生持续而严重的缺血导致心肌坏死。临床上表现为持久的胸骨后剧烈疼痛、发热、白细胞计数和血清心肌坏死标记物升高及心电图进行性改变。常并发急性循环衰竭及严重的心律失常,老年急性心肌梗死的发生率明显高于中青年,随着年龄增长而逐渐增加,死亡率高。

1.护理评估

老年急性心肌梗死患者发病表现差异大,1/3 的患者发病急骤,约 1/2 症状轻微,因此必须仔细评估,以免延误病情。

(1)健康史:

①内在因素评估:有无引起冠状动脉粥样硬化的危险因素,如高血压、高血脂、糖尿病,冠状动脉粥样硬化是老年急性心肌梗死的基本病因,大部分患者存在多次血管严重病变,3/4 粥样斑块有破溃出血、继发血栓形成。其次有冠状动脉急性栓塞及先天性冠状动脉畸形等。

②外部因素评估:有无促使粥样斑块破溃出血及血栓形成的诱因,如劳累、激动、跑步、感染、过度饮酒与吸烟、饱餐、寒冷、消化道出血及排便用力、发热、一氧化碳中毒等。

(2)身体状况:

①症状:多不典型,有典型临床症状的患者不到 1/3,高龄患者更少。胸痛症状轻微,伴有糖尿病的高龄患者可无胸痛,有的表现为上腹部疼痛,肩、背部、左上肢、颈、下颌部痛及牙痛等,或者出现胸闷、气促、呼吸困难、心悸、恶心呕吐、突发晕厥、休克、意识障碍等表现。首发症状中,胸痛随着年龄增长而减少,气促、意识障碍随着年龄增加而增多。

②合并症多:老年急性心肌梗死发病前常合并有高血压、糖尿病、脑血管病、呼吸道和胃肠道感染等。

③发作规律:具有昼夜发作规律,晨 6～12 时发作居多;季节交替、饭后、遇冷空气时发作较多。

④并发症多:老年急性心肌梗死患者并发症的发生率明显高于中青年,其中室壁瘤是中青年的 2 倍;心脏破裂是中青年的 3 倍;水电解质紊乱发生率为 56.7%(中青年 31.3%);院内感染发生率也高于中青年。本病病程长,治疗效果差,死亡率高。

(3)辅助检查:

①心电图检查:老年急性心肌梗死心电图除特征性、动态心电图的改变外,常有 ST－T 改变,且无病理性 Q 波发生率高。

②心肌酶:老年急性心肌梗死患者的心肌酶可显示不同于中青年的特点;肌酸激酶(CK)、天门冬酸氨基转移酶(AST)及乳酸脱氢酶(LDH)峰值延迟出现,CK 和 AST 峰值持续时间长,CK 峰值低。丙酮酸激酶(PK)适合对心肌梗死的动态观察,对评估心功能及预后提供较可靠的定量指标。血常规、血沉检查可反映组织坏死和炎症反应。

③冠状动脉造影：可清楚地观察到冠状动脉有无狭窄或痉挛，以及病变的部位、程度、侧支循环建立情况，这对选择治疗方案具有重要价值。

（4）心理-社会状况：老年急性心肌梗死发病急骤和病情严重会造成患者及其家属强烈的恐惧和慌乱，面对一系列的检查和治疗，对预后的担心、对工作和生活的顾虑等，患者易产生焦虑，可表现为语调低沉，不敢活动，手足无措，应对无效。

2.护理诊断

（1）疼痛：胸痛与心肌缺血、坏死有关。

（2）活动无耐力：与心排血量减少、心肌氧的供需失调有关。

（3）恐惧：与病情危重有关。

（4）焦虑：与担心疾病预后有关。

（5）潜在并发症：心律失常、心力衰竭。

3.护理措施

老年急性心肌梗死治疗护理的目的是挽救濒死的心肌，防止梗死面积扩大，保护和维持心脏功能，减少并发症的危害，使患者度过急性期，尽可能多保住有功能的心肌。

（1）休息，发病12小时内应绝对卧床休息，保持环境安静，限制探视。

（2）饮食：起病后12小时内给予流质饮食，逐渐过渡到半流质、普食。应少量多餐，避免饱餐，摄入低脂、低胆固醇的清淡饮食。

（3）氧气吸入，以增加心肌氧的供应，减轻缺血和疼痛。

（4）心理护理：安慰患者，减轻紧张不安情绪，以减少心肌耗氧量。

（5）密切观察病情变化：按医嘱心电监护，严密监测心率、心律及血压的变化。

（6）观察疼痛的部位、性质、程度、持续时间及止痛治疗的疗效（用药后多长时间疼痛缓解或消失）和不良反应（吗啡注意有无呼吸抑制，硝酸甘油注意监测血压变化）。

（7）观察溶栓治疗的疗效（溶栓成功的指标）和不良反应（再灌注性心律失常、出血、过敏反应）以及并发症（恶性心律失常、心力衰竭、休克等）；监测血电解质和酸碱平衡状况。

（8）做好冠状动脉介入治疗术前准备和术后护理。

（9）准备好急救药物和抢救设备如除颤器、起搏器等，随时准备抢救。

（10）避免诱发因素，保持大便通畅，改变不良生活方式，注意饮食调整和适当运动。

第四节　老年人消化系统疾病

一、老年人消化系统结构和功能的变化

1.口腔

随年龄的增长，老年人牙龈萎缩，牙釉质变薄，对冷、热等刺激过敏，容易发生疼痛及感染；牙齿部分或全部脱落，导致咀嚼功能减退，食物不易嚼烂，从而影响食物的消化。唾液腺萎缩，

分泌唾液减少,影响口腔的自洁及对淀粉的消化作用,易于出现口干和吞咽不畅。舌乳头逐渐萎缩,味蕾减少,味觉功能减退,导致食欲减退,因此老年人容易发生营养不良。

2.食管

随年龄的增长,老年人食管黏膜逐渐萎缩,黏膜固有层弹力纤维增加,可出现不同程度的吞咽困难。食管平滑肌萎缩变薄,蠕动减少,排空延迟;食管下段括约肌松弛,容易发生胃内容物反流。此外,老年人食管下段可同时发生很多无推进力的收缩,往往无临床症状,或偶有胸痛、吞咽困难,称为"老年性食管"。

3.胃

老年人胃黏膜因微动脉硬化、血流减少等原因而萎缩,对损伤的修复能力降低,并出现不同程度的肠化生。胃黏膜腺体萎缩,胃酸分泌减少,60 岁以上的老年人约有 35％盐酸偏低或缺乏,对细菌的杀灭作用减弱或丧失;胃蛋白酶原亦分泌减少,使胃的消化作用减弱,影响蛋白质、铁等营养物质的吸收,可致营养不良、缺铁性贫血。胃平滑肌萎缩,弹性降低,胃腔扩大,易出现胃下垂;蠕动减弱,排空延迟,可致代谢产物、毒素等不能及时排出,容易发生消化不良、慢性胃炎、胃溃疡、胃癌等。

4.肠

随年龄增加,小肠黏膜和肌层萎缩,黏膜上皮细胞减少,小肠绒毛变短、变粗,有效吸收面积减少;小肠腺萎缩,小肠液分泌减少,各种消化酶显著下降,消化和吸收功能减退,易造成老年人吸收不良。结肠黏膜萎缩,结肠壁肌层或结缔组织变薄,容易形成结肠憩室;肠蠕动减弱,内容物通过时间延长,水分重吸收增加,腺体分泌减少,易发生便秘;肛门括约肌张力降低,易致大便失禁;盆底肌肌肉萎缩,肛提肌肌力降低,易发生直肠脱垂。

5.肝、胆

老年人肝脏体积缩小,重量下降,肝实质细胞减少,解毒功能下降,其合成与储存蛋白质的功能亦减弱,可引起白蛋白降低、球蛋白升高;肝细胞再生功能减退,结缔组织增生,容易发生肝硬化。胆囊壁老化,易发生胆囊穿孔和胆囊下垂;胆汁减少、黏稠并有大量胆固醇沉积,易发生结石、胆囊炎。

6.胰腺

正常成人胰腺重量为 60～100g,50 岁后逐渐减轻,80 岁时减至 40g。老化致胰腺分泌消化酶减少,对脂肪的吸收能力降低,易发生脂肪泻。

二、老年胃食管反流病的护理

胃食管反流病(GERD)是指胃、十二指肠内容物反流入食管引起一系列病理损害的一组疾病。临床表现为泛酸伴烧心等症状,可引起反流性食管炎(RE),以及咽喉、气道等食管外组织的损害。随着年龄的增长,食管下段括约肌收缩力下降,其患病率明显升高。GERD 可分为非糜烂性反流病(NERD)、反流性食管炎和 Barrett 食管(BE)三种类型,也可称为 GERD 相关疾病。该病全球不同地区患病率存在差异,西欧和北美患病率为 10％～20％,我国北京、上海两地的患病率在 5.77％左右。

GERD 发生与食管下段括约肌收缩力减弱,抗反流功能下降;食管蠕动缓慢、唾液产生减少,引起食管清除功能障碍;食管黏膜萎缩,屏障防御作用减弱;食管感觉异常;胃排空延迟等有关。这些因素使反流物即胃酸和(或)胆汁等能够刺激和损伤食管黏膜。此外,GERD 的发生亦可能与吸烟、酗酒、饮用浓茶、服用非甾体类抗炎药和抗胆碱能药物、体位、情绪等因素有关。

胃食管反流病的治疗目的是治愈食管炎、缓解症状、提高生活质量、预防并发症。目前对本病的药物治疗主要有抑制胃酸分泌,增强食管下段括约肌功能,促进食管及胃的排空能力以及强化食管黏膜的防御功能等,主要使用 H_2 受体抑制剂、质子泵抑制剂等抑制胃酸分泌药物,以及促胃肠动力药(西沙必利)、黏膜保护剂等。对重症患者,经内科保守治疗无效的可采用手术治疗,手术治疗多采用不同术式的胃底折叠术,如同时合并食管裂孔疝,可进行裂孔修补及抗反流术。

(一)护理评估

1.健康史

(1)消化系统疾病史:如食管裂孔疝、胃泌素瘤、幽门梗阻、十二指肠溃疡、肠易激综合征等。

(2)全身性疾病史:如糖尿病神经病变、进行性硬化等可引起食管、胃肠道蠕动功能障碍的疾病。

(3)长期服用药物史:如长期服用多巴胺、地西泮、吗啡等可影响食管下括约肌(LES)功能的药物。

(4)不良的生活方式:如吸烟、酗酒、饮浓茶、喝咖啡、高脂饮食等。

2.身体评估

(1)反流症状:泛酸、反食、嗳气等症状在餐后明显或加重,平卧或弯腰时易出现,用力屏气时加重,可于熟睡时扰醒;泛酸伴烧心是胃食管反流病最常见的症状。

(2)反流物刺激食管的症状:表现为烧心、胸痛、吞咽困难等。烧心多在餐后 1 小时出现,卧位、前倾或腹压升高时加重。胸痛为胸骨后或剑突下疼痛,严重时可放射至胸部、后背、肩部、颈部以及耳后。吞咽困难呈间歇性,进食固体或液体食物时均可发生。严重食管炎或食管溃疡者可有吞咽困难。

(3)食管意外刺激症状:表现为咳嗽、哮喘及声嘶,咳嗽多在夜间,呈阵发性,伴气喘。

3.辅助检查

(1)24 小时食管 pH 测定:食管 pH 测定可了解食管内的 pH 情况。应用便携式 pH 记录仪在生理状态下对患者进行 24 小时食管 pH 连续监测,能记录到白天和夜间及 24 小时内的 $pH<4$ 的百分比,$pH<4$ 的次数,连续 5 分钟以上的次数,最长的持续时间等观察指标。这些参数能帮助确定在生理活动状态下有无过多的胃食管反流,目前普遍认为 24 小时监测胃食管流最可靠。该检测方法和内镜结合是诊断胃食管反流病的"金标准"。

(2)内镜检查:内镜检查是诊断反流性食管炎最准确的方法,可判定反流性食管炎的严重程度及有无并发症;能直接观察黏膜病变,结合病理活检,可确定是否为 Barrett 食管。需要注意内镜下见到有反流性食管炎可确定 GERD 的诊断,但食管显示正常,也不能除外 GERD,此时须应用食管 pH 监测、食管吞钡 X 线检查等方法综合判断。

(3)食管吞钡 X 线检查:该项检查假阳性较多,其目的主要是排除食管癌等其他食管疾病。

4.心理-社会状况

老年胃食管反流病程迁延、病情反复、经久不愈,症状可在进食或餐后加重,因此应评估患者的心理反应,如是否对进食有恐惧感;还要注意评估家属对患者治疗疾病的态度、心理支持等。

(二)护理诊断

1.慢性疼痛

与泛酸引起的烧灼以及反流物刺激食管痉挛有关。

2.营养失调

与对进食的恐惧及吞咽困难等原因而致摄入量低于机体所需量有关。

3.潜在并发症

上消化道出血、食管狭窄、Barrett 食管等。

4.焦虑

与病情反复、病情迁延以及参加集体活动次数减少有关。

(三)护理措施

1.病情观察

注意观察患者疼痛的部位、性质、程度、持续时间及伴随症状,及时发现和处理异常情况。

2.祛除和避免诱发因素

(1)避免应用降低 LES 压力的药物及引起胃排空延迟的药物和激素、抗胆碱能药物、茶碱、地西泮、钙拮抗剂等。

(2)避免饭后剧烈运动,避免睡前 2 小时进食,白天进餐后亦不宜立即卧床,睡眠时将床头抬高 15~20cm,以改善平卧位食管的排空功能。

(3)应避免进食使 LES 压力降低的食物,如高脂肪食物、咖啡、浓茶等,以高蛋白、低脂肪、无激素、易消化饮食为宜,少食多餐,戒烟、戒酒。

(4)注意减少一切引起腹内压升高的因素,如肥胖、便秘、紧束腰带等。

3.指导并协助患者减轻疼痛

(1)保持环境安静、舒适,减少对患者的不良刺激和心理压力。

(2)疼痛时尽量深呼吸,以腹式呼吸为主,减轻胸部压力刺激。

(3)取舒适的体位。

(4)焦虑的情绪易引起疼痛加重,因此应保持情绪稳定。

(5)教会患者一些放松和转移注意力的技巧,如做深呼吸、听音乐、看小说等,有利于缓解疼痛。

4.用药护理

遵医嘱使用促胃肠动力药、抑酸药。

三、消化性溃疡的护理

老年人消化性溃疡是指发生在 60 岁及以上老年人的胃和(或)十二指肠溃疡。其中有在老年期发病的溃疡,也有中壮年起病而迁延至老年期的慢性溃疡。老年人消化性溃疡具有临床表现不典型、病程迁延、复发率高、并发症多而严重、死亡率高的特点。

消化性溃疡是常见病,约有 10％的人患过此病。老年人胃溃疡(GU)较十二指肠溃疡(DU)多见,发病率也随年龄递增而升高,65 岁以上 GU 发病率为 5.2％,70 岁以上增至 8.5％。

老年人消化性溃疡的发生与幽门螺旋杆菌(Hp)感染、胃黏膜防御能力降低、胃激素分泌亢进、服用多种药物特别是非甾体类抗炎药物等有关。这些具有损害作用的侵袭因素与胃、十二指肠黏膜自身防御-修复因素之间失去平衡,导致黏膜被胃酸、胃蛋白酶消化而发生消化性溃疡。目前一般认为,胃溃疡的发病以防御、修复因素的减弱为主,而十二指肠溃疡的发病则以损害因素的增强作用为主。消化性溃疡的治疗主要包括根除 Hp、抑制胃酸分泌、保护胃黏膜等,以达到缓解临床症状、促进溃疡愈合、防止溃疡复发、减少并发症的目的。

(一)护理评估

1.健康史

(1)有无消化系统疾病史,如慢性胃窦炎、胃溃疡等。

(2)有无长期服用非甾体类抗炎药、糖皮质激素等药物史。

(3)患者的饮食习惯,是否饮酒、吸烟及长期摄入浓茶、咖啡、巧克力等。

(4)了解其精神状态,是否长期精神紧张、焦虑及情绪剧烈波动等。

2.身体评估

消化性溃疡临床主要表现为上腹痛,其疼痛特点为慢性过程、周期性发作、节律性疼痛,但应注意老年消化性溃疡患者不同于一般成人的特点。

(1)症状不典型:半数以上老年消化性溃疡患者疼痛的周期性与节律性不明显,仅表现为无规律性较含糊的上腹隐痛及胀满、嗳气、厌食、泛酸等无特征性症状。近 1/3 患者完全无腹痛,以出血或穿孔等并发症为首发症状就诊。亦有少数患者,以体重减轻为唯一或首发表现。

(2)并发症多:老年消化性溃疡患者上消化道出血、穿孔、幽门梗阻、癌变等并发症的发病率较高。

(3)常见特殊类型消化性溃疡:老年消化性溃疡患者常发生:①巨大溃疡,指直径大于 2cm 的溃疡,主要症状是难以忍受的上腹痛,常放射到背,酷似胆囊炎或胰腺炎,常伴有低蛋白血症,其合并出血、穿孔、周围粘连等并发症较高,该溃疡的死亡率较高,恶变率比一般胃溃疡高 5 倍。②高位胃溃疡,指发生于贲门下方,胃底和胃体小弯垂直部位以上的溃疡,主要表现为吞咽困难、咽下疼痛、食欲减退等,多数患者还有左胸痛、胸闷、胸部压迫感等特殊症状,易误诊为冠心病。

(4)有较多的伴随疾病:老年消化性溃疡患者常伴随高血压、动脉粥样硬化、冠心病、慢性支气管炎、糖尿病以及脑血管疾病等,这些疾病的存在和治疗,可对消化性溃疡造成不利的影响。

3.辅助检查

(1)X线钡餐检查:龛影和黏膜集中是消化性溃疡的典型 X 线表现,但对浅溃疡、溃疡的良恶性鉴别以及贲门附近、胃底特殊部位溃疡的发现有一定困难。对胃及十二指肠的全部形态、张力、蠕动、排空以及与周围脏器的关系用钡餐更显优势。气-钡双重造影更容易发现黏膜微细病变。

(2)胃镜检查:胃镜检查对消化性溃疡有确诊价值。胃镜下的良性溃疡多呈圆形或椭圆形,底部附有黄色白苔,边缘光滑。

(3)超声:内镜检查能显示消化管壁组织层次及其邻近器官的断层图像,对溃疡良恶性鉴别及恶性溃疡分期、估计手术预后有重要意义。

4.心理-社会状况

该病病情反复、经久不愈,应注意患者的情绪反应;还要注意评估家属有无对患者病情和预后的担忧,以及家庭对患者的照顾和经济能力。

(二)护理诊断

1.疼痛、腹痛

与胃酸刺激溃疡面,引起化学性炎症反应有关。

2.营养失调

与疼痛致摄入量减少及消化吸收障碍有关。

3.焦虑

与病情反复、病情迁延有关。

4.潜在并发症

上消化道出血、穿孔、幽门梗阻、癌变等。

(三)护理措施

1.一般护理

注意劳逸结合,避免精神过度紧张;保持乐观情绪,避免精神抑郁;保证充足睡眠,避免疲劳;定期测量体重、监测红细胞及血红蛋白等营养指标。

2.疼痛的护理

向患者及其家属讲解疼痛的原因,指导患者避免加重或诱发疼痛的因素,消除患者紧张、焦虑情绪。对服用非甾体类抗炎药者应停药;避免暴饮暴食和食用刺激性食物;因乙醇可刺激黏膜引起损伤,而烟中的尼古丁不仅能损伤黏膜,还可削弱十二指肠腔内胃酸的中和能力,故对嗜烟酒者,应劝其戒除。注意观察及详细了解患者疼痛的规律和特点,DU 表现为空腹或午夜痛,可嘱患者准备制酸性食物(苏打饼干等)在疼痛前进食,或服用制酸剂以防疼痛,也可采用局部热敷。

3.饮食护理

(1)进餐方式:指导患者有规律地定时进食,以维持正常消化活动的节律。进餐时要细嚼慢咽,饮食不宜过饱,以免胃窦部过度扩张而增加促胃液素的分泌。在溃疡活动期,以少食多餐为宜,每天进餐 4~5 次,避免餐间零食和睡前进餐,使胃酸分泌有规律;一旦症状得到控制,应尽快恢复正常的饮食规律。

（2）食物选择：选择营养丰富、易于消化的食物。症状较重的患者以面食为主，若不习惯面食则以软米饭或粥替代，可适量摄取脱脂牛奶，宜安排在两餐之间，因牛奶中的钙质吸收有刺激胃酸分泌的作用，故不宜多饮。避免食用生、冷、硬、粗纤维多等机械性刺激强的食物及咖啡、浓茶、醋等化学性刺激强的食物。

4.用药护理

遵医嘱给予药物治疗，注意观察药物的疗效及不良反应。

（1）抑酸药：常用 H_2 受体拮抗剂（如西咪替丁、雷尼替丁、法莫替丁）和质子泵抑制剂（如奥美拉唑、兰索拉唑等）等抑制胃酸分泌。

（2）抗酸药：常用氢氧化铝凝胶等，一般应在饭后 1 小时和睡前服用，避免与酸性的食物、饮料及奶制品同时服用；其有致便秘作用，长期便秘者应慎用；连续使用不得超过 7 天，长期服用氢氧化铝凝胶可致磷缺乏症，表现为食欲减退、软弱无力等，甚至造成骨质疏松，还可引起严重便秘、代谢性碱中毒等不良反应，需及时发现并停药。

（3）黏膜保护剂：常用硫糖铝，宜在进餐前 1 小时服用，服用期间应注意有无便秘、口干、眩晕等不良反应；此外不能与多酶片同服，以免降低两者的效价；硫糖铝片剂因含糖量较高，糖尿病患者应慎用。

（4）抗 Hp 药物：Hp 与消化性溃疡关系密切，抗 Hp 药物与抑酸药联合用药效果明显。常用抗 Hp 药物有阿莫西林、克拉霉素、红霉素、甲硝唑等抗生素以及铋剂等。抗生素应在餐后服用，尽量减少对胃黏膜的刺激，服用需定时定量，以达到根除 Hp 的目的。阿莫西林、红霉素可引起腹泻、恶心、舌炎、过敏性荨麻疹、皮疹和药物热等不良反应；甲硝唑可引起恶心和毛刺舌，故应注意观察，及时停药。铋剂宜饭前及晚间睡前服用；因铋可有少量吸收，故不宜长期使用，一般用药时间不超过 8 周；服药后大便颜色会变黑色，需提前告知患者。

5.并发症的护理

患者发生上消化道出血、穿孔、幽门梗阻等并发症时需采用相应的措施。

6.心理护理

护理人员应主动与患者交流，并耐心倾听其主诉，了解患者不同的想法和心理状态，给予解释疏导，缓解其焦虑、紧张情绪。

（四）健康教育

1.生活指导

指导患者保持乐观情绪，规律生活，避免过度紧张及劳累；养成良好合理的饮食习惯，戒烟酒，避免食用刺激性食物。

2.疾病知识指导

向患者讲解消化性溃疡的发病原因、主要的临床表现及并发症、防治措施等基础知识。嘱患者注意观察病情，定期复诊，若上腹疼痛节律发生变化或加剧，或出现呕血、黑便时，要立即就医。指导患者按医嘱正确服药，学会观察疗效及不良反应，不随意停药，以减少复发；嘱患者禁用或慎用阿司匹林等非甾体类抗炎药以避免损伤消化道黏膜。

3.康复指导

指导患者平时进行腹部按摩以促进康复。按摩时两手相叠于上腹部，以胸骨柄剑突下为中心,按顺、逆时针方向各按摩 30~50 次,然后在脐周围各按摩 30~50 次。此外,可追加按摩两腿足三里(左膝盖骨外侧下 3 寸,胫骨外侧上凹陷处)50~100 次。每天早晚各按两遍。

第五节 老年代谢与内分泌系统疾病

人体内分泌系统由内分泌腺和分布于其他器官的内分泌细胞组成。主要的内分泌腺有:下丘脑、垂体、甲状腺、肾上腺、胰岛和性腺等,对整个机体的生长、发育、代谢和生殖起着调节作用。随着人体的老化,代谢与内分泌系统与其他组织器官一样,发生一系列功能和形态学的改变。这些改变涉及面广、症状隐匿,同时多种疾病相互影响,可影响老年人的身心健康,降低老年人的生活质量。因此,了解老年人代谢和内分泌系统的变化特点和老化特征,掌握老年人代谢和内分泌系统常见病的护理及健康教育,对维护和促进老年人的身心健康、提高老年人的生活质量具有重要意义。

一、老年人代谢与内分泌系统结构和功能的变化

(一)垂体的改变

老年人的垂体多有退行性变,重量减轻 20% 左右。垂体前叶内的结缔组织增生及实质细胞减少。生长激素下降到较低水平,肌肉萎缩,脂肪增多,蛋白质合成减少,骨质疏松。抗利尿激素分泌减少,发生多尿、排尿昼夜规律改变现象。

(二)甲状腺的改变

随着年龄的增加,老年人的甲状腺体积逐渐缩小,发生纤维化和萎缩,有淋巴细胞浸润和结节化。甲状腺激素的生成率降低,新陈代谢下降,蛋白质合成减少,基础代谢率下降,神经系统的兴奋性降低,体温调节功能受损。

(三)肾上腺的改变

随着年龄的增长,老年人的肾上腺重量逐渐减轻。肾上腺皮质变薄,出现多灶性增生。醛固酮水平下降,儿茶酚胺分泌迟缓,肾上腺功能减退使老年人对外界环境和对应激的反应能力均下降。

(四)胰腺的改变

由于老化和血管硬化导致胰岛萎缩,胰岛内有淀粉样沉积,结缔组织增生,腺泡萎缩。胰液中的消化酶减少,老年人消化吸收脂肪的能力也随之降低。老年人胰岛细胞减少,胰岛素释放延迟或分泌减少,使得糖尿病的发生率增加。

二、老年人常见代谢与内分泌系统疾病的护理

糖尿病(DM)是一组以血糖水平升高为特征的慢性代谢性疾病,由胰岛素分泌相对或绝对不足和(或)作用缺陷引起,是内分泌系统中最常见的疾病之一,随着年龄增长有明显的上升趋势。其病因尚未明确,与遗传、肥胖、精神刺激、缺乏营养素和病毒感染等有关。

老年人以 2 型糖尿病多见,体型多偏胖。2 型糖尿病患者胰岛素的分泌量并不低甚至还偏高,主要是机体对胰岛素不敏感(即胰岛素抵抗),开始多无临床症状,常因其并发症而就诊。糖尿病是老年人的多发病、常见病,同时糖尿病及其并发症已成为继心脑血管疾病之后老年人的主要死亡原因,必须引起高度重视。

(一)护理评估

1.健康史

老年糖尿病的发病与遗传、进食过多、肥胖和生理性老化引起胰岛素抵抗和胰岛素作用不足有关。

(1)遗传病史:多数学者认为,糖尿病属多基因、多因子遗传性疾病。

(2)进食过多、肥胖:老年人代谢降低,当进食过多和运动不足时容易发胖,肥胖者细胞膜上的胰岛素受体减少,导致和加重胰岛素抵抗,致血糖升高。而高血糖又促使胰岛 β 细胞分泌胰岛素增加,久而久之,可造成 β 细胞对葡萄糖刺激的代偿功能减退,最终发生 2 型糖尿病。

(3)生理性老化:人衰老时胰岛 β 细胞量减少、胰岛素原增加,胰岛素原与胰岛素的比值增加,使体内胰岛素活性下降,胰岛素释放延缓、糖耐量降低、糖代谢下降。

2.身体评估

(1)症状与体征。①代谢紊乱综合征:三多一少即"多饮、多食、多尿及体重减少"是糖尿病的典型临床表现。2 型糖尿病老年患者有的症状不典型或无症状,仅体检或治疗其他疾病时发现高血糖和尿糖阳性。②酮症酸中毒:在感染、胰岛素治疗中断、饮食不当、创伤和手术等应激状态下,可发生酮症酸中毒,其临床表现早期仅有多尿、多饮、疲乏等;继之出现食欲减退、恶心、呕吐、头痛、嗜睡、呼吸深且带有烂苹果味;后期脱水明显,表现为尿少、皮肤干燥、血压下降、休克、昏迷甚至死亡。③低血糖:老年人自身保健能力及依从性差,可使血糖控制不良,再加上用药不当,常引起低血糖的发生。

(2)并发症:常并发皮肤、呼吸、消化、泌尿生殖等系统的感染,且感染可作为疾病的首发症状出现。久病可引起多系统损害,导致眼、肾、神经、心脏、血管等组织的慢性进行性病变,引起功能缺陷及衰竭。老年糖尿病慢性并发症有四种。①大血管并发症:脑血管以阻塞性脑血管疾病多见;心血管以冠心病最为多见;下肢血管病变、坏疽甚至造成截肢。②微血管并发症:肾微血管病变可有蛋白尿、高血压、浮肿等表现,晚期可发生肾功能不全;眼底微血管病变可导致糖尿病患者双目失明。③神经系统并发症:周围神经异常表现为疼痛、麻木、感觉过敏;运动神经障碍可使局部肌肉萎缩;自主神经病变可出现出汗异常、血压及心率变化、尿失禁或尿潴留、腹泻或便秘等。

(3)辅助检查:评估患者尿糖、血糖、糖耐量试验及其他检查如尿常规、血脂是否异常,以及血糖控制情况。血葡萄糖升高是诊断糖尿病的唯一依据。1999 年 WHO 规定空腹血浆葡萄糖(FPG)≥7.0mmol/L 或餐后 2 小时血浆葡萄糖(2hPG)≥11.1mmol/L 即可诊断为糖尿病。老年人糖耐量降低,2hPG 明显较空腹血糖升高,因此,对老年人更要重视餐后 2 小时血糖的测定。

(4)心理-社会状况:由于糖尿病属于慢性疾病,需要终身治疗,又常因并发症发生影响生活质量、甚至生命,因此,容易导致罹患疾病后患者的焦虑、恐惧,甚至抑郁等心理变化。此外糖尿病的治疗还需要家庭成员的参与，家人对疾病的认识、理解，对治疗的支持、配合也是患者战胜疾病的强有力支柱。因此，应该详细了解患者的心理状况，家人对疾病的认识、治疗的配合和支持程度。

（二）护理诊断

1.营养失调

即低于或高于机体代谢需要，与糖尿病患者胰岛素分泌不足或作用缺陷导致糖、脂肪、蛋白质代谢紊乱有关。

2.知识缺乏

缺乏糖尿病基本知识、用药及自我护理知识。

3.潜在并发症

感染、低血糖、糖尿病酮症酸中毒、冠心病和脑血管疾病。

（三）护理措施

1.血糖控制达标

（1）协助患者选择适合的血糖仪，掌握正确的末梢血糖测量方法，进行自我血糖监测，并做好记录。

（2）根据患者的实际情况，制定血糖控制目标，基于血糖监测结果，相应调整降糖方案，必要时咨询内分泌医生。

（3）指导患者不要随意停药，避免诱发血糖变化的因素。

（4）注意观察患者的病情变化，适时调整治疗方案，必要时内分泌科就诊或住院调整。

2.预防潜在并发症发生

低血糖、酮症酸中毒、非酮症高渗性昏迷、乳酸性酸中毒、大血管或微血管病变。

（1）准备事项：在患者居住场所备有血糖仪、血压计，降糖药物和糖类食物；养成定时测量、记录血糖的习惯，出现异常变化及时就诊；熟练掌握糖尿病潜在并发症的表现。

（2）急症处理：迅速拨打急救电话；让患者立即休息，保持安静，避免躁动刺激，给予精神安慰和心理支持；患者出现意识不清时注意保持其呼吸道通畅，把头部偏向一侧，避免误吸；出现心慌、冒汗、手颤、饥饿感、头晕等症状时，应测量血糖，如为低血糖，给予适量糖类食物，直至症状缓解，严重低血糖可能出现反应迟钝和昏迷，不宜喂食糖类食物，应予静脉补糖；如出现四肢软弱无力，甚至瘫痪，意识不清，应尽快就近去医院就诊急救。

（3）日常护理：

①饮食：按照糖尿病饮食计算方法和患者实际情况安排饮食方案，由于老年糖尿病患者情况复杂多变，必要时咨询营养师协助调整；老年糖尿病患者无须过度严格禁食含蔗糖食物、水果等，每餐应包括适量的糖，但糖、软饮和果汁不要过量；蛋白摄入应以优质蛋白为主，如鱼类、肉类、牛奶等，推荐每周吃鱼2～4次；限制饮酒，建议每周饮酒不超过2次，以减少低血糖的风险，避免空腹饮酒。

②运动：鼓励所有糖尿病患者进行运动锻炼，且要综合考虑患者的疾病和失能情况制订个体化的运动方案；运动方案应循序渐进，从低、中强度开始，以一种没有损伤且可持续的运动时间和频率长期坚持；建议每周运动至少3次，每次20～45分钟，最长不超过1小时，累计每周

150 分钟以上为宜;运动形式应该包括有氧运动和抗阻运动等;运动宜在餐后 1～3 小时内进行,应以避免发生低血糖为首要原则;老年人应避免运动量过大或过猛的剧烈运动。下列几种情况应暂停运动疗法:血糖大于 16.7mmol/L,伴尿酮体阳性;明显的低血糖症或者血糖波动大;急性感染如发热时,或血压超过 180/120mmHg;稍活动就感觉胸闷、气喘的患者;对于合并心功能不全、严重糖尿病肾病、眼底病变、脑卒中者,应咨询医生后选择合适的运动。

③用药:熟悉患者的用药方案和药物不良反应,做好用药及对应的血糖记录;了解患者同时服用的其他药物的不良反应,注意药物间的相互作用;如需使用胰岛素治疗,应考虑老年人视力、肢体灵活性等问题,应用时应有专人照护。

④心理:高龄老年人往往多病共存,病情复杂,心理承受能力差,要及时了解患者的负面情绪,有效疏导。对疾病早期精神紧张的老年患者,可鼓励其参加户外活动,以转移其对疾病的高度关注;对拒绝治疗者可通过真诚交流了解其顾虑,逐步引导使其正确认识疾病;对自暴自弃者应多提供积极的信息使其看到希望,增强战胜疾病的信心。

3.组建医院-社区-家庭一体化互动管理团队

通过组建医院-社区-家庭一体化互动管理团队,将其分为医院糖尿病多学科教育小组、社区糖尿病管理随访小组、居家照顾管理小组三个小组,进行职责分工、培训、运行,以实现优势整合,资源互补。

(1)医院糖尿病多学科教育小组负责住院期间患者的诊疗及健康教育:

①为患者制订出院后的管理方案。

②尽快解决社区糖尿病管理过程中遇到的疑难问题,为其提供技术指导。

③系统化培训社区医护人员糖尿病专业知识和技能。

④制定双向转诊制度、标准及流程,及时完成双向转诊安排。

⑤帮助社区建立糖尿病健康小屋、糖尿病患者信息网络管理平台等。

⑥定期与糖尿病管理随访小组成员沟通交流,指导并协助其管理工作及相关活动的开展。

⑦定期组织小组成员下社区,开展专题讲座、义诊等活动。

(2)社区糖尿病管理随访小组负责:

①为医院转诊、社区门诊、疾病筛查、健康体检等多渠道发现的社区糖尿病患者建立档案,资料录入糖尿病患者信息网络管理平台。

②制定社区糖尿病患者随访制度,按时完成随访工作,包括电话随访、上门访视、预约门诊等。

③培训、指导社区糖尿病患者居家照顾人员,承担家庭咨询工作。

④按制度、标准、流程完成双向转诊工作。

⑤利用糖尿病健康小屋的资源,进行健康教育、并发症筛查、知识讲座、经验交流等,对象包括患者及居家照顾管理人员。

⑥定期与上级医院、居家照顾管理小组人员沟通交流,及时反馈各种信息。

(3)居家照顾管理小组负责:

①指导、协助并督促患者进行糖尿病自我管理。

②及时记录并反馈患者情况。

（4）团队成员的培训：

①由医院糖尿病多学科教育小组成员负责系统化培训社区糖尿病管理随访小组成员，将理论知识和临床实践相结合，内容主要包括：糖尿病专科知识与技能、糖尿病教育的形式与方法、糖尿病健康小屋的建立与使用、糖尿病患者信息网络管理平台的应用等。

②由社区糖尿病管理随访小组成员培训居家照顾管理小组成员，包括定期专题讲座和定期上门访视与指导，内容涉及自我血糖监测的方法与记录、口服降糖药的服药时间与注意事项、胰岛素注射的方法、饮食与运动的原则、并发症的预防等。

（6）团队管理方案的实施：管理者需制定医院-社区-家庭一体化合作的书面指南，内容涵盖双向转诊的制度、标准及流程；糖尿病患者信息网络管理平台的档案录入与管理；糖尿病健康小屋的使用方式；社区糖尿病患者随访制度；小组成员之间的联络渠道与通信方式等。各小组工作严格按照合作指南进行，在落实该方案的实践过程中，应实行互相监督制度，开展定期督查工作，有利于确保工作质量，使管理措施真正落实。

医院-社区-家庭一体化互动管理模式将综合医院、社区卫生服务中心与家庭紧密结合，既享受了综合医院强大的医疗和技术支持，又纳入了社区卫生服务中心与家庭在地域上的高辐射性，有利于定期随访与长期干预，同时通过形式多样的互动方式使医疗护理资源共享，让患者真正享受到了便捷、优质、一体化的医疗护理服务。

第十二章　手术室护理

第一节　普通外科手术配合

一、腹股沟斜疝修补术

腹股沟斜疝是指疝囊从腹壁下动脉外侧的内环凸出。向内、向下、向前斜行经过腹股沟管。在穿出腹股沟管皮下环,可突入阴囊内或大阴唇前端的疝。腹股沟斜疝是最常见的腹外疝,约占腹股沟疝的90％。男性占绝大多数,右侧比左侧多见。腹股沟斜疝有先天性和后天性两种,前者的发病原因为腹膜鞘状突未闭;后者的发病原因除了腹股沟部有先天性缺损外,腹内斜肌和腹横肌的发育不全起主要作用。

(一)适应证

腹股沟斜疝。

(二)麻醉方式

局部麻醉、椎管内麻醉或气管插管全身麻醉。

(三)手术切口

下腹部斜切口。

(四)手术体位

仰卧位。

(五)手术用物

1.敷料

敷料包。

2.器械

基础器械。

3.特殊用物

1号丝线、4号丝线、3-0圆针可吸收缝合线、电刀,局麻手术备2％盐酸利多卡因注射液、盐酸肾上腺素。

(六)护理评估

(1)患者情况:

①一般情况:年龄、身高、体重、皮肤完整性。

②既往史,有无高血压、糖尿病,以及心、肺、肝、肾功能障碍等影响手术顺利进行的因素。

③营养状况,有无肠梗阻、脱水及休克。

④外周静脉血管情况。

⑤术前准备及禁食水情况。

⑥焦虑、恐惧:对陌生环境,手术创伤,疼痛,麻醉意外的不确定性;经济承受能力的顾虑和对手术治疗过程及预后的担忧。

(2)术中体温保护:身体暴露、遮盖不严、室温影响。

(3)手术体位:肢体有无功能受限等影响手术体位摆放等情况。

(4)术前1天备皮,包括会阴、阴囊部皮肤,剃净且防止皮肤损伤,沐浴更衣。

(5)术前排空膀胱,以免损伤膀胱。

(七)手术步骤与配合

(1)消毒铺单:递海绵钳夹纱球蘸2%碘酒、75%乙醇纱球消毒皮肤,0.5%碘伏消毒会阴部。递一球状治疗巾置阴囊下,常规铺单。

(2)切开皮肤:递23号刀,在髂前上棘至耻骨联合上2~3cm处切开皮肤、皮下组织及筋膜,递干纱布拭血,电凝止血。

(3)切开腹外斜肌腱膜:递甲状腺拉钩拉开暴露手术野,血管钳提起腹外斜肌腱膜,递10号刀在腹外斜肌腱膜内环和外环连线上做一切口,组织剪沿腹外斜肌腱膜纤维方向剪开,内达腹内斜肌与联合肌腱,外至腹股沟韧带,显露腹股沟韧带的反折部分。

(4)分离提睾肌、显露疝囊。疝囊一般位于精索的内前方,色灰白,较易识别。如疝囊过小或寻找困难时,可让患者咳嗽或腹部用力,有助于识别:递电刀纵行切开提睾肌后即可显露精索及疝囊。递10号管钳提起疝囊,示指包纱布钝性将疝囊与输精管、精索血管及周围组织分开。递直角钳和湿纱布条将精索提起,游离至内环口处。

(5)切开疝囊将疝内容物回纳:递两把血管钳提起疝囊壁,递10号刀切开疝囊,注意勿伤及疝的内容物,递组织剪刀扩大其切口,血管钳夹住边缘,递无齿镊将内容物还纳回腹腔。

(6)放置补片并固定:递长无齿镊夹持补片平放置于腹股沟后壁,圆形口两侧围绕精索,递3-0圆针可吸收缝合线将其与周围组织间断缝合固定。

(7)缝合切口:递温盐水冲洗切口,手术创面严密止血。清点用物。递3-0圆针可吸收缝合线逐层缝合腹外斜肌腱膜和皮下,3-0皮针可吸收缝合线皮内缝合切口。

(8)包扎:递敷料贴覆盖伤口。

(八)护理评价

(1)物品准备齐全,手术进行顺利。

(2)护理文书记录清楚、工整、详细。

(3)术后物品清点准确无误。

(4)术后患者转运顺利。

(九)注意事项

(1)严格核查手术部位与手术标识。

(2)疝修补手术患者多为老年患者,避免造成膀胱充盈,影响手术。小儿和表达不清楚的患者术前严格控制输液速度。

（3）术中使用的补片，巡回护士复诵型号、厂家、有效期后，确认无误才能上台使用。

（4）局部麻醉疝修补手术，使用盐酸肾上腺素前，了解患者有无高血压病史。

（5）保持切口敷料干燥，若污染及时更换。

（6）术后切口处置小沙袋，压迫 24 小时。注意保暖，预防受凉引起咳嗽。咳嗽时用手按压、保护切口，保持大小便通畅。

（7）术后取平卧屈膝，膝下垫枕，使髋关节屈曲，阴囊抬高，减少腹壁张力；卧床休息 3 天后可起床但避免活动，7 天后可适当活动。

二、胃大部切除术

（一）应用解剖

（1）胃大部分位于左季肋区，小部分位于上腹区，它的形态随个体的年龄、性别和体形而异，可呈钩形、三角形或靴形。

（2）胃分为胃底、胃体和幽门三部分。与食管相连的部分称贲门，贲门左上方膨出部分为胃底，在胃小弯作为分界标志的角切迹的右方为幽门部。

（3）胃的左下部前面为腹前壁，右上前面为肝左叶覆盖，左前面为膈肌覆盖。胃后面与胰腺、左肾和横结肠系膜等毗邻。

（4）胃壁分四层，由里向外为：黏膜层、黏膜下层、肌层、浆膜层。

（5）胃的血液供应极为丰富，主要来源于腹腔动脉干。沿大、小弯各有一条血管弓。

（6）胃的神经来自交感神经及副交感神经系统。

（二）手术适应证

（1）胃及十二指肠溃疡。

（2）胃多发性息肉、胃黏膜脱垂并大出血、胃结核。

（3）远端胃癌、胃中部局限癌。

（三）麻醉方式、手术体位与切口

（1）连续硬脊膜外隙阻滞麻醉或全身麻醉。

（2）患者取平卧位。行上腹正中或右侧旁正中切口，先做小切口探查，如可行根治性切除，再延长切口 2～3cm。

（四）器械、敷料与物品准备

1.器械

胃肠手术器械。

2.敷料

剖腹包。

3.物品

一次性无菌手术用品（手套、手术贴膜、吸引器皮管、可吸收缝线），标本盆，剖腹盆。

4.特殊物品

100mm 切割闭合器、55mm 切割闭合器或 60mm 切割闭合器。

（五）手术步骤及配合要点

1.探查

开腹之后首先探查肝、胆、胰等脏器有无病变,然后探查胃及十二指肠情况。探查时可先分离切断脾下极的大网膜,7 号丝线结扎,以免牵拉时撕裂脾脏。

2.游离

随后先游离胃大弯侧,后小弯侧,小出血点电凝止血,大出血点 1 号丝线缝扎止血,有条件时可直接使用立夹锁,一次性完成 7mm 以下血管的切割与闭合。

3.游离切断十二指肠

将胃牵向左上方,分离十二指肠球部长约 2cm,防止损伤胃十二指肠动脉。用一把敷料钳夹近端、十二指肠钳夹远端,夹住十二指肠,并在两钳之间切断(也可直接用 55mm 或 60mm 切割闭合器切割及闭合),安尔碘、盐水棉球依次消毒残端,近端干纱布包裹。

4.关闭十二指肠残端

常用的有 Mayo 法、两层间断缝合法及双层荷包缝合法。Mayo 法是用丝线宽松绕钳连续缝合十二指肠残端(7 号丝线),残端上下角各置一针浆肌层(4 号丝线)缝合并打结,绕钳缝合完毕后,退出十二指肠钳拉紧缝线与上述浆肌层缝合线打结,残端两角各做一丝线半荷包缝合,在荷包线之间加缝数针浆肌层缝合,将十二指肠残端内翻包埋。

5.切胃

在预定切除部分的胃大弯侧夹一小胃钳,紧靠该钳右侧夹一把大胃钳,两钳之间切断胃。小弯侧用 7 号丝线连续缝合关闭,再用 1 号丝线间断加强浆肌层或 100mm 切割闭合器直接切断缝合。

6.胃肠道重建

将距 Treiz 韧带 8～12cm 处空肠经横结肠前或横结肠后提至胃大弯侧,吻合口缝合时可先于两端各 6×14 号圆针缝一牵引线,间断浆肌层缝合后,2-0 或 3-0 可吸收线连续缝合。第二个吻合口为空肠侧侧吻合,一般使用 3-0 可吸收线做连续缝合。

7.冲洗、关腹

冲洗腹腔,检查出血情况及吻合口,逐层关闭腹腔。

（六）手术护理重点

(1)切开胃壁前应准备好吸引器,以免胃内容物流入腹腔,造成污染。

(2)在做恶性肿瘤手术过程中,注意无瘤操作。

三、直肠癌经腹会阴联合切除术

直肠癌指直肠齿状线以上至直肠和乙状结肠交界部的肿块。由黏膜和黏膜下层发生,生长迅速,容易转移,术后容易复发,是一种比较常见的肠道恶性肿瘤。直肠癌下缘距齿状线＜2cm 者需行直肠癌经腹会阴联合切除术。此术式是低位直肠癌的经典根治术式,切除范围包括乙状结肠远端、肠系膜下动脉及其区域淋巴结、全部直肠及其系膜、肛提肌、坐骨直肠窝内脂肪组织、肛管及肛门周围 3～5cm 的皮肤。腹部做永久性结肠造口,即人工肛门会阴部切口一期缝合。

（一）适应证

(1)肛管癌或直肠下段癌。

(2)癌肿下缘距齿状线 5cm 以内。

(3)分化较差的黏液癌。

（二）麻醉方式

气管插管全身麻醉。

（三）手术切口

下腹部正中切口。

（四）手术体位

膀胱截石位,臀部垫高 10°,双上肢收于身体两侧。

（五）手术用物

1.敷料

敷料包、大包布。

2.器械

基础器械、肛门器械。

3.特殊用物

皮肤缝合器、3－0 圆针可吸收 8 根针缝合线、2－0 圆针可吸收 8 根针缝合线、0 号 PDS Ⅱ、荷包钳＋线、26 号腹腔引流管、凡士林纱布。

4.仪器设备

超声刀主机、高频电刀。

（六）护理评估

(1)患者情况:

①一般情况:年龄、身高、体重、皮肤完整性。

②既往史,有无高血压等影响手术顺利进行的因素。

③营养状况,有无贫血、脱水及电解质紊乱。

④有无持续胃肠减压。

⑤外周静脉血管情况、尿道情况。

⑥术前准备及禁食水情况。

⑦焦虑、恐惧、对陌生环境、手术创伤、疼痛、麻醉意外的不确定性;经济承受能力的顾虑和对手术治疗过程及预后的担忧。

(2)手术方式:确定手术部位、手术方式,根据手术方式准备手术用物。

(3)手术体位:肢体功能情况。

(4)肿瘤的位置、大小、距肛门的距离。

（七）手术步骤与配合

1.消毒皮肤

海绵钳夹持 2％碘酒、75％乙醇纱球消毒皮肤。

2. 铺置无菌单

协助医生铺无菌单。

3. 切开皮肤、皮下组织

递 23 号刀切开皮肤、皮下组织用干纱巾拭血。递皮肤拉钩牵开显露术野。

4. 切开腹膜

递血管钳钳夹住腹膜并提起，10 号刀切开小口，使用两把血管钳牵开腹膜，用电刀或者组织剪沿着切口打开腹膜。

5. 切口保护

准备切口保护巾，电刀止血后，放置切口保护巾或使用切口保护圈。

6. 暴露术野

递腹腔自动牵开器，用湿纱巾保护小肠与大网膜，腹腔拉钩拉开，显露乙状结肠。

7. 游离乙状结肠

递血管钳、电刀或组织剪离断乙状结肠系膜与侧腹膜的粘连。

8. 游离降结肠

沿着 Toldt 白线向上游离，逐渐向内侧游离。

9. 离断肠系膜下动、静脉

递超声刀离断肠系膜下动、静脉，用 7 号丝线结扎处理。

10. 游离直肠

递超声刀或电刀沿盆筋膜脏层和壁层之间游离直肠，向下游离至提肛肌平面。

11. 会阴部手术

准备肛门器械。

12. 消毒肛周皮肤

递海绵钳夹持 0.5% 碘伏纱球消毒皮肤。

13. 封闭肛门

递持针器夹持 2-0 角针缝合线沿肛周缝合。

14. 游离肛门直肠

沿肛门四周皮肤做梭形切口，切断肛门尾骨韧带、肛提肌、会阴部与腹腔相通，游离肛门、直肠，并将远端拖出，切除直肠。

15. 左下腹行永久性造瘘

在左髂前上棘与脐连线中点的外上方行造瘘术。

16. 切开皮肤及皮下组织

递 23 号刀切开，电刀止血。

17. 固定结肠

递 3-0 圆针可吸收 8 根针缝合线、持针钳、组织镊，分层将造瘘肠段固定于腹壁上。

18. 保护造瘘口

造瘘口消毒后覆盖凡士林油纱。

19.放置引流管,关闭肛门切口

于骶前腔隙放置引流管,递 2-0 角针缝合线固定引流管,2-0 圆针可吸收 8 根针缝合线关闭肛门切口。

20.关闭腹腔,覆盖切口

清点物品。递持针器夹持 0 号 PDS Ⅱ、缝合腹膜及腹白线,3-0 圆针可吸收缝合线缝合皮下组织,皮肤缝合器钉皮,递敷料贴覆盖。

(八)护理评价

(1)手术进行顺利,物品准备充分,手术医生、麻醉医生、巡回护士三方核查按要求已严格执行。

(2)术中体位摆放合理,未造成神经损伤、肢体过度牵拉。

(3)术中未发生体温异常。

(4)术中各种标本保管妥善,名称标记清楚。

(5)术后皮肤完整无异常。

(6)各种管路连接通畅,固定妥善。

(7)物品清点清楚完整。

(8)转运过程安全顺利。

(9)术后物品补充、归位、处理妥善。

(九)注意事项

(1)术前一日访视患者,了解患者病情及基本身体状况。

(2)患者入室后要注意隐私保护,脱去病服时应有棉被遮盖,手术开始前手术区域也应加以覆盖。

(3)癌症患者麻醉前谈话不应提及与癌症相关话题,注意保护患者隐私。

(4)注意掌握手术医生、麻醉医生、巡回护士三方核查的时机。

(5)输液部位选择上肢充盈静脉,保证穿刺顺利。由于要进行锁骨下穿刺,要准备两套液体。

(6)摆放截石位时,由于术者站在患者右侧,故要将患者右侧下肢低于左侧下肢,便于医生操作。肩部和腘窝处加软垫,注意平整无皱褶,防止局部组织的压伤。大腿与小腿纵轴角度应≥90°,过小会使腘窝受压,引起小腿血液循环障碍,导致静脉血栓。双下肢之间的角度应≤90°,过大易压迫腓骨小头,引起腓总神经损伤,导致足下垂。

(7)术中手术人员应避免压迫患者肢体,造成局部组织损伤。

(8)直肠韧带组织较厚,应及时清洁超声刀头黏附的碳化污物,使超声刀保持良好功率状态,达到有效切割和止血目的,利于术者操作。

(9)术中注意无菌技术操作,严格区分腹腔操作器械与肛门操作器械,不可混淆。接触过肠腔的手术器械不可再用于其他部位。

(10)术中注意无瘤技术操作,接触过肿瘤的器械应用灭菌注射用水浸泡或更换。

四、甲状腺大部切除术

甲状腺大部切除术是治疗甲状腺疾病的一种手术方式。甲状腺瘤、结节性甲状腺肿为常见疾病，患者多为青壮年，常伴有甲状腺功能亢进（简称甲亢）。甲状腺瘤及结节性甲状腺肿的癌变率很高，分别为 20％及 7％，故一旦发现应行甲状腺大部切除或甲状腺次全切除术。

（一）适应证

（1）单纯性甲状腺肿引起临床症状者。

（2）青春期后单纯性甲状腺明显增大。

（3）结节性甲状腺肿伴有甲亢或有恶变可能者。

（4）甲状腺囊肿，压迫气管引起呼吸困难者。

（5）较严重的甲亢经药物治疗 1 年无明显疗效。

（二）麻醉方式

颈丛神经阻滞、全麻。

（三）手术体位与切口

患者仰卧，头后仰，肩下垫一长方枕，头高脚低。于颈静脉切迹上方二横指处沿皮纹做弧形切口。

（四）手术物品准备

1.器械

甲状腺器械。

2.敷料

剖腹包。

3.物品

一次性无菌手术用品（手套、手术贴膜、吸引器皮管、引流管），体位垫，标本盆，剖腹盆。

4.特殊用物

3-0 Dexon、橡皮片引流、显纱、布带子、扣线。

（五）手术步骤及配合

（1）一般于颈部按皮纹做弧形切口。

（2）分离颈前肌群，充分暴露两侧甲状腺包膜。

（3）两侧甲状腺上、下动脉分别结扎，避免术中出血，影响手术进行。

（4）甲状腺周围血管结扎处理后，切除大部分甲状腺，彻底止血后，缝合保留的甲状腺组织。一侧甲状腺处理完毕，另一侧按同法切除。

（5）术前有呼吸困难者，如术中发现气管软骨软化，应做气管悬吊术，以免术后发生呼吸困难。

（6）缝合切口时，将肩垫枕移于枕部使颈部肌肉松弛，便于缝合。常规放置橡皮片引流24～48 小时，引流出切口内血液和积液。术后包扎切口不宜过紧。

（六）手术护理要点

（1）密切观察患者呼吸情况，出现声嘶或呼吸困难，为损伤喉返神经所致。应详细检查喉返神经,需要时行吻合或松解术。

(2)术前已有呼吸困难者,更应注意患者呼吸情况,常规准备好气管切开包备用。

(3)多数患者不采用全身麻醉,巡回护士要注意术中的心理护理,减轻患者的心理压力。

五、阑尾切除术

(一)适应证

(1)急性化脓性或坏疽性阑尾炎。

(2)急性阑尾穿孔并发腹膜炎。

(3)阑尾脓肿。

(4)复发性阑尾炎。

(二)麻醉方式

硬膜外麻醉、全麻。

(三)手术体位与切口

患者平卧位,行右下腹马氏切口或右下腹探查切口。

(四)手术物品准备

1.器械

阑疝器械。

2.敷料

剖腹包,剖腹外加,剖腹盆。

3.物品

一次性无菌手术用品(手套、手术贴膜、吸引器皮管、可吸收缝线、引流管),标本盆。

4.特殊用物准备

麻头吸引器、石炭酸、棉棍。

(五)手术步骤及配合

(1)采用右下腹马氏切口或右下腹探查切口。

(2)切开腹膜,找到阑尾。用直血管钳夹住阑尾末端系膜,将其提出切口外。

(3)用弯曲管钳夹住阑尾系膜并依次切断,用4号缝线结扎。

(4)在阑尾根部做一荷包缝合,用血管钳夹住阑尾根部,再用7号缝线结扎,线头用蚊式钳夹住,在距离结扎线3~5mm处夹一血管钳,在靠近钳子下缘处将阑尾切断,用石炭酸、乙醇、盐水棉球依次处理阑尾残端后,将残端翻入盲肠内,收紧荷包线结扎,再用邻近系膜组织覆盖。

(5)切口处理及引流:①单纯阑尾炎可一期缝合切口。②阑尾穿孔污染较重者,可置烟卷引流于腹腔外,腹壁各层只做疏松缝合,以利于引流。③腹腔内已有脓液或阑尾周围脓肿切开后,无论切除阑尾与否,均须做腹腔引流。

(6)检查腹腔有无活动性出血、异物,清点器械、纱布后,逐层缝合切口。

(六)手术护理要点

(1)在阑尾切除前准备好石炭酸、乙醇及盐水棉球,置于一弯盘内备用,石炭酸不要太多,以免烧灼其他组织。

(2)凡与阑尾及残端接触过的器械、敷料等一律放入弯盘内,防止污染手术区。

六、胆囊切除术

胆囊切除术是治疗胆囊炎或胆结石的一种手术方式。胆囊炎及胆结石为外科常见疾病。胆囊炎与胆结石有密切关系,炎症有利于结石的形成,而结石的刺激及阻塞使胆道引流不畅,诱发胆囊炎及胆管炎。

(一)适应证

(1)急性或慢性胆囊炎。

(2)胆囊结石、息肉。

(3)胆囊肿瘤。

(4)胆囊外伤、穿孔。

(二)麻醉方式

连续硬脊膜外隙阻滞麻醉或全身麻醉。

(三)手术体位与切口

患者平卧位,右侧腰背下垫一小橡皮方垫(30cm×20cm×15cm)。体形瘦长的病员,多用右上腹直肌切口;体形肥胖的病员,肋角较宽,胆囊位置较高者,多用右肋缘下斜切口。

(四)手术物品准备

1.器械

剖腹器械。

2.敷料

剖腹包。

3.物品

一次性无菌手术用品(手套、手术贴膜、吸引器皮管),体位垫,标本盆,剖腹盆。

4.特殊用物准备

扁桃体血管钳、长剪刀、直角钳。

(五)手术步骤及配合

(1)常规消毒皮肤,铺巾,取右上腹直肌切口或右肋缘下斜切口,切开皮肤、皮下组织,直血管钳止血。

(2)按切口方向切开腹直肌前鞘及腹外斜肌,分离腹直肌的内外侧缘,依切口方向将其切断。分离腹内斜肌及腹横肌,切开腹直肌后鞘及腹膜,显露胆囊。

(3)探查后,用盐水纱垫保护切口,用深部拉钩和蒂氏拉钩显露肝外胆管和十二指肠韧带,进一步探查肝脏和胆囊。

(4)用盐水纱垫隔开周围脏器组织,艾利斯钳夹住胆囊底部向上牵引,切开胆囊管前面的腹膜,推开周围的疏松组织,显露胆囊管及其相连的胆总管及肝总管。

(5)分离胆囊管,用直角钳从其后方引过一根4号线,将胆囊管提起,分离胆囊动脉并结扎。

(6)游离胆囊,切开胆囊边缘浆膜,用组织剪、电烧将胆囊从胆囊床上剥下,出血点用中线结扎。切断胆囊管,近端再结扎一次。

(7)用小圆针中线缝合胆囊床两侧腹膜,彻底止血。

(8)清点用物,关闭腹腔,常规逐层缝合,伤口覆盖纱布包扎。

(六)手术护理要点

(1)胆囊手术部位较深,应随时调整光源,利于手术的进行。

(2)胆囊及胆总管的胆汁应分别收集于培养管内,及时送检。

(3)胆总管放置"T"形引流管者,注意妥善固定,防止受压扭曲,避免滑脱,以免造成胆汁性腹膜炎。可将"T"形管用橡皮筋及别针固定于多头带上,以减少牵拉,并妥善安于无菌引流瓶上。

第二节　心、胸外科手术配合

一、胸腔镜下部分性房间隔缺损矫治术

(一)应用解剖

部分性房间隔缺损是一组连续形态变化的心脏畸形,为单纯原发孔型房间隔缺损合并二尖瓣大瓣裂,同时伴有瓣膜边缘卷曲、增厚或有异常腱索存在。85%的患者可合并三尖瓣的发育不全及隔瓣裂隙。

(二)手术适应证

部分性房间隔缺损。

(三)麻醉方式、手术体位与切口

采用静吸复合全身麻醉双腔插管的方式。患者平卧位,右肩胛部抬高15°～30°。胸腔开孔,第1孔开于右锁骨中线第4肋间,第2孔开于右腋中线第4肋间,第3孔开于右腋中线第6肋间,每孔直径3～4cm,同时行腹股沟切口。

(四)器械、敷料与物品准备

胸腔镜全套设备,胸腔镜器械,常规体循环包,胸腔闭式引流瓶,铁头左房引流管,50mL注射器,红色橡胶导尿管(粗)。

(五)手术步骤及配合要点

(1)胸部打孔后,行股动静脉切口,剥离右股动脉及股静脉,插入股动脉,股静脉插管(双腔),妥善固定。

(2)接光源、镜头、显示器,将镜头放入第3孔,剪开心包并悬吊,套上下腔静脉并阻闭,插冷灌针,阻闭主动脉。

(3)抓钳抓住右心房,剪开并悬吊,探查二尖瓣裂位置,用5-0号Prolene线从二尖瓣裂尖部开始间断缝合,缝合完毕用50mL注射器连接红色橡胶导尿管进行测试,测试满意后,从第3孔放置铁头左房引流管入左房,测量房缺大小剪涤纶补片,使用4-0号小针Prolene线带垫片将涤纶补片修补房缺。探查三尖瓣闭合情况,必要时使用4-0号Prolene线带垫片成型。

(4)关闭右心房,开放复跳后开放上下腔静脉,拔冷灌针。

(5)检查心脏及胸腔各部位有无出血,温盐水冲洗并使肺复张,拔除股动静脉管,关闭腹股沟切口,由第3孔放置胸腔引流管,关闭各切口。

(六)手术护理重点

(1)为防止胸内热气在内镜镜头表面雾化,台上准备碘伏擦拭镜头。

(2)妥善固定股动、静脉插管,以防脱出。

(3)胸腔镜镜头避免剧烈碰撞、震荡以防损坏,光源线不可打折。

(4)胸壁止血使用电刀时电刀头须加套。

(5)术中使用过的缝针及物品及时收回,以防遗留体腔。

(6)术中测试二尖瓣关闭情况使用0.9%氯化钠盐水。

二、胸腔镜下左房黏液瘤摘除术

(一)应用解剖

心脏黏液瘤多为良性肿瘤,70%~90%发生于左心房,其次为右心房。多数左心房黏液瘤通过一个粗而短的蒂附着于左心房房间隔的卵圆窝处。瘤体的外观类似胶冻样组织,随心脏收缩和舒张而活动,常呈分叶状或葡萄串珠样,且非常松脆,容易破碎。

(二)手术适应证

体重20kg以上,右房黏液瘤及蒂部在房间隔上的左房黏液瘤。

(三)麻醉方式、手术体位与切口

静吸复合全身麻醉双腔插管。手术体位:平卧位,右肩胛部抬高15°~30°。胸腔开孔,第1孔开于右锁骨中线第4肋间,第2孔开于右腋中线第4肋间,第3孔开于右腋中线第6肋间,每孔直径3~4cm,同时行腹股沟切口。

(四)器械、敷料与物品准备

胸腔镜全套设备,胸腔镜器械,常规体循环包,胸腔闭式引流瓶,瘤体捕捞器,心外吸引器。

(五)手术步骤及配合要点

(1)胸部打孔后,行股动静脉切口,剥离右股动脉及股静脉,插入股动脉,股静脉插管,妥善固定。

(2)连接光源、镜头、显示器,将镜头放入第3孔,剪开心包并悬吊,套上下腔静脉并阻闭,插冷灌针,阻闭主动脉。

(3)抓钳抓住右心房,剪开并悬吊,探查并悬吊瘤蒂位置,尖刀沿瘤蒂切开,将瘤体完整地由左房拖出,放入瘤体捕捞器中,经第1孔取出,冲洗切口。

(4)关闭房间隔(必要时用涤纶线打补片,4-0号Prolene线带垫片连续缝合)及右心房,开放复跳后开放上下腔静脉,拔冷灌针。

(5)检查心脏及胸腔各部位有无出血,温盐水冲洗并使肺复张,拔除股动静脉插管,关闭腹股沟切口,由第3孔放置胸腔引流管,关闭各切口。

三、经胸非体外循环房间隔缺损封堵术

（一）应用解剖

房间隔缺损可单独存在，亦可与其他心血管畸形合并发生。继发孔型房间隔缺损是临床常见的先天性心血管畸形，可分为中央型、下腔型、上腔型和混合型四种类型。中央型房间隔缺损又称卵圆孔型缺损，位于房间隔中部，相当于卵圆窝的位置，多数有完整边缘，是最常见的类型。

（二）手术适应证

（1）无法采用介入方法封堵，无其他心内畸形的继发孔型房间隔缺损。

（2）房间隔缺损有完整边缘，且直径小于 30mm。

（3）房间隔缺损下腔缺缘角度小于 30°。

（三）麻醉方式、手术体位与切口

采用气管内插管，静脉复合麻醉的全麻方式。患者仰卧，右肩背部垫高 30°。在患者胸骨右缘第 4 肋间做 2~3cm 切口。

（四）器械、敷料与物品准备

1.器械

常规心脏外科器械，经胸封堵推送导管。

2.敷料

体循包、体循单、体循衣。

（五）手术步骤及配合要点

（1）在患者胸骨右缘第 4 肋间做 2~3cm 切口，剪开心包并悬吊心包，暴露右心房。

（2）1-0 号涤纶线在右心房外侧壁行荷包缝合，直径约 8mm。

（3）在荷包中央穿刺入右心房，在食管超声实时扫描图像引导下将推送导管经右心房送入左心房，经推送导管送入合适型号的房间隔缺损封堵器。

（4）反复推拉闭合器确认无移位，经食管超声多普勒彩色血流图显示无血液穿隔分流后，释放闭合器，退出推送导管，结扎荷包缝线，间断缝合心包切口，严密缝合胸壁表面切口。

（六）手术护理重点

（1）保持外周静脉通畅，建立两路外周静脉通道。

（2）术前将 B 超诊断仪安置于合适位置，既便于手术医生观察又不影响操作。术中配合 B 超医生置入食管超声探头。

（3）术中严密监测患者生命体征，一旦出现因牵拉引起的心律失常、血压骤降或封堵器脱落情况，立即备好急救药物，并协助体外循环医生随时准备建立体外循环。

（4）防止血栓形成，切开心包后肝素化血液。

（5）严格无菌操作，封堵器应用庆大霉素稀释液反复冲洗，且术中静脉滴注抗生素一次。

四、夹层动脉瘤腔内隔绝术

（一）应用解剖

主动脉夹层分离可位于主动脉的某一部位，一般多侵犯主动脉的大部分，而且有时分离到主要的分支，特别是主动脉和盆腔分支。很少累及全部主动脉，通常有一部分主动脉仍然完整。

DeBakey 分类法将主动脉夹层动脉瘤分为三型：

1.1 型

夹层从升主动脉根部开始，侵犯大部或全部主动脉，包括主动脉弓与部分或全部降主动脉。

2.2 型

夹层仅累及升主动脉，从升主动脉根部开始到无名动脉的开口近端，该型在慢性期多见。

3.3 型

夹层仅累及降主动脉，即从左锁骨下动脉开口的远端向降主动脉分离。

（1）3a 型：夹层仅累及胸部降主动脉。

（2）3b 型：夹层累及胸、腹部降主动脉。

（二）手术适应证

适用于 3 型夹层动脉瘤。

（三）麻醉方式、手术体位与切口

采用局部浸润麻醉方式。患者仰卧，左臂外展置于托手板上。在患者左或右腹股沟 3～5cm 切口。

（四）器械、敷料与物品准备

1.器械

股动脉切开器械、造影导管、带膜人工血管支架、输送器及装载器、输送鞘管、超强导丝。

2.敷料

体循包、体循单、体循衣。

（五）手术步骤及配合要点

（1）酌情局麻后在患者左或右腹股沟顺股动脉走向做 3～5cm 切口，游离股动脉，两端套橡皮筋备用，分离股深动脉，橡皮筋阻断。

（2）16 号静脉穿刺针穿刺股动脉，置入动脉鞘管，通过动脉鞘管置入造影导管造影，判别夹层真假腔、动脉夹层开口位置及内径。

（3）放入超强导丝，取出造影导管，选择适宜支架，取出动脉鞘管，阻断股动脉远端，尖刀在穿刺点做切口，将支架顺导丝放入主动脉，使支架覆膜部分完全遮盖破口位置。

（4）患者收缩压降至 80～90mmHg，缓慢释放，记忆合金支架完全张开，完全封闭破口及夹层。再次置入造影导管造影，检查支架放置效果后拔出造影导管。

（5）阻断股动脉近心端，6-0 号 Prolene 线缝合股动脉切口，逐层缝合腹股沟切口。

（六）手术护理重点

（1）建立两路外周静脉通道，保持特殊药泵通畅。

（2）参加手术人员须穿铅衣戴铅帽，做好有效防护。

（3）术中严密监测患者生命体征，注意观察血管活性药物疗效，及时调整，控制血压缓慢下降。

（4）防止血栓形成，穿刺前肝素化血液，所有导丝导管均应用肝素水冲洗或浸泡。

五、肺叶切除术

肺是呼吸器官，左右各一。左肺分为上下两叶，右肺分为上、中、下三叶。分开肺叶的间隙成为叶间裂。气管在主动脉弓下缘约平胸骨角的部位分为左、右支气管，左、右支气管属于一级支气管，肺叶支气管属于二级支气管。肺的内侧面中央有一椭圆形的凹陷称为肺门，支气管、肺动脉、肺静脉以及支气管动脉、静脉、淋巴管和神经由此进出。肺切除包括全肺切除、肺叶切除、肺段切除、肺楔形切除术四种。

（一）适应证

（1）非小细胞肺癌：Ⅰ期肺癌、部分ⅡA期肺癌肿物直径＜3cm，无纵隔淋巴结转移者。

（2）局限在肺叶内的良性肿瘤，如结核瘤、肺囊肿、炎性假瘤、支气管扩张、肺囊肿、硬化性血管瘤及肺血管瘤等肺疾病。

（3）肺转移瘤局限在一侧肺内者。

（二）麻醉方式

双腔气管插管全身麻醉。

（三）手术切口

左或右后外侧切口。

（四）手术体位

健侧卧位。

（五）手术用物

1.敷料

胸科敷料包。

2.器械

基础器械。

3.特殊用物

2-0圆针丝线、32号硅胶引流管、胸腔闭式引流瓶、一次性腔内切割吻合器及组件、一次性双手柄自动线形吻合器。

4.仪器设备

高频电刀主机、超声刀主机。

（六）护理评估

1.患者情况

（1）一般情况：年龄、身高、体重、皮肤完整性。

(2)既往史、吸烟史、药物过敏史。

(3)营养状况、有无贫血脱水及电解质紊乱。

(4)外周血管情况、尿道情况。

(5)注重患者心理护理,防止因过度紧张而造成气管支气管痉挛。

(6)术前准备及禁食水情况。

2.手术方式

确定手术部位、手术方式,根据手术方式准备手术用物。

3.手术体位

肢体功能情况。

(七)手术步骤与配合

(1)常规消毒铺单:同胸腔镜下肺叶切除术消毒铺单。

(2)术野贴手术薄膜:递干纱巾1块协助贴膜。

(3)自第5或第6肋间,切开皮肤及皮下组织:递有齿镊,23号刀切开皮肤,递干纱巾2块拭血,电刀切开皮下组织,边切边凝血。

(4)切开前锯肌、背阔肌,打开肋间肌、壁层胸膜,进入胸腔:递电刀切开,血管钳夹出血点,递血管钳带7号丝线结扎或电刀电凝止血,递双头拉钩牵拉肌层暴露术野,进胸后递湿护皮巾保护切口,递肋骨撑开器,撑开肋间隙,暴露术野。

(5)探查病变,确定癌肿的位置:递生理盐水给术者湿手探查胸腔,递肺叶钳钳夹拟切除的肺叶,确定癌肿的位置。

(6)根据癌肿的位置,游离肺裂:递超声刀分离肺裂。

(7)游离肺门血管:于肺裂处游离肺动脉支,递一次性腔内切割吻合器切断动脉。递超声刀切开肺门前方纵隔胸膜,游离出肺静脉,一次性腔内切割吻合器切断静脉。

(8)游离并切断支气管:递超声刀切断下肺韧带,游离支气管,距开口0.5cm,递一次性双手柄自动线形吻合器切断,递0.2%碘酒棉球1个、75%乙醇棉球2个消毒断端,取出病肺放入标本盘。

(9)充分暴露肺门和纵隔,剪开纵隔胸膜,清扫肺门及纵隔各组淋巴结:递长弯血管钳夹持花生米钝性分离淋巴结,电刀电凝止血,递长无齿镊取出淋巴结放入标本盘。

(10)胸腔注水探查,包埋支气管残端,清点手术用物:递温盐水胸腔注水,探查肺残端有无漏气,用支气管周围组织包埋残端,如有肺漏气,有水泡,递持针器夹持2-0圆针丝线缝合。

(11)检查胸腔内有无出血,于腋中线与腋后线之间第7、8肋间,留置胸腔引流管,固定引流管,连接胸腔闭式引流瓶。关闭胸腔前,麻醉医生充分膨肺:递持针器夹持10×34角针7号丝线固定引流管2针。

(12)关闭胸腔:递持针器夹持10×34圆针双10号丝线缝合肋骨3针固定,递肋骨闭合器并拢肋骨。

(13)缝合各层肌肉、皮下组织、皮肤:递生理盐水再次冲洗切口,递无齿镊,持针器夹持10×34圆针7号丝线缝合肌肉组织,递75%乙醇棉球消毒切口皮肤,递有齿镊,持针器夹持10×34圆针4号丝线间断缝合皮下组织,递持针器夹持10×34角针1号丝线间断缝合皮肤。

(14)对合皮肤切缘,覆盖切口敷料:递 2 把有齿镊对合皮肤切缘,递持针器夹持 75% 乙醇棉球消毒切口皮肤,敷料贴覆盖切口。

(八)护理评价

(1)手术进行顺利,物品准备充分,三方核查按要求已严格执行。

(2)术中体位摆放正确未造成神经损伤、肢体过度牵拉。

(3)术中未发生低体温。

(4)术中标本妥善保管,术中如需送冰冻应严格按核查制度进行送检。

(5)术后皮肤完整。

(6)各种管路连接妥善固定。

(7)物品清单清楚完整,无遗漏。

(8)转运过程安全顺利。

(九)注意事项

(1)术前体位摆放时注意尽量使肢体处于功能位,避免过度外展(男性患者要注意外生殖器的保护,防止压伤)。

(2)术中注意无菌技术操作,注意无瘤技术操作,接触过肿瘤的器械应用灭菌注射用水浸泡或更换。

(3)密切观察患者生命体征,术中如遇大出血时,应反应迅速及时备好血管缝合器械和针线,巡回护士应及时配合抢救工作。

(4)关胸后,胸腔引流管连接于胸腔闭式引流瓶,注意防止脱落及污染。

(5)术后重点检查受压侧的眼部和耳郭、手臂、肩部和腋窝、髂嵴、膝盖、脚踝和足部的皮肤情况。

(6)手术时间较长,做好防压疮处理,保温处理。

(7)术后搬动患者应轻移轻放,尤其是全肺切除患者,防止纵隔移位造成心搏骤停。

(8)隐私保护:

①身体保护:患者入室后脱去病服时应在棉被下进行,手术开始前手术区域也应加以覆盖。

②心理保护:癌症患者麻醉前谈话不应提及与癌症相关的话题。

(9)术中体温保护:因身体暴露、覆盖不严、麻醉药物作用、手术时间过长可致患者体温低,应注意保护体温。

六、胸腺瘤切除术

胸腺瘤为来自胸腺上皮细胞或淋巴细胞的肿瘤,系前上纵隔最常见的肿瘤之一。主要症状为胸闷、胸痛、咳嗽及前胸不适。胸腺瘤常合并重症肌无力、单纯红细胞再生障碍性贫血、低 γ-球蛋白血症等。胸腺瘤一经诊断多主张手术,其目的为切除肿瘤,确定良恶性并治疗重症肌无力等并存疾病。良性胸腺瘤手术后 95% 无复发,恶性胸腺瘤切除后常有复发和转移。未能切除或切除不彻底的恶性胸腺瘤术后应予放射等治疗。

（一）适应证

胸腺瘤。

（二）麻醉方式

气管插管全身麻醉。

（三）手术切口

胸骨正中切口。

（四）手术体位

仰卧位。

（五）手术用物

1.敷料

胸科敷料包。

2.器械

基础器械包。

3.特殊用物

胸骨锯、胸骨后剥离器、钢丝持针器、钢丝钳、0号圆针可吸收缝合线、0.8mm钢丝、骨蜡、32号硅胶引流管、胸腔闭式引流瓶。

4.仪器设备

高频电刀主机。

（六）护理评估

（1）患者情况：

①一般情况：年龄、体重、身高、营养状况。

②既往史，有无高血压、糖尿病等影响手术的因素。

③外周静脉血管情况，尿道情况。

④术前准备及禁食水情况。

⑤心理情况：有无焦虑、恐惧等以及对手术的不确定性，经济承受能力和对手术治疗与预后情况的担忧。

（2）手术方式：确定手术体位、手术方式，根据手术方式准备手术用物。

（3）手术体位：肢体功能情况。

（4）核查手术部位及标识。

（5）特殊手术器械准备情况。

（七）手术步骤与配合

（1）常规消毒铺单：消毒范围为后至腋后线，上至锁骨及上臂，下过脐水平线。铺单同胸科铺单。

（2）术野贴手术薄膜：递干纱巾1块协助贴膜。

（3）自胸骨切迹起，沿前胸中线向下达剑突下方4～5cm腹壁白线上段切开皮肤、皮下组织：递有齿镊，23号刀切开皮肤，递干纱巾2块拭血，电刀切开皮下组织，边切边凝血。

（4）剥离胸骨甲状肌的胸骨附着处，紧贴胸骨后壁全长推开疏松结缔组织：递小直角钳，撑开胸骨上窝处肌肉组织;递胸骨后剥离器游离胸骨后壁;直芽钳夹住剑突,递线剪纵向剪开剑突软骨。

(5)纵向锯开胸骨:递胸骨锯锯开胸骨,并递骨蜡涂在骨髓腔。

(6)显露胸腺、前纵隔:递肋骨撑开器显露手术野,开胸后更换纱巾。

(7)向两侧剥离胸膜反折,显露位于胸腺右下叶的胸腺瘤:递长无齿镊,递 KD 钳夹持花生米钝性剥离胸腺瘤。

(8)提起胸腺瘤下极,由下至上仔细剥离:递组织钳钳夹,提起胸腺瘤;递长组织剪剥离,长弯血管钳钳夹出血点,递血管钳带 1 号丝线结扎或电刀电凝止血。

(9)分离胸腺瘤上极,一并切除肿瘤与部分胸腺组织(胸腺上极与正常组织相连):递长无齿镊,长组织剪分离,递长持针器夹持 7×17 圆针 4 号丝线间断缝合胸腺断端。

(10)切断无名静脉分支:递小直角钳分离分支血管,血管钳带双 4 号丝线分别结扎血管远近两端,递长持针器夹持 6×14 圆针 1 号丝线缝扎中间 1 针,递 15 号刀切断血管。

(11)冲洗纵隔腔,彻底止血,清点手术用物:递生理盐水冲洗纵隔腔,电刀电凝止血。

(12)于胸骨后放置纵隔引流管,于剑突下、上腹壁另戳口引出体外,连接胸腔闭式引流瓶,关闭胸腔前,麻醉医生充分膨肺:递 75%乙醇溶液棉球消毒引流口皮肤,递 23 号刀切开引流管切口,递 32 号硅胶引流管 1 根;递夹持针器持 10×34 角针 7 号丝线固定引流管 2 针。

(13)关胸,固定胸骨:递钢丝持针器夹持钢丝穿绕左右胸骨片,递钢丝钳对合钢丝。

(14)缝合各层肌肉、皮下组织、皮肤:递无齿镊,持针器夹持 0 号圆针可吸收缝合线连续缝合肌肉组织,递 75%乙醇溶液棉球消毒切口皮肤,递有齿镊,持针器夹持 10×34 圆针 4 号丝线间断缝合皮下组织,递持针器夹持 10×34 角针 1 号丝线间断缝合皮肤。

(15)对合皮肤切缘,覆盖切口敷料:递 2 把有齿镊对合皮肤切缘,递持针器夹持 75%乙醇溶液棉球消毒切口皮肤,敷料贴覆盖切口。

(八)护理评价

(1)手术进行顺利,物品准备充分,三方核查已按要求严格执行。

(2)术中输液、输血、给药方法途径正确。

(3)手术体位摆放合理,未造成神经损伤、肢体过度牵拉损害。

(4)术中各种管道连接通畅,仪器连接正确,固定妥善。

(5)术中患者皮肤完整无异常。

(6)术中未发生体温异常。

(7)手术各种用品清点清楚,完整,无遗漏。

(8)护理文书书写工整、详细,无遗漏,无错误。

(9)术后各种物品补充,归位,处理妥善。

(10)转运过程安全顺利。

(九)注意事项

(1)术前一日了解患者病情、基本情况,并准备术中特殊用物。

(2)输液部位应选择上肢充盈静脉,保证穿刺顺利。

(3)摆放体位时,注意患者上臂不要用力外展,以免造成尺神经损伤。

(4)术中严格无菌操作,要及时收回切口周围的器械,以免掉落,拖延手术进程。

(5)手术切口大,液体丢失较多,手术出血较多,根据医嘱及时输液输血。

(6)术中体温保护:身体的暴露及麻醉药物作用易产生术中低体温,应注意体温保护。

(7)隐私的保护。

第三节　脑外科手术配合

一、颅内血肿清除术

(一)术前准备

1.器械敷料

脑外伤器械包、颅钻、咬骨钳、开颅单、基础敷料包、手术衣、盆、持物钳、灯把手。

2.一次性物品

1-0丝线、2-0丝线、3-0丝线、开颅缝针、手套、电刀手柄、吸引器连接管、手术薄膜、双极电凝线、头皮夹、骨蜡、明胶海绵、速即纱纤丝、保护套、20mL注射器、潘氏引流管。

(二)麻醉方法

气管插管全身麻醉。

(三)手术体位

根据损伤部位采取相应的卧位。

(四)手术配合

(1)常规消毒、铺巾,选择血肿距表面最近且避开重要功能区的部位开颅。

(2)硬脑膜外或硬脑膜下有血肿时应先清除。

(3)检查脑表面有无挫伤,在挫伤重的位置常常可发现浅部的脑内血肿。如看不到血肿,可在挫伤的穿刺点处电凝,用脑室针逐渐向脑内穿刺确定血肿位置。如无挫伤则按CT确定的血肿方向进行穿刺。确定深部脑内血肿的位置后,在非功能区的脑回上选穿刺点,电凝后切开2~3cm的脑皮质,用脑压板和吸引器按穿刺的方向逐渐向脑深部分离,直达血肿腔内。

(4)用吸引器将血肿吸除,如有活动性出血以电凝止血。对软化、坏死的脑组织要一并清除。

(5)彻底止血后,血肿腔内置引流管。根据脑压情况,可行硬脑膜扩大修补、保留或去除骨板,依次缝合切口。

(五)手术配合注意事项

(1)合理摆放患者的体位,避免受压部位由于时间过长引起血运障碍导致坏死。

(2)术中严密观察患者的生命体征,保证输血输液的通畅。

(3)严格执行无菌操作。

二、经脑垂体瘤切除术

(一)适应证

(1)肿瘤已突破鞍膈向鞍上、鞍下生长者。

(2)巨型垂体瘤向鞍上发展且蝶鞍不扩大者。

(3)鞍膈上、下的瘤块呈哑铃形生长者。

(4)鞍上瘤块向前、颅中窝、颅后窝生长者。

(5)鞍上分叶状瘤块。

(二)麻醉方式

全身麻醉,气管内插管。

(三)手术体位

仰卧位,上身略抬高 15°～30°,经翼点入路侧偏向对侧 30°～45°,头后仰 15°,以利于额叶自然下垂暴露蝶鞍部,头架固定。经额下入路时,头偏向对侧 15°～30°,头过伸 15°。

(四)手术切口

出于美观的目的,主张采用发际内切口,以免在面部遗留切口瘢痕。

(五)手术步骤及手术配合

1.手术野皮肤常规消毒、铺单

2.皮瓣形成

切口两侧各置 1 块干纱布,递 22 号刀切开皮肤及帽状腱膜层。每切一段,递头皮夹钳钳夹头皮止血。出血部位递双极电凝止血,更换手术刀片,递 22 号刀、有齿镊游离、翻转皮瓣,递头皮拉钩牵开皮瓣,固定在托盘上,双极电凝止血,递盐水纱布覆盖保护。

3.骨瓣形成

递 22 号刀和骨膜分离器剥离骨膜,递颅骨钻钻孔,递小刮匙刮除孔内内板碎片,也可用电动颅骨钻和铣刀,递线锯导板和线锯锯开颅骨,递骨膜分离器插入骨瓣下,向上翻起骨瓣,递骨蜡或脑棉片或双极电凝止血,骨瓣用盐水纱布包裹。

4.打开硬脑膜

递 11 号刀、脑膜有齿镊、组织剪,剪开硬脑膜,其切口与眶上缘平行,其内、外端向前后剪开 2 个辅助切口,成"H"形,递 6×17 圆针、1 号丝线将切口前方的硬脑膜瓣缝吊在骨膜上。

5.进入鞍区,切除肿瘤

递脑棉保护显露的额叶眶面,递自动牵开器,脑压板轻轻牵拉脑组织,递细小的圆头吸引器、蛛网膜刀,打开颅底蛛网膜,吸除脑脊液,递双极电凝处理膨起的鞍膈,递穿刺针穿刺肿瘤,递显微剪剪开肿瘤组织,如肿瘤为囊性或瘤内有出血,应在周围垫好脑棉片,减少手术野污染,如肿瘤组织坚韧,经电凝后,递小活检钳或盘状镊、刮匙分块夹取肿瘤,残存的瘤块亦可用吸引器吸除。

6.止血,关闭硬脑膜

肿瘤切除后,递明胶海绵或脑棉片压迫瘤床止血,清除异物,止血纱布覆盖脑组织创面,清点器械、脑棉、缝针,递 6×17 圆针、1 号丝线连续或间断缝合硬脑膜,硬膜缝合困难时,以人工硬脑膜修补。

7.冲洗伤口,放置引流管,放回骨瓣

递生理盐水冲洗,递 11 号刀、中弯血管钳放置引流管,递 9×28 角针、4 号丝线固定;递钛钉固定骨瓣。

8.缝合伤口

清点器械、脑棉、缝针,递 9×17 圆针、4 号丝线或 2-0 号线间断缝合帽状腱膜及皮下,再次清点,递酒精小纱布消毒切口周围皮肤,递 9×28 角针、1 号丝线缝合皮肤。递敷料覆盖切口,绷带包扎。

三、开颅手术

(一)适应证
颅内肿瘤,颅内血肿,各种原因引起的脑疝。

(二)麻醉方式
全身麻醉。

(三)手术体位
平卧或侧卧。

(四)手术物品准备
棉片、吸收性明胶海绵、骨蜡、显微镜、头皮夹、电钻、线锯、咬骨钳、双极电凝器、铣刀、垂体咬钳、骨膜剥离器、神经剥离子。

(五)手术步骤及配合
(1)固定头部,碘酒或乙醇消毒,常规铺巾。

(2)切口周围皮肤注入生理盐水,切开,头皮夹止血。

(3)切开帽状腱膜,将头皮瓣掀起,盐水纱垫保护。

(4)用骨膜剥离器剥离骨膜,头皮牵开器牵开,电钻钻孔,铣刀锯断,骨蜡止血,去骨瓣减压,用咬骨钳修平颅骨边缘,剪开脑膜,吸收性明胶海绵止血,切除瘤体。

(5)用颅骨钛钉固定颅骨。

(5)检查伤口,取出棉片,逐层缝合,包扎伤口。

(六)手术护理要点
(1)患者由推车搬到手术台上时,应由两人同时平稳地抬起,抱好头部,防止头扭曲,注意保持呼吸道通畅。

(2)随时注意患者呼吸、脉搏及血压变化。

(3)可按需要注入脱水剂,防止脑水肿加重。

(4)术后患者呼吸和循环紊乱时,应暂留手术室观察,以免运送途中发生意外。

四、幕上肿瘤切除术

颅脑由大脑镰、小脑幕分隔成三个腔,小脑幕以上简称为幕上部分,发生在该部位的肿瘤称为幕上肿瘤。幕上的脑组织主要是大脑神经中枢,包括额、颞、顶、枕叶及边缘叶基底节,其发病率为幕下肿瘤的两倍,多见于成年人,以额叶肿瘤为主,肿瘤病理以脑膜瘤、神经上皮性肿瘤、颅咽管瘤等多见。

(一)适应证

(1)大脑半球脑内及脑外的肿瘤。

(2)蝶鞍区肿瘤。

(3)第三脑室及侧脑室内的肿瘤。

(二)麻醉方式

气管插管全身麻醉。

(三)手术切口

根据肿瘤部位设计切口。

(四)手术体位

(1)平卧位,额部、眉弓入路,主要为前颅凹肿瘤。

(2)仰卧头偏一侧,翼点、额颞部入路,主要为中颅凹肿瘤。

(3)侧卧位:颞叶肿瘤。

(五)手术用物

1.敷料

敷料包、中单。

2.器械

基础器械包、显微器械包、电钻包、Mayfield 头钉、自动牵开器。

3.特殊用物

23 号刀片、11 号刀片;5×12 硬膜针、11×17 圆针、9×28 皮针、0 号丝线、1 号丝线、4 号丝线、7 号丝线;50mL 注射器、10mL 注射器、输血器、脑科贴膜、双极电凝、单极电凝、明胶海绵、骨蜡、头皮夹、引流管、引流袋等。

4.仪器设备

显微镜、开颅动力系统、双极电凝主机、Mayfield 头架、自体血回输机。

(六)护理评估

(1)患者情况:

①一般情况:年龄、身高、体重、皮肤完整性。

②既往史,有无高血压等影响手术顺利进行的因素。

③手术患者的神志,瞳孔对光反射及肢体活动情况。

④外周静脉血管情况。

⑤术前准备及禁食水情况。

⑥患者有无焦虑、恐惧、失眠情况。

(2)手术入路、部位、手术体位及手术标识情况。

（七）手术步骤与配合

1.消毒术野皮肤

皮肤消毒前用棉球塞住外耳道，挤眼膏贴眼膜，递海绵钳夹持 2％碘酒、75％乙醇纱球消毒脱碘。

2.铺无菌手术巾

铺单，递手术薄膜协助贴膜。

3.头皮注射：沿切口每隔 2～3cm 做腱膜下注射

备 2％利多卡因 20mL＋60mL 水配成 0.5％的浓度，递 10mL 注射器、7 号长针头做皮下注射，固定吸引器（大号吸引器头）和双极电凝。

4.弧形切开皮肤、皮下及帽状腱膜

递 2 块干纱布铺于切口线两侧，递 23 号手术刀切开皮肤与帽状腱膜层，切口内出血点用双极电凝止血。

5.游离皮瓣

递 23 号手术刀片、骨膜分离器将皮瓣翻转，皮瓣外面用湿纱布垫覆盖，递头皮拉钩牵开，出血点递双极电凝止血。

6.骨瓣成形

递电动颅骨钻开颅，边钻边用注射器滴注盐水浸湿骨孔，骨蜡止血，递咬骨钳咬平骨窗边缘。

7.硬膜外止血及显微镜的准备

递双极电凝止血，更换中号吸引器头；递大脑棉片覆盖于硬脑膜外（6～7 个），保护脑组织；悬吊硬脑膜，套无菌显微镜套，如用支手托铺 2 块中单；备好各种型号的棉片和明胶海绵。

8.切开硬脑膜

更换手套，递脑膜钩钩起脑膜，11 号刀片切开，递脑膜剪剪开脑膜（钩-刀-剪-镊），暴露肿瘤部位，递脑棉片保护脑组织，双极电凝止血。

9.切除肿瘤

探查肿瘤并分离，更换细吸引器，递取瘤镊、双极电凝、显微剪刀切除肿瘤，有出血时用双极电凝和棉片压迫止血，取净肿瘤，创面用止血纱布或速即纱止血。

10.冲洗切口，硬膜外或硬膜下放置引流管

递引流管，血管钳协助放置，9×28 角针 4 号丝线固定。

11.彻底止血，缝合硬脑膜

清点缝针、脑棉、头皮夹、针头等，电凝止血，递 5×12 圆针 0 号丝线间断缝合。

12.骨瓣复位、关颅

递钛板和钉子或颅骨锁固定骨瓣；递无齿镊，11×17 圆针 7 号丝线和 4 号丝线间断缝合，9×28 角针缝合头皮，纱布覆盖切口。

（八）护理评价

（1）手术进行顺利，物品准备充分，三方核查按要求执行。

（2）术中体位摆放合理，未造成神经损伤、肢体过度外展。

（3）术中输血、输液、给药方法与途径正确。

（4）术中标本保管妥善，名称标记清楚。

（5）术后皮肤完整无异常。

（6）各种管路连接通畅，固定妥善。

（7）手术物品清点清楚完整，无遗漏。

（8）护理文书记录清楚、工整、详细。

（9）转运过程安全顺利。

（九）注意事项

（1）术前一日访视患者，了解患者病情及基本身体状况。

（2）输液部位选择上肢充盈静脉，保证穿刺顺利。

（3）术前为患者上眼膏，保持角膜湿润，避免干燥损伤角膜。

（4）妥善保管好术中取出的标本，因脑肿瘤标本少而小，易丢弃或遗失。

（5）术中如果需要调整体位，应口头复述确定后实施。

（6）长时间手术患者做好压疮防护。

（7）根据手术要求调节双极电凝镊功率大小及滴水速度，以保持有效电凝。

（8）术中体温保护：身体暴露、覆盖不严、术中冲洗用水易产生术中低体温，应注意体温保护。

五、颅骨骨瘤切除术

（一）术前准备

1.器械敷料

开颅器械包、颅钻、咬骨钳、凿刀或骨凿、骨锤、磨钻、开颅单、基础敷料包、手术衣、盆、持物钳、灯把手。

2.一次性物品

1-0丝线、2-0丝线、3-0丝线、开颅缝针、手套、电刀手柄、吸引器连接管、手术薄膜、双极电凝线、头皮夹、骨蜡、保护套、5mL注射器、20mL注射器。

3.仪器

颅钻。

（二）麻醉方法

局部浸润麻醉或静脉复合麻醉。

（三）手术体位

根据骨瘤部位选择相应体位：仰卧位或侧卧位。

（四）手术配合

1.切口

根据骨瘤的大小和部位，选择直切口、S形切口、弧形切口或骨成形瓣切口。切开皮肤、帽状腱膜与肌层，充分暴露骨瘤边缘。

2.骨瘤暴露

切开骨瘤表面骨膜,用骨膜剥离器剥开骨膜,充分暴露出骨瘤与所侵犯的颅骨。如骨面出血,用骨蜡涂抹止血。

3.骨瘤切除

根据骨瘤的情况,可用骨凿沿颅骨外板切线方向凿除骨瘤、保留内板。骨凿凿平困难时,用颅钻钻数个骨孔或用磨钻打磨,以不钻通内板为度。再用咬骨钳咬除骨孔间的骨瘤组织,并用骨凿凿平或磨平,凿平后在瘤床四周,用脑棉覆盖,以保护健康组织。用10%甲醛溶液(或苯酚)浸润的脑棉片涂抹瘤床,然后用生理盐水清洗,以电凝灼烧瘤床。

需要同时切除骨瘤及内板时,在骨瘤四周正常颅骨上钻4～6个孔,围绕骨瘤用咬骨钳依次咬除颅骨。或用线锯锯开骨瘤骨瓣,用骨膜剥离器撬起骨瘤骨瓣,取下骨瓣。骨缘有出血时以骨蜡止血。骨缺损处可用颅骨修补材料行一期修补。

4.切口缝合

彻底止血后,在切口下放置引流管(条),逐层缝合头皮切口。

(五)手术配合注意事项

(1)根据手术需要合理摆放患者体位。

(2)掌握好颅骨钻孔深度,避免误伤脑组织。

第四节 泌尿外科手术配合

一、肾癌根治术

肾癌是起源于肾实质泌尿小管上皮系统的恶性肿瘤,又称肾腺癌,简称为肾癌。肾癌是常见的恶性肿瘤之一,居泌尿系肿瘤第二位,其治疗首选根治性肾切除术。

(一)适应证

局限性肾癌无远处转移。

(二)麻醉方式

气管插管全身麻醉。

(三)手术切口

肋间切口或第12肋切口。

(四)手术体位

健侧卧位,升高腰桥。

(五)手术用物

1.敷料

敷料包。

2.器械

基础器械包、肾切补充器械包。

3.特殊用物

3-0角针可吸收缝合线、26F乳胶引流管、引流袋。

4.仪器设备

高频电刀主机。

(六)护理评估

(1)一般情况:年龄,身高,体重,营养状况。

(2)既往史:有无冠心病、糖尿病、胃肠道疾病等影响手术顺利进行的因素。

(3)营养状况:有无贫血、脱水及电解质紊乱。

(4)外周静脉情况、尿道情况。

(5)有无腰椎疾患和腿部外展障碍。

(6)患者血压控制情况。

(七)手术步骤与配合

(1)消毒皮肤:递海绵钳夹持2%碘酒、75%乙醇纱球消毒皮肤。

(2)铺置无菌单:协助医生铺无菌单。

(3)由第11肋间前段向前方做一斜切口至腹直肌外缘切开皮肤、皮下组织:递23号刀切开皮肤,递血管钳止血,干纱布拭血。

(4)切开背阔肌、腹外斜肌显露12肋尖:递甲状腺拉钩牵拉,电刀切开肌肉层。

(5)切开腰背筋膜及肋间组织:递电刀切开。

(6)推开肾周筋膜、腹横筋膜、腹膜,显露胸膜反折,切断部分膈肌角:递湿纱巾,用手钝性分离,组织剪剪断筋膜。

(7)切开腹外斜肌、腹内斜肌、腹横肌,显露肾周脂肪组织:递电刀切开,用手指推开腹膜,S形拉钩牵开显露。

(8)切开肾周筋膜前层,显露肾蒂:递组织剪剪开,血管钳分离,4号丝线结扎止血,S形拉钩牵开显露术野。

(9)分离肾蒂血管,处理动静脉:递直角钳分离,肾蒂钳钳夹,10号刀切断,10号线结扎,10×28圆针7号线结扎。

(10)结扎、切断输尿管:递直角钳分离、长弯血管钳钳夹、10号刀切断、4号线结扎。

(11)清除淋巴结:递长弯血管钳、组织剪清除腹主动脉旁、腔静脉周围的淋巴脂肪组织。

(12)分离肾及脂肪囊:沿肾周筋膜后层及腰肌间分离肾脂肪囊及其内容物:递长弯血管钳分离、组织剪剪断、4号丝线结扎。

(13)整块切除肾、肿瘤、肾脂肪囊及肾蒂淋巴结组织:递长弯血管钳钳夹、组织剪剪断、7号丝线结扎。

(14)冲洗切口、清点物品:递灭菌注射用水冲洗,器械护士与巡回护士共同清点所有物品。

(15)放置引流管:递26F腹腔引流管,2-0角针丝线固定。

(16)取出标本:将切除的肾脏及肿瘤取出。

(17)缝合切口、覆盖切口:递组织镊、10×28圆针、7号丝线缝合各层肌肉,9×28圆针、1号丝线缝合皮下组织,9×28角针、1号丝线缝合皮肤,敷料贴覆盖。

（八）护理评价

（1）手术进行顺利,物品准备充分,三方核查按要求已严格执行。

（2）术中体位摆放合理,未造成神经损伤、肢体过度牵拉。

（3）术中标本保管妥善,名称标记清楚。

（4）术后皮肤完整无异常。

（5）各种管路连接通常,固定妥善。

（6）物品清点清楚。

（7）转运过程安全顺利。

（九）注意事项

（1）术前一日访视患者,了解患者病情及基本身体状况。

（2）要严格、认真核查患者手术部位,预防差错事故发生。

（3）输液部位选择上肢充盈静脉,保证穿刺顺利。

（4）侧卧位时,健侧耳郭、眼置于头圈空隙,避免受压;男性患者保护生殖器,女性患者保护乳房。术前体位摆放时尽量使肢体处于功能位,避免过度牵拉。

（5）做好防压疮措施、保温措施。

（6）术中注意无瘤技术操作,接触过肿瘤的器械应更换。用温灭菌注射用水冲洗腹腔,关腹前,手术人员都必须更换手套。

（7）注意患者隐私保护,手术开始前、患者离室前要尽可能遮盖患者隐私部位。

二、经皮肾镜碎石取石术

随着腔镜技术的发展,泌尿系结石从传统的开放手术治疗更多地转向微创腔镜技术。经皮肾镜碎石术（PCNL）是经腰背部建立从皮肤到肾集合系统通道来治疗肾、输尿管上段结石的方法。PCNL 是保肾取石技术的一种,经皮肾镜微创取石术又称为"打洞取石",是通过经皮肾在腰背部开一个 1cm 的皮肤切口,用一根纤细的穿刺针直接从切口进入肾脏,置入肾镜,使用超声弹道碎石机或钬激光击碎结石并取石。PCNL 具有微创、痛苦小、并发症少、术后恢复快、可以反复操作等优点,尤其适合复发结石及开放手术后结石的治疗。

（一）适应证

（1）大于 2cm 肾结石,尤其是铸型结石。

（2）复杂肾结石,有症状的肾盏憩室结石,肾内型肾盂合并连接部狭窄的结石等,尤其是经开放手术后复杂性结石。

（3）输尿管上段或连接部狭窄。

（4）肾盂、输尿管上段异物。

（5）各种梗阻性及不明原因的肾积液。

（6）手术后上尿路梗阻、狭窄、闭锁、感染积脓。

（二）麻醉方式

气管插管全身麻醉。

（三）手术切口

第 12 肋下腋后线皮肤穿刺进入。

（四）手术体位

膀胱截石位＋俯卧位。

（五）手术用物

1.敷料

敷料包。

2.器械

基础器械包、经皮肾镜补充器械。

3.特殊器械

0°肾镜,70°膀胱镜,2-0角针丝线,11号刀片,45cm×45cm一次性使用无菌手术膜,引流袋,双腔18F导尿管,14F肾造瘘管,多管路冲洗装置,5mL、20mL注射器,1000mL引流袋,3000mL生理盐水,18号穿刺针,筋膜扩张器1套(8～30F),导丝,输尿管导管,取石钳。

4.仪器设备

腹腔镜主机(显示器、摄像机、冷光源、电子气腹机)、灌注泵、超声气压弹道碎石系统(EMS)、钬激光碎石系统、B超机。

（六）护理评估

(1)患者情况：

①一般情况:身高、体重、年龄、皮肤完整性。

②既往史:有无高血压、糖尿病等影响手术顺利进行的因素。

③营养状况:有无贫血,脱水及电解质的紊乱。

④外周静脉充盈度、尿道情况。

⑤患者心理状态:对陌生环境、手术创伤、疼痛、麻醉意外的不确定感到紧张、恐惧。

(2)术中体温保护,术中冲洗液温度的影响。

(3)手术方式:确定手术部位、手术方式,根据手术方式准备手术用物。

(4)手术体位:肢体功能情况。

(5)专科仪器设备功能性的情况。

（七）手术步骤与配合

(1)消毒皮肤及会阴部:递海绵钳夹持0.5%碘伏纱球消毒皮肤。

(2)铺无菌手术巾:协助医生铺无菌单。

(3)连接仪器设备:递医用无菌保护套2个,分别套住并连接摄像机纤维束、导光束。

(4)探查肾盂、肾盏情况:递70°膀胱镜探查。

(5)放入尿管、支架管进行灌注:递支架管、18F双腔气囊导尿管、注射器抽取10mL生理盐水充盈气囊并接引流袋(引流袋处于开放状态),生理盐水持续灌注。

(6)术中更换为俯卧位,消毒铺单:递海绵钳夹持2%碘酒、75%乙醇纱球消毒皮肤。

(7)连接仪器设备,贴一次性使用无菌手术膜:递一次性使用无菌手术膜贴于手术部位,医用无菌保护套分别套于摄像机纤维束、导束、B超线。连接灌洗液管、超声气压弹道碎石系统。

(8)在B超引导下穿刺针经第12肋缘下插入肾内,直至有尿液流出:递穿刺针穿刺,取回穿刺针芯。

(9)逐步扩张穿刺道后,将导丝从穿刺针鞘中插入肾内,退出穿刺针鞘,置入经皮肾镜探查:递导丝,取回穿刺套管针鞘,11号刀片扩孔,从小到大依次递筋膜扩张器扩张,置入0°肾镜探查肾盂、肾盏。

(10)视肾内结石大小和形态决定取石方法:

①套石法:用套石网篮将结石套住拉出,递套石篮网。

②钳石法:用弹道碎石器或是激光碎石器将结石击碎,<3mm的结石可随冲洗液流出,大的结石用取石钳取出。递弹道碎石器、取石钳将结石取出并将结石碎块收集。

③钳石法:用取石钳将结石夹取出,递三爪取石钳。

(11)退出肾镜:观察无出血情况退出肾镜。

(12)放置引流管:递14F肾造瘘管、5mL注射器抽取1.5mL生理盐水充盈气囊。

(13)清点物品,缝合并覆盖切口:巡回护士与器械护士认真清点所有物品,递有齿镊、持针钳、2-0角针丝线缝合,敷料贴覆盖伤口。

(八)护理评价

(1)手术进行顺利,物品准备充分,三方核查按要求已严格执行。

(2)术中体位摆放合理,未造成神经损伤、肢体过度牵拉。

(3)术中标本保管妥善,名称标记清楚。

(4)术后皮肤完整无异常。

(5)各种管路连接通常,固定妥善。

(6)物品清点清楚完整,无遗漏。

(7)护理文书记录清楚、工整、详细。

(8)转运过程安全顺利。

(九)注意事项

(1)术前一日访视患者,了解患者病情及基本身体状况。

(2)患有肾结石患者大多数都是年长者,手术完毕要及时观察患者骨隆突处皮肤状况,以免发生压红、破溃现象。

(3)输液部位选择上肢充盈静脉,保证穿刺顺利。

(4)手术中用的冲洗生理盐水温度为36～37℃,液体温度太低,患者会发生低体温;液体温度过高,会发生膀胱内烫伤或是肾烫伤。

(5)患者在术中采取俯卧位时,密切注意观察患者呼吸情况。

(6)腔镜仪器设备轻拿轻放,避免碰撞,保持器械转动灵活,钳端合拢良好。

第五节　妇产科手术配合

一、阴式子宫切除术

阴式子宫切除术是经阴道切除病变子宫的一种术式。此术与腹部子宫切除术比较,手术对患者损伤较轻,术后恢复快,但手术野狭窄,操作不方便,选择手术时也受到限制。由于手术操作步骤不同,又分阴式单纯性子宫切除上行法和半上行法两种方式,可根据实际操作情况运用。本法可减少对腹腔的刺激及感染的机会。

(一)适应证
子宫脱垂。

(二)麻醉方式
硬膜外麻醉。

(三)手术体位与切口
膀胱截石位。距膀胱底做横切口。

(四)手术物品准备
剖腹敷料包、阴道子宫切除器械、金属尿管、腿套、缩宫素、生理盐水、1-0 可吸收线、2-0 可吸收线、凡士林纱布。

特殊用物:重锤、阴道拉钩 2 个、窥具、海绵钳、宫颈钳。

(五)手术步骤及配合
(1)按常规消毒后,铺灭菌手术单,先导尿排空膀胱。

(2)用缝线将两侧小阴唇分别固定于大阴唇皮肤上。

(3)扩张阴道,暴露子宫颈,用宫颈钳分别夹住并牵出子宫颈,暴露手术野。

(4)将宫颈钳持轻轻向上下活动,找出子宫颈前壁阴道黏膜分界线,此处是阴道前壁黏膜的膀胱沟。将金属导尿管插入膀胱内,探清膀胱附着在子宫颈的最低部。将子宫颈前壁阴道黏膜做一半环形切口,露出黏膜下疏松结缔组织层及阴道膀胱膈创面。剥离后将自然分开,剥离时注意勿损伤膀胱及血管。

(5)继续向后下方牵拉子宫颈,切断阴道膀胱隔,注意勿损伤膀胱。剥离膀胱与子宫颈分开,勿损伤子宫膀胱韧带,以免出血。

(6)切开暴露子宫颈后壁阴道黏膜,将阴道后壁黏膜与子宫颈剥离,逐步剥离的过程可暴露子宫直肠窝。

(7)将子宫颈向上侧牵拉,暴露该侧的子宫颈侧后方,自切口剥离阴道黏膜,使子宫骶骨骶带暴露清楚,处理子宫骶骨韧带。对侧同样操作。

(8)将宫颈向下方一侧牵拉,暴露该侧宫颈前方,自切口剥离韧带黏膜,使子宫膀胱韧带外侧显露清楚,处理子宫膀胱韧带。对侧同样操作。

(9)从宫颈侧暴露子宫骶骨韧带的过程中,主韧带也随之暴露出来。从阴道分开膀胱及直肠,继续向下方一侧牵拉子宫颈,充分暴露该侧的主韧带,探查其厚度及宽度。注意主韧带上半部中子宫动脉搏动的位置。对侧同样操作。这时子宫已失去大部分韧带的支持,随着牵拉子宫颈,子宫可适当地下降,主韧带上半部包括子宫动脉,便可清楚地显露于手术野。

(10)用手指摸清主韧带上半部中子宫动脉和输尿管的位置后,避开输尿管,切断、缝合结扎主韧带上半部,包括子宫血管在内。注意缝合时勿损伤子宫血管,以免造成出血。对侧同样操作。

(11)剪开子宫直肠窝腹膜反折及子宫膀胱腹膜反折。将两侧主韧带切断后,子宫则逐渐下降,子宫直肠窝反折更清楚暴露在手术野。提起腹膜反折的中央部剪开,向两侧延长切口,用左手示、中两指由此切口伸入腹腔,从内方向手术野顶起子宫膀胱腹膜反折,于前方剪开。

(12)剪开子宫膀胱反折后,将伸入宫颈前方的左手示指伸向一侧宫旁,并以右手示指抵宫体前方,在双手示指配合下,探查附件及阔韧带有无异常及粘连。左手示指仍应留于子宫后侧,用两把止血钳,紧靠子宫侧钳夹阔韧带、子宫卵巢韧带、圆韧带及输卵管狭部,在两钳中间切断,保留子宫附件。结扎盆侧断端,保留缝线,暂不剪断,以免滑脱松开出血。当切断一侧的各韧带后,子宫已暴露于手术野。可用手向下拉宫体,暴露对侧的宫旁区,检查附件等无异常后,钳夹切断对侧的各韧带,子宫则被完全切除。缝合结扎各韧带的断端。

(13)彻底检查各个断端有无出血,如有出血即结扎止血。清洁腹腔后,将盆腔腹膜切口上推,依次轻轻牵拉右侧附件、圆韧带、子宫骶韧带断端缝线,使缝针穿过各断端的腹膜层,使双侧所有的断端均结扎于腹膜外。用肠线连续缝合盆腔腹膜切口,关闭腹腔。

(14)用1号肠线缝合阴道前后壁切口,关闭腹膜与阴道黏膜间的间隙,以防血肿形成及阴道穹隆脱垂。

(15)缝合阴道切口后,填塞无菌凡士林纱布卷1个。

(16)安置留置导尿管,固定于大阴唇及大腿内侧,外阴覆盖无菌敷料,用丁字带固定。

(六)手术护理要点

(1)手术野消毒时先消毒外阴及肛门部,然后冲洗阴道,冲洗时特别注意阴道后穹隆。

(2)注意移动灯光,使手术野清晰明亮,利于操作。

(3)保持导尿管通畅,根据需要随时导尿。

(4)缝合前清点器械及敷料,避免遗留腹腔内。

二、全子宫、双附件切除术

(一)手术适应证

子宫肌瘤,子宫内膜癌,卵巢癌。

(二)麻醉方式、手术体位与切口

硬脊膜外隙阻滞麻醉或全麻。患者取平卧位。行下腹正中切口。

(三)器械、敷料与物品准备

剖腹敷料包,子宫切除器械,1-0号可吸收线,7号丝线。

(四)手术步骤及配合要点

(1)消毒皮肤。

(2)切开皮肤、皮下组织,切开筋膜、腹膜。

(3)腹腔探查,用2块生理盐水纱垫保护肠管。

(4)用两把柯柯钳夹住圆韧带,切断两侧圆韧带,7号丝线缝扎。

(5)用两把柯柯钳夹住骨盆漏斗韧带,切断双侧骨盆漏斗韧带,7号丝线缝扎。

(6)切开膀胱腹膜反折,下推膀胱。

(7)切开阔韧带后叶,分离切断子宫动、静脉。

(8)切断双侧主韧带,7号丝线缝扎。

(9)切断子宫底韧带,7号丝线缝扎。

(10)沿子宫颈剪开阴道壁,摘除子宫及附件,消毒阴道断端。

(11)1-0号可吸收线缝合阴道残端。

(12)冲洗腹腔,逐层关腹。

三、子宫下段剖宫产术

剖宫产是产科领域中的重要手术,现在已成为解决难产和某些产科合并症,挽救产妇和产儿生命的有效手段。剖宫产的方式有子宫下段剖宫产、子宫体剖宫产和腹膜外剖宫产,以子宫下段剖宫产最为多见。

(一)适应证

1.绝对指征

头盆不称、骨产道或软产道异常、横位、胎盘早期剥离、脐带脱盘。

2.相对特征

(1)胎儿因素:胎儿窘迫、臀位、多胎妊娠等。

(2)母体因素:妊娠合并心脏病、过期妊娠、前置胎盘、巨大儿、有剖宫产史、重度妊高征、其他妊娠合并症(如糖尿病、肾病、重度肝炎等)。

(二)麻醉方式

椎管内麻醉。

(三)手术切口

下腹耻骨上横切口。

(四)手术体位

(1)仰卧位。

(2)麻醉后为防止患者发生体位性低血压可将体位调整至左侧倾斜 $10°\sim15°$。

(五)手术用物

1.敷料

敷料包。

2.器械

基础器械包。

3.特殊用物

1号圆针可吸收缝合线、0号圆针可吸收缝合线、3-0角针可吸收缝合线、20cm×30cm 贴膜、10cm×25cm 敷料贴、缩宫素、5mL 注射器。

(六)护理评估

(1)有无剖宫产史,有无出现子宫破裂先兆、胎儿窘迫等异常情况。

(2)有无胎心异常、脐带脱垂、脐绕颈、羊水过少、前置胎盘及胎盘早剥、流血、子宫口未开。

(3)头盆不称较明显。

（4）重度妊高征、妊娠合并心脏病、胎位异常、高龄初产、巨大儿或多胞胎。

（5）患者有无浮肿。

（6）做好心理护理,减轻患者紧张、焦虑等情绪。

（7）备好新生儿抢救设备。

（七）手术步骤与配合

1.消毒腹部皮肤

递海绵钳夹持 2％碘酒、75％乙醇纱球消毒腹部皮肤。

2.铺无菌手术巾

同腹部铺单。

3.手术探查腹腔

递生理盐水,洗手探查子宫大小、下段扩张情况,以及胎头方位等。

4.显露子宫下段

递腹壁拉钩置于耻骨联合处,显露膀胱腹膜反折,递剪刀横行剪开,下推膀胱。

5.切开子宫下段

递 10 号刀切开子宫肌壁肌层 2～3cm,术者用手指将子宫切口钝性横向撕开10～12cm。

6.娩出胎儿

递血管钳刺破羊膜囊,吸引器快速吸尽羊水;术者左手沿切口下缘伸入子宫腔将胎头抬起;胎头娩出后,迅速清除胎儿口、鼻腔中的黏液,双手扶持头部娩出胎儿,递 2 把血管钳夹闭脐带,组织剪剪断(如留有脐带血,递 5％碘伏纱球消毒,再递血袋留脐血);新生儿交予助产护士处理。

7.娩出胎盘清理子宫腔

递组织钳 4 把,卵圆钳 2 把分别钳夹子宫切口上、下缘及两角,递抽吸缩宫素的注射器,将缩宫素注入子宫体,递方盘接住娩出的胎盘和胎膜,递卵圆钳夹纱布擦拭子宫腔 2～3 次。确认无残留的胎盘及胎盘组织。胎盘交助产护士检查其完整性。

8.缝合子宫切口

清点器械、纱布、纱巾、缝针,递腹壁拉钩显露子宫切口,递 1 号圆针可吸收缝合线连续全层缝合。

9.探查子宫及逐层关腹

探查子宫,双附件有无异常;清点器械、敷料、缝针,递 0 号圆针可吸收缝合线连续缝合腹膜,腹直肌前鞘;清点器械、敷料、缝针,递乙醇棉球消毒皮肤,3～0 角针可吸收缝合线皮内连续缝合,纱布敷料覆盖,包扎伤口。

10.压迫子宫底

术毕,术者压迫子宫底,挤出子宫腔内积血块,如子宫口未开者,术者将手伸入阴道,以利于引流。

（八）护理评价

（1）手术进行顺利,物品准备充分。

（2）术中体位摆放合理,未造成神经损伤、肢体过度牵拉。

（3）术中输液、输血、给药方法与途径正确。

（4）术后皮肤完整无异常。

（5）物品清点清楚完整，无遗漏。

（6）转运过程安全顺利。

（九）注意事项

（1）术前一日访视患者，了解患者病情及基本身体状况。

（2）术前常规禁食 8 小时，禁饮 4 小时。

（3）患者麻醉穿刺过程中，巡回护士站在患者侧面，固定体位，观察患者，及时与患者沟通，缓解患者紧张，有利于麻醉穿刺。

（4）麻醉后仰卧位时，根据患者情况可将体位调整至向左倾斜 10°～15°。

（5）手术医生刺破羊水后，洗手护士快速将手术台上器械及物品清理干净，避免胎儿娩出后损伤胎儿。

（6）胎儿娩出后，将缩宫素用于患者，促进子宫收缩，减少出血。

（7）擦完子宫腔的纱布应及时扔到脏物盆内，禁用手去接触，接触子宫腔内的器械不可再用于其他部位，应与其他器械分开放置，防止胎盘植入，引起子宫内膜异位症。

（8）胎儿娩出后，配合助产护士清理呼吸道及脐带护理。

（9）注意给新生儿保暖。

第六节　骨科手术配合

一、人工股骨头置换术

（一）应用解剖

股骨头的形状近似球形，约 2/3 被关节软骨所覆盖，该软骨的中心部即上方负重部最厚，2.5～3.0cm。股骨头的顶端有股骨头凹，其中附有股骨头韧带，该韧带与横跨髋臼切迹的髋臼韧带相连。股骨颈细长，直径 2～3cm，有支撑躯干、扩大关节运动范围的作用。股骨颈与股骨干之间形成的颈干角为 120°～130°。

（二）手术适应证

（1）年龄大于 60 岁的股骨颈新鲜骨折，Gardon Ⅲ、Ⅳ 型，特别是骨折线在头下者，且髋臼无病损。

（2）陈旧性股骨颈骨折、骨折不连接或股骨头缺血性坏死，并明显变形，且有明显症状者。

（三）麻醉方式、手术体位与切口

1.麻醉方式

全身麻醉。

2.手术体位

侧卧位，患侧在上。

3.手术切口

切口中点位于大转子上方,远端沿股骨干延伸,近端为远段切口的延伸,或略向髂后上棘方向弧形延长。

(四)器械、敷料与物品准备

常规骨科四肢用器械及敷料、一次性物品、股骨头置换器械等。

(五)手术步骤及配合要点

(1)切开皮肤、皮下、肌肉,直至关节囊。

(2)显露髋关节后,切除前方关节囊,患肢内收外旋,先做股骨颈头下截骨,用取头器取出股骨头。进一步切除髋关节后方关节囊。剥离股骨颈至转子间线前方的软组织,按术前X线摄片模板确定的股骨颈截骨平面,再次做股骨颈截骨,截骨线内侧一般高出小转子上缘约1cm,股骨颈外侧应全部截除。

(3)股骨髓腔准备、股骨假体的定位及安装,与"全髋关节置换术"操作相同。

(4)人工股骨头安装完毕后,伸直、牵引、内旋术肢,将假体纳入髋臼。经伸直外旋、屈曲内旋活动和床边X线摄片证实位置良好后,于关节深处放置负压引流管,逐层缝合切口。

(六)手术护理重点

(1)术中注意严格无菌操作。

(2)术中患者需长时间处于一种体位,摆放体位须既适应手术需要,又要使患者感到舒适。

二、全髋关节置换术

(一)应用解剖

髋关节的体表位置相当于腹股沟韧带中1/3下方1～2cm处,髋臼缘与该韧带大致平行。该关节是由髋臼和股骨头组成杵臼关节,其形态特点为关节窝深,头呈球形,关节囊坚韧而厚,周围又有肌肉覆盖,适应下肢支持体重的行走功能。

(二)手术适应证

(1)各种非感染性髋关节炎,包括原发性或继发性骨关节炎、类风湿关节炎、强直性脊柱炎等。

(2)各种原因导致的股骨头缺血性坏死。

(3)股骨颈骨折不连接。

(4)股骨近端或髋臼肿瘤。

(5)先天性髋关节半脱位或完全脱位,有严重疼痛和失稳,且继续加重者。

(6)髋关节固定术后位置不佳或融合不良。

(7)化脓性髋关节炎稳定期或髋关节结核,是否手术意见尚不一致,应慎用。

(8)年龄较大且伴轻、中度骨质疏松,髓腔扩大者,应加用骨水泥充填固定。年龄较小者可考虑使用具有生物固定性能的非骨水泥型假体,如多孔表面或HA涂层人工关节。

(三)麻醉方式、手术体位与切口

全身麻醉或腰硬联合麻醉。患者取侧卧位。常规后外侧切口,于髂后上棘前方6～7cm

髂嵴处切开皮肤,沿臀大肌前缘到大转子前方,然后沿股骨轴线向下延伸15cm。

(四)器械、敷料与物品准备

全髋置换器械、常规骨科下肢用器械及敷料、电动工具等。

(五)手术步骤及配合要点

(1)切开皮肤、皮下、肌肉组织、筋膜,分离旋骨内侧动脉,结扎切断该动脉后,自上而下辨认梨状肌肌腱,闭孔内肌与上、下孖肌联合腱及闭孔外肌肌腱,大转子上切断这些肌腱,连同内侧的坐骨神经一起向后内方牵开,显露髋关节后关节囊。

(2)股骨头脱位及股骨颈截骨:经后方进路显露髋关节后,切除或切开后关节囊,将术肢置于最大内收、内旋位,左髋关节内旋的同时用拔出器向外牵拉股骨颈,使股骨头脱出髋臼。股骨头脱出后,将患肢进一步内旋至胫骨垂直于手术台面,根据术前以模板在X线片上确定的股骨颈截骨平面,从内向外做股骨颈截骨,截骨角度应与假体肩部的倾斜角一致。

(3)髋臼显露与准备:股骨颈截骨并去除股骨头后,进一步切除髋关节前方、后方关节囊。切除髋臼周缘及髋臼窝内的软组织和骨赘。彻底切除髋臼窝内软组织有助于显露窝底骨板,后者是估计髋臼内壁厚度的重要标志,髋臼扩锉的目的在于去除软骨或残厚的软组织,显露软骨下骨出血面。

(4)髋臼假体的定位:用髋臼定位器将髋臼假体送入臼窝,定位时为外展45°、前倾15°~20°,维持并适当加压,直至完全牢固。并将匹配型号的聚乙烯内衬假体击入。

(5)股骨髓腔准备和安装:开口器定位,使用髓腔扩大器和髓腔锉扩大髓腔,从小号开始逐级增大,直至与术前估计相同尺寸的髓腔锉。摄正位片证实最后置入的髓腔锉位置正确后,用聚乙烯填塞或骨块填入髓腔远端,反复轻刷和冲洗髓腔,注意保护近端髓腔的骨松质面。拭干后将处于湿砂期的骨水泥或低黏度骨水泥用水泥枪由下而上注入髓腔,完全充满髓腔后插入假体柄,插入时假体柄应保持于髓腔中央。如无水泥枪,则用手指将处于面团期的骨水泥压入髓腔,但效果较差。保持15°左右的前倾斜角,维持假体柄的位置并适当加压,待骨水泥完全聚合后清除溢出的骨水泥柄,用打入器击入至合适位置。

(6)复位后,试做伸直外旋和屈曲内旋活动,证实假体稳定且位置满意后,放置负压引流,逐层关闭切口。

(六)手术护理重点

1.严格无菌操作

因为人工关节置换术的无菌程度比其他手术无菌程度要求更严格,因此从患者一进入手术室中,任何操作包括麻醉穿刺、刷手、消毒、铺单及术中的操作等一系列工作要更加注意无菌技术。

2.手术体位舒适

术中患者需长时间处于一种体位,摆放体位须既适应手术需要,又要使患者感到舒适。

3.心理护理

患者对手术的心理反应是焦虑、恐惧,因此术前一定要探访患者,介绍手术室环境、手术过程,打消患者的种种疑惑,树立战胜疾病的信心,使患者以较为放松的心情迎接手术。

三、全膝关节置换术

（一）应用解剖

膝关节是下肢的主要关节，其结构功能是人体关节中最复杂的，由股骨髁、胫骨平台、髌骨及周围滑膜、关节韧带、半月板和肌肉组织共同组成。

股骨下段向两侧和后方扩大形成内外股骨髁，中间以髁间窝相隔。两髁的关节面逐渐变平并与前方联合形成髌面，当小腿伸直时可容纳髌骨。

胫骨上端变粗形成内外髁，与股骨内外髁亦不完全相称，借助于半月板相连接。

髌骨是人体中最大的籽骨，前面粗糙被股四头肌包围，后面为软骨覆盖，中间两部与股骨两髁相适应构成髌股关节。

在结构上膝关节是一个不完全的铰链式关节，正常的膝关节具有约 $135°$ 的屈曲和 $5°\sim10°$ 的过伸活动范围，在水平轴上向内外约 $3°$ 的旋转活动范围。

（二）手术适应证

绝对手术适应证为膝关节骨关节炎、类风湿关节炎、创伤性关节炎、骨缺血坏死或肿瘤等病变所致的严重疼痛或功能障碍。

相对适应证为膝关节不稳、僵硬或畸形。

（三）手术禁忌证

(1)膝关节周围或全身存在活动性感染病灶。

(2)膝关节肌肉瘫痪或神经性关节病变。

(3)全身情况差或伴有未纠正的糖尿病。

(4)其他可预见的导致手术危险和术后功能不良的病理情况。

(5)无痛且长期功能位融合的病例不作为适应证。

（四）麻醉方式、手术体位与切口

硬脊膜外隙阻滞麻醉合并腰麻，也可根据需要行全身麻醉。患者取仰卧位。行膝前正中纵行切口，起于髌骨近侧 7.5cm，向下经髌骨前方，止于胫骨结节内侧缘。最常用的是膝关节前正中入路，在髌骨上极 $5\sim10$cm 经髌骨前方向胫骨节结内侧缘做长 $15\sim20$cm 的纵行皮肤切口，向内侧游离皮瓣经髌骨的内侧缘做关节囊的前内侧切口止于胫骨节结内侧 1cm 处，此入路使皮肤和关节囊切口移位，从而减少术后切口裂开、假体外露的可能性。

（五）器械、敷料与物品准备

备全膝关节置换器械，气压止血带，其余同"人工股骨头置换术"。

（六）手术步骤及配合要点

(1)切开皮肤、皮下组织和筋膜、肌肉至膝关节囊处。

(2)膝关节软组织松解：将髌骨向外翻开，从关节内侧面切除脂肪垫，完全显露膝关节前部。屈膝 $90°$，沿附着部锐性剥离关节囊，从而广泛显露膝关节内部。对内翻膝的平衡要求是松解内侧紧缩的软组织，外翻膝的处理原则是以拉长外侧短缩的软组织为主。

(3)胫骨截骨：膝关节屈曲 $90°$，胫骨向前脱位，安装胫骨髓外导引器置于胫骨结节靠近髌

下韧带处且平行机械轴,薄片确定切骨厚度,笔针确定位置,宽锯截骨,取下所截胫骨,卡尺量其厚度并放于胫骨托量其大小。

（4）股骨远端截骨:开口器定位（位于髌骨沟中心）,8mm 钻头钻孔,插入股骨髓内导向器（根据术前计划选择长短、调节左右及度数）,安装股骨远端截骨器,薄片测量截骨量,用打拔器去除导引器,宽锯片截骨,切除骨量等于置入假体体积。

（5）股骨修饰:股骨测量器测量股骨大小,选择相匹配的（同型号）四合一截骨器,上缘放于股骨前方紧贴远端骨面,薄片测定截骨量,切骨（后髁、后斜面、前髁、前斜面）。选择匹配的髁间截骨板,切出新的髁间窝的两个侧面,去除骨块形成新的髁间窝。做好屈曲、伸直间隙,选择合适的部位进行软组织平衡及紧张度测试,至合适为止,插入力线杆测量股骨头中心、膝关节中点、踝关节中点是否在一直线。

（6）胫骨修饰:选择合适的胫骨模板,按胫骨解剖放于胫骨平台上,力线杆可重新测定有否内外翻,钻孔导引器放于模板上钻孔,合适尺寸的尖锥连接打入器击入,选择合适股骨、胫骨模型假体及匹配垫片确定活动度及吻合情况。

（7）髌骨修饰:切除髌前滑囊组织,暴露髌骨,将其放于万用髌骨导引器中,用导引器的腭部定出切骨高度,宽锯片切割,用量尺测量髌骨厚度,参照假体厚度计算切除髌骨量,髌骨厚度扣去假体厚度等于须留下髌骨厚度,试模确定大小,将对应的锁孔导引器放在髌骨中央,钻头在 3 个孔中钻孔。

（8）假体置入:冲洗后,准备相对应的假体及骨水泥,等水泥拉丝后涂于股骨后髁及胫骨两角,剩余水泥装水泥枪,均匀涂于股骨、胫骨截骨面,按顺序置入假体,打入器击入,刮除多余骨水泥,等凝固后确定活动度。

（9）冲洗缝合:冲洗后,放置引流管,逐层缝合,稍加压包扎。

（七）手术护理重点

因为该手术要使用气压止血带,故术中一定要严格控制用止血带时间。其余同"全髋关节置换术"。

第七节　麻醉恢复期间的护理

麻醉恢复是指患者从麻醉状态逐渐苏醒的过程。在此过程中,只有在技术熟练的医护人员的精心观察和护理下,才能防止患者出现意外情况。医院建立麻醉恢复室就是为患者提供良好的苏醒条件,可有效地减少麻醉后并发症,提高麻醉的质量与安全性。

一、麻醉恢复室的设计与装备

（一）建筑设计

麻醉恢复室应设置在手术室的非限制区,这样既便于麻醉与外科医生能及时到达抢救现场,遇有必要时可将患者迅速返回手术室接受进一步的抢救乃至再手术。恢复室的床位数与手术台的比例为1：2；若全麻手术较少的中小医院可按1：（3~4）的比例；也可按24小时内每4例手术设1张床计算，且更符合实际。一般应以放置3~6张床为宜，对有传染病或创口感染的患者可另设单独的隔离间。恢复室要求光线充足，湿、温度可调控，每张床位均设置有中心供氧、压缩空气、负压吸引和多孔电源插座等接口，墙上放置监护仪。门要高大宽敞，以便接送患者。房顶设输液轨道。

（二）基本设备

（1）放置带轮多功能病床或用接送平车，床旁有升降扶栏，可调节患者体位。每张床位应有多功能监护仪，可行心电图、脉搏血氧饱和度及无创血压监测；还应配备直接测量动脉压和中心静脉压的装置，以及呼吸末CO_2浓度测定仪、肌松监测仪、热电偶温度计和呼吸容量计等监测设备。

（2）放置急救必备的器材及物品，如喉镜、气管导管、气管切开包、呼吸机、除颤器、起搏器等心肺复苏装置。床旁备有无菌吸痰管，导尿管，吸氧导管或吸氧面罩，口咽或鼻咽通气管，胸腔闭式引流瓶，尿液引流袋，胃肠减压装置，无菌手套，注射器，记录单等。

（三）常备药品

1.升压药

肾上腺素，去甲肾上腺素，去氧肾上腺素，麻黄碱，间羟胺，甲氧明，异丙肾上腺素，多巴胺，多巴酚丁胺，美芬丁胺等。

2.降压药（抗高血压药）

酚妥拉明，硝酸甘油，硝普钠，尼卡地平，亚宁定等。

3.强心及抗心律失常药

地高辛，毛花苷C（西地兰），利多卡因，普萘洛尔，普鲁卡因胺，苯妥英钠，氯化钾，维拉帕米（异搏定）等。

4.抗胆碱药

阿托品，东莨菪碱等。

5.抗胆碱酯酶药

毒扁豆碱，新斯的明，依酚氯铵等。

6.利尿脱水药

呋塞米，甘露醇等。

7.中枢兴奋药及平喘药

尼可刹米，洛贝林（山梗菜碱），氨茶碱等。

8.镇静、镇痛药及拮抗剂

地西泮（安定），咪达唑仑，硫喷妥钠，丙泊酚（异丙酚），氯丙嗪，哌替啶，芬太尼，吗啡，可待因，纳洛酮，氟马西尼等。

9.肌松药

氯化琥珀胆碱，维库溴铵，阿曲库铵（阿曲可宁）等。

10.凝血药及抗凝药

巴曲酶（立止血），抑肽酶，维生素K，凝血酶，酚磺乙胺（止血敏）；去纤酶（纤维蛋白酶），氨基己酸,氨甲苯酸(对羟基苄胺),肝素钠等。

11.激素

地塞米松,氢化可的松等。

12.子宫收缩药物

垂体后叶素,缩宫素等。

13.抗组胺药

苯海拉明,异丙嗪,氯苯那敏(扑尔敏)等。

14.其他

50%葡萄糖液,10%氯化钠,碳酸氢钠,10%氯化钙或葡萄糖酸钙等。

二、麻醉恢复室的作用及工作常规

(一)麻醉恢复室的作用

麻醉恢复室主要用于术后一般情况较好的全麻未清醒的患者进行短时间监测,清醒后立即返回病房。但随着手术范围的扩大,患者情况的复杂化,也收容手术后需呼吸、循环支持的患者。恢复室的作用如下。

1.便于及时观察并处理麻醉并发症

因在手术后的数小时内,麻醉药、镇痛药的作用逐渐消失,患者会发生呼吸道梗阻、通气不足、呕吐误吸和循环功能不稳定等并发症。为保障患者安全,应将患者留置恢复室进行观察和处理,防止转运途中发生意外。

2.利于观察、处理手术并发症

手术后的数小时内应密切观察生命体征变化,可利用恢复室的先进设备对患者进行仔细全面的监护,有利于及早发现并发症和处理手术并发症。

3.利于正确评判麻醉质量和术中护理质量

麻醉医生和护士通过对术后患者的监护,观察麻醉恢复情况,了解术中有无护理缺陷(如皮肤、肢体有无压伤灼伤等),可系统正确评价麻醉质量及术中护理质量。

(二)麻醉恢复室的工作常规

1.入室交接

手术结束后,待恢复的麻醉患者,由手术医生、麻醉医生及巡回护士共同护送到麻醉恢复室,并向恢复室医护人员介绍患者的基本情况,包括患者的姓名、性别、年龄、术前诊断、所施手术、麻醉方法、手术中生命体征情况、液体出入量、麻醉中的并发症、有无传染病(如肝炎、结核)等,患者入室后仍需重点监测和检查的项目,护士应做好入室记录。

2.监测和护理

患者入室后由麻醉医生下达医嘱,护士执行。其内容包括:

(1)监测项目:包括心电图、心率、血压、呼吸、脉搏、血氧饱和度、体温及出入量等,并每15分钟监测并记录一次。

(2)吸氧:包括给氧方法(面罩、鼻导管)、氧流量及浓度。

（3）气管插管：气管切开及各种引流管等的护理。

（4）每 10～15 分钟观测一次患者的神志、瞳孔及肢体的运动、反射等情况。

（5）治疗用药：包括输血输液、对症治疗药物等。

（6）麻醉清醒后，鼓励患者进行咳痰或做深呼吸动作。

（7）发现下列情况时，护士应立即通知麻醉医生：①血压波动明显；②呼吸减弱或停止；③严重恶心和呕吐；④明显心肌缺血和心律失常；⑤呼吸道梗阻；⑥严重躁动不安。

（8）出现下列情况，还应同时通知手术医生：①呼吸、心脏停搏；②伤口明显渗血或引流血量明显增加；③病情严重恶化；④神经外科手术患者神志清醒后再度出现昏迷者或出现瞳孔散大，两侧不对称，对光反射减弱或消失或出现癫痫大发作等。

3.离室及离室标准

术后患者经恢复治疗，确认清醒和肌力恢复，达到离室标准者（表 12-7-1）经麻醉医生核准后即可离室。对病情仍不稳定甚至恶化或出现严重并发症，如不能维持自主呼吸或较长时间不能脱机，循环功能不稳定者，由恢复室护士提出，手术医生和麻醉医生讨论后，转入 ICU 病房。

表 12-7-1　离开麻醉恢复室标准

项目	标准
意识	清醒、合作
呼吸	自主、无缺氧
血压、呼吸、心率监测指标	正常稳定
并发症	无手术并发症（如血肿、高颅压、出血等）
咳嗽和吞咽反射	灵敏
肢体活动	自主或有目的性，肌力较好
各种反射	对刺激反应灵敏
胃肠道反应	无明显的恶心、呕吐
疼痛反应	术后疼痛控制良好
精神状态	精神状态良好、无嗜睡

三、麻醉恢复期患者的护理

（一）全身麻醉患者

1.护理评估

（1）了解患者的基本情况：包括术前的健康状况及有无传染病。

（2）详细了解术前诊断、患者的麻醉方式、术中所用药物及所施手术及麻醉中的并发症，有无用药过敏史等。

（3）生命体征：了解手术过程中生命体征是否平稳，术中输血、输液的出入量等情况。

（4）入恢复室后仍应监测实验室检查的项目。

2.护理目标

(1)意识清醒,呼之能正确回答。

(2)保持呼吸道通畅,无误吸及窒息的发生。

(3)体温恢复正常范围。

(4)脉搏、血压平稳。

(5)无意外损伤发生。

3.护理措施

(1)一般护理:

①患者入室前,护士应准备好各种器材设备,包括监护仪器、负压吸引、心电除颤器等,并调节好室内温度,对深低温麻醉后患者,应准备复温毯或保暖设备。

②与手术医生、麻醉师和巡回护士进行术中病情及用药情况交接,了解输血输液量及尿量。根据生命体征等观察结果,综合评定患者的麻醉恢复情况,做出护理诊断,给予及时处理。

③接收患者后,立即测血压、脉搏、呼吸、体温一次,然后每 10～15 分钟监测一次,并做好记录。

④密切观察意识状态,对未清醒的患者,应注意其瞳孔、眼睑反射及对呼唤的反应程度,正确判断麻醉恢复期患者的意识状态。

⑤根据监测指标(中心静脉压、动脉压或血压)调整控制输血输液的速度。同时注意观察伤口有无渗血或出血现象。

⑥在患者处于苏醒前兴奋状态时,对插有导尿管、气管插管、监测管及其他引流管者,应防止脱落;并观察引流液的颜色和量,同时防止伤口敷料的脱落。

⑦防止坠床,监护床两边加护栏,对苏醒期有躁动的患者,应有专人看护。

⑧观察有无口唇发绀和肢体末梢冰冷潮湿(潮冷),判断是否存在内出血、换气不足或休克。若有内出血、休克者应立即通知手术及麻醉医生。

⑨对苏醒较慢的患者,注意有无肝、肾功能损害造成的意识障碍或低血糖、低钠血症以及脑缺氧等。注意变换体位,使患者肢体保持良好位置。

(2)呼吸功能的维持:主要是预防和及时解除呼吸道梗阻,防止窒息发生。

①防止舌根后坠:使患者颈部呈过伸状态。若有鼾音时,患者可取侧卧位,托起下颌,使下颌切牙咬合于上颌切牙之前,鼾音即能消失,必要时可插入口咽导管。

②防止误吸:麻醉前禁食 4～6 小时,若为急诊手术未禁食患者,在全麻苏醒前应特别注意。若患者出现呕吐先兆(频繁吞咽),应立即将其头偏向一侧,摇低床头,使呕吐物容易排出,并用干纱布或吸引器消除口鼻腔内的食物残渣。必要时立即进行气管插管,并反复吸引气管内的异物,直至呼吸正常。

③喉痉挛的处理:清除咽喉部异物,加压给氧;对不能缓解者,可静脉或舌下注射氯化琥珀胆碱,必要时气管内插管。

④呼吸道分泌物过多的处理:用吸引器吸除咽喉部或口腔内的分泌物。必要时遵医嘱给药。

⑤喉头水肿的处理：抬高头部，湿化吸氧及雾化吸入肾上腺素 0.5～1.0mL 加生理盐水 2～3mL 混合液。遵医嘱静脉注射地塞米松。

⑥伤口血肿压迫的处理：此症状常见于颈部手术后。一旦发生立即通知手术医生准备减压手术，并面罩加压给氧。

⑦呼吸抑制的处理：应立即面罩加压给氧，必要时进行气管插管和人工呼吸。

（3）循环功能的维持：

①血压异常：如血压偏低，应考虑出血或补血补液量不足，可调整输液速度及量；若收缩压＜80mmHg 或＞180mmHg 时，应报告医生处理。

②心律失常：低血容量，缺氧和二氧化碳蓄积可引起心动过速；体温过低等可引起心动过缓；若心率＜60 次/分或＞100 分/分并伴心律失常时，应立即向医生报告，及时处理。

③维持水、电解质平衡：准确记录输血输液及排液量，注意术后患者有无少尿或无尿现象，严格遵医嘱输血输液。

④休克的防治：密切观察病情变化，早发现，早处理。

⑤心搏骤停：立即实施心脏按压、人工呼吸，并向医生紧急报告。

4.健康教育

（1）麻醉清醒后，告知患者由于气管插管，可刺激咽喉部黏膜，待拔除气管内插管后，患者会感觉咽喉部不适（如发干、发痒、轻微疼痛等），但做雾化吸入可使症状慢慢消失。

（2）告知患者深呼吸，可帮助肺扩张，促进肺部气体交换。咳嗽、咳痰或助翻身、叩背，可及时将痰液排出体外，防止肺不张及肺炎。因此，应嘱患者每 15 分钟做深呼吸一次；有痰要及时咳出，但要注意保护好伤口。

（3）向普通病区护士交代患者的麻醉恢复情况，以及需重点观察的生命体征等。

（二）椎管内麻醉患者

1.护理评估

（1）了解麻醉平面的高低位置及麻醉穿刺的情况，观察患者是否出现胸闷、呼吸困难及药物毒性反应。

（2）观察循环系统的回心血量，患者是否出现血压下降、脉搏无力、心率减慢或心动过缓等。

（3）观察患者的神经系统，是否出现感觉异常及肢体运动障碍。

（4）观察患者的泌尿系统，是否感觉有排尿困难，出现尿潴留现象。

（5）观察患者的消化系统，是否有恶心、呕吐等症状。

2.护理目标

（1）保持呼吸道通畅，促进正常呼吸功能的恢复。

（2）调整低血压，使血压恢复正常。

（3）恢复肢体功能。

（4）促进自主排尿，解除尿潴留。

3.护理措施

（1）患者入室，立即测量血压、脉搏、呼吸，并注意其麻醉平面的消退及意识情况，以后酌情每 15～30 分钟测量一次,并做好记录。

（2）去枕平卧 4～6 小时,预防术后头痛。连接并妥善固定各种引流管,并记录引流液量及性状,发现有出血应立即报告医生处理。

（3）意识清醒的患者,鼓励做深呼吸和咳嗽,每 15 分钟 1 次,以减少肺不张的发生;若未完全清醒者,应给予吸氧,并保持呼吸道通畅。

（4）保持输血输液通畅,血压低时应遵医嘱处理。

（5）密切观察麻醉平面的消退,了解肢体活动情况,观察有无脊神经损伤或受压的情况,如局部麻木、刺痛、麻痹、瘫痪等。如有异常,应及时通知医生处理。

（6）排尿困难者,应先热敷下腹部和诱导排尿,对不习惯卧床排尿者,可酌情改变体位或下床排尿;若仍不能自行排尿时,应导尿。

（7）注意有无恶心、呕吐、头痛及穿刺处疼痛血肿等,若发现异常应及时报告医生,并做相应处理。

4.健康教育

（1）麻醉恢复后,鼓励患者尽早活动,能下床者可适当在病区散步;不能行走者可在床上活动,有利于肠蠕动恢复。但应注意在肠蠕动未恢复前禁食,以免发生腹胀。

（2）麻醉药物作用消退后,患者回普通病房仍需平卧 6～8 小时。因硬脊膜被穿刺针刺破后,可有脑脊液流失,使颅内压降低,颅内血管扩张而发生血管性头痛。去枕平卧可预防此种头痛的发生。

（3）鼓励患者多做深呼吸及咳嗽;告知患者尽量自行排尿及诱导排尿的方法,可减少尿路感染和尿道损伤的发生。

（4）术后佩戴镇痛泵者,应告知如何调节使用。

四、麻醉恢复期常见并发症及处理

（一）低氧血症

低氧血症（脉搏血氧饱和度≤90％）是术后常见的并发症。常发生在患者由手术室转运途中及到达恢复室性期前收缩期,以后者发生率最高,可达 35％～60％。而且其中 12％～22％患者的脉搏血氧饱和度≤85％。

1.发生原因

（1）上呼吸道梗阻、呼吸抑制等引起肺泡通气不足。

（2）氧化亚氮（N_2O）吸入麻醉后,肺泡内氧浓度被 NO 稀释,氧分压降低。

（3）平卧或全麻后,可使功能性残气量减少到等于或少于肺闭合容量,使肺不张;或术中潮气量不足,有肺水肿或术中误吸,引起部分肺泡不张或通气不足,使肺内分流量增加,出现低氧血症。

2.表现症状

（1）发绀,胸闷,呼吸困难。

（2）心率增快,心律失常。

(3)血压升高。

(4)辅助检查:X线胸片检查诊断肺水肿,肺不张;动脉血氧分压低于正常值;脉搏血氧饱和度监测值≤90%。

3.处理原则

(1)面罩给氧对于肺内分流量不大者,可使 PaO_2 明显升高。

(2)改善通气,解除呼吸道梗阻。

(3)对低氧血症难以改善者,实施机械通气,辅助或控制呼吸。

(二)寒战

麻醉后寒战是指患者于麻醉苏醒期间出现不自主的肌肉收缩抽动。发生率为5%～65%。其病因尚不清楚,但在下列情况下发生率较高。

1.发生原因

(1)麻醉对体温调节中枢的影响。

(2)手术环境温度低。

(3)术前未使用抗胆碱药和镇静、镇痛药等。

(4)手术时间长、身体暴露过久。

(5)术中大量输血、输液。

(6)术中应用挥发性麻醉药及保留自主呼吸者。

2.表现症状

(1)发冷。

(2)肌肉或全身组织明显抖动。

3.处理原则

(1)非药物治疗:给氧、红外线照射保暖或使用保温毯等。

(2)药物治疗:

①哌替啶能有效消除寒战,可用哌替啶 25mg 静脉注射或芬太尼 1.5～2μg/kg 静脉注射,使用时注意对呼吸功能的抑制。

②呼吸兴奋剂多沙普仑 1～1.5mg/kg 静脉注射,可加快大脑皮质从麻醉药抑制中恢复。

③曲马多 1～2mg/kg 静脉注射,安全性高,有镇痛和镇静作用,适用于心肺功能较差的患者。

④应用机械性呼吸治疗的患者,也可应用肌松药控制寒战,如维库溴铵 0.1mg/kg 静脉注射后,再以1.0μg/(kg·min)的速度静脉滴注。

(三)术后躁动

1.发生原因

(1)术后躁动多见于儿童和年轻人,术前脑功能障碍患者是术后发生谵妄、躁动的危险因素。

(2)对器官、肢体切除术引起的剧烈情感反应,患者也可出现躁动不安。

(3)有呼吸道梗阻、通气不足致缺氧的患者,常剧烈挣扎,力图坐起成半卧位。

(4)苏醒时,患者无法活动身体或肢体可导致剧烈挣扎,想摆脱固定带的约束或医务人员的限制。

（5）药物的不良反应。术前用东莨菪碱可致术后定向障碍及躁动不安,肌松药残留可导致患者焦虑和躁动。

（6）出现呼吸、循环功能障碍及代谢紊乱的患者也可躁动不安。

（7）有不适感,如疼痛、尿潴留、胃膨胀、气管插管或各种置管、引流管等引起的身体不适。

2.术后躁动的并发症

（1）因躁动患者往往会出现心动过速、血压升高,从而增加循环系统并发症,易发生内出血。

（2）躁动易引起各种置管或引流管的脱落,而且还可造成伤口裂开,出血、窒息等意外或手术失败。

（3）躁动易引起意外损伤,包括自伤和对他人的伤害,如挫伤、骨折、扭伤及角膜擦伤等;严重躁动可坠床摔伤。

3.预防和处理

（1）预防:维持良好的术后镇痛,保持呼吸、循环功能稳定,避免不良刺激及身体不适感,均可明显减少或避免术后躁动。

（2）处理:尽早查明引起躁动的原因,立即予以清除。对可能原因除去后躁动仍持续者,若无呼吸循环功能紊乱和低氧血症时,可适当应用起效快、作用时间短的镇静催眠药物,如丙泊酚。谵妄躁动可用氟哌啶醇(氟哌利多)。

（四）恶心、呕吐

恶心、呕吐是致吐因素作用于呕吐中枢,引起的保护性生理反射。恶心、呕吐可造成患者不适,其自主神经反应,如血压升高、心搏加快或并发脑出血、心血管意外、伤口裂开等。

1.发生原因

（1）麻醉药物:阿片类受体激动药,如芬太尼、吗啡。

（2）麻醉未完全恢复时进行口咽部操作,如吸痰和放置口咽导管。

（3）麻醉诱导时加压给氧使胃内胀气。

（4）术后低血压、缺氧和二氧化碳蓄积。

（5）急诊患者术前未做胃肠道准备,术后胃肠蠕动减弱,发生胃潴留。

（6）术后患者咳嗽和挣扎,颅内压升高(颅脑疾病患者)。

2.处理原则

（1）预防:

①术前做好胃肠道准备,术后减少口咽部刺激。

②维持呼吸、循环功能的稳定,纠正低血压、缺氧及二氧化碳蓄积。

③尽量减少患者的移动,避免使用有严重胃肠刺激的药物。

④应用 $5-HT_3$ 拮抗剂,如昂丹司琼(枢复宁)等。

（2）处理:遵医嘱给镇吐药物。

①吩噻嗪类药物有镇吐特性,常用氟哌啶醇 1.25～(2)5mg 或异丙嗪 12.5～25mg,静脉注射或肌内注射。

②甲氧氯普胺(胃复安)10mg 肌内注射,可抑制外周因素对呕吐中枢的刺激并增强胃肠蠕动,从而达到镇吐目的。

（五）尿潴留

尿潴留在腰麻和肛门、直肠手术后比较常见。尿潴留是指膀胱内充满尿液而不能排出,但必须与因少尿或尿闭而不能排尿做鉴别。尿潴留的主要表现为膀胱膨胀,患者有尿意但不能排出。一般在手术后 8 小时内尚未排尿者,即可确定有尿潴留。

1.发生原因

(1)麻醉药物的不良反应,影响膀胱收缩功能。

(2)盆腔广泛手术后由于骶丛神经损伤,影响膀胱收缩功能。

(3)患者本身有隐性前列腺肥大。

(4)患者自我保护意识太强,怕伤口疼痛等。

(5)对改变排尿体位不适应。

2.处理原则

(1)无器质性原因,可给予鼓励和安慰,解除顾虑,增强其自行排尿的信心。

(2)诱导排尿:利用条件反射如听流水声或温水缓缓冲洗外阴,轻轻按摩下腹部,并放置热水袋进行热敷等。

(3)对因体位造成尿潴留者,若病情允许可协助患者跪在床上或站立床旁排尿。

(4)经以上措施仍不能排尿者,可予导尿。导尿时应注意严格无菌操作;排放尿液时注意排放量及速度,以防膀胱内压迅速减低而出血。

（六）苏醒延迟

全麻结束后超过 24 小时意识仍不恢复者,为麻醉苏醒延迟。

1.发生原因

(1)麻醉药、镇痛镇静药、肌松药的残留作用,常见于用药剂量过大或不当。如将半衰期为 30～45 分钟的芬太尼与半衰期为 4～6 小时的氟哌啶醇混合在一起使用,手术结束时,氟哌啶醇的作用仍在持续。

(2)呼吸功能不全、缺氧、二氧化碳蓄积,影响残留药物的排放和神经功能的恢复。

(3)循环功能不稳定,麻醉中低血压和低氧血症,使脑血流灌注不足。

(4)代谢功能紊乱:血糖过高、过低,术中过分利尿、脱水,使水、电解质及酸碱失衡,导致内环境紊乱。

(5)体温降低可使麻醉药物代谢减慢和体内蓄积增加,从而导致麻醉后恢复延迟。

(6)术中血流动力学改变引起神经系统损伤如脑出血、脑梗死等。

2.处理原则

(1)加强呼吸、循环功能的管理,纠正缺氧及低氧血症,维持正常血压,促进麻醉药物的排出。

(2)查找苏醒延迟的原因,在实验室检查指导下,维持内环境稳定,纠正水、电解质及酸碱失衡,促进药物代谢,恢复全身脏器功能。

(3)适当使用拮抗剂:

①因镇痛药所致的苏醒延迟,可遵医嘱使用烯丙吗啡或纳洛酮进行特异性拮抗。

②应用氨茶碱 1～2mg/kg 缓慢静脉注射。

③对于因麻醉药、镇静药和麻醉性镇痛药引起的呼吸抑制及苏醒延迟,可使用多沙普仑拮

抗,而且不影响药物的镇痛作用。

④使用拮抗剂时,必须在改善通气、维持循环功能时使用。

(4)对伴有灶性脑损伤如感觉、运动功能障碍,精神意识异常者,应立即报告医生,请专科会诊处理。

第十三章　消毒供应技术

第一节　回收与分类

一、回收

回收是指收集污染的可重复使用的诊疗器械、器具和物品的工作过程,包括器械用后的预处理、封闭后暂存、消毒供应中心进行收集运送等。

(一)回收原则

回收工作是器械处理流程中的起始点,开展及时、高效的回收工作,利于提高工作效率,加快器械处理和器械使用周转效率。

重复医疗器械、器具和物品使用频率高,使用范围广,器械使用后到回收处理需要一定时间。因此,严格控制污染的扩散,加强污染器械回收中消毒隔离措施尤为重要。

回收工作原则包括以下方面:

(1)使用者应对用后的污染器械、器具和物品进行封闭存放,防止污染扩散,对污染较多的器械进行擦拭或简单冲洗的预处理。因为各类污染物质对器械表面具有一定的腐蚀性,如果污染干涸会增加清洗难度,引起加快器械表面磨损和器械功能改变的问题。一般污染量较大的器械包括手术器械、妇产科诊疗器械、管腔类器械、精密器械、结构复杂的专科器械等。

(2)一般由消毒供应中心负责污染器械集中收集和运送。应本着及时回收原则,定时定点地开展回收工作。

(3)回收操作人员应严格执行感染预防措施,着工装,戴圆帽、口罩,所有回收的诊疗器械、器具和物品都具有感染性,接触污染器械时应戴手套,并备手消毒剂,便于操作过程中进行卫生手消毒;回收、运输中应用清洁手接触公共设施。

(4)采用封闭方式进行器械收集运送,使用封闭回收用具,包括污染回收车、箱、盒等;不应在诊疗场所对污染的诊疗器械、器具和物品进行清点和交换。应将已封闭放置于盒或箱中的污染器械直接送到消毒供应中心去污区清点、核查,以减少污染器械反复接触,防止职业暴露,提高回收工作效率;区域化的消毒供应中心(CSSD)或距离 CSSD 较远的回收和供应工作时,可配置机动车。

(5)回收污染器械的用具,每次用后应清洗、消毒、干燥备用。

（二）回收要求及用具

1.回收物品分类放置要求

单设科室污染器械存放间，室内设冲洗池、回收容器放置架（台）。对需要使用不同回收容器装载的器械分开放置，室内有清楚的物品放置标识、器械初步冲洗分类放置的指引。

污染器械根据污染程度，回收后处理的方法不同。回收器械常分为轻度污染容器、过期物品、锐器、专科器械和其他污染器械等几大类。

（1）过期物品、清洁槽等未直接接触患者的物品，使用完毕后直接置于专用回收箱（盒）内，回收过程避免被其他器械污染。一旦此类物品受到血液、体液污染，应按照一般污染物品分类指引处理。

（2）锐器、专科小手术器械、特殊器械等使用后，经初步处理，可选择原器械包的内包布或密封袋、塑料袋包裹后放置在密闭容器中，也可以另用容器盒放置，以便于回收到消毒供应中心清点数量。其中一次性针头、刀片等锐器类，使用完毕后，使用者立即将其收集在锐器盒内。剪刀、穿刺针等锐器要防止刺伤回收人员，同时还要防止尖锐器刺破包装和损伤刀刃。记录专科器械、特殊器械数量与名称，科室填写书面的器械回收清单，利于消毒供应中心回收后的器械数量复核，防止丢失。

（3）使用后的污染器械，器械上无肉眼可见的明显血迹、污物及污迹者，可直接放于密闭容器中。用后敷料及时清理，按医疗废物处理。器械上存在明显血块、污迹、分泌物等，要立即用流动清水冲洗或擦拭，冲洗后器械放入指定的容器密闭存放，防止污迹、血迹干涸。

（4）确诊的感染性疾病使用的复用器械，使用科室将其放在黄色医疗废物收集袋内密封，并标明具体感染性疾病名称，然后置于密闭容器中集中回收。

2.回收容器

所有使用后的污染器械在保持密闭状态下存放，推荐使用密闭箱、密封袋、密封盒，通过回收车进行回收。回收容器由消毒供应中心统一清洗，清洗的方式可采用高压水后流动水冲洗，清洗后进行化学消毒剂擦拭。回收密闭箱每次清洁，回收车每天清洁，必要时擦拭消毒。每次回收时与科室洁污箱交换。一次性密封袋按医疗废物处理。回收车上备手消毒液、清洁手套、登记本。

（三）回收方法

1.回收时间

血液及体液污染的器械尽量在 1~2 小时内得到及时回收处理。普通科室每天回收 2 次。对器械使用量大、手术器械科室，消毒供应中心人员应实行弹性上班，保证物品及时回收处理。如门诊手术室、妇产科门诊人流室、产房等应根据工作规律调整回收时间和增加次数以增加回收频率，使污染器械得到及时回收处理。手术室术后器械用后立即回收。

2.器械清点

除特殊专科器械外，整箱交换，密闭运输，不在病区清点污染物品。回收的各类污染物品在消毒供应中心接收区由双人核对所收科室物品的数量，登记并核对回收物品与科室请领物品是否相符，清点数量与完好情况；如有差异和数量不足，要及时与所收科室进行沟通，并做好登记。

3.回收运载

回收运载时要避免对电梯、科室等周围环境的污染,做好手卫生,减少医院感染的因素,防止工作人员职业暴露的发生。根据医院的规模、病区的分布情况,实行分组进行对污染物品回收,减少回收时间。先回收未直接接触患者的医疗用品,再回收污染物品;搬运回收容器后,进行手消毒。回收时严格执行隔离技术,各类污染物品集中在供应中心的去污区内进行拆包、分类、检查。工作人员回收时采用清洁回收专用车,车内配备清洁回收箱(盒)、手消毒液,禁止工作人员裸手接触污染器械。回收人员不得戴污染手套接触清洁物品及公共设施。

4.回收人员自我防护

戴工作帽、口罩,穿工作服,工作人员在每个科室回收器械后脱手套,手消毒后戴清洁手套,严防职业暴露的发生。

(四)回收操作技能

1.污染器械回收操作方法

用于消毒供应中心到各诊疗区、病区或手术室进行回收的操作。

(1)操作准备:

①人员准备:着装符合回收工作要求、戴圆帽(须遮盖全部头发)、戴手套。

②物品准备:污染回收车、(干)手消毒剂,根据回收品种、类别、数量选择与之匹配的密闭箱、盒。

(2)操作步骤:

①回收:按照规定时间、路线和回收区域进行污染器械收集。

②回收前评估:

a.确认回收封闭箱所属科室。

b.确认有无特殊回收器械标识(急用、易碎等)。

c.根据精密器械回收制度及要求,初步检查器械完好性、部件完整性,填写专项回收记录表。

③封闭运送:将回收物品放置妥善。

a.密封箱等容器的盖子应盖紧封闭。

b.污染袋开口处应扎紧封闭。

c.车内的物品放置稳固,车门应保持关闭状态。

d.污染物品回收后按照规定入口送至消毒供应中心污染区,集中清点、核查、记录。

(3)标识及表格应用:

①手术室器械应有配置清单,便于清点、核查和后续制作流程。

②诊疗区、病区器械使用回收物品清单,用于清点、统计回收物品的名称和数量。

(4)操作注意事项:

①精密贵重器械、易碎器械应放在回收车内明显易拿取的位置。避免回收中的挤压、晃动。

②回收人员应与去污区人员共同清点器械或交接回收器械情况,包括精密贵重器械、急用器械、易碎器械等。

2.手术污染器械及外来器械的回收操作

用于 CSSD 与手术室设专用污染电梯、通路或外来手术器械专用接收入口进行的回收操作。

(1)操作准备:

①人员准备:着装符合回收工作要求,戴圆帽(须遮盖全部头发)、戴手套。

②环境准备:在消毒供应中心去污区环境整洁、光线充足。

③物品准备:操作台、转运车、器械清洗篮筐、清洗架等,标识等物品,电脑记录系统处于备用状态。专用污染电梯门口和外来器械接收入口处设置备用清洁手套。

(2)操作步骤:

①器械通过污染专用入口送至消毒供应中心去污区,及时接收污染器械并清点核查。

②操作评估:

a.回收污染器械的回收车、箱、盒等专用用具,处于封闭状态。

b.回收器械有归属部门的标识、器械标识、器械配置单,表格填写清晰、项目完整。

c.查看有无特殊标识,如感染、急用、易碎等。

d.依照专项管理制度进行外来器械、移植物回收。

③清点器械数量:以组合器械包为单位,逐一清点、核查。

④按照技术规程检查回收器械完好性、部件完整性。

⑤填写器械清点核查记录。项目应填写完整、字迹清楚,操作人员签名。

(3)标识及表格应用:

①手术室器械应有配置清单,便于清点、核查。

②使用手术器械回收记录。

③使用外来器械、移植物专项回收记录。

④根据需要使用精密贵重器械专项回收记录。

(4)操作注意事项:

①及时接收并清点、核查回收的手术器械。

②发现器械清点缺失等问题及时反馈,协调沟通。

③外来器械、移植物由专人负责进行回收,即刻当面清点交接器械。

④回收器械物品标识明确,注明器械归属部门、物品名称或编号等信息,防止混乱。

3.回收用具清洗、消毒

(1)操作准备:

①人员准备:着装符合工作要求,戴圆帽、戴口罩、穿隔离衣、(须遮盖全部头发)、戴手套、穿去污区专用鞋或水靴。

②环境准备:去污区洗车间整洁、地漏排水通畅、无杂物堆放,室内光线明亮。应设清洗浸泡水槽,用于回收箱(盒)等容器的清洗;配置洗车冲洗水枪或大型自动化清洗消毒器;有回收车(箱、盒)的储物架。

③物品准备:清洁擦布、清洗设备、清洗水枪、清洗水池、化学消毒剂等。

（2）操作步骤：

①操作前评估：

a.根据密闭盒、箱、车等用具的品种、数量与材质类别，选择机械清洗或手工清洗。

b.清洗消毒设备或酸性氧化电位水等已在备用状态。

c.根据需要配制化学消毒剂并测试合格。含氯消毒剂 500ppm；使用酸性氧化电位水，其有效成分指标达到有效氯含量为 $(60\pm10)\,mg/L$；pH 范围 $2.0\sim3.0$；氧化还原电位（ORP）$\geqslant$ 1100mV；残留氯离子 $<1000mg/L$。

②手工处理清洗、消毒、干燥：

a.运送车（无菌物品）等用具：采用擦拭或冲洗（洗车水枪）方法。

b.污染回收车的清洗：从污染较轻的部位开始处理，再处理污染较重部位。顺序为车体外部（由上至下、车门扶手处重点清洗）→车轮→车内（由上至下）。消毒：用消毒剂擦拭消毒，再用清水彻底冲洗或擦拭。干燥：清洁布擦拭柜内（由上至下）→擦拭车体外部（由上至下）→车轮自然沥干或擦拭。存放于清洁区域或洗车间。

c.污染器械盒等容器清洗：在清洗槽中冲洗。消毒：浸泡于消毒液中或用消毒液进行擦拭，再用清水彻底冲洗。干燥：用清洁的布擦拭干燥，操作顺序由内向外。存放于清洁区域或洗车间处储物架上。

③自动清洗消毒器处理：

a.清洗消毒器自动完成清洗、消毒、干燥处理。清洗前应打开封闭盒、箱的盖子，将箱、盖分别放在清洗架上，车应打开门并加以固定，防止冲洗时关闭。将回收用具推进清洗消毒器舱内清洗消毒。采用清洗消毒器进行机械清洗方法处理，使用热力消毒，90℃，1 分钟，A0 值600。

b.具体操作应遵循所用产品制造商指导手册和操作规程。

（3）操作注意事项：

①回收运送车、箱等工具使用后及时清洗或消毒。

②含有小量血液或体液等物质的溅污，可先清洁再进行消毒；对于大量的溅污，应先用吸湿材料去除可见的污染物，然后再清洁和消毒。

③一般选用含氯消毒剂消毒，有效氯 500mg/L 的消毒液浸泡 >10 分钟，或选用中效以上的消毒剂。擦拭消毒方法的消毒时间按浸泡消毒时间，具体规定见 WS/T367—2012《医疗机构消毒技术规范》有关内容。

④采用酸性氧化电位水消毒，应在清洗步骤之后，再用酸化水冲洗消毒。

⑤使用酸性氧化电位水的方法，参照行业标准《酸性氧化电位水应用指标与方法》。使用清洁的擦布进行干燥处理。

⑥擦拭布巾用后应清洗干净，用 250mg/L 有效氯消毒剂（或其他有效消毒剂）中浸泡 30 分钟，冲净消毒液，干燥备用。

二、分类

分类程序是指污染器械、器具及物品运送到消毒供应中心去污区，进行清洗前准备至清洗工作开始的操作过程。分类操作包括清点、核查和分类装载程序。

（一）分类原则

分类装载操作是清洗前必要的准备工作。通过器械评估，根据器械材质、结构、污染等状况分类装载。便于选择适宜清洗、消毒程序和方法，避免因清洗方法不当造成器械损伤或损坏。在分类操作中应掌握以下方面原则。

（1）应在消毒供应中心去污区进行污染器械分类操作，包括清点、核查和清洗装载等操作步骤。

（2）去污区环境整洁、光线充足。应备有器械分类操作台、器械清洗篮筐、U形卡、清洗架等，以及转运车，分类标识、记录表格等物品，电子网络系统应处于备用状态；污染敷料收集袋或容器、锐器收集容器、消毒剂等。

（3）需双人进行清点核查操作，并填写各类统计记录，满足质量追溯管理要求。发现问题及时处理或报告，与器械归属部门沟通、反馈。

（4）使用清洗篮筐、清洗架等用具进行分类。分类的器械应摆放有序，应充分打开关节；可拆卸的部分应在指导手册的规定下拆开清洗；确保器械表面、管腔、缝隙和小孔等处，能够充分地接触清洗介质（水和清洗剂）的浸泡或冲洗。

（5）采用机械清洗方法时，器械盛载量和装载方法应经过验证。避免清洗装载超量，影响清洗效果。

（6）酌情使用分类标识，以满足清洗质量追溯的管理要求，利于后续操作。

（7）应严格执行手卫生消毒和职业防护要求。着装符合器械清点工作要求，戴圆帽、戴口罩、穿隔离衣、（须遮盖全部头发）、戴手套、穿污染区专用鞋。

（8）操作人员应掌握发生职业暴露时的紧急处理方法。

（二）分类用具

1.U形架

等用于各类手术钳的整理，可在器械分类时选择使用，起到撑开器械关节、固定器械、防止扭结，避免器械损坏的作用。

2.清洗篮筐

用于装载各类腔镜器械，是器械清洗、分类、无菌包装的主要用具。具有保护腔镜器械，利于清洗操作，便于腔镜器械组合等功能。使用时可将U形架串联的器械摆放在器械篮筐中，也可直接摆放在清洗篮筐中。器械宜充分打开90°。

3.带盖、精密篮筐

用于装载较小的器械或零部件，防止在清洗等操作中的丢失。

4.清洗架

是清洗消毒器的辅助部件。常用的清洗架有：①专用精密器械清洗架，设有管腔冲洗接头和固定夹，用于冲洗管腔类器械；②呼吸机管路清洗架；③换药碗清洗架；④换药盘清洗架。

5.分类标识

用于区分器械的所属科室、拆开清洗的器械、成套器械分篮筐装放等情况，避免在操作程序中发生器械混乱，便于进行器械的组合。具体应用于以下情况：

(1)标明清洗方法标识放置在清洗篮筐中,标识对应清洗所用方法(手工清洗方法或清洗设备序号),便于清洗后的质量记录。

(2)标明组合分拆器械用于套装器械拆分。使用相同符号的标识,分别放置在分装器械清洗篮筐中,便于腔镜器械组装配套,提高操作效率,防止器械混乱。

(3)标明器械归属部门,用于不同使用部门使用相同器械的分类,满足临床器械使用及管理需求。

(4)标明需紧急或其他特殊需求的处理,便于优先处理,满足临床使用需求。

(三)分类操作流程

分类程序包括操作前的分类评估,清点、核查器械,器械分类后清洗装载,设分类标识等操作步骤。

1.分类评估

卸载后的腔镜器械,除去外包装及敷料,进行污染腔镜器械分类评估。

(1)操作可行性评估:回收腔镜器械符合器械管理要求,有可遵循的规章制度、技术操作规程、质量要求。

(2)感染风险评估:①评估微生物感染风险,确认回收腔镜器械是否设置感染分类标识。被朊毒体、梭状芽孢杆菌或不明原因感染腔镜器械,应执行 WS 310.2 第 6 项操作程序;其他感染性疾病和(或)致病微生物污染的腔镜器械,应执行 WS 310.2 第 5 项操作程序。②评估腔镜器械交叉污染的风险。消毒后直接使用与消毒后需要继续灭菌器械物品应分类,分别进行处理。

(3)器械材质结构评估:①评估腔镜器械材质,选择清洗消毒方法。通常分为两大类,即耐湿热或不耐湿热器材。耐湿热器材主要包括不锈钢等金属类器械。这类器械按照机械清洗和热力消毒的方法及要求准备。不耐湿热的精密、有电源类器械(材)等,按照手工清洗方法及要求准备。②评估精密、贵重器械程度,按照专项操作规程要求准备,如硬式内镜、显微手术器械。

(4)污染状况评估:①评估器械污染的性质(湿性或干性),确认操作程序。湿性污染按照常规处理程序准备。污渍干涸时(干性),应进行清洗预处理准备。即先采用人工清洗和(或)超声清洗等方法清洗,清除表面污染物后再进行常规程序处理。②评估可见污染量。污染量少易于清除,按照常规处理程序准备;污染量较多时应进行预处理准备,方法同干涸污渍处理程序。

2.清点、核查器械

(1)清查器械功能的基本完好性,如有无变形及螺钉、附件缺失等情况。

(2)清查器械功能的基本完整性,器械数量准确,并记录。

3.分类装载

分类后的器械即装载于清洗篮筐或清洗架上。篮筐装载时,器械应充分打开关节,摆放有序。器械可拆卸的部分应按照指导手册的规定拆开清洗。具体方法如下。

(1)分类:

①根据材质分类装载:金属材质和玻璃器皿不应放在同一个清洗篮筐中,避免清洗中损

坏;软管道或电源线应单独使用清洗篮筐;精密器械宜单独使用清洗篮筐。

②根据结构分类装载:需要拆卸后清洗的复杂器械,放置在同一个清洗篮筐中,利于器械配套组装的操作,避免器械装配时发生混乱;组合成套的手术器械量过多时,分开装载。

③根据精密程度分类装载:按其专项操作方法和生产厂家提供的使用说明或指导手册分类装载。可选用专用架或专用器械防滑垫,如硬式内镜等较小的附件应使用带盖的清洗网盒,避免清洗时失落。

④根据临床使用需求分类装载:按其器械归属部门、使用需求的急缓程度归类。

⑤根据污染情况进行分类装载:需进行预处理的器械应单独分类放置。

⑥根据器械处理程序进行分类装载:使用不同清洗程序的器械应分开装载,如消毒后使用的器械与灭菌后使用的器械分开装载;塑胶材质等管腔类器械不使用润滑剂,且难以干燥,因此应与金属器械分开装载。

(2)装载方法举例:①钳、剪类装载,应打开器械呈 90°;②管腔类器械装载,应使用专用清洗架清洗,通过清洗架可以使管腔内、外得到水流冲洗;③鼻钳类无锁扣闭合器械不打开清洗,可借助用品放置在器械颚部开启闭合处,使器械充分接触水流,保证清洗质量;④各类容器的装载,如盆类、盘类、罐类、盒类容器,开口处朝下或倾斜摆放,避免容器内积水,可直接装载于清洗架上清洗。

4.操作注意事项

(1)遵循产品说明书装载清洗腔镜器械。

(2)器械装载量不应超过清洗篮筐的高度,宜摆放为一层。

(3)每次清洗架装载物品后测试清洗臂旋转状况。用手转动每一层架的清洗臂,观察清洗臂转动有无阻碍或发出碰撞器械的声音。

(四)分类操作技能

1.清点、核查操作

适用于消毒供应中心去污区进行的污染器械分类(清点核查)操作。

(1)操作准备:在去污区清洗操作间进行准备工作。

①人员准备:着装符合器械清点工作要求,戴圆帽(须遮盖全部头发)、戴口罩、穿隔离衣、戴手套、穿去污区专用鞋。

②环境准备:消毒供应中心去污区,环境整洁、光线充足。

③物品准备:器械分类操作台、U 形卡、器械清洗篮筐、清洗架、转运车,分类标识、分类记录表格等物品,电子网络系统应处于备用状态;污染敷料收集袋或容器、锐器收集容器等。

(2)操作步骤:

①回收器械卸载:将回收器械按照器械包名称分类,逐一码放在分类操作台上并留有分类操作的空间。

②器械清点、核查:

a.确认回收物品归属部门标识。

b.确认使用部门回收物品记录单或手术器械配置单。

c.根据器械回收次序分批清点、核查。确认特殊标识(急用、易碎等),标注急用的器械优先清点并处理。精密器械稳妥放置,单独核查器械完好性、完整性。

③记录:记录项目完整,字迹清晰。包括日期、科室、器械包名称、器械型号与数量等,清点人、核对人签名。

(3)操作注意事项:

①临床回收器械清点,应经两人复核,并在记录单上签字。

②器械清点缺失等问题应记录,及时反馈临床,协调沟通。

③灭菌和消毒器械分别清点,防止交叉污染。

④手术器械按照器械配置单进行清点。移植物及手术器和外来器械由专职人员清点、执行专项清点制度。

⑤清点器械后及时进行台面的整理,有血渍污染应及时擦拭消毒。

(4)标识及表格应用:根据清点器械种类可选择使用以下清点记录单。

①污染器械清点核查记录单。

②器械检查问题记录单。

③精密贵重器械回收记录单。

④外来手术器械单回收记录单。

⑤手术器械配置单和回收记录单。

2.手工清洗装载操作

用于手工清洗器械装载操作,如不能采用机械清洗方法的精密器械类、电源器械类的清洗处理,黏附较多血液、体液和干涸污渍器械的清洗预处理,以及结构复杂如穿刺针、手术吸引头等器械的清洗预处理。

(1)操作准备:

①人员准备:操作人员个人防护符合 WS310.2—2016 附录 A 要求。

②环境准备:在消毒供应中心去污区,环境整洁、光线充足。

③物品准备:器械分类操作台、U 形卡、器械清洗篮筐、清洗架、转运车,分类标识、各类分类记录表格等物品,电子网络系统应处于备用状态;污染敷料收集袋或容器、锐器收集容器等。

(2)操作步骤:

①器械评估:

a.评估器械材质和结构。

b.进行精密、贵重器械功能完好性和附件完整性评估。

②分类装载:

a.将待清洗器械放入清洗篮筐中。

b.精密贵重器械按类别或单套器械放入清洗篮筐中。

③设标识:拆分的器械根据需要设置分类标识。

④进入手工清洗流程(略)。

(3)操作注意事项:装载操作结束,及时清洗、消毒回收用具,整理环境,需要时对操作台面进行消毒。污染器械操作台有明显血液、体液污染时及时擦拭消毒。

3.超声波清洗器分类、装载(台式)

用于超声波清洗器的装载操作。

(1)操作准备:

①人员准备:操作人员个人防护符合 WS310.2—2016 附录 A 要求。

②环境准备:在消毒供应中心去污区,环境整洁、光线充足。

③物品准备:超声波清洗设备、操作台、U 形卡、器械清洗篮筐、清洗架等,锐器收集合、污染敷料收集用具等。清点、核查记录单等物品,或电脑记录系统处于备用状态。

(2)操作步骤:

①器械评估:

a.评估污染性质和污染量,是否需要预清洗。

b.进一步评估器械材质和结构,是否适宜超声清洗方法。

②分类装载:

a.根据以上综合评估的结果将器械放入清洗篮筐中。

b.精密贵重器械按类别或单套放入清洗篮筐中。

c.将盛器械的清洗篮筐置于超声波清洗器中。

d.按开启键,进入清洗程序(略)。

(3)操作注意事项:

①污染量较多或有干涸污渍的器械,经手工清洗预处理后,再进行超声清洗装载操作。

②拆开、分解的器械单独放置或设标识牌。

4.自动清洗消毒器分类装载

用于自动清洗消毒器的器械装载操作。

(1)操作前准备:

①人员准备:操作人员个人防护符合 WS310.2—2016 附录 A 要求。

②环境准备:在消毒供应中心去污区,环境整洁、光线充足。

③物品准备:自动清洗消毒器、操作台、U 形卡、器械清洗篮筐、清洗架等,锐器收集容器、污染敷料收集用具等。清点、核查记录单等物品,或电脑记录系统处于备用状态。

(2)操作步骤:

①器械评估:

a.评估器械材质和结构,是否适宜自动清洗消毒器清洗方法。

b.评估污染性质污染量,污渍较多的器械经预清洗处理,再进行机械清洗的装载。

②分类装载:

a.根据以上综合评估结果进行清洗装载操作。

b.分层摆放清洗篮筐,不能摞放篮筐;直接放在清洗架上的换药盘等容器,应按照规定的数量和方式摆放;管腔类器械应使用专用清洗架,并将管腔器械牢固插入冲洗口。

c.贵重器械,如电钻、内镜等分类后,单件放置在清洗篮筐中。

(3)标识及表格应用:设标识,追溯器械清洗时所用的清洗设备、清洗程序等。满足 WS310.3—2016 有关清洗质量监测和追溯要求。

(4)操作注意事项：

①清洗装载充分考虑器械物品材质、精密度,选用适宜的装载方法。

②清洗架装载清洗篮筐后,应转动清洗臂,发现清洗臂被器械阻碍旋转及时调整。

第二节　清洗、消毒与干燥

一、清洗

清洗,是指去除医疗器械、器具和物品上污物的全过程,包括冲洗、洗涤、漂洗和终末漂洗。

(一)清洗过程

1.冲洗

以水为介质,形成流动水,去除器械、器具和物品上的污染物,达到能进一步处理的程度。

2.洗涤

以含有化学清洗剂的水为介质,通过水的溶解清洗能力、清洁剂的乳化和皂化等作用,去除器械、器具和物品上的有机类污染物等。

3.漂洗

以水为介质,通过水的溶解清洗能力,去除器械、器具和物品上的污染物和化学残留物,达到清洗质量要求。

4.终末漂洗

用纯水或蒸馏水为介质,进行流动水冲洗。避免自来水中含有的金属离子等化学物质对器械表面造成腐蚀、变色等问题。终末漂洗,能够进一步提高清洗质量,终末漂洗是对器械、器具和物品进行最终的清洗步骤。在精密器械处理中为必须步骤。

(二)清洗原则

(1)根据器械材质和精密程度选择有效的清洗方法。耐水洗、湿热材料的器械首选机械清洗方法。不耐水浸泡、湿热材料精密、复杂器械采用手工清洗方法;污染量较重的器械应进行预处理清洗后再做常规清洗;精密器械的清洗,应遵循生产厂家提供的使用说明或指导手册。

(2)根据 WS310.2—2016 诊疗器械、器具和物品处理的基本要求,器械去污程序为先清洗,再进行消毒。避免经化学消毒或湿热消毒后产生蛋白质凝固,增加清洗的难度。

(3)根据 WS310.2—2016 第 5.6.1 规定,器械经过清洗后,必须符合清洗质量标准,即器械表面及其关节、齿牙处应光洁,无血渍、污渍、水垢等残留物质和锈斑;功能完好,无损毁。

(4)应制定完善的常规器械、精密贵重器械清洗操作规程;手工清洗和机械清洗程序应包括冲洗、洗涤、漂洗、终末漂洗;清洗操作方法及注意事项应符合 WS310.2—2016 附录 B 的要求。

(5)清洗操作人员个人防护符合 WS310.2—2016 附录 A 要求。

(6)清洗操作的人员必须经上岗前培训。精密、贵重器械清洗的操作人员应经过专项技能培训。

(7)根据医院规模、任务及工作量,合理配置清洗消毒设备、水处理设备及配套设施。加强设备的日常维护和保养,确保清洗效果。

(8)开展日常和定期的清洗质量检测工作,清洗质量问题应记录并满足质量追溯和持续改进管理要求。

(三)清洗方法

1.手工清洗

(1)手工清洗适用范围:适用于器械的清洗预处理,能够针对性地去除器械上的湿性或干性血渍和污渍、锈迹、水垢、化学药剂残留、医用胶残留等;主要用于不能采用机械清洗方法的精密器械清洗,如一些软式内镜、电源类等器械;还用于运送车、转运箱、清洗篮筐、托盘等物品用具的清洗。

(2)用具:

①清洗水槽:由不锈钢材质制成。用于手工清洗操作的为双水槽,适宜进行腔镜器械浸泡和冲洗的清洗操作。

②压力水枪:用于手工清洗管腔器械。压力水枪一端接水源管道,另一端通过压力水枪喷头连接于管腔器械上。压力水枪喷头可增强水流压力,利于清除管腔器械内壁上附着的污渍。使用时应选择与管腔器械内径适宜的喷水接头,保证腔内的水流压力。

③压力气枪:用于手工清洗管腔器械的处理。压力气枪一端接于压缩空气管道,管道气源压力 0.45~0.95MPa,压力气枪工作压力 0.1~0.3MPa;另一端通过压力气枪喷头连接于管腔器械上,在压力的气流作用下,清除管腔壁脱落的污染物或水。使用时应选择与管腔器械内径适宜的接头,保证腔内的气流压力。

④器械刷:有多种规格和型号,根据腔镜器械的种类、大小、形状选择适宜的毛刷,主要用于手工清洗操作。

⑤洗眼装置:职业防护必备的设施,用于操作人员眼部受到污染后进行冲洗处理。

⑥超声波清洗机:分为台式和落地式,设备功能有所不同,有的只具有单一的洗涤功能,多为单槽台式机;有的具有洗涤、漂洗、消毒功能,为单槽或双槽。由于这类设备需要人工完成漂洗、消毒的程序转换,因此又常称这类设备为半自动化设备。

a.台式超声洗涤设备,一般具有洗涤和湿热消毒功能。

b.使用范围:超声波清洗消毒机适用于金属、玻璃类材质器械的清洗,对形状复杂器械如深孔、盲孔、凹凸槽的器械清洗效果好。一些精密器械应根据产品的说明选择使用。

c.主要工作原理:超声波发生器所发出的高频振荡信号,通过换能器转换成高频机械振荡而传播到介质——清洗溶液中,超声波在清洗液中疏密相间地向前辐射,使液体流动而产生数以万计的微小气泡,这些气泡在超声波纵向传播成的负压区形成、生长,而在正压区迅速闭合。在这种被称为"空化"效应的过程中,气泡闭合可形成超过 1000 个气压的瞬间高压;连续不断产生的高压就像一连串小"爆炸"不断地冲击物件表面,使物件表面及缝隙中的污垢迅速剥落,从而达到物件全面洁净的清洗效果。

d.定期维护、定期检测超声波气穴的活性。检查的频率依赖于使用清洗机的情况,建议每个月检测一次。可采用玻璃滑片检测方法。为了保持测试之间的连贯性,必须确保测试条件的一致,即使用相同的溶液浓度、液量、除气时间等;如果运转情况不良,应首先按照故障排除法进行处理。对于超声清洗机的检测还可选用专用的测试产品或选择使用设备厂商推荐的方法和产品。

(3)手工清洗操作流程及注意事项:

①基本方法:

a.冲洗操作方法:即使用水冲洗器械。一般用于洗涤前初步去污步骤或去除化学清洗剂的漂洗。用压力水枪、气枪进行管腔冲洗操作。

b.浸泡操作方法:将污染腔镜器械浸泡在水中或含有清洁剂的液体中,使黏附在器械上的干涸污渍软化、分解。浸泡时器械要完全浸没在水下;管腔器械从一端缓慢注入液体,使腔内充满清洗剂;器械上的阀门应打开。

c.擦拭操作方法:使用软巾浸于清洁剂液体内进行器械擦洗或使用蘸有清洁剂的软布直接擦拭。操作时擦拭清洗的力度应柔和,使用的擦布宜采用低棉絮材质,避免毛絮脱落。擦拭法一般用于表面光滑器械、不能浸于水中清洗的不耐湿材质器械、带电源类器械的清洗。擦拭清洗时应在水面下进行,防止产生气溶胶;对不能浸于水中清洗的器械,可用蘸有清洁剂的软布直接擦拭去污,应使用具有活性、无蛋白质黏附能力的清洁剂。

d.刷洗操作方法:即使用专业清洁刷刷洗器械的方法。器械刷洗部位主要包括关节、齿缝。刷子的刷洗方向要与器械齿端纹路一致,避免产生清洗死角。选用适宜的刷子型号,确保刷子可以深入空隙、管腔内。刷洗手术吸引器、各类穿刺针等管腔器械时,可交替使用压力水枪或气枪进行管腔内的清洗。

②清洗程序及操作:

a.操作前准备:人员准备,操作人员个人防护符合 WS 310.2—2016 附录 A 要求;环境准备,在消毒供应中心去污区,环境整洁、光线充足;物品准备,操作台、转运车、器械清洗篮筐、清洗架等,清洗剂、刷子,标识等物品,电脑记录系统处于备用状态。

b.操作步骤:操作前评估污染分类,可遵循清洗技术操作规程选择清洗方法和操作程序,确认是否可水洗。冲洗(第一步):污染器械、器具和物品置于流动水下冲洗,初步去除污染物。手工清洗时水温宜为 15～30℃。洗涤(第二步):冲洗后,使用酶清洁剂或其他清洁剂浸泡,然后用刷子刷洗或用擦布擦洗。清洗动作柔和,不应使用钢丝球类用具和去污粉等物品,避免器械磨损。去除干涸的污渍可先用酶清洁剂浸泡,再进行刷洗或擦洗。漂洗(第三步):洗涤后,再用流动水冲洗或刷洗。终末漂洗(第四步):用流动水冲洗,根据器械材质需要选择清洗用水,如为动力器械、光学材质部件则使用软水或纯化水、蒸馏水冲洗,以提高器械清洗的质量。

c.注意事项:结构复杂的腔镜器械应拆卸后清洗;手工清洗后的器械应放置在专用的托盘、车等清洁处与污染器械分开放置,并及时传入清洁区,避免清洗、消毒后的二次污染;清洗池、清洗用具等应每天清洁与消毒。

d.表格使用:根据追溯管理需要,手工清洗精密器械、外来器械、贵重腔镜器械等应记录。记录清洗器械名称或编号、数量、清洗方法、消毒方法、操作人员等信息。

2.清洗机清洗

机械清洗是指利用清洗设备完成清洗去污的方法。机械清洗具有自动化、程序化、标准化和清洗效率高等优点,是医疗器械、器具和用品清洗的首选方法。机械清洗适用于耐高温、湿热材质的器械清洗。受设备本身自动化程度和功能影响,使用不同类型的清洗设备其操作方式和程序有较大区别,自动化程度高的设备完成预清洗、洗涤、漂洗、终末漂洗、消毒、干燥等处理时,完全是自动化(全自动)的一键式操作,不再需要人工辅助操作,而一些自动化程度较低(半自动)的设备则需要加入人工辅助操作。

(1)用具:针对器械种类的不同设定了不同的清洗架,如换药碗清洗架、湿化瓶清洗架、腔镜清洗架、手术器械清洗架等。

(2)清洗机清洗操作流程及注意事项:

①喷淋式清洗消毒器:

a.基本程序:预清洗,清洗舱内自动进软水,自动加热,水温控制在 20～35℃,喷淋预清洗时间 1～3 分钟,自动排污,除去物体表面污渍和可发泡的物质。洗涤,自动进软水,自动投入设定清洗剂,自动加热(根据清洁剂使用温度要求),一般水温设定在 35～45℃,设定喷淋洗涤时间至少 5 分钟,自动排水。第 1 次漂洗,自动进软水,自动加热 35～45℃(也可用冷水),设定喷淋漂洗时间 1～2 分钟,自动排水。第 2 次漂洗,自动进软水或纯化水,自动加热 35～45℃(也可用冷水),设定喷淋漂洗时间 1～2 分钟,自动排水。终末漂洗、消毒,自动进纯化水,自动加热 90℃,根据需要设定消毒时间 1 分钟或 5 分钟以上。在设定的温度(一般为 70℃)下自动投入润滑剂,自动排水。热风干燥,自动加热,自动控制设定的干燥温度一般为 70～90℃,干燥时间 10～20 分钟。自动开启柜门,取出清洗器械。

b.操作前准备:人员准备,操作人员个人防护符合 WS 310.2—2016 附录 A 要求。环境准备,在消毒供应中心去污区,环境整洁、光线充足。物品准备,如操作台、器械清洗篮筐、清洗架等,清洗剂、刷子、标识等物品,电脑记录系统处于备用状态。查看水源、热源接通,接通电源,设备指示灯应开启,清洗设备处于备用状态。

c.操作步骤:操作前评估,评估污染分类,有可遵循的清洗操作规程;确认清洗器械与清洗方法的适宜性;器械装载方式和装载量符合操作规程。清洗器装载,开启清洗设备舱门,推进器械架,器械装载正确,插件牢固,装载适量;关闭舱门。清洗器运行,选择清洗程序并启动开关,运行指示灯开启。观察预清洗水温,一般不超过 45℃;设备舱门处没有水溢出现象;喷淋臂转速正常,转动无器械阻挡,器械可接触到水流。观察排水阶段,排水通畅,没有水溢出和滞留现象。自动加入清洁剂时,水温符合使用规定。漂洗阶段喷淋漂洗时间 1～2 分钟;漂洗循环 2 次。终末漂洗。消毒温度应≥90℃,消毒时间 1～5 分钟。热风干燥,70～90℃,干燥时间为 15～20 分钟。清洗结束,运行指示灯熄灭;观察打印的程序代码及消毒时间与温度,并记录。开启清洗设备舱门,取出器械架,放置 5 分钟后观察器械的干燥程度。观察无水迹为干燥。

d.设备使用注意事项:遵循生产厂家提供的使用说明或指导手册和制定的技术操作规程。不应随意改变清洗消毒器的程序和参数。消毒温度、时间应符合 WS 310.2—2016 的有关规定。确认并记录设备每一次运行的消毒温度、时间和清洗程序。按照制造商的指导,每天检查喷淋壁转动是否灵活,出水孔是否通畅。每天应进行清洗设备舱内的清洁。可使用清洁剂擦拭内壁、滤网以及擦拭清洗设备表面等。对维护的情况应予记录。设备检查所发现的任何问题都要提醒并由适当的责任人进行处理。定时观测和检查洗涤剂使用情况。检查注入清洗剂的泵是否正常运转,泵管有无松脱、有无老化等现象,确保清洗剂用量准确。

　　e.标识及表格应用:酌情使用标识,达到器械清洗的方法和清洗设备运行情况可追溯;进行清洗消毒流程记录。

　　②喷淋超声波式清洗消毒器:

　　a.预清洗:清洗舱内自动进软水,自动加热,水温控制在 20～35℃,喷淋预清洗时间 1～3 分钟,自动排污,除去物体表面污渍和可发泡的物质。

　　b.超声喷淋洗涤:定自动进软水,自动投入设定清洗剂,自动加热(根据清洁剂使用温度要求),一般水温设在 35～45℃,设定超声洗涤时间 5～10 分钟,自动排水。

　　c.漂洗:自动进软水,自动加热 35～45℃(也可用冷水),设定喷淋漂洗时间 1～2 分钟,自动排水。此过程也可根据需要使用中和剂或酸性清洗剂,防止沉淀物污染器械(不是必需步骤)。

　　d.终末漂洗、消毒:自动进纯化水,自动加热 90℃,根据需要设定消毒时间 1 分钟或 5 分钟以上时间。在设定的温度下(一般为 70℃)自动投入润滑剂,自动排水。

　　e.热风干燥:自动加热,自动控制设定的干燥温度(一般为 70～90℃),干燥时间 10～20 分钟。自动开启柜门,取出器械架。

　　f.设备使用注意事项:遵循生产厂家提供的使用说明或指导手册和制定的技术操作规程。不应随意改变清洗消毒器的程序和参数。消毒温度、时间应符合 WS 310.2—2016 的有关规定。确认并记录设备每一次运行的消毒温度、时间和清洗程序。按照制造商的指导,每天检查喷淋壁转动是否灵活,出水孔是否通畅。每天应进行设备舱内的清洁。可使用清洁剂擦拭内壁、滤网设备表面等,对维护的情况应予记录。设备检查所发现的任何问题都要提醒并由适当的责任人进行处理。定时观测和检查洗涤剂使用情况。检查注入清洗剂的泵是否正常运转,泵管有无松脱、有无老化等现象。确保清洗剂用量准确。

二、消　毒

　　常用消毒方法为物理消毒和化学消毒。物理消毒是利用物理因子杀灭或清除病原微生物的方法。消毒供应中心采用的物理消毒为湿热消毒法。湿热消毒是利用较高温度的热水(≥90℃)或蒸汽为消毒介质,在维持相应温度和时间的条件下可使菌体蛋白质变性或凝固。蛋白质的变性和凝固,需有水分子的存在,而湿热处理时是在热水或热蒸汽的环境下,且湿度越高,蛋白质的变性和凝固越快,对微生物的杀灭效果亦越好。细菌繁殖体、病毒和真菌等对湿热均较敏感。耐湿、耐热的器械、器具和物品,应首选物理消毒方法。化学消毒方法是根据杀菌作用,消毒剂可分为高效消毒剂、中效消毒剂和低效消毒剂。由于化学消毒对器械具有一定的腐蚀性,因此器械消毒时需要谨慎选用。

(一)湿热消毒法

1.煮沸消毒

利用煮沸消毒器进行湿热消毒的方法。

(1)使用范围:可用于耐高温、耐高湿材质的腔镜器械和物品消毒,包括不锈钢等金属类、玻璃类、一些耐高温的塑胶类材质的器械。

（2）工作原理：常用设备为电热消毒煮沸器。使用时煮沸槽中加入纯化水（或蒸馏水），通过电加热待水温达到90℃或沸腾达到100℃后，将清洗后的器械浸泡于热水中。开始记录消毒时间，消毒时间1～5分钟，具有简单、方便、实用、经济、效果可靠等优点。

（3）使用注意事项：①物品应先清洁后再煮沸消毒。②煮沸物品需用蒸馏水或纯水煮沸，避免物品上有水碱黏附。③中途加入物品时，应按照最后放入的器械时间，重新记录消毒时间。④煮沸器的盖应严密关闭，以保持沸水温度。⑤煮沸消毒的物品应及时取出，以免生锈。⑥玻璃类物品冷水时放入；橡皮类物品水沸后放入，以免橡胶变软。⑦所有物品必须浸在水面以下。⑧每次所放入物品的量不应超过消毒器容量的3/4。

2.自动清洗消毒器消毒

全自动清洗消毒器可以进行湿热消毒。利用热水进行喷淋冲洗，在保持一定温度和时间条件下实现器械消毒。使用方法参阅生产厂家的使用说明书或指导手册。

（二）化学消毒法

化学消毒法适用于医院没有湿热消毒设施，需要选择使用化学消毒；不耐热的腔镜器械，通常采取浸泡或擦拭的方法消毒。

1.酸性氧化电位水

（1）使用范围：适用于包装前腔镜器械的消毒。

（2）主要原理：氧化电位水生成机是利用有隔膜式电解槽将混有一定比例氯化钠和经软化处理的自来水电解，在阳极侧生成具有低浓度有效氯、高氧化还原电位的酸性水溶液，同时在阴极一侧生成负氧化还原电位的碱性水溶液的装置。由氧化电位水生成机生成的酸性氧化电位水是一种具有高氧化还原电位（ORP）、低pH、含低浓度有效氯的无色透明液体。它的生成原理是将适量低浓度的氯化钠溶液加入隔膜式电解槽内，通过电解，在阳极侧氯离子生成氯气，氯气与水反应生成次氯酸和盐酸。另外，水在阳极电解，生成氧气和氢离子，使阳极一侧产生pH 2.0～3.0的液体，氧化还原电位≥1100mV，有效氯浓度为50～70mg/L，残留氯离子＜1000mg/L。酸性氧化电位水具有较强的氧化能力，对各种微生物有较强的杀灭作用，且杀菌速度快、使用范围广、安全可靠、不留残毒、对环境无污染。但酸性氧化电位水对光敏感，稳定性不高，对铜、铝和碳钢有轻度腐蚀性，杀灭微生物作用受有机物影响较大。

（3）使用方法（腔镜器械消毒）：手工清洗后，用酸性氧化电位水流动冲洗浸泡消毒2分钟，净水冲洗30秒，取出干燥后进行包装、灭菌等处理。内镜的消毒遵循卫生部（现卫健委）《内镜清洗消毒技术操作规范》。物体和环境表面消毒、卫生手消毒、卫生洁具和织物的消毒遵循卫生部（现卫健委）《医疗机构消毒技术规范》。

（4）注意事项：

①由于酸性氧化电位水生成器在电解过程中会释放少量的氯气和氢气，故应将生成器和蓄水容器放置在干燥、通风良好且没有阳光直射的场所。

②酸性氧化电位水消毒时只能用原液，宜现用现制备，储存时应选用避光、密闭、硬质聚乙烯材质制成的容器，储存不超过3天。

③每次使用前，应在酸性氧化电位水出水口处分别测定pH、有效氯浓度、氧化还原电位

值,达到 pH 2.0～3.0、有效氯浓度 50～70mg/L、氧化还原电位值≥1100mV。

④对不锈钢以外的金属物品有一定的腐蚀作用,应慎用。

⑤使用酸性氧化电位水消毒前,应先清洗器械,彻底清除有机物。

⑥不得将酸性氧化电位水和其他药剂混合使用。

⑦酸性氧化电位水为外用消毒产品,不可直接饮用;碱性还原电位水不慎入眼内应立即用水冲洗。

⑧如仅排放酸性氧化电位水,长时间可造成排水管道腐蚀,故排放后应再排放少量碱性还原电位水或自来水。

⑨每半年应清理一次电解质箱和盐箱。

(5)有效指标的检测:

①有效氯含量:应使用精密有效氯检测试纸,其有效氯范围与酸性氧化电位水的有效氯含量接近。具体使用方法见试纸使用说明书。

②pH:应使用精密 pH 检测试纸,其 pH 范围与酸性氧化电位水的 pH 接近。

③氧化还原电位:取样时开启酸性氧化电位水生成器,等到出水稳定后,用 100mL 小烧杯接取酸性氧化电位水,立即进行检测。氧化还原电位检测可采用铂电极小于等于在酸度计"mV"挡上直接检测读数。具体使用方法见使用说明书。

④残留氯离子:取样时开启酸性氧化电位水生成器,等到出水稳定后,用 250mL 磨口瓶取酸性氧化电位水至瓶满后,立即盖好瓶盖,送实验室进行检测。

2.含氯消毒剂

(1)作用原理:含氯消毒剂是指在水中能产生具有杀菌活性的次氯酸的消毒剂,可分为无机化合物和有机化合物类。含氯消毒剂杀菌谱广,能有效杀灭多种微生物和原虫,但对金属有腐蚀作用,腔镜器械消毒时不宜选用。

(2)使用范围:①对朊毒体或气性坏疽、突发原因不明的传染病病原体污染的诊疗器械和器具的消毒;②对消毒供应中心物表和环境的消毒遵循卫生部(现卫健委)《医疗机构消毒技术规范》。

(3)注意事项:①粉剂应于阴凉处避光、防潮、密封保存;水剂应于阴凉处避光、密闭保存。②所需溶液应现配现用。③配制溶液时应戴口罩、手套。

3.醇类(乙醇)

(1)作用原理与特性:乙醇能够吸收细菌蛋白的水分,使其脱水、变性、凝固,从而达到杀灭细菌的目的。75%的乙醇与细菌的渗透压相近,可以在细菌表面蛋白质未变性前逐渐地向菌体内部渗透,使细菌所有蛋白质脱水、变性、凝固,达到杀死细菌目的。乙醇为中效消毒剂,能杀灭细菌繁殖体、结核杆菌及大多数真菌和病毒,但不能杀灭细菌芽孢,短时间不能灭活乙肝病毒,且受有机物影响大;易挥发,易燃烧。

(2)适用范围:乙醇适用于皮肤、环境表面及医疗器械的消毒。可用于不耐湿热消毒器械的消毒处理。

(3)使用方法:用 75%乙醇无絮低纤维棉布擦拭器械表面。

（4）注意事项：①乙醇易燃，忌明火；②盛装乙醇的容器，用后盖紧、密闭，置于阴凉处保存；③对乙醇过敏者勿用。

（三）器械消毒操作流程

1.基本要求及程序

（1）人员要求：①操作人员须经过岗位培训；②操作时，符合去污区人员的职业防护要求。

（2）基本原则：

①消毒处理方法首选机械热力消毒，消毒设备主要有清洗消毒器、煮沸消毒槽等。

②不耐湿热腔镜器械，可采用75％乙醇、酸性氧化电位水或取得卫生行政部门卫生许可批件的消毒药液进行消毒。

③对于不能水洗或不耐受高温的腔镜器械，可采用75％乙醇擦拭消毒。

④腔镜器械厂商特别说明的器械接触化学消毒剂或高温水会导致材质变性及功能受损者，在确保清洗质量的情况下，可直接进行检查、包装、灭菌。

⑤应建立消毒质量记录表，湿热消毒记录温度、时间、A_0值等参数，化学消毒记录消毒剂的名称、浓度、作用时间等参数。

（3）操作要点：

①有可遵循的技术操作规程，符合先清洗后消毒的原则。

②评估器械材质与所采用消毒方法的兼容性，正确使用消毒方法，避免器械的损坏。

③消毒时间、温度或浓度等指标符合要求。

④填写消毒记录表，复核消毒指标，确保消毒质量。

2.湿热（槽）消毒器操作

（1）操作前准备：

①人员准备：操作人员个人防护一定符合要求。

②环境准备：在消毒供应中心去污区，环境整洁、光线充足。

③物品准备：操作台、转运车、器械清洗篮筐、清洗架等，煮沸消毒槽、标识等物品，记录表或电脑记录系统处于备用状态。

（2）操作步骤：

①操作前评估，评估器械已完成清洗过程，有可遵循的消毒技术操作规程，评估器械属于耐湿热材质，可采用湿热消毒方法。

②消毒槽注水，使用软水或纯化水进行湿热消毒，加水量不应超过最高水位线。

③配置润滑剂，按照产品说明书进行。

④开启设备，按照操作规程启动设备。

⑤腔镜器械消毒，消毒的器械须放在清洗篮筐内，再浸入热水中；橡胶类材质器械物品水沸后放入，以免长时间浸泡于热水中使橡胶变软；玻璃类物品应冷水时放入。消毒的器械应全部浸没在水中；每次所放入量不应超过消毒器容量的3/4。

⑥将消毒后的器械放在清洁的台面上，及时传送到清洁区进行干燥等处理。清洁处理台面指专用于清洗消毒后器械的车或操作台面。

（3）操作注意事项：

①正确选择消毒方式。

②记录消毒方式及参数。

③消毒人员取出消毒器械时，建议使用防护手套，避免烫伤。

3.酸化水消毒操作

（1）操作前准备：

①人员准备：操作人员个人防护一定符合要求。

②环境准备：在消毒供应中心去污区，环境整洁、光线充足。

③物品准备：操作台、转运车，器械清洗篮筐、清洗架等，标识等物品，记录表或电脑记录系统处于备用状态。

（2）操作前评估：

①评估准备消毒的器械已经过清洗处理。

②评估器械可使用酸化水消毒，有可遵循的技术操作规程。

③评估酸性氧化电位水有效指标合格（pH、含氯浓度）。

（3）操作步骤：

①酸化水准备：开启酸化水阀门，并将酸化水接入消毒容器，容器放在清洗池中。

②器械消毒：待水液量完全浸没器械后，开始器械消毒计时，始终保持酸化水阀门开启，使新鲜的酸化水不断加入容器。消毒的器械须放在清洗篮筐内，再浸入酸化水液中浸泡或直接冲洗消毒器械。消毒时间2分钟。

③消毒结束，将消毒后的器械放在专用清洁处的台面上，即刻传送到清洁区进行干燥等处理。

④酸化水用后处理：消毒结束后，关闭设备，倾倒容器内酸化水消毒液，用清水冲洗清洗水池，或打开酸化水碱性阀门，用碱性水冲洗。

（4）操作注意事项：

①彻底清除器械、器具、物品上的有机物，再进行消毒处理。

②酸性氧化电位水对光敏感，有效氯浓度随时间延长而下降，消毒液宜现制备现用。

③对铜、铝等非不锈钢的金属器械和物品有一定的腐蚀作用，应慎用。

④酸性氧化电位水日常监测要求参阅化学消毒监测及操作的相关内容。

4.化学消毒剂使用及操作

（1）操作前准备：

①人员准备：操作人员个人防护一定符合要求。

②环境准备：在消毒供应中心去污区，环境整洁、光线充足。

③物品准备：消毒剂，消毒剂配制使用容器、量杯；清洁擦布数块；操作台、转运车；器械清洗篮筐、标识等物品；记录表或电脑记录系统处于备用状态。

（2）操作步骤：

①操作前评估：评估器械已经过清洗过程。评估器械材质属于不耐湿热材质，符合消毒技术操作规程。确认消毒剂使用效期和配比浓度。含氯消毒剂对清洗后器械、物品消毒可采用

500mg/L 的消毒 10 分钟以上；直接对污染物进行消毒处理,用含有效氯 2000～5000mg/L 消毒 30 分钟以上。

②配制消毒剂:容器或水槽上标注加水线,提示加水量。按照规定的消毒剂浓度和添加量,使用量杯配制。配制后,使用化学测试卡进行浓度测试,测试合格后方可使用。消毒剂配制量(放入器械后的水位)以在容器的 3/4 位置为宜;放入的器械量不超过容积的 3/4。

③器械消毒:浸泡消毒将器械放在清洗篮筐中,然后浸泡于消毒剂中,消毒剂应浸没全部需消毒的器械,盖上消毒容器的盖子。达到消毒时间后,取出篮筐,不应直接用手拿取器械,避免损伤皮肤。浸泡消毒的器械使用清水漂洗或再用软水漂洗,以彻底去除消毒剂的残留。

④消毒结束,将清洗后的器械放置于专用清洁台面,如转运车或操作台。

(3)注意事项:

①严格掌握化学消毒方法的适用范围。

②准确配制消毒剂使用浓度和确定消毒时间。配制的含氯消毒剂应加盖保存,定时更换。

③消毒后应彻底清洗,去除化学消毒剂残留。

④记录消毒方式及参数。

三、干燥

干燥是指经过清洗、消毒的器械,进一步去除消毒后器械物品上残留水分的过程。

(一)干燥的原则

经过清洗消毒的器械表面仍有水,是湿的状态。水是细菌滋生的基本条件,最易发生的是真菌的生长。器械上可能残留微生物或被环境中的微生物污染,在有水和适宜的室温条件下会使细菌繁殖,从而影响器械清洗消毒后的质量。器械关节或齿槽等缝隙部位,存有水分还可以引起器械锈蚀,增加清洗难度,影响使用功能,缩短器械的使用寿命,锈蚀也是器械损坏的主要原因。器械干燥处理的意义是能够防止细菌的污染,确保消毒后直接使用物品的质量;提高器械灭菌质量,如化学气体灭菌对干燥程度有较高的要求,器械表面过湿会降低消毒剂作用从而影响灭菌效果。

器械的干燥方法,宜首选使用干燥设备。无干燥设备的或不耐热器械、器具和物品可使用低纤维絮擦布进行手工干燥处理。器械干燥操作原则应包括以下方面。

(1)清洗消毒后的器械及时进行干燥处理。

(2)不应采用晾干的自然干燥方式,避免器械和物品重新滋生细菌或被环境污染。

(3)应根据器械的材质选择适宜的干燥温度,金属类干燥温度 70～90℃;塑胶类干燥温度 65～75℃。

(4)穿刺针、手术吸引头等管腔类器械,可在干燥设备处理之后,再用压力气枪进行干燥处理。也可使用专用棉条进行干燥。

(5)应使用干燥设备对呼吸及麻醉管路进行干燥,保证消毒质量和使用安全。

(6)干燥设备应根据厂家说明进行维护和保养。应保持干燥柜或箱内的清洁,每天进行表面清洁擦拭;每个月检查过滤器和密封圈;每季度进行加热装置的检测。

（二）干燥方法

1.手工干燥

（1）适用范围及用具：

①适用范围：适用于无干燥设备及不耐热器械、器具和物品的干燥处理。

②用具：a.低纤维絮类擦布；b.压力气枪；c.95％乙醇。

（2）操作流程及注意事项：

①操作前准备：

a.人员准备：操作人员个人防护符合 WS 310.2—2016 附录 A 要求，洗手。

b.环境准备：在消毒供应中心清洁区，环境整洁、光线充足。

c.物品准备：清洁低棉絮擦布、压力气枪、操作台、转运车、器械清洗篮筐、标识等物品。

②操作步骤：

a.操作前评估：有可遵循制定的技术操作规程；评估干燥方法是否适宜器械材质；评估腔镜器械清洗质量合格。

b.操作台准备：擦布擦拭器械，台面应留有适当的擦拭操作的空间和摆放干燥器械的空间。

c.干燥擦拭：擦拭动作柔和，宜单件处理。容器类物品的擦拭宜先擦拭外面，然后擦拭内面。腔镜器械擦拭应首先擦拭器械表面的水迹，然后再擦拭关节、齿牙等局部的水迹。管腔器械可使用压力气枪清除腔内的水分，如穿刺针、妇科刮宫吸管、手术吸引管等的干燥。

d.干燥器械放置：将干燥后的器械分类、有序地摆放在台面上，避免再次接触水。

e.操作后处理：操作结束后，整理台面，物品归位。

③操作注意事项：a.保持擦布的清洁，擦布过湿影响干燥效果，应及时更换。b.操作人员注意手卫生，在洗手或手消毒后进行腔镜器械的手工干燥操作。

2.机器干燥

（1）适用范围及用具：

①适用范围：干燥设备具有工作效率高的特点，是器械干燥的首选方法，适用于耐热材质器械的干燥。使用机器干燥可以避免擦布脱屑以及擦布和人为等因素可能造成的器械污染，保证器械消毒质量安全。

②工作原理：医用干燥箱以电阻丝、电热管为发热源，靠风机或水循环热量，采用机械触点控温，温度可设定在 40～90℃。具有自动控制温度和时间，数字显示并提示电压、超电流保护指示灯的功能。并配置器械标准的不锈钢网筛和管腔干燥架。

③用具：干燥设备。

（2）操作流程及注意事项：

①操作前准备：

a.人员准备：操作人员个人防护符合 WS 310.2—2016 附录 A 要求。

b.环境准备：在消毒供应中心清洁区，保持环境整洁、光线充足。

c.物品准备：干燥柜、操作台、转运车，器械清洗篮筐、清洗架等，标识等物品。

②操作步骤：

a.操作前评估：评估干燥方法是否适宜腔镜器械材质，有可遵循的技术操作规程；评估器械是否经过清洗;评估设备处于备用状态。

b.腔镜器械装载:使用篮筐装载器械。

c.程序选择:根据标准和材料的适宜性选择干燥温度、时间。

d.干燥结束:干燥后,卸载腔镜器械。

③操作注意事项:a.装载的器械不超出器械篮筐,以利于干燥彻底。b.装载和卸载均要防止烫伤。

第三节　包装与灭菌

一、包装

包装技术包括装配、核对、包装、封包、注明标识等步骤。所有包装材料,无论是织物、无纺布或纸塑复合袋等,都应每次检查是否有缺损和异物。包装材料在使用前,应将其置于20～23℃、相对湿度为30%～60%的环境中,至少放置2小时,以达到温度和湿度平衡,在灭菌时才能有足够蒸汽渗透率并避免过热。有经验表明,如果包装材料及物品太干,会导致过热和生物监测阳性等问题出现。

(一)包装技术操作流程

1.装配

灭菌包内器械的组合应由使用部门决定,每套器械都应规范统一且均应建立器械配置单,每次器械组合时都应严格按照器械单配置器械的种类、规格和数量,已拆卸的器械应按操作技术规程或图示进行组装,以确保其完整性。

2.摆放

(1)手术器械应放置在篮筐或有孔的托盘中进行配套包装,器械的摆放应平整有序,通常按照使用的先后顺序摆放,有助于使用人员操作。

(2)盘、盆、碗等器皿,宜单独包装,有盖的器皿应开盖,摆放器皿时小器皿摆放在大器皿里面。嵌套摆放的器皿尺寸应至少相差3cm左右,同尺寸器皿重叠负压时会使两个平面吸附,影响蒸汽渗透。所有的器皿都应朝同一个方向,用吸水布或吸水纸隔开。

(3)同类的器械放在一起;剪刀和血管钳等轴节类器械不宜完全闭合,锁扣处应打开,使蒸汽可以穿透;可以使用U形器械整理架。

(4)多元件组合器械应进行组装,小零件应妥善保存以免丢失;带阀门的器械应将阀门打开;管腔类物品应盘绕放置,保持管腔通畅,有利于灭菌介质充分接触器械的所有表面包括管腔内面;较重器械应放置于篮筐底部或一端,以免损坏其他器械。摆放器械,符合先用后放的顺序,利于无菌操作。

(5)器械的尖锐点比较脆弱,应使用保护套,防止搬动过程中损伤器械的锐尖或锐利处损坏包装屏障。器械保护套应能够使器械充分接触灭菌介质,利于灭菌。专用纸夹、套管、泡沫、器械袋等都可以使用,根据器械的尺寸进行选择。

(6)精细器械应使用有固定架的特殊托盘,在灭菌和搬运过程中不致损坏。

(7)放置包内化学指示卡。

3.重量与体积

灭菌包重量要求:器械包重量不宜超过7kg,敷料包重量不宜超过5kg。灭菌包体积要求:下排气压力蒸汽灭菌器不宜超过 30cm×30cm×25cm;脉动预真空压力蒸汽灭菌器不宜超过30cm×30cm×50cm。

灭菌包体积过大会影响蒸汽的穿透和包内冷空气的排出,器械摆放较密集则需要更长的灭菌周期和干燥时间。器械间应留有空隙,以防止器械间碰撞损坏,延长灭菌时间将会缩短器械的使用寿命。因此,规范灭菌包装的体积和重量非常重要。如果灭菌包过大、过重,如骨科外来器械超重,灭菌包须拆分,同时厂家必须提供灭菌参数,消毒供应中心对外来器械的灭菌参数进行检验,以确保灭菌质量的安全和有效。

4.核对

器械配置的正确性与完整性直接影响临床和手术的顺利进行,因此器械配置准备者应在器械清单上签名,然后再由另一人核对器械的种类、规格和数量,再次确认化学指示卡,签全名。

5.包装

包装操作前应检查包装材料的完好性以及包装材料的尺寸与被包装物的匹配度。灭菌物品包装分为闭合式包装和密封式包装。手术器械通常采用闭合式包装方法。密闭式包装如使用纸袋、纸塑袋等材料,可使用一层,适用于单独包装重量较轻的器械。

(二)包装方法及要求

1.包装分类

灭菌物品包装方式分为闭合式包装和密封式包装。使用棉布、无纺布、皱纹纸包装材料时采用闭合式包装,使用预成型的纸袋、纸塑复合袋包装材料时采用密封式包装。

(1)闭合式包装:闭合式包装方法通常是将器械物品包好之后,将开口反复折叠以形成一弯曲路径,并采用专用配件封闭。封闭包装的配件推荐使用灭菌指示带,不但可以安全地使包装闭合,而且可通过颜色变化提供可见的外部灭菌指示。封包胶带的长度应与灭菌包体积、重量适宜。胶带封包应松紧适度,封包应严密,保持闭合完好性,可采用两条平行、"井"字形或"十"字形封包方式。

(2)密封式包装:密封封包法通常采用热封的方法。应使用医用封口机,使用前应检查温度是否适当(温度设置参照厂商的建议),密封后应检查封口处,确认密封是均匀完整(无皱折)且紧闭,以确保完全密封。封口处的密封宽度≥6mm;封口处与袋子的边缘应≥2cm,方便使用者撕开包装。应选择合适的包装材料尺寸,使包内器械距包装袋封口处≥2.5cm。若物品离封口太近,袋子或封口在灭菌过程中可能会破裂。袋子太大可能会使其中的物品移动而造成包装破裂。袋子常被用来包装重量轻的单个物品,袋子不得用于重型或大件物品,因容易产生湿包或破损。物品放入袋内,使器械的指环一端朝包装开启方向,在使用打开时,使其可抓握住的一端(如器械的指环)首先露出来。

　　使用硬质灭菌容器包装时,将准备好的放在网篮中的成套器械放入容器底部,盖上盖子,检查盖子与底是否吻合紧密妥帖。依据硬质容器的装载量标准装载物品。每一种硬质容器都应有安全锁闭装置。硬质容器具体使用与操作,应遵循生产厂家的使用说明或指导手册。开放式的储槽不属于硬质容器,不能作为灭菌物品的包装。

　　通常情况下密闭包装方法的闭合完好性优于闭合包装方式,具有更好的无菌屏障作用。

　　2.常用包装方法

　　棉布、无纺布、皱纹纸作为包装材料通常使用闭合式包装,用于配套器械与敷料的包装,方法有两种:信封折叠、方形折叠。手术器械通常采用闭合式包装方法,应由两层包装材料分两次连续包装,包装时两次包装可使用相同的包装方法,也可以将两种包装方法混合使用,如第一层采用方形折叠法,第二层采用信封折叠法包装。若使用两层无纺布边缘粘合在一起的方法包装时,也可采用两层同时包装法,这种方法常用于常规诊疗包的包装,如静脉切开穿刺包等。

　　纸袋、纸塑袋包装材料主要用于重量较轻的单件器械包装。包装操作前应检查包装材料的完好性以及包装材料的尺寸与被包装物的匹配性。手术器械物品包装需要创造一个无菌区(用于放置手术器械的铺台)时,包装材料尺寸至少要超过操作台边30cm。

　　(1)信封折叠包装法:将方形包装材料按对角线放在操作台上,使其一角指向操作台前方。将被包装的物品放在包装材料的中央,将底角顺时针向前折盖住物品,然后折回形成一个折翼;将包装的左角向右折盖住物品,然后折回形成一个折翼;再将包装的右角向左折盖住物品,与先前的折叠交错,然后折回形成一个折翼。将包装的顶角逆时针向后折盖住物品,将折翼卷进先前的左右折缝里,留下一个可见的小折翼,以便在无菌环境中打开使用。以同样的方式包装第二层,用两条灭菌指示带封住包裹。

　　(2)方形折叠包装法:将包装材料按长方形放于操作台上。将要包装的物品正放于包装材料的中心,将底部的包装边折上,盖住物品后折回形成折翼;将顶部的包装材料边折下,盖住物品后折回形成一个折翼,与先前的折翼重叠。将左边包装平整地折盖过包裹,然后折回形成折翼;再将右边包装折盖住包裹,与先前的折叠重合,形成一个平整的包裹。以同样的方式包装第二层,用灭菌指示带封住包裹。

　　包外应设有灭菌化学指示物,高度危险性物品灭菌包内还应放置包内化学指示物;如果透过包装可直接观察包内灭菌化学指示物的颜色变化,则不放置包外灭菌化学指示物。

　　(3)密封式包装:

　　①脉冲型封口机的密封法:

　　a.将纸塑包装袋开口端放在密封机封口处。

　　b.当密封口热了就压下去。

　　c.然后放开,等封口冷却,使塑料粘在纸上。

　　②连续型封口机的密封法:

　　a.将纸塑包装袋开口端放入封口处,打印面朝下。

　　b.当纸塑包装袋放入之后,开启封口机设备自动启动。

c.位于顶部和底部的加热装置将封口接缝处的温度加热到预先设定的封口温度,进行密封过程封口温度是可监控的。

d.封口接缝处被加热后,通过封口滚轮压合两层密封材料。

e.若有打印功能的将数据打印在密封包装袋上。

f.完成封口的纸塑包装袋将从另一端取出。

密封完成之后,应进行检查,确保其完整(无皱折)且紧闭。整个密封条宽度范围内都没有受损,没有通道或者开口,没有刺破或者裂开,没有分层或材料分离。

(4)纸塑自封袋:因其在封口处自带粘胶条,密封时只需折叠袋子末端,将粘胶条盖住开口进行密封即可。封口时必须小心折叠粘贴,以免出现间隙或皱褶,避免微生物从间隙或皱褶处进入并污染其中物品。

(5)硬质容器:通常应用于成套手术器械的包装,硬质容器应根据生产厂家的操作说明,只能用于预真空蒸汽灭菌器。

①硬质容器必须一用一洗,清洗方式与器械清洗相同。

②应检查盒盖、底座的边缘有无变形,闭锁装置等是否完好。

③检查垫圈平整、无脱落,若有破裂或不再柔软的话,应进行更换。

④若通气系统使用滤纸和固定架,应检查固定架的稳定性,以防止使用过程中滤纸发生移动而影响灭菌效果,一次性滤纸应每次更换。

⑤若通气系统使用的是阀门,应检查阀门的开合功能。

⑥将准备好的器械放入与容器相匹配的网篮中。

⑦将网篮放在容器底部。

⑧盖上盒盖,并确保盒盖与底座没有错位,对合紧密妥帖。

⑨贴上灭菌标识和灭菌指示带。

⑩若硬质容器没有自带的热敏锁则需扣上外置一次性锁扣。

(三)操作技能

1.诊疗器械包装

(1)操作准备:

①人员准备:着清洁区工作服,戴圆帽(须遮盖全部头发),清洁双手。

②环境准备:清洁、无尘、光线明亮。

③用物准备:包装材料、封包胶带、包内化学指示卡、包装标识、诊疗器械、器械网篮、灭菌篮筐等。

(2)操作步骤:

①评估方法及要求:器械经过清洗、消毒和检查保养处理。有可遵循的操作规程。

②按照器械配置单或卡片摆放器械,符合先用后放的顺序,利于无菌操作。

③核对器械的名称、规格、数量等,放置包内化学指示卡。

④器械放置在包装材料的中心位置;两层包装材料;选择采用信封折叠法或方形折叠法。符合 WS310.2—2016 相关规定。

⑤使用专用胶带封包。包装符合 WS310.2—2016 相关规定。

⑥在器械包醒目部位贴上包装标识,内容包括:名称、包装者、灭菌日期、失效日期、灭菌器编号、灭菌批次。符合 WS310.2—2016 相关规定。

(3)操作注意事项:

①应根据手术器械的数量与重量选择合适的包装材料。

②成套器械应选择棉布、无纺布、皱纹纸或硬质容器,单件器械可选择纸塑袋或纸袋。

③包装松紧适当,大小规格及重量不应超过标准要求。

④不能使用别针、绳子封包。

⑤密封包装时应使用医用封口机。

(4)记录:可使用器械配置单进行核对并签名。

2.手术器械

(1)操作准备:

①人员准备:着清洁区工作服,戴圆帽(须遮盖全部头发),清洁双手。

②环境准备:清洁、无尘、光线明亮。

③用物准备:包装材料、封包胶带、包内化学指示卡、无菌标识、手术器械、器械网篮、灭菌篮筐等。

(2)操作步骤:

①评估方法及要求:器械经过清洗、消毒和检查保养处理。遵循操作规程。

②按照器械配置单或卡片摆放器械,符合先用后放的顺序,利于无菌操作;器械摆放整齐,可使用 U 形器械整理架固定器械,减少器械摩擦碰撞受损;应使用器械网篮放置器械,并在底部铺垫吸湿的布巾,利于器械灭菌后的干燥;器械装放量不应超过网篮的高度,防止积压造成的器械损坏;放置包内化学指示卡,操作符合 WS310.3—2016 相关规定。

③核对器械的名称、规格、数量等,放置包内化学指示卡。

④器械放置在包装材料的中心位置;使用两层包装材料;选择采用信封折叠法或方形折叠法。符合 WS310.2—2016 相关规定。

⑤使用专用胶带封包,符合 WS310.2—2016 相关规定。

⑥在器械包醒目部位贴上包装标识,内容包括:器械包名称、包装者、灭菌日期、失效日期、灭菌器编号、灭菌批次。符合 WS310.2—2016 相关规定。

(3)操作注意事项:

①应根据手术器械的数量与重量选择合适的包装材料。

②成套器械应选择棉布、无纺布、皱纹纸或硬质容器,单件器械可选择纸塑袋或纸袋。

③包装松紧适当,大小规格及重量不宜超过标准要求。

④不能使用别针、绳子封包。

⑤封包方式可采用两条平行、"井"字形或"十"字形等。

⑥密封包装时应使用医用封口机。

(4)记录:使用器械配置单并签名。

3.容器

敷料罐、盆等。

(1)操作准备：

①人员准备：着清洁区工作服，戴圆帽（须遮盖全部头发），清洁双手。

②环境准备：清洁、无尘、光线明亮。

③物准备：包装材料、封包胶带、包内化学指示卡、包装标识、器械、器械网篮、灭菌篮筐等。

(2)操作步骤：

①评估方法及要求：器械经过清洗、消毒和检查保养处理。有可遵循的操作规程。

②器械包装。器械放置在包装的中心位置；可使用两层包装材料。选择采用信封折叠法或方形折叠法。符合 WS310.2—2016 相关规定。包装时应打开容器盖子。盆包装时盆与盆之间应垫布巾，避免产生湿包包内放化学指示卡。

③使用专用胶带封包，封包方法同诊疗器械包装。符合 WS310.2—2016 相关规定。

④在器械包醒目部位贴上包装标识，内容包括：名称、包装者、灭菌日期、失效日期、灭菌器编号、灭菌批次。符合 WS310.2—2016 相关规定。

(3)操作注意事项：

①容器宜单个包装。

②根据被包装容器的大小选择包装材料的尺寸。

③封包应选择专用胶带，不能使用别针、绳子封包。

(4)记录包装物品名称、数量。

4.精密器械

心脏手术器械等。

(1)操作准备：

①人员准备：着清洁区工作服，戴圆帽（须遮盖全部头发），清洁双手。

②环境准备：清洁、无尘、光线明亮。

③用物准备：包装材料、封包胶带、包内化学指示卡、无菌标识、手术器械、器械网篮、灭菌篮筐等。

(2)操作步骤：

①评估方法及要求：器械经过清洗、消毒和检查保养处理。有可遵循的操作规程。

②按照器械配置单或卡片，摆放器械，符合先用后放的顺序，利于无菌操作。精密器械应放置在设有固定保护装置的专用托盘或容器内，摆放整齐，器械间应留有空隙，装放量不应超过容器的高度，以防止器械间碰撞损坏，放置包内化学指示卡，操作符合 WS310.3—2016 相关规定。

③器械核对。核对器械的名称、规格、数量等。

④器械包装。器械放置在包装的中心位置；使用两层包装材料；选择采用信封折叠法或方形折叠法。符合 WS310.2—2016 相关规定。

⑤使用专用胶带封包，符合 WS310.2—2016 相关规定。常用封包方法。

⑥在器械包醒目部位贴上包装标识,内容包括:器械包名称、包装者、灭菌日期、失效日期、灭菌器编号、灭菌批次,符合 WS310.2—2016 相关规定。

(3)操作注意事项:

①应根据手术器械的数量与重量选择合适的包装材料。

②不能使用别针、绳子封包。

③封包方式可采用两条平行、"井"字形或"十"字形。

(4)记录:使用器械配置单,进行手术器械交接、清点、核查。

二、灭菌

灭菌是指杀灭或清除传播媒介上的所有微生物(包括芽孢),使之达到无菌程度。经过灭菌的物品称"无菌物品"。需进入人体内部,包括进入血液、组织、体腔的医用器材,如手术器械、注射用具、一切置入体腔的引流管等,要求绝对无菌。灭菌的方法包括物理灭菌和化学灭菌两类。消毒供应中心使用的灭菌设备主要为压力蒸汽灭菌器、环氧乙烷灭菌器、过氧化氢低温等离子灭菌器等。

(一)高温高压蒸汽灭菌

湿热灭菌法是指用饱和蒸汽、过热水或流通蒸汽进行灭菌的方法。由于蒸汽潜热大,穿透力强,容易使蛋白质变性或凝固,所以该法的灭菌效率比干热灭菌法高,是药物制剂生产过程中最常用的灭菌方法。湿热灭菌法可分为:煮沸灭菌法、巴氏消毒法、高压蒸汽灭菌法、流通蒸汽灭菌法、间歇蒸汽灭菌法。

湿热灭菌法比干热灭菌法优越得多,因而使用更为广泛,效果更为可靠。湿热杀菌作用强,主要是因为水分有利于蛋白质凝固,水分越多,凝固蛋白质所需温度越低。蛋白质含水率在 25% 时,凝固蛋白质所需温度仅为 80℃,而不含水的蛋白质需在 170℃才能凝固。另外,湿热的穿透性比干热强,因为水或蒸汽传导热能的效率比空气高;其次,蒸汽中含有大量潜伏热,冷凝时即可将其放出使物体迅速加热。所以,用湿热灭菌不仅能缩短时间,而且降低了温度。

随着压力蒸汽灭菌的发展,目前最普及、最有效的压力蒸汽灭菌为脉动预真空饱和蒸汽灭菌。

压力蒸汽灭菌法的应用已有 100 多年历史,因其是将蒸汽输入专用灭菌器内并处于很高的压力之下,所以可使蒸汽穿透力增强、温度提高,极大地提高了杀菌效果。到目前为止,尚无任何一种灭菌方法能完全代替压力蒸汽灭菌方法。

压力蒸杀杀菌的基本要素是作用时间、作用温度及蒸汽质量等。饱和蒸汽必须满足干燥(含湿气<10%)和纯净(含不可冷凝气体<3.5%)、不可过热。压力蒸汽之所以有强大的杀菌作用,主要是蒸汽处于一定压力之下和冷凝成水时体积缩小至原体积的 1/1673,使其能迅速穿透到物品内部;另外,蒸汽冷凝成水时能释放潜伏热。常压下把 1g 水从 0℃加热到 100℃需消耗 418.68J 热能,而再把 1g 的 100℃水继续加热成蒸汽则需要消耗 2250J 热能,这种用温度计测不出的热能称作潜伏热。这种潜伏热在蒸汽接触冷的物体时冷凝成水时就释放热量传递给物体,使物体温度迅速升高。其主要优点是无毒、无害、无污染,投资少,效果可靠;缺点是不

适合不耐高温物品的灭菌。

1.压力灭菌器灭菌适用对象

从广义上讲,压力蒸汽灭菌器中处理物品必须在灭菌后不会改变其化学和物理特性,同时不影响其安全性和功能性。

压力蒸汽灭菌器广泛适用于医疗卫生事业、科研、食品等单位,对医疗器械、敷料、玻璃器皿、溶液培养基等进行灭菌。

对于医疗领域,压力蒸汽灭菌器可以处理固体的、复用的耐热器材,如不锈钢手术器械、其他适合的医疗器械、耐热塑料制品、棉布敷料等;水基液体,如开口的、闭口的液体药品或者培养基。

处理固定和液体物品时,注意选择合适的灭菌温度和对应的灭菌程序。

2.压力蒸汽灭菌器的种类

(1)按照排除空气的方式区分:根据冷空气排放方式的不同,压力蒸汽灭菌器分为下排气式压力蒸汽灭菌器和预真空压力蒸汽灭菌器两大类。

①下排气式压力蒸汽灭菌器:也称为重力置换式压力蒸汽灭菌器,其灭菌是利用重力置换的原理,使热蒸汽在灭菌器中从上而下,将冷空气由下排气孔排出,排出的冷空气由饱和蒸汽取代,利用蒸汽释放的潜热使物品达到灭菌。

②预真空压力蒸汽灭菌器:其灭菌原理是利用机械抽真空的方法,使灭菌柜室内形成负压,蒸汽得以迅速穿透到物品内部进行灭菌。抽真空方式最早为射流阀,后由于耗水量大、效率低,逐渐被水环式机械真空泵替代。

根据抽真空次数的多少,分为预真空和脉动预真空两种。a.预真空,是指先抽真空,然后注入蒸汽,再开始灭菌。b.脉动预真空,是指先抽真空,注入蒸汽,然后重复上述过程3次或多次。脉动预真空好处就在于通过这样反复抽真空、反复注入蒸汽的过程,使残余空气和蒸汽反复混合,逐渐增加真空度,一般真空度达到99.9%,从而使灭菌器内的残留空气最少化,从而充分保证灭菌效果。

目前使用最广泛、最主流的压力蒸汽灭菌器为脉动预真空蒸汽灭菌器,其结构也最为复杂。

(2)按照腔体体积区分:

1个灭菌单元为300mm×300mm×600mm,容积为60L。

①小型灭菌器:是指灭菌器腔体容积<60L,装载量不大于1个灭菌单元。

②大型灭菌器:是指灭菌器腔体容积≥60L,能装载1个或者多个灭菌单元。

(3)按照控制方式区分:采用手动方式设定与调节灭菌参数变量以及进行灭菌周期的运行,以实现灭菌的灭菌器,为手动控制型灭菌器,包括纯手动控制型、半自动控制型。带有自动控制器,根据预设定的参数,按照程序自动运行的灭菌器,为自动控制型灭菌器。

(4)按照外形区分:分为台式、立式和卧式。

(5)按照门的特点区分:

①根据门的数量,分为单门式、双门式。传统的压力蒸汽灭菌器为单门。随着对无菌操作

的要求越来越严,双侧开门的压力蒸汽灭菌器越来越多。医院、药厂的一些灭菌物品在生产过程中也常使用双门压力蒸汽灭菌器。

②根据门的开门方向,分为上开门、侧开门、垂直升降门、侧移门。考虑到安全因素、避免烫伤工作人员,欧洲普遍采用的原则是:$1m^3$以下灭菌器采用垂直升降门,再大型的灭菌器采用侧移门。

③根据门的固定方式,分为合页式和榫头式。

④根据门的开启方式,分为手轮式和自动式。

(6)按照移动性区分:分为手提式、固定式。

(7)按照灭菌物品区分:分为固体灭菌、液体灭菌。

①固定物品灭菌:根据物品的气动流程速度限制,控制空气排除、蒸汽注入的速率。如用纸塑袋包装灭菌,如果空气排除速度太快,会造成纸塑袋的封口处破裂;如用过滤器灭菌,如果空气排除、蒸汽注入时不考虑过滤器的特点,会造成过滤器被击穿。

②液体灭菌:有专门的程序和硬件支持,同时还分为开口容器液体灭菌和闭口容器液体灭菌,即使用不同的灭菌程序。液体容器需要耐温和耐压。液体灭菌时,必须将专门的负载温度传感器放置在液体内,而且应该放在最大的容器内。温度传感器温感部分应该摆放在液体的冷点,即近底部或者中心,不能触碰到容器壁。

(8)按照蒸汽供应方式区分:分为外供蒸汽型、自带电加热蒸汽发生器型、自带工业蒸汽换清洁蒸汽发生器型。

外供蒸汽型,即由外部提供蒸汽。按照最新国家标准,医院内、实验室内灭菌器需要提供清洁蒸汽。药厂内,部分特定要求时,需要供应纯蒸汽。

(9)按照夹套特点区分:分为无夹套型、内胆式夹套型、腰带式夹套型。

(10)按照腔体形状区分:分为圆形腔体、椭圆形腔体、方形腔体。方形腔体由于装载时利用率高,故为主流产品。

(11)按照物品的用途区别:分为无菌物品生产用、垃圾物品用。①无菌物品生产,是指灭菌完的物品需要再次使用。②垃圾物品灭菌,是指保护环境的需要,一些特殊医疗垃圾,在抛弃前,需要做灭菌的无害化处理。

(12)按照装载式腔体的高低区分:部分腔体大于$1m^3$的灭菌器,由于腔体太大,如果地面有条件做下沉处理,考虑到装载的便捷性,会有地坑安装式,即灭菌器腔体跟装载区和卸载区的水平一致,这样操作人员可以将装载车直接推进腔体,避免了二次搬运。

直接安装在地面上,腔体最低端比装载区高的,为地面安装式。

(13)按照灭菌程序的特点区分:分为普通下排气、下排气正压脉冲、负压脉冲、跨压脉冲、正负压脉冲。随着对灭菌有效性的重视,正负压脉冲正成为主流。

3.压力蒸汽灭菌器操作方法

(1)检查冷水阀(软化水),确保打开,正常压力在300kPa以上,水温尽量低。如果自带蒸汽发生器,应检查纯水阀门,确保打开,正常压力在300kPa以上。

(2)检查压缩空气压力,正常压力范围为600~800kPa。

(3)打开电源箱上开关,并且把灭菌器的电源开关由"0"旋至"1"的位置。

将待灭菌的物品装进灭菌器腔内,关上前门。等关门指示灯亮后,按 $\diamond$ 键,即自动运行。

(4)前处理:含有多次预真空和多次正脉冲,反复排出空气(包括腔体、包裹间隙、器械腔孔),多次注入蒸汽,保证空气排除充分,同时充分加热、加湿物品。加热阶段,蒸汽持续缓慢进入,蒸汽冷凝成水,释放热量,温度上升到灭菌温度。要保证腔体内蒸汽冷凝水排出通畅。

(5)灭菌:注意观察压力、温度,需要同时维持在合理范围内。对于 134℃,灭菌时间保持 4 分钟以上;对于 121℃,灭菌时间保持 16 分钟以上。具体灭菌器温度和时间取决于物品的产品说明书。

(6)选择程序时,一定要跟物品对应,既要保证灭菌效果,又要防止温度太高,损坏物品。

(7)干燥处理:缓慢抽真空,排空蒸汽,腔体内水挥发成蒸汽排出,使物品干燥。

对于不同物品,为了保证良好的干燥效果,可以选择延长干燥时间、增加特定的蒸汽干燥脉冲或者特定的空气干燥脉冲。

(8)程序完成后,后门会自动打开,应立即卸载无菌物品,并关上后门(无菌区)。由于灭菌器夹套持续高温,所以应避免无菌物品长时间摆放在灭菌器腔体内,以防止无菌物品的高温氧化和物品温度升高后的二次吸湿。

(二)环氧乙烷灭菌

医疗机构中最常用的环氧乙烷(EO)灭菌器通常是 100% 环氧乙烷"单次剂量"药筒的灭菌器和混合环氧乙烷罐或缸的灭菌器。环氧乙烷灭菌器最好安装在单独房间。隔离灭菌器的目的是尽量减少人员暴露的风险。

1.环氧乙烷灭菌适用范围

环氧乙烷灭菌适用于不耐热、不耐湿的诊疗器械、器具和物品的灭菌,环氧乙烷不损害灭菌的物品且穿透力很强,故多数不宜用一般方法灭菌的物品均可用环氧乙烷消毒和灭菌,如电子仪器、光学仪器、医疗器械、书籍、文件、皮毛、棉、化纤、塑料制品、木制品、陶瓷及金属制品;不适用于食品、液体、油脂类、滑石粉等的灭菌。环氧乙烷灭菌是目前最主要的低温灭菌方法之一。

2.环氧乙烷灭菌器的主要结构

环氧乙烷灭菌器主要分为 A 类和 B 类两种类型,A 类用于医疗器械生产灭菌,B 类用于临床器械灭菌。灭菌器内腔尺寸有一定限度,通常灭菌室容积≤1m³。

(1)灭菌室:灭菌室的最高工作压力小于 0.1MPa。

(2)门控制系统:①门锁可根据灭菌器的工作状态锁紧、锁松。环氧乙烷气体释放后,门锁紧,无法打开。如需强行中止循环,必须等环氧乙烷气体排出后,灭菌室门方可打开。②门密封良好,能保证正压灭菌时,环氧乙烷气体不易外泄。③凹槽垫圈物,既保证门开启或关闭时不易受损,其特殊的封闭性能又能保证密封完整。

(3)真空泵:从灭菌周期开始到结束为止,真空泵一直持续工作,最后低于大气压下的空气洗涤及通气,保证安全条件下有效去除环氧乙烷残留。

(4)安全阀:当灭菌器内工作压力超过最高工作压力、断电和出现其他故障时,安全阀自动打开,将环氧乙烷气体安全排放。

(5)报警装置:机器一旦出现故障包括环氧乙烷气体的泄漏,机器能及时响亮地报警。如温度、压力超高温、高压时,环氧乙烷气体温度超低温时,气化装置温度超高温时,均报警。

(6)面板:面板上有操作键和显示屏,操作键有温度选择键、增加/减少通气键、开始键和停止键,显示屏可以显示门锁状态、温度、湿度、压力、时间等。

3.环氧乙烷灭菌操作方法

环氧乙烷灭菌操作包括灭菌前检查、灭菌物品装载检查、灭菌器运行程序、灭菌物品卸载。

(1)灭菌前检查:

①检查灭菌设备是否处于通电状态,水、电等参数符合设备要求。

②每日清洁灭菌室内腔,用清水擦拭内腔壁,注意检查气瓶安装槽、出气孔、炉门、密封圈等的清洁度。气瓶安装槽的局部易出现油性污物和色泽沉着,应及时擦拭,必要时使用金属清洁剂。检查纯水缩水器的水量是否在水位线上。

③打开压缩空气机观察压缩机空气压力表,压力范围:600～800kPa。

④打开压缩空气阀门,接通压缩空气,观察压力表的压力(350～1000kPa),开启组合式空气过滤器下部的排放阀,排净压缩空气管道内的积水,关闭排放阀。

⑤打开环氧乙烷灭菌器的电源,电脑显示屏亮,并出现灭菌周期设置功能画面。

⑥打开打印机,将打印机开关置于"开启"挡位。

(2)灭菌物品装载:

①灭菌物品需彻底清洗和漂洗,清除黏膜、血渍和其他有机物,去除水滴并烘干。选择合适的包装材料对灭菌物品进行打包。

②灭菌物品的装载必须利于环氧乙烷气体的穿透和排出,确保灭菌效果。对聚氯乙烯(PVC)等塑料类、橡胶类物品灭菌时,其数量不能超过灭菌器装载量的50%,以免吸附环氧乙烷过多,导致灭菌失败。

③灭菌物品应合理放置,不可太多。装载量越大,环氧乙烷气体越难排出,可能造成环氧乙烷残留。

④物品装放不能贴靠门和内壁,防止吸入冷凝水。

⑤纸塑包装器械可用支架分隔放置,如果没有分隔,可用纸塑面材料相隔,以免影响环氧乙烷气体的穿透。

⑥灭菌物品应放于专用灭菌筐内,如果使用两层灭菌筐,之间应有间隔;物品间放置要有间隙,不能高出灭菌筐;物品不能堆积,避免影响环氧乙烷气体的穿透及释放。

⑦每批次灭菌物品应装载生物测试包,并放置于灭菌器最难灭菌的部位,一般在整个装载的中心部位;两层灭菌筐时应放在上层,监测灭菌效果。

⑧装入气罐,逆时针旋转舱门手柄,打开灭菌器门,将环氧乙烷灭菌器配套的气罐插入气罐槽的挡圈内,往下压入,同时向里轻推,使气罐被搭扣扣住。放置环氧乙烷气罐后观察屏幕气瓶放置代码的消失。

⑨将已装入物品的篮筐放入舱内,关上门,顺时针旋转手柄至手柄垂直。

（3）选择灭菌参数：

①设置灭菌温度。按温度选择键，依据待灭菌物品生产厂家推荐的灭菌温度选择所需的灭菌温度。目前医院常用的有 37℃和 55℃，建议常规首选 55℃。

②设置通气时间。按照待灭菌物品生产厂家推荐的通气时间，设定环氧乙烷灭菌器的通气时间参数。一般情况下，温度 37℃灭菌循环需要通气 12 小时以上，温度 55℃灭菌循环需要通气 10 小时。

③参数确认后，按下"开始"键，显示"START"，灭菌/通气循环开始，整个过程自动运行直至结束。

（4）灭菌过程观察：环氧乙烷灭菌过程关键参数的控制是达到灭菌质量的保证。气体浓度、相对湿度、灭菌温度与时间等这些关键因素直接影响灭菌的效果。环氧乙烷灭菌器的灭菌周期由以下阶段组成：准备阶段（预热、预真空、预湿），灭菌阶段（刺破气罐、灭菌、排气），通气阶段，灭菌过程完成。

①准备阶段：

a.真空：在短时间内抽部分真空，从腔内和装填物品包装内去除大部分残留空气；达到真空时，将水蒸气注入腔内，扩散到整个装填物中。开始一段时间为调节期，此期间装填物达到相对湿度和预设温度。

b.充气：环氧乙烷气体或气体混合物作为灭菌剂进入腔内，并达到灭菌浓度等条件。

②灭菌阶段：灭菌器维持预定时间的暴露期。在此期间，腔内装填物保持灭菌浓度、相对湿度、温度及适当压力。暴露期结束后，进行最终的抽真空，从腔内去除气体或气体混合物，并将其排到外部大气中，或排到设备中将环氧乙烷转化为无毒性化学品。

③通气阶段：环氧乙烷排空后，灭菌器将新鲜空气经可滤除细菌的空气滤器抽入灭菌室内，置换环氧乙烷的残留气体并重复进行。空气置换持续至少 10 分钟。这时一些机器开始腔内通风换气阶段，不用移动灭菌包到单独的通风腔就可完成通风。

④运行结束：在空气清洗或腔内通风期结束时，机器内压回到大气压，可听见或可看见指示物发出周期结束的信号。有些灭菌器会在门打开之前一直继续过滤空气清除的过程。

（5）卸载：

①灭菌循环过程结束后，必须检查灭菌运行打印记录中的温度、湿度、通风时间、压力等参数，确认正常后即可卸载。

②环氧乙烷灭菌的物品都必须经通风解析后使用。通风时间 50℃时 12 小时、55℃时 10 小时、60℃时 8 小时。大部分环氧乙烷灭菌的物品都会不同程度地吸收环氧乙烷气体，有些物品会比其他物品吸收和残留更多的环氧乙烷。通风时间是根据最难通风的物品及包装材料来设定的。即使金属和玻璃材质的器械本身不吸收环氧乙烷，但其包装会有残留的环氧乙烷，所以也需要通风一定时间。在紧急状态下，金属和玻璃材质的器械可采用设备厂商推荐的最短通风时间和程序，经通风排残后即可使用。若灭菌失败时必须对器械重新灭菌，要等通风后重新包装再灭菌。

③对于使用 100％环氧乙烷气筒的灭菌器，每周期用过的空气筒都必须从灭菌器中取出并在处理前通风。若灭菌物品是在灭菌器室内通风的，可将其留在腔中。灭菌结束后取下气

罐,按医疗废物处理。

④取出灭菌物品后,可以结束此次灭菌循环过程。在舱门处开启状态,按下"停止"键,灭菌器即处于待机状态,等待下次灭菌。

⑤使用通风设备不要超载,物品和物品之间、物品与内壁之间都要留出 2.5cm 的空间,利于空气自由循环。

⑥全部卸载工作完成后,操作人员应洗手去除可能残留的环氧乙烷。

(6)表格设计与记录:环氧乙烷灭菌监测记录主要包括灭菌器设定温度和灭菌时间,生物监测(标准测试包)包内卡监测结果,灭菌结束后记录仪打印结果中复合灭菌开始时间和灭菌结束时间。

(三)过氧化氢等离子低温灭菌

1.灭菌原理

过氧化氢低温等离子灭菌器使用的是 $55\%\sim60\%$ 的高浓度过氧化氢,后者是一种强氧化剂。过氧化氢气体在特定的条件下发生电离反应,构成了过氧化氢等离子。过氧化氢低温等离子灭菌器在一定温度、真空条件下在灭菌舱内气化、穿透、扩散到整个灭菌舱体和灭菌物品的内外表面,并在过氧化氢等离子体协同下实现对舱内物品的灭菌和残留过氧化氢的解离。

过氧化氢浓度的高低决定杀菌能力。注入过氧化氢的浓度和剂量未达到要求,装载超负荷、包装材料不正确等,都能影响过氧化氢的浓度。低浓度的过氧化氢注入后会造成过多水分进入灭菌舱,并降低灭菌舱温度,影响灭菌效果。过氧化氢注入量过多可能造成不能完全气化,影响过氧化氢的充分扩散和穿透,未气化的过氧化氢容易在灭菌物品表面和包装材料上残留,可致后期使用时发生职业伤害。

临床上使用的有两种不同的过氧化氢灭菌剂,一种是卡匣式过氧化氢,一种是瓶装过氧化氢,两者的特点与操作不同(表 13-3-1)。

表 13-3-1　卡匣式过氧化氢与瓶装过氧化氢比较

	卡匣式过氧化氢	瓶装过氧化氢
药剂注入	固定剂量包装,每次定量注入	每次电子或机械定量从瓶中抽取
密封状态	单胶囊独立密封设计,包外有过氧化氢泄漏指示条	使用中为闭合、非密封状态,存在浓度下降的隐患,使用前注意
使用前注意	观察卡匣外包装的指示条颜色是否正常,当出现红色指示条时,不能使用该卡匣	每次使用时检查是否在安全剩余剂量内,并确保每瓶过氧化氢溶液在 14 天的有效使用期限内,保证安全有效性

目前临床常用的过氧化氢低温等离子灭菌器,工作温度为 $45\sim55℃$,灭菌周期为 $28\sim75$ 分钟,灭菌后产物为水和氧气,灭菌后物品可以直接卸载使用。

2.适用范围

遵循过氧化氢低温等离子灭菌器生产厂家的使用说明书进行操作。过氧化氢低温等离子灭菌器可用于金属和非金属器械的灭菌处理,包括内镜、某些陶瓷和玻璃制品及其他不耐热、不耐湿的手术器械,如腔镜手术器械、电子仪器、光学仪器、精密显微手术器械等。

过氧化氢低温等离子灭菌器灭菌管腔器械时,要求:单通道不锈钢管腔,内径≥0.7mm 和长度≤500mm;管腔器械(不包括软式内镜),内径≥1mm 和长度≤1000mm。

过氧化氢低温等离子灭菌器不能用于处理植物纤维类制品,如棉布、亚麻布、纸张等;不能处理粉类(如滑石粉)和液体类(如水、液状石蜡等);不能用于一端闭塞的管腔类器械、不能耐受真空的器械和过于细长的管腔。

不同生产厂家、不同型号的灭菌器对不同材质的管腔均有不同的灭菌适用范围,应遵照生产厂家说明书执行。

过氧化氢低温等离子灭菌器不能灭菌布类、纸类的物品,所以在包装待过氧化氢低温等离子灭菌的物品时,不能选择棉布、皱纹纸、纸塑袋作为包装材料,应选择兼容的灭菌包装袋、无纺布进行器械及物品的包装。

3.灭菌操作

(1)灭菌前准备:供电,电压 220V 或 380V;辅助设施(水、气)无特别要求。

(2)灭菌器运行前检查:

①电气检查:灭菌器处于通电状态,切勿使过氧化氢低温等离子灭菌器装置拔下插头或关闭的时间超过 24 小时,或按照厂商要求执行。如果关闭消毒灭菌装置长达 24 小时以上,应致电厂家获取指导。

②过氧化氢卡匣或罐装液体检查:在启动循环前应按照消毒灭菌装置显示器上的信息更换空的或过期的卡匣。如果过氧化氢外包装上的化学监测指示条是红色的,切勿拆除卡匣包装的塑料外壳包装。红色表示卡匣可能已损坏,为了确认卡匣的质量应致电厂家。切勿从卡匣收集箱上取出用过的卡匣,须根据当地废物处理法规弃置密封的卡匣收集箱。未使用过的过氧化氢卡匣也是危险物,应依法规弃置。如果需要操作使用过的卡匣,应戴乳胶手套、乙烯基或腈纶手套。切勿使手套接触脸或眼睛。罐装的过氧化氢液体,要保证过氧化氢储存在合适的环境条件下(有些需冷藏保存),并有足够的过氧化氢量来保证灭菌成功。

③灭菌舱检查:切勿用磨料擦拭灭菌舱门。灭菌柜密封圈是保持灭菌舱处于真空状态的关键部件,切勿在门座或灭菌舱组件上使用粗糙的清洁工具如线刷或钢制毛刷等,否则会损坏密封圈。

(3)灭菌物品的装载:

①装载前检查:检查物品是否可通过过氧化氢低温等离子灭菌装置进行灭菌。因不同厂家、不同型号的灭菌器对管腔器械的要求有所差异,故在管腔器械灭菌前还应对管腔器械的材质、管径及长度进行判断,看是否符合过氧化氢低温等离子灭菌器的要求。检查灭菌舱是否清洁干燥;对于含有真空排水泵的灭菌器,应先进行排水检查。潮湿会减弱和影响电子和自由基杀灭微生物的作用,装载潮湿的物件可导致灭菌失败或循环取消。检查是否采用特卫强专用灭菌袋和无纺布作为包装材料,按照要求规范包装。器械盒内不能使用泡沫垫,因泡沫垫会吸收过氧化氢而影响灭菌过程。

②装载:待灭菌物品不得超出器械架范围,以免发生挡灯(遮挡过氧化氢监测灯),导致灭菌器报警。不能触碰舱门、舱底部、等离子电极网。等离子电极网是灭菌舱内的一层网状结构,装载物品不要与它太靠近,应保持 2.5cm 的空间距离。器械或物品应有序、单层放置在载

物架上,器械盒或贵重器械应平放在灭菌架上,不堆叠、不挤压,保证各物品间留有缝隙,便于过氧化氢低温等离子均匀扩散和注入。装载量以60%～70%为宜,无最小灭菌容积限制,最大灭菌容积量应低于80%。

③生物监测灭菌装载:生物监测包或PCD(灭菌过程验证装置)应放置于灭菌舱内远离过氧化氢注入口的部位,如下层器械搁架、卸载侧门(非过氧化氢注入口)附近,或生产厂家使用说明书建议的灭菌器最难灭菌的部位,并且灭菌器应处于满载状态。

(4)灭菌周期的选择:

①灭菌周期:依据GB 27955—2020要求,过氧化氢低温等离子体灭菌器的灭菌过程一次循环分五个阶段:真空期、注射期、扩散期、等离子期和通风期。

a.真空期:灭菌舱内压力由正压下降至负压。

b.注射期:定量的55%以上浓度的过氧化氢液体注入灭菌舱内。

c.扩散期:定量注入的过氧化氢溶液在一定的温度和负压下汽化,迅速均匀地扩散。

d.等离子期:启动等离子发生器,汽化的过氧化氢进入等离子态。等离子化过程结束,等离子物质重新组合成氧分子、水分子。

e.通风期:外部气体经过过滤后进入舱内,使得舱内外压力平衡,恢复为大气压。

上述五个阶段根据程序设计可以重复和交叉,完成双循环的灭菌周期。

②选择灭菌周期:过氧化氢低温等离子灭菌器有短循环和长循环灭菌周期(表13-3-2),根据灭菌物品选择不同的灭菌周期(表13-3-3)。不同品牌的灭菌周期设计及应用范围不同,按过氧化氢低温等离子体灭菌器生产厂家的使用说明书执行。

表13-3-2 短循环、长循环灭菌时间对比表

灭菌循环阶段	短循环(分钟)	长循环(分钟)
真空期	18～23	20～25
注射期	5～7	5～7
扩散期	1～3	9～11
等离子期	5～7	5～7
注射期(2)	5～7	5～7
扩散期(2)	1～3	9～11
等离子期(2)	5～7	5～7
通风期	≥1	≥1

表13-3-3 灭菌周期选择

管腔类型	规格	短循环	长循环
不锈钢管腔	直径≥1mm,长度≤50cm	√	
普通医用管路	直径≥1mm,长度≤1mm	√	
	直径≥1mm,长度为1～2m		√
软式内镜	直径≥1mm,长度≤2m		√

（5）灭菌后卸载：灭菌循环完成后即可打开舱门，灭菌后的物品不要求通风。确认灭菌监测合格后，即可使用灭菌物品。取出物品后关闭舱门，以利于保持灭菌舱内的操作温度并使灭菌舱保持清洁。

（6）确认与放行：物理监测、化学监测（包外化学指示物监测）、生物监测合格，双人复核准确无误后，物品放行，记录并签名。

参考文献

1.傅一明.急救护理技术[M].北京:科学出版社,2021.

2.贾丽萍,王海平.急救护理技术[M].北京:科学出版社,2021.

3.魏丽丽.清单式护理管理实践[M].北京:科学出版社,2021.

4.周宏珍,张晓梅,魏琳.神经内科护理健康教育[M].北京:科学出版社,2021.

5.刘玲,何其英,马莉.泌尿外科护理手册[M].2 版.北京:科学出版社,2021.

6.张慧杰,鲁晓宁,师华华.实用老年病护理手册[M].北京:化学工业出版社,2020.

7.李环廷.护理质量管理指标解读[M].北京:科学出版社,2020.

8.李望.老年常见疾病护理[M].北京:科学出版社,2020.

9.余旻虹,冯亚新,崔晓宁.心内科护理教程[M].北京:中华医学电子音像出版社,2020.

10.钟印芹,叶美霞.基础护理技术操作指南[M].北京:科学技术出版社,2020.

11.胡雁,陆箴琦.实用肿瘤护理[M].3 版.上海:上海科学技术出版社,2020.

12.徐波.肿瘤护理学[M].北京:人民卫生出版社,2020.

13.王莉慧,刘梅娟,王箭.消化内科护理健康教育[M].北京:科学出版社,2019.

14.丁四清,毛平,赵庆华.内科护理常规[M].长沙:湖南科技出版社,2019.

15.缪景霞,蔡娇芝,张甫婷.肿瘤内科护理健康教育[M].北京:科学出版社,2019.

16.刘素霞,马悦霞.实用神经内科护理手册[M].北京:化学工业出版社,2019.

17.夏海鸥.妇产科护理学[M].4 版.北京:人民卫生出版社,2019.

18.陈少红,王燕,宁雁.实用妇产科护理手册[M].北京:化学工业出版社,2019.

19.彭飞,王世英,杨亚娟.消毒供应中心操作规范[M].上海:上海科学技术出版社,2019.

20.何文英,侯冬藏.实用消化内科护理手册[M].北京:化学工业出版社,2019.

21.黄浩,何小燕,秦年.消毒供应中心护理手册[M].2 版.北京:科学出版社,2018.

22.黄人健,李秀华.内科护理学高级教程[M].北京:科学出版社,2018.

23.申海燕,罗迎霞.泌尿外科护理健康教育[M].北京:科学出版社,2018.

24.尤黎明.内科护理学[M].6 版.北京:人民卫生出版社,2017.

25.范玲.护理管理学[M].4 版.北京:人民卫生出版社,2017.

26.安力彬,陆虹.妇产科护理学[M].6 版.北京:人民卫生出版社,2017.

27.燕铁斌,尹安春.康复护理学[M].4 版.北京:人民卫生出版社,2017.

28.姚蕴伍.老年疾病护理学[M].杭州:浙江大学出版社,2017.

29.丁炎明,谢双怡.北京大学第一医院泌尿外科护理工作指南[M].北京:人民卫生出版社,2017.

30.黄人健,李秀华.妇产科护理学高级教程[M].北京:中华医学电子音像出版社,2016.

31.吕静.急救护理学[M].北京:中国中医药出版社,2016.

32.曾夏杏,岳利群,谢小华.护理技术操作流程图解[M].北京:科学出版社,2016.

33.李国宏.60项护理技术操作流程[M].南京:东南大学出版社,2015.

34.李卡,印义琼,杨婕.胃肠疾病护理手册[M].北京:科学出版社,2015.